全国高等医药院校药学类专业第五轮规划教材

中医药学概论

第3版

（供中药类、临床药学、经管类专业使用）

主　编　郭　姣

副主编　刘雅芳　张金莲　王诗源

编　者　(以姓氏笔画为序)

王诗源（山东中医药大学）

刘雅芳（黑龙江中医药大学）

杨　芳（辽宁中医药大学）

张凤瑞（长春中医药大学）

张金莲（江西中医药大学）

陈淑欣（哈尔滨医科大学）

陈智权（广东药科大学附属第一医院）

胡旭光（广东药科大学）

高长久（牡丹江医学院）

郭　姣（广东药科大学）

蒋　蕾（哈尔滨医科大学）

中国健康传媒集团
中国医药科技出版社

内容提要

本教材是“全国高等医药院校药学类专业第五轮规划教材”之一，共设上、中、下三篇，上篇介绍中医学基础；中篇介绍了中药学和方剂学知识；下篇介绍中医临床知识。本教材为书网融合教材，即纸质教材有机融合电子教材、教学配套资源（PPT、微课、视频、图片等）、题库系统、数字化教学服务（在线教学、在线作业、在线考试），使教学资源更加多样化、立体化。

本教材供全国高等医药院校药学类专业以及相关学科使用，亦可作为中药学执业药师考试的辅导书。

图书在版编目（CIP）数据

中医药学概论／郭姣主编．—3版．—北京：中国医药科技出版社，2019.12

全国高等医药院校药学类专业第五轮规划教材

ISBN 978－7－5214－1516－2

Ⅰ．①中…　Ⅱ．①郭…　Ⅲ．①中国医药学－医学院校－教材　Ⅳ．①R2

中国版本图书馆CIP数据核字（2020）第000855号

美术编辑　陈君杞

版式设计　友全图文

出版　**中国健康传媒集团**｜中国医药科技出版社

地址　北京市海淀区文慧园北路甲22号

邮编　100082

电话　发行：010－62227427　邮购：010－62236938

网址　www.cmstp.com

规格　889×1194 mm $^{1}/_{16}$

印张　28 $^{3}/_{4}$

字数　697千字

初版　2007年10月第1版

版次　2019年12月第3版

印次　2019年12月第1次印刷

印刷　三河市腾飞印务有限公司

经销　全国各地新华书店

书号　ISBN 978－7－5214－1516－2

定价　79.00元

版权所有　盗版必究

举报电话：010－62228771

本社图书如存在印装质量问题请与本社联系调换

获取新书信息、投稿、为图书纠错，请扫码联系我们。

数字化教材编委会

主　编　郭　姣

副主编　刘雅芳 张金莲 王诗源

编　者（以姓氏笔画为序）

王　淇（黑龙江中医药大学）
王诗源（山东中医药大学）
刘肖莹（哈尔滨医科大学）
刘雅芳（黑龙江中医药大学）
孙　鑫（辽宁中医药大学）
杨　芳（辽宁中医药大学）
张凤瑞（长春中医药大学）
张金莲（江西中医药大学）
陈　泣（江西中医药大学）
陈淑欣（哈尔滨医科大学）
陈智权（广东药科大学附属第一医院）
胡旭光（广东药科大学）
高长久（牡丹江医学院）
郭　姣（广东药科大学）
蒋　蕾（哈尔滨医科大学）
褚　颖（长春中医药大学）
魏东华（哈尔滨医科大学）

常务编委会

名誉主任委员 邵明立 林蕙青
主 任 委 员 吴晓明（中国药科大学）
副主任委员 （以姓氏笔画为序）
叶 敏（北京大学药学院）
匡海学（黑龙江中医药大学）
朱依谆（复旦大学药学院）
吴春福（沈阳药科大学）
宋少江（沈阳药科大学）
张志荣（四川大学华西药学院）
姚文兵（中国药科大学）
宫 平（沈阳药科大学）
郭 姣（广东药科大学）
彭 成（成都中医药大学）
委 员 （以姓氏笔画为序）
田景振（山东中医药大学）
朱卫丰（江西中医药大学）
李 高（华中科技大学同济医学院药学院）
李元建（中南大学药学院）
李青山（山西医科大学药学院）
杨 波（浙江大学药学院）
杨世民（西安交通大学药学院）
陈燕忠（广东药科大学）
侯爱君（复旦大学药学院）
祝晨蔯（广州中医药大学）
夏焕章（沈阳药科大学）
柴逸峰（第二军医大学药学院）
黄 园（四川大学华西药学院）
秘 书 夏焕章（沈阳药科大学）
唐伟方（中国药科大学）
李晓菁（广东药科大学）

出版说明

“全国高等医药院校药学类规划教材”，于20世纪90年代启动建设，是在教育部、国家药品监督管理局的领导和指导下，由中国医药科技出版社组织中国药科大学、沈阳药科大学、北京大学药学院、复旦大学药学院、四川大学华西药学院、广东药科大学等20余所院校和医疗单位的领导和权威专家成立教材常务委员会共同规划而成。

本套教材坚持“紧密结合药学类专业培养目标以及行业对人才的需求，借鉴国内外药学教育、教学的经验和成果”的编写思路，近30年来历经四轮编写修订，逐渐完善，形成了一套行业特色鲜明、课程门类齐全、学科系统优化、内容衔接合理的高质量精品教材，深受广大师生的欢迎，其中多数教材入选普通高等教育“十一五”“十二五”国家级规划教材，为药学本科教育和药学人才培养做出了积极贡献。

为进一步提升教材质量，紧跟学科发展，建设符合教育部相关教学标准和要求，以及可更好地服务于院校教学的教材，我们在广泛调研和充分论证的基础上，于2019年5月对第三轮和第四轮规划教材的品种进行整合修订，启动“全国高等医药院校药学类专业第五轮规划教材”的编写工作，本套教材共56门，主要供全国高等院校药学类、中药学类专业教学使用。

全国高等医药院校药学类专业第五轮规划教材，是在深入贯彻落实教育部高等教育教学改革精神，依据高等药学教育培养目标及满足新时期医药行业高素质技术型、复合型、创新型人才需求，紧密结合《中国药典》《药品生产质量管理规范》（GMP）、《药品经营质量管理规范》（GSP）等新版国家药品标准、法律法规和《国家执业药师资格考试大纲》进行编写，体现医药行业最新要求，更好地服务于各院校药学教学与人才培养的需要。

本套教材定位清晰、特色鲜明，主要体现在以下方面。

1.契合人才需求，体现行业要求 契合新时期药学人才需求的变化，以培养创新型、应用型人才并重为目标，适应医药行业要求，及时体现新版《中国药典》及新版GMP、新版GSP等国家标准、法规和规范以及新版《国家执业药师资格考试大纲》等行业最新要求。

2.充实完善内容，打造教材精品 专家们在上一轮教材基础上进一步优化、精炼和充实内容，坚持“三基、五性、三特定”，注重整套教材的系统科学性、学科的衔接性，精炼教材内容，突出重点，强调理论与实际需求相结合，进一步提升教材质量。

3.创新编写形式，便于学生学习 本轮教材设有“学习目标”“知识拓展”“重点小结”“复习题”等模块，以增强教材的可读性及学生学习的主动性，提升学习效率。

4.配套增值服务，丰富教学资源 本套教材为书网融合教材，即纸质教材有机融合数字教材，配套教学资源、题库系统、数字化教学服务，使教学资源更加多样化、立体化，满足信息化教学的需求。通过“一书一码”的强关联，为读者提供免费增值服务。按教材封底的提示激活教材后，读者可通过PC、手机阅读电子教材和配套课程资源（PPT、微课、视频、图片等），并可在线进行同步练习，实时反馈答案和解析。同时，读者也可以直接扫描书中二维码，阅读与教材内容关联的课程资源（“扫码学一学”，轻松学习PPT课件；“扫码看一看”，即可浏览微课、视频等教学资源；“扫码练一练”，随时做题检测学习效果），从而丰富学习体验，使学习更便捷。

编写出版本套高质量的全国本科药学类专业规划教材，得到了药学专家的精心指导，以及全国各有关院校领导和编者的大力支持，在此一并表示衷心感谢。希望本套教材的出版，能受到广大师生的欢迎，为促进我国药学类专业教育教学改革和人才培养做出积极贡献。希望广大师生在教学中积极使用本套教材，并提出宝贵意见，以便修订完善，共同打造精品教材。

中国医药科技出版社

2019年9月

序

中医药学，源远流长。我们的祖先在与疾病作斗争的实践中积累了丰富经验，逐步形成坚实的理论体系屹立于世界医学之林。历史上中医药学术的传承，有以师带徒模式，如清代岭南名医何梦瑶《医碥》，碥者，作铺路之石头为后学之阶梯以教邑医。近代百年，前贤创办中医学校，编写讲义及教材建设成为办学的核心问题之一。早于20世纪30年代末，我在香港办“南国新中医学院（夜校）”时，曾有过这方面的实践；而新中国成立后，在1964年，真正参与主编了全国中医院校二版教材《中医诊断学》，在第八期《广东中医》上发表“继承发扬祖国医学的重大成就，祝全国中医学院二版教材出版”文章，确立二版教材学术地位，历史经验仍然能为今天中医药教材编写提供借鉴。

近年来随着中医药学术影响日趋扩大，国内许多高等西医药院校也开设中医课程，急需教材。当代中医药教材虽然有许多长足进步，但由于学科分化越细，教材分化也越细，内容越来越多，文字也越来越冗长。而高等西医药院校的中医学课程有其特殊性，课时少而内容多，如何让学生在很有限的课时内，系统学习并掌握中医学的基本知识、基本理论和基本技能，是当前西医药院校教学中普遍存在而又长期未能解决的问题。因此，教材改革创新是解决这一问题的重要手段，精炼的二版中医教材可供参考。

广东药学院郭姣教授主编的《中医药学概论》，在这方面下了一番苦功。郭姣教授长期在西医药院校从事中医教育，坚持在教学、科研、医疗一线工作，颇有组织能力，任广东药学院副校长。我读《中医药学概论》后感到很欣慰，这本教材能够抓住中医药学核心内涵，较好地解决了西医药院校中医教育课时少而内容多这一难题。《中医药学概论》全书主要包括中医学形成的历史背景、医哲学理、中医学的生命观和疾病观、诊法、防治理论、方药知识等部分，基本涵盖了中医学的主要知识点。并通过常见内科病证选讲部分，展示理论与临床诊治结合过程。教材课程内容体系科学规范、系统严谨。全书既内容充实，又十分简明而系统。充分注意到各部分之间的紧密联系，相互呼应，有机结合，既避免了不必要的重复，又防止了重要内容的疏漏。遵循以中医学传统内容为主体的原则，还恰当地反映了近年来方药学重要的实验研究和应用的发展与更新，较好地保证了教材的科学性、适用性和先进性。

《中医药学概论》虽然有中药方剂临床内容，但更突出了中医理论在中医学科中的基础地位。医哲相融，是中医学的重要特征，源于中国传统文化的中医学，其主要理论思维来源于中国古代哲学思想，如阴阳学说、五行学说、气一元论等；同时，还融合了我国古代自然科学以及社会生产和生活等多方面的知识，形成了一个博大精深、哲理性强、涵容性广的中医学理论体系。藏象、经络、气血津液、体质等理论均属于中医学对人体生命现象的认识，这部分内容将有助于学生对中医学有关人体健康状态、机体生理功能、组织结构及对生命的产生、发育、成长、衰老、疾病、死亡等过程有一个相对完整和全面的认识。病因病机内容主要阐述中医学对疾病发生与发展变化的认识，这部分内容的介绍，有助于较全面地了解中医学对于机体疾病状态的认识及其恒动观、辨证观、整体观的学术特征。诊法与辨证是研究中医诊断方法和基本理论的内容，它是贯通中医基础理论和临床各科的桥梁，诊法主要有望、闻、问、切四诊，而辨证则介绍中医学诊断病证的常用方法。防治原则主要从预防、治则与治法等方面对中医学的治疗思想作简明的介绍，即上工治未病。

20 世纪 60 年代，我参加一次学术讨论后撰文提出：中医学作为一个医学理论体系，究竟有没有“核心”，过去很少提及。但是，根据历代医家所公认的，中医学有其独特的中心思想，这就是阴阳五行学说。中医的发展是在阴阳五行学说的指导下不断和实践相结合而得到提高的。阴阳五行学说自从与医疗实践相结合之后，随着历史的发展，其内容不但更为具体、丰富，而且逐步深化。故现代的阴阳五行学说，其内涵已不是春秋战国时代“哲学”上的阴阳五行了。它与医学结合之后，已成为医学上的阴阳五行。这不仅有了“量”的变化，而且也有了某些“质”的变化。关于经络问题，脏腑学说中虽也包含了经络的部分作用，但却很难在理论上概括整个经络学说，必须两种学说结合起来，互相补充，互相印证，才能完整地反映出中医学对于生理病理的基本观点。中医的整体观，有了经络学说才更为完整。基于上述理由，我认为“阴阳”“脏腑”“经络”是中医学理论的核心，似较为全面。时至今日，再读郭姣教授主编的《中医药学概论》，其核心内容的安排，体现了继承中医传统学术体系与创新发展中医药学理论的辩证关系。

教材是知识的载体，是保证教育质量的关键要素。中医教材是对中医传统经验的升华、总结与理论凝炼，高水平的好教材现在仍然不多，如何编写需要中医学术界、教育界共同努力。我衷心地希望我国的医学教育工作者们勇于探索，锐意改革，不断努力创新，未来编写出更精更好的教材，以适应医学教育发展与改革的需要。现在广东药学院郭姣教授等老师们作了有益的尝试，编写出版《中医药学概论》教材，并在西医药院校进行教学实践探索，理应支持，故乐为之序。

邓铁涛
2015 年 5 月

前言

当前，我们正处于建设健康中国、实现中华民族伟大复兴的时代。中医药学是中华民族的伟大创造，是中国古代科学的瑰宝，也是打开中华文明宝库的钥匙，为中华民族繁衍生息做出了巨大贡献，对世界文明进步产生了积极影响。传承创新发展中医药是新时代中国特色社会主义事业的重要内容，是中华民族伟大复兴的大事。

精品教材是高等院校培养高水平人才的重要载体。肩负中医药传承创新发展的历史使命，《中医药学概论》全体编委以“全国高等医药院校药学类专业第五轮规划教材”整合修订为契机，以进一步提升教材质量，满足新时期医药行业高素质技术型、复合型和创新型人才需求为导向，秉承打造精品教材的理念，对上一轮教材进行全面优化、精炼和充实而成本版教材。本教材编委来自广东药科大学、黑龙江中医药大学、山东中医药大学、江西中医药大学等8所高校。

《中医药学概论》第1版、第2版分别于2007年和2015年出版，至今已累计使用12年整，出版以来得到了各院校的广泛欢迎。本教材着眼于传授中医药经典理论、发挥中医药特色与优势，充分考虑授课专业的课程设置特点，在前两版基础上，形成了本教材的完整体系。全书分为中医学基础（上篇）、中药学和方剂学知识（中篇）及中医临床知识（下篇），编写和修订坚持并秉承以下原则与特色。

第一，传承中医药精华。中医药理论博大精深，具有独特规律。天人合一、系统整体、司外揣内、知常达变等上层辩证思维是中医临床诊疗、中药用药的基础，更是中医药传承发展的核心，是中医的根和魂。本教材上篇聚焦于中医学基础理论，对中医学的历史人文背景、学术特点（绪论）、中医学哲学基础（第一章）、人体的体质、结构与功能（第二章）、中医病因病机（第三章）、诊法（第四章）、辨证（第五章）和防治原则（第六章）进行了系统精炼的介绍。

第二，传承与创新并重。本教材中篇着重介绍中药学与方剂学的基础知识。该部分内容注重四气五味和中医药理论指导下的药性和功效等经典理论，同时适度引入中药药理等现代研究进展。在方剂学章节，在重点呈现方剂组成、功效、方解等经典和基本理论的基础上，加入现代应用和研究进展。通过探索，将传统中医药理论精粹与现代研究进展融合，在传授中医药经典、原创理论的同时，发扬创新驱动发展的理念。

第三，彰显中医临床的特色与优势。本教材下篇为中医内科学内容，介绍中医药基础理论和中药、方剂在中医临床中的运用。中医药从整体着眼，采取多途径的整合调节性治疗，达到“调整阴阳，以平为期”的目的。下篇编写注重突出中医临床诊疗思想和疗效的优势与特色，使学生对全书内容做到融会贯通。

第四，书网融合。本教材为书网融合教材，即纸质教材有机融合电子教材、教学配套资源（PPT、微课、视频、图片等）、题库系统、数字化教学服务（在线教学、在线作业、在线考试），使教学资源更加多样化、立体化。

“中医药学概论”课程设置以帮助学生掌握中医药学基础知识、引导学生完成中医学和中药学有机衔接为目的。为确保更好地实现该课程设置目的，本教材在再版过程中对体系和内容上做了多方面的考量和修订。体系上充分考虑到药学专业和非中医类专业学生学习中医的实际情况，在实现该课程教学目标和教学基本要求的前提下，确定教材内容适当的深度与广度；同时努力保持中医学体系的科学性和完整性，反映中医学学术发展的成熟内容，实现教学内容的整体优化。在内容上，我们对上一版中的知识点进行了更新，使表意更准确、精炼。如对中药毒性的定义，引用 2020 版《中国药典》描述；在遵循以中医学传统内容为主体的原则的基础上，适度地反映了近年来方药学重要的实验研究和应用的发展，如中药与方剂中的现代研究论述。

具体编写分工如下：绪论、第二章第一节、第七章、第九章由郭姣编写，第一章、第三章、第六章由刘雅芳编写，第二章第二节、第三节、第四节由蒋蕾编写，第四章由杨芳编写，第五章由陈淑欣编写，第八章由张凤瑞、高长久、陈智权编写，第十章由张金莲、胡旭光编写，第十一章由王诗源编写。

本教材内容体系虽经过编委会反复斟酌，但由于编写时间和水平所限，难免存在疏漏与不足，敬希广大师生和读者不吝指正，以便进一步修订完善。

值此再版之际，我们诚望本教材能为传承创新发展中医药、实现健康中国和中华民族伟大复兴贡献力量！

编　者
2019 年 12 月

目录

中篇　中药学和方剂学知识

下篇 中医临床知识

绪　论

学习目标

掌握　中医药学的基本特点：整体观念和辨证论治。
熟悉　中医药学的主要内容。
了解　中医药学理论体系发展简史。

中医药学概论是阐述中医学、中药学和方剂学及其指导的临床基础理论和基本知识的一门学科。是发源于中国的研究人体生理、病理、疾病的诊断与防治以及摄生康复等内容的具有独特理论体系的传统科学。

中医药学的研究对象是人，主要探讨人体生、长、壮、老、已的生命活动规律，人体的形态结构、生理功能以及疾病的发生发展和防治规律等，属于自然科学范畴，具有自然科学属性；但由于以人为主要研究对象，还受到中国古代哲学思想的深刻影响，因而也具有社会科学的特点，是一门以自然科学为主体，多学科知识交融的医药学科学。如古代的政治学、道德、宗教、天文学、气象学、地理学、动物学、植物学、矿物学、冶炼技术等均对中医药学产生了重要的影响。

中医药学具有数千年的悠久历史，是中华民族在长期的生产与生活实践中，以及在与疾病做斗争的过程中，认识生命、维护健康、战胜疾病的经验总结，是在我国古代唯物论和辩证法思想的影响和指导下，通过长期的医疗实践，逐步形成并发展的独特医药学理论体系。

中医药学的基本理论体系是关于其基本概念、基本知识、基本原理和方法的科学知识体系。它是以整体观念为指导思想，以精气、阴阳、五行学说为哲学基础和方法，以脏腑经络及气血津液为生理病理学基础，以辨证论治为诊疗特点的医药学理论体系。

第一节　中医药学发展简史

扫码“学一学”

一、中医药学理论体系的形成

有着数千年历史的中医药学，理论体系初步形成于战国至两汉时期，经历了漫长的发展过程。

（一）医药知识的积累

医药知识，与其他自然科学一样，从开始起，便是由生产生活决定的。

上古时代，由于生产力水平较低，人们不知“树艺五谷”，只是共同采集，成群出猎，分享获得的食物，过着“饥即求食，饱即弃余”的生活。在采摘野果、种子，挖取植物根茎的过程中，会误食某些有毒的植物，引起呕吐、腹泻，甚至昏迷、死亡等，如误食大黄引起腹泻，误食瓜蒂、藜芦导致呕吐等；也会因偶然食用某些植物，原有的呕吐或腹泻等症减轻或消除，如马齿苋、白头翁之类。正是经过无数次类似的经历或尝试，经验长期积累，人们才逐渐认识了哪些植物对人体有害，哪些植物对人体有益，进而有意识地加以利用，实现了从无意识到有意识的飞跃，如“神农尝百草”。

氏族公社后期，生产工具的制作技术不断改进，不仅有了石刀、石锄等石制工具，还发明了弓箭，因此，狩猎、捕鱼和原始农业活动都有了较显著的发展。渔猎经济的兴起，为原始人提供了较多的肉类食物，人们又逐渐认识了动物药。如用动物的脂肪、血液和骨髓来治病，食肝治疗夜盲等。《山海经》关于“何罗之鱼……食之已痈”和“有鸟焉……名曰青耕可以御疫”的记载，是我国先民在食用动物过程中发现动物药的佐证。与此同时，原始农业的发展，使人们在栽培农作物的过程中，有条件对更多的植物做长期细致的观察和进一步尝试，从而认识了更多的植物药，使植物药的知识更加丰富。随着金属冶炼时代的到来，矿物药也相继出现。

殷商时期，药物已相当丰富，出现了酒及汤液。西周时期，人们对疾病的认识已较深刻，并能为疾病确立专门的病名。春秋时期，灸法、针刺疗法已是医生常用的治疗方法。秦汉时期，专业医生大量出现，医药学知识快速积累，如长沙马王堆汉墓出土的一批医学资料中，有一卷帛书《五十二病方》，记载了103个病名，涉及内、外、妇、儿、五官等科，并记载了药名247个、药方283个，说明当时的医药水平已有很大的提高。早期药物学知识的积累为医疗活动提供了条件及可能性。

（二）有利的社会文化背景和古代哲学思想的渗透

从周代开始，我国进入封建社会，新兴地主阶级所有制逐渐取代了奴隶主阶级所有制。由于生产关系的改变，加上铁器的普遍使用，生产工具的不断改进，生产力水平进一步提高，经济文化迅速发展。天文、历算、物候、农学、植物学、矿物学以及冶炼、酿造技术均有诸多创新和发展，这些都对中医药学理论体系的构建产生了有利的影响。尤其是哲学方面，处于社会大变革的战国时期，出现了“诸子峰起、百家争鸣”的局面，形成了儒家、道家、墨家、法家、名辩家、阴阳家等不同的学术派别，其中以儒家、道家和阴阳家对中医学的影响最为突出。

儒家主张“仁义道德”及“自强不息、厚德载物”等，影响了医者修身和医德的形成。

道家的精、气、神理论及生命的起源和养生理论对中医药学理论体系的形成产生了重要的影响。如老子《道德经》有“常德不离，复归于婴儿……常德乃足，复归于朴”“故圣人云……我无欲而民自朴”之说。中医经典之作《黄帝内经》（简称《内经》）则有“恬惔虚无，真气从之，精神内守，病安从来。是以志闲而少欲，心安而不惧，形劳而不倦，气从以顺，各从其欲，皆得所愿，故美其食，任其服，乐其俗，高下不相慕，其民故曰朴。是以嗜欲不能劳其目，淫邪不能惑其心，愚智贤不肖，不惧于物，故合于道，所以能年皆度百岁而动作不衰，以其德全不危也”之说（《素问·上古天真论》）。《内经》所言与《道德经》所倡可谓异曲同工、一脉相承。

战国后期，阴阳学说和五行学说空前盛行，并形成了阴阳五行学派。战国末年至两汉时期是阴阳五行学说最兴旺的时期，在这一时期，阴阳五行学说几乎渗透到自然科学、社会政治理论等每一个领域中，并成为这些领域中的重要思想。西汉司马谈在《论六家要旨》中将阴阳家与儒、道、墨、名、法并列，足见当时阴阳五行学派势力之大。这一时期的邹衍开始把阴阳和五行两种学说联系起来，并用以解释各种自然和社会现象，这从司马迁

《史记》及《汉书·艺文志》的一些零散材料都可以看出。阴阳五行学说对中医药理论体系的构建及形成的影响极为深刻，它作为一种世界观和方法论，用于认识人体的生理和病理，并指导疾病的诊断和治疗，成为贯穿整个中医药理论体系始终的重要组成部分。

（三）古代的解剖实践

早在原始社会，通过宰杀动物和战争，人们对动物和人体的内部器官有了最早的观察和了解，这是解剖学的开始，也是人们认识人体的开始。但是当时解剖动物和人体进行观察还不是自觉的医疗实践活动，宰杀的直接目的是为了祭祀和饱腹，而观察和认识人体是附带的偶然行为。随着知识的发展和治疗疾病的需要，人们对人体内脏的观察逐渐变为比较自觉的认识活动。据《汉书·王莽传》载："莽诛翟义之徒，使太医尚方与巧徒共剥之，度量五脏，以竹筳导其脉，知所终始，云可以治病。"这是我国历史上对人体解剖最早的记载。把解剖尸体作为认识人体的一条重要途径，通过解剖直接观察，既从形态上了解了人体内脏组织器官的位置和结构，又在一定程度上认识到了它们的某些功能及其对机体生命活动的意义。如《灵枢·经水》有云："若夫八尺之士，皮肉在此，外可度量切循而得之，其死可解剖而视之。其藏之坚脆，府之大小，谷之多少，脉之长短，血之清浊，气之多少……皆有大数。"这些解剖观察所获得的知识为整个理论体系的形成奠定了一定的基础。

（四）对人体生理病理和自然现象的观察

由于当时社会文化观念、科学技术水平等因素，解剖学的发展受到很大的限制；人们只能寻找另外的方法认识人体，于是对人体的生理病理现象及与自然关系的观察就成为重要的手段，即把人体作为一个整体进行观察，通过分析人体对不同的环境条件和外界刺激的不同反应，来认识人体的生理病理规律。

体内脏器的功能活动虽不能直接观察，但根据"有诸内，必形诸外"（《黄帝内经》）的道理，内在器官的生理病理状态必定从体表组织器官的功能活动与形态变化等方面表现出来，因此观察人体外在的生理病理征象，可推知体内脏腑的变化。如从体表感受风寒，出现鼻塞、流涕、咳嗽等症状，认识到皮毛、鼻和肺密切相关。再如，从饮食过饱会出现腹胀，得知胃主受纳水谷；反之，从食少则饥饿乏力，久之消瘦，不食可致死亡，逐渐形成了"胃为水谷之海""人以胃气为本"等理论。经过无数次的观察和验证，对人体生理病理的认识越来越深刻。

春秋战国时期，人们已经认识到四季变化对人体生理病理的影响。如《灵枢·五癃津液别》描述了古人在生活中观察到寒冷的季节，人体汗出少而小便多；反之，炎热季节，人体汗出多而小便少，因而认为人体津液代谢与自然界气候变化有密切关系。自然界气候变化剧烈，超过了人体的适应能力，则成为致病因素。人们还认识到，社会、经济地位的改变有时可能成为某些疾病发生的原因。于是便产生了人与自然环境息息相关及人与社会环境相统一的观点。由此加深了对人体生理病理的认识，从宏观上把握了人体生命活动规律和疾病的发生及变化规律。

（五）大量的医疗实践

长期以来，大量反复的医疗实践为中医药学理论体系的形成奠定了扎实的基础。通过对病理现象的治疗效应，医学家们进行分析，并反证了机体的某些生理功能。如许多眼疾，从肝着手进行治疗获得痊愈，逐渐得出"肝开窍于目"的理论。再如，对于难以愈合的骨折患者，使用补肾药物便能迅速收效，从而产生了"肾主骨"之说。此外，针刺和灸法的普遍使用，使人们对经络及其相关脏腑功能逐渐有了系统的认识。古人是在砭刺治病的过程中逐渐发现针感传导路线的，这是建立经络学说的主要依据。经络学说的形成，对认识脏腑之间、脏腑与体表及官窍之间的联系起到了较大的促进作用，加深了对人体自身整体性的认识。

医药知识的大量积累，需要整理、总结，使之系统化、理论化，社会的发展为此提供了有利的条件，古代的哲学思想为此提供了思维方法。在众多医学家的共同努力下，早期医药学理论著作得以成书，中医药学理论体系逐渐形成。

二、中医药学理论体系的确立

战国至秦汉时期的《黄帝内经》《难经》《伤寒杂病论》《神农本草经》等医药学著作的问世，标志着中医药学理论体系基本确立。

秦汉以前，在漫长而原始的医疗实践中，医学受先秦的哲学思想影响较大，其中以儒家、道家和阴阳家对医药学的影响最为突出。儒家的仁义道德对古医德的形成有较大影响，道家的精、气、神等养生理论的阐述以及阴阳五行对医学的渗透，使中医药学逐步走上系统化和理论化的道路，从而总结出一套医疗理论，初步形成了如《黄帝内经》等经典著作，这是中医学理论的第一次较为系统的总结和阐述。在临床实践方面，由于疫病的猖獗流行，在外感热病方面也积累了丰富的经验，形成了一套较完整的临床医学理论原则，成为后世临床医学的基础。与此同时，临床医学的需要也促使药学提高和发展，出现了中医药学史上对药物的首次总结。

1.《黄帝内经》 约成书于战国至秦汉时期，非一时一人之手笔，而是许多医家搜集、整理、综合而成，其中甚至还有东汉乃至隋唐时期某些医家的补充和修订。原书包括《素问》和《灵枢》两部分，共18卷，162篇。《素问》所论包括脏腑、经络、病因、病机、病证、诊法、治疗原则以及针灸等；《灵枢》大体与《素问》相同，除了论述脏腑功能、病因、病机之外，还着重介绍了经络腧穴、针具、刺法及治疗原则等。《黄帝内经》总结了秦汉以前的医学成就，内容十分丰富，全面地论述了人与自然的关系，人的生理、病理及疾病的诊断、治疗和预防等。《黄帝内经》注重整体观念，既强调人体本身是一个整体，又强调人与自然环境密切相关。这种整体观念正是中医药学理论体系的基本特点之一。阴阳五行学说本属古代哲学范畴，《黄帝内经》系统地将阴阳五行学说引入医学，成为中医分析人的生理病理、进行辨证论治的思维方法和哲学基础，还成为中医药理论体系的重要组成部分。《素问》和《灵枢》两部分都运用了阴阳五行学说，阐明了因时、因地、因人制宜等辨证论治的原理，体现了人体与外界条件相统一的整体观念。《黄帝内经》十分重视脏腑经络学说，认为五脏六腑是维系人之生命的重要器官，在中医药学理论体系中占有特殊的地位。对经络学说犹有精辟的论述，认为业医者需通晓经脉。在分析病因病理时，《黄帝内经》除了注意外邪的侵袭和人体正气的盛衰之外，还特别强调人的精神因素和社会因素。同时，《黄帝内经》还十分重视疾病的预防，认为好的医生应当做到见微知著，防患于未然。正是这些重要的论述，为中医药学理论体系的确立奠定了基础，也是中医药学在理论与实践方面继续发展的基石，在中医药学史上有很高的地位。

2.《难经》 是一部可与《黄帝内经》相媲美的经典医籍，相传为秦越人（扁鹊）所作。书名中的“难”是质难之意，即问答之意，全书共有81个问答，称为“八十一难”。该书用问答的方式，阐述了人体的结构、生理、病因、病机、诊断、治则和治法等，尤其在脉诊和针灸治疗方面，内容较《黄帝内经》更为详细而精当。

3.《伤寒杂病论》 其成书创立了辨证论治的诊治理论。该书为东汉张仲景（名机，约150~219年）所著，后经晋代王叔和整理编次，分成《伤寒论》和《金匮玉函经》，前者主要论伤寒，后者主要谈杂病证治。后者又经宋代林忆等整理成为杂病的专著——《金匮要略》。张仲景创用六经论伤寒、以脏腑论杂病，体现了贯理、法、方、药于一体的辨证施治原则，为后世临床学奠定了基础。该书按照中医辨证论治理论组方269首，使用药物214种，君、臣、佐、使配伍严谨，疗效确切，被奉为“经方”。在因证立法、以法系方及遣方用药上，都积累了丰富的实践经验和较系统的方剂学理论知识。张氏在伤寒病的临证中把《黄帝内经》所制定的一整套理论和治疗原则具体化，因而对医药学理论与临床实践结合做出了独创性贡献。

4.《神农本草经》 简称《本经》或《本草经》，是我国现存最早的药学专著。《本经》与《黄帝内经》一样，非一时一人所作，大约是秦汉以来许多医药学家不断搜集，直至东汉时期才最后加工整理成书。书内收载药物365种，根据养生、治病和有毒无毒，分为上、中、下三品。书中不仅记载了每种药物的性能、主治，同时将药物分为寒、热、温、凉四性，酸、苦、甘、辛、咸五味，即四气五味，还概括地记述了君、臣、佐、使和“七情和合”的药物配伍理论等。这些重要论述，为后世中药及方剂理论体系的发展奠定了基础。

从《黄帝内经》《难经》《伤寒杂病论》《神农本草经》等医药学典籍所载的内容来看，中医药学在人体结构、生理、病因、病机、诊法、治则、治法、中药和方剂等各个领域，都确立了相对完整的理论体系。

三、中医药学理论体系的发展

中医药学在汉代以后进入了全面发展时期，出现了众多的名医名著，从不同的方向和角度完善和发展了中医药学理论体系。

（一）魏晋南北朝时期

魏晋南北朝时期虽处于南北对峙的战乱社会状态，但也促进了文化的交流与融合，因此这一时期医药知识更加丰富，中医药学得到了很大的发展。

1.《脉经》 晋代王叔和所作。该书是我国第一部脉学专著。书中确立了寸口脉法，提出寸、关、尺三部脉位及其与内在脏腑相关的理论，解决了寸口切脉的关键问题，基本成为后世中医脉诊的规范。描绘了浮、芤、洪、滑、数、促、弦、紧等24种病脉的脉象形态及其所主病证，推动了寸口脉诊法的普遍应用。

2.《抱朴子》 晋代葛洪所著。该书是现存较早的炼丹术著作。书中载有许多关于制药的化学实验。当时炼丹的原料有雄黄、雌黄、曾青、胆矾、矾石、硝石、云母、磁石、铁、锡、砷等。虽然葛洪研究炼丹术的目的是炼制长生之药，但客观上成为后世制作某些外用药的基础，并开启了制药化学的先河，提高和扩大了化学药物的应用范围，促进了制药化学的发展。

3.《针灸甲乙经》 晋代皇甫谧所著。该书是现存最早的针灸学专著。书中重点介绍腧穴总数、厘定部位，详细介绍了针灸操作方法，并把各种适应证按照临证需要进行排列，所以很切使用，易于掌握。该书影响久远，其他一些著名的针灸著作，基本上都是在其基础上发挥而成。

4.《雷公炮炙论》 南朝雷敩所著。该书是第一部炮炙学专著。书中载药300种，讨论了药物的性味、炮制、煮熬、修制等理论和方法。雷敩对药物加工方法的系统总结，为药物炮制学的发展奠定了基础，成为中医炮制专业人员重要的学习文献。

（二）隋唐时期

隋唐时期国内统一，经济繁荣，国内外海陆交通发达，与亚洲及阿拉伯地区的国家交往日益频繁，中外科学文化相互交流吸收，医药学也随之发展。

1.《诸病源候论》 隋代巢元方等著。该书是现存第一部病因、病机、证候学专著。书中列载了内、外、妇、儿、五官、口齿、骨伤等多科病证1700余种，分述了各科疾病的病因、病理、症状，还探索了部分以诊断、预后以及导引、手术为主的治疗方法。在疾病的分类症状描述以及医疗技术的总结创造方面都明显地超过了前代。该书对后世医学发展影响很大，不但唐代以后的许多医学著作都直接或间接引用了它的原文和论点，到宋代更被指定为专业医生的必读之书，如今已被定为医科学生的国家考试科目之一。

2.《新修本草》 由李勣、苏敬等20余人集体编写。该书是世界上第一部由政府颁定的药典。全书载药844种，书中对药物的性味、产地、功效和主治等有一定的规格要求，具有较高的学术水平和科学价值。在编写过程中，政府通令全国选送当地道地药材，作为实物标本进行描绘；同时，中外文化交流使不少外来药物为民间采用，亦被该书集录。该书不仅系统总结了唐代以前的药物学成就，而且对后世药物学发展影响深远。成书当时即通行全国，并很快成为当时日本等国培养医生的教材。

3.《千金要方》和《千金翼方》 唐代孙思邈所著。两书合称《千金方》，为我国第一部医学百科全书。两书详述了唐代以前的医学理论、方剂、诊法、治法、食养等，代表了盛唐的医药学水平，在临证各科、食疗、药学、养生学等方面均有很大的成就。孙思邈提出的医生在医德方面的要求和所要达到的境界，可谓开中医伦理学之先河。

（三）宋金元时期

宋金元时期医学发展迅速，流派纷呈，是中医药学发展承前启后的重要时期。

1. 重要医著

（1）《三因极一病证方论》 南宋陈无择所著。该书将病因归纳为内因七情、外因六淫、不内外因三大类，并以病因与病证相结合的方法，系统阐述了三因理论，是对宋代以前病因理论的总结，不仅易于掌握和临床使用，而且为后世归纳病因学所遵从。

（2）《妇人大全良方》 南宋陈自明所著。该书总结了宋代以前的妇产科成就，分为调经、众疾、求嗣、胎教、妊娠、坐月、产难、产后八门，共24卷。是一部有继承、有发挥、有实践、有分析、综合性较强的妇产科专书，并长期为后世所应用。

（3）《小儿药证直诀》 宋代钱乙所著。该书在理论上系统地论述了小儿的生理病理特点及治疗原则，并创制了一些儿科专用方剂，取得了重要的成就，促进了后世儿科学的发展。

（4）《太平圣惠方》 宋代官修方书，是第一部国家组织编著的方书。该书载方16 834首，保存了宋代以前各代的有效验方，其中许多是已佚方书的内容，故该书有一定的历史价值。

（5）《太平惠民和剂局方》 北宋太医局熟药所颁行。该书是第一部成药典籍，载方800首，流传甚广，一些有效方剂至今仍广泛应用，如逍遥散、藿香正气散、四君子汤、四物汤等。

2. 金元四大家 金元时期战争不断，疾病流行，用原有的理论和方法难以完全解决问题，加之宋代学术思想活跃的革新局面和对运气学说的研究，使一些医家认为“古方不能尽治新病”，因此兴起医学流派的争鸣，推动了中医药学理论的发展和临床实践的创新。其中影响较大且卓有成就的著名医家有刘完素、张从正、李杲、朱震亨等。刘完素、张从正、李杲都生活在北方“金”的地区，朱震亨生活在元代，所以后人尊称为“金元四大家”。

（1）刘完素（1120～1200年） 字守真，金之河间人，后人尊称为刘河间。创河间学派，倡导火热论。他认为“六气皆从火化”，化火化热是外感病的主要病机，而内伤病中“五志过极皆为热甚”。百病皆因火热，故在治疗中力主以寒凉，后人称其为“寒凉派”，对后世温病学说产生了深刻的影响。其代表作有《素问玄机原病式》《宣明论方》等。

（2）张从正（1156～1228年） 字子和，金之睢州考城人。张氏反对囿于“局方”，滥用温燥，理论上力倡攻邪，临证善于攻下，因此被后人称为“攻下派”。他提出邪非人身所有，邪去则正安，故治病以汗、吐、下三法攻邪为主。实则应攻，虚则可补；有邪应攻，邪去正复；养生当用食补，治病则须药攻；药不可久服，中病则止等学术主张都很有价值。代表作有《儒门事亲》。

（3）李杲（1180～1251年） 字明之，号东垣老人。金之真定人，后人尊称李东垣。李氏师从易水学派创始人张元素。他继承了张元素的脏腑辨证用药学说，强调胃气对发病的决定性作用，认为“内伤脾胃，百病由生”；在治疗上善用温补脾胃之法，创立了脾胃学说，故被称为“补土派”，对后世影响深远。代表作有《脾胃论》《内外伤辨惑论》等。

（4）朱震亨（1281～1358年） 字彦修，号丹溪。元代婺州义乌人，后人尊称朱丹溪。朱氏传河间之学，创造性地阐明了相火的常变规律。认为相火有生生不息的功能，人非此火不能有生，而相火妄动，即属邪火，能煎熬真阴，从而得出“阳常有余，阴常不足”的结论。治疗上倡导滋阴降火，被后人称为“滋阴派”。代表作有《格致余论》。

金元四大家之论，各有创见，他们在临床医学方面所取得的成就，大都为明清医家继承与发扬。

（四）明清时期

明清时期在继承前代的基础上，名医辈出，学派林立，各学科都有发展，医药学著述增多。

《本草纲目》，明代李时珍所著。该书是博学巨著，对我国16世纪以前的本草之学做了一次比较全面的总结。书中采用科学的编辑方法，首先确立编著本草的纲目体系，全面论述了药物的采集、鉴别、炮制加工，吸收了金元以来所发展的药理学说，如气味阴阳、升降沉浮、引经报使等，详而有要，博而不繁，并与临床紧密结合，成为本草学的范本。全书共52卷，载药1892种，其中植物药1094种，其余为动物及其他药，由李时珍新增入的药物为374种。书中附有医物图109幅，方剂11 096首，其中8000余首由李氏自行收集或拟定。该书在确立纲目体系、扩充本草学内容及辨证本草疑误方面，做出了重大贡献。《本草纲目》不仅在国内促进了本草学、生物学的发展，而且在国外也有深远影响，先后被译成日本、朝鲜、拉丁、英、德、法等多种文字刊行于世。

明清时期温病学说的形成和发展，是中医药学理论的创新和突破。此期的温病学家，对温病的医疗实践和理论上的发展，使温病学在理、法、方、药上自成体系，形成了系统而完整的温病学说，从而使温病学成为独立于伤寒之外的一门学科。它与伤寒学说互为羽翼，使中医药学在急性传染病及危重感染性疾病的理论与治疗方面，取得了突破性的进展，极大地丰富了中医药学的内容。

代表人物、著作及主要学术观点有：吴有性著《温疫论》，创“戾气”说；叶桂著《温热论》，阐明了温热病发生、发展的规律，创建了温热病的卫气营血辨证理论；薛雪著《湿热条辨》，阐述了湿热病的病因、症状、传变规律、治则、治法等；吴瑭著《温病条辨》，创立了温热病的三焦辨证理论，使温病学说得到进一步发展，逐渐走向系统与完善。

（五）近代与现代

近现代是中国医药学快速发展的时期。西方医药学进入中国并传播，传统的中医药学经历了严峻的挑战和自救，最终由于其确切的临床实践有效性及鲜明的文化特色，以强大的生命力继续存在和发展。

早期产生了中西医汇通派，系指近代我国传统医药学受到西方医药学的影响，出现的一种目的在于融合中、西医药学的学术流派。中西医汇通派认为西医药学和中医药学各有长短，必须吸收西医所长，为我所用。它对后来中医药发展的道路有深远的影响，是现代中西医结合的先驱。唐容川是早期中西医汇通思想的代表，著有《中西汇通医书五种》。他钻研中西医学，主张博采众长，强调不受时间与疆域的限制，扬长弃短，使学术归于一是。在中西汇通学派中影响较大的还有张锡纯等人。张锡纯的中西医汇通思想充分表达在他的《医学衷中参西录》一书中。在医药学理论上，他以中西医理论相互印证，认为：“观《内经》，知中西之说皆涵盖其中也。”他以这种思想指导临床实践，常采用中西药并用的方剂治病，并用中西药理对其进行阐释，取得一定成就。然而此时期由于受历史条件限制，难以做到真正的中西医汇通。

新中国成立以来，党和政府制定了中医、西医、中西医结合三支力量都要发展、长期并存的方针。1982 年修订的《中华人民共和国宪法》则赋予中医和西医同等的法律地位。中医、西医、中西医结合三种医学体系同时并存，具有鲜明的中国特色。

中西医结合从初期中西医术之间的相互弥补，到病证结合，再到中医药与现代科学技术多方位结合，不断发展成熟，实现理论之间的相互结合。人才培养模式也由西学中、研究生教育，发展到普及高等本科教育，并成为一级学科。与此同时，为适应现代社会需求，中医药学现代化进程也得以快速推进。中西医结合是中医药现代化的一部分，二者殊途同归。

由于多学科交叉融合，学术争鸣，中医药学在学科建设、理论创新、临床诊疗、创新中药、证本质研究、中医药教育、国际化等方面均取得丰硕成果，获国家科技奖励。①学科建设方面：学科分类不断拓展，除内、外、妇、儿等传统分科外，中医营养康复学、中医男科学、中医心理学、中医方法论等一些新兴的学科相继问世。②理论创新方面：“中医络病学说”创立了络病辨证八要和“络以通为用”的治疗原则，形成了络病证候与脏腑络病辨证论治，构建了络病理论体系。“调肝启枢化浊法”揭示肝是糖脂代谢病发病的关键脏腑，并提出糖脂代谢病（瘅浊），对糖脂代谢紊乱性疾病进行一体化认识和综合防治。③临床诊疗方面：现代活血化瘀学派治疗冠心病三通两补，以活血化瘀为先，对心绞痛、心梗、心力衰竭及围 PCI 术、脑卒中的治疗均取得良好效果。中医药在综合一体化防治糖脂代谢病，治疗再生障碍性贫血、月经不调、骨折、中小面积烧伤、某些急腹症和针灸麻醉等也有明显特色和优势。④创新中药方面：综合应用现代科学技术研发的物质基础明确、作用机制清晰、综合疗效更优的现代创新中药也得到中西医药界的共同认可，部分药物已进入国际主流市场，如复方丹参滴丸、地奥心血康等。同时，围绕“大中药”产业，相关技术集成创新也获得突破，如“中成药二次开发核心技术体系创研及其产业化”。⑤证本质研究不断深入：如基于“神经－内分泌－免疫”网络的肾阳虚证研究，证明尿17－羟皮质类固醇是其物质基础之一，主要调节中枢在下丘脑。脾虚证的系列研究显示唾液淀粉酶活性、木糖排泄率、胃肠动力等多指标合参是其诊断客观化的主要依据。⑥中医药教育方面：建立了完整的教育体系。目前全国有32所高等中医药院校和45所中等中医药院校，52所综合院校和184所卫生学校开设了中医专业。1990～2017年，国家六次开展老中医专家师带徒继承教育，并较大力度发展了中医药继续教育。⑦国际化方面：自20世纪70年代以来，世界各地不断兴起“针灸热”“中医热”，目前中医药已经传播到160多个国家和地区。世界卫生组织传统医学中心、世界针灸学会联合会总部、世界中医药学会联合会总部等国际性中医药专业机构均设在北京。

第二节　中医药学的基本特点

扫码“学一学”

中医药学理论体系的主要特点，一是整体观念，二是辨证论治。

一、整体观念

整体观念认为事物是一个有机整体，体现在事物内部的各部分之间和事物与事物之间均是相互联系、不可分割的。

中医药学的整体观念是关于人体自身的完整性及人与自然、社会环境的统一性的认识，是中国古代哲学思想和方法在中医学中的具体体现。整体观念要求人们在观察、分析、认识和处理有关生命、健康和疾病等问题时，必须注重人体自身的完整性及人与自然、社会环境之间的统一性和联系性。整体观念贯穿于中医药学的生理、病理、诊法、辨证、养生、防治等各个方面，是中医药学基础理论和临床实践的指导思想。

（一）人体是一个有机的整体

中医药学认为人体是以五脏为中心，通过经络的作用，各脏腑、孔窍以及皮毛、肌肉、筋骨等组织紧密联结成一个有机的整体，并通过精、气、血、津液的作用，完成机体统一的活动。一脏配一腑、一体、一窍，分别构成五个系统，即心与小肠、脉、舌构成的心系统，肝与胆、筋、目构成的肝系统，脾与胃、肉、口构成的脾系统，肺与大肠、皮、鼻构成的肺系统，肾与膀胱、骨、耳及二阴构成的肾系统。每个生理系统中的任何一个局部，都是整体的一个组成部分。

各个脏腑、组织、器官都有各自不同的功能，这些不同的生理功能又都是整体功能活动的组成部分。人体正常的生命活动，在依靠各脏腑正常地发挥各自的功能的同时，还要依靠脏腑间，即五个生理系统间的相互配合。脏腑、形体、官窍之间结构严密，分工有序，有条不紊地进行生理活动。如脾主运化、胃主受纳腐熟、小肠受盛化物、大肠传导等脏腑功能的相互协作，共同完成饮食物的受纳、消化、吸收和排泄的代谢过程，充分体现了脏腑各部分之间是相互联系、分工合作、相互配合的统一体。

中医药学在分析病理变化时也贯穿整体观，由于各脏腑、组织、器官在生理上相互联系，病理上必然相互影响，分析局部病变所反映的整体病理状态以及局部病变对整体的影响，把局部病理变化与整体情况统一起来考虑。如脾失健运与胃失和降相关、肾气不足与膀胱气化不利相关、肝失疏泄与胆汁分泌排泄异常相关等。某一局部的病理变化，往往与全身脏腑、气血、阴阳的虚实、盛衰有关。因此，通过观察分析五官、形体、色脉等的外在病理表现，可揣测内在脏腑的病变情况，如目赤肿痛多为肝火上炎、鼻塞流涕多为肺气失宣、舌尖生疮多为心火亢盛等。中医药学通过观察舌、脉及体表一些部位的变化情况，揣测和判断内在脏腑及全身功能状态的一系列方法、经验和理论，是整体观的具体体现，也是中医学的精华和特色所在。

人体局部与整体是辩证统一的，各脏腑、经络、形体、官窍在生理与病理上是相互联系、相互影响的，因而在治疗疾病时，也应从整体出发。在探求局部病变与整体病变的内在联系的基础上，确立适当的治疗原则和方法。既注重脏、腑、形、窍之间的联系，也要注重五脏系统之间的联系。如肝开窍于目，肝和目的关系密切，故眼科疾病常从调肝治疗可获得较好疗效；心开窍于舌，心与小肠相表里，可以用清心泻小肠火的方法治疗口舌生疮糜烂等症。这都体现了整体观念的治疗原则。

（**思考**：清心的方法为何可以治疗口舌生疮？耳疾可用何种方法治疗？）

（二）人与自然环境的统一性

人类和其他生物都不能离开环境而生存，自然环境与人体的健康和疾病都有极其密切的关系。中医学认为季节与气候变化、地理特点、空气、水、食物、劳动工作条件、居住环境等每时每刻影响着人体，对人们的健康和疾病产生着作用。这种重视外界环境对人体健康和疾病影响的观点，正是传统中医药学系统观、整体观的体现。现代日益兴起的环境医学也正是从预防医学的角度观察研究环境因素对人体健康和疾病的影响，引证和发扬了中医药学的基本认识。

1. 季节气候对人体生理病理的影响 中医学认为，一年中的气候变化，按六气主气的顺序呈现着春温、夏热、秋凉、冬寒的演变规律。在正常情况下，人体与其他一切生物一样，生理也随季节气候的规律性变化而出现相应的适应性调节，如《灵枢·五癃津液别》说："天暑衣厚则腠理开，故汗出……天寒则腠理闭，气湿不行，水下留于膀胱，则为溺为气。"

人类适应自然环境的能力是有限的，如果气候变化过于剧烈或急骤，超越了人体的适应能力；或机体的调节功能失常，不能对自然环境的变化做出适应性的调节，就会导致疾病的发生。在四时气候的异常变化中，每一季节都有不同的特点。不同的季节，不同的气候条件会对疾病的发生或发展产生不同的影响，或表现为疾病发生的季节倾向，如夏多泄泻、多暑邪为病，秋病风疟、多燥邪为病；或表现为加重或诱发某些疾病，如风痹多春季加重或发作，寒痹多冬季加重或发作，着痹多在长夏阴雨时加重或发作等。

中医还认为节气转换时的气候变化，如二分（春分、秋分）、二至（夏至、冬至）常是宿疾复发或重病转危的时刻。

2. 昼夜晨昏对人体生理病理的影响 昼夜晨昏是自然界阴阳消长的体现，人体生理也与之相适应。如《素问·生气通天论》说："故阳气者，一日而主外，平旦人气生，日中阳气隆，日西而阳气已虚，气门乃闭。"这种人体阳气白天趋于体表，夜间潜于内里的运动趋向，反映了人体随昼夜阴阳二气的盛衰变化而出现的适应性调节。人体这种阴阳消长的变化，在体温的升降、精神的兴奋与抑制等方面，都能明显地表现出来。

昼夜晨昏的变化，对疾病也有一定的影响，如《灵枢·顺气一日分为四时》说："夫百病以旦慧、昼安、夕加、夜甚……朝则人气生，病气衰，故旦慧；日中人气长，长则胜邪，故安；夕则人气始衰，邪气始生，故加；夜半人气入藏，邪气独居于身，故甚也。"早晨、中午、黄昏、夜半阳气由渐生至渐旺，再至渐退而渐衰，人体的阳气也随之呈现生、长、衰、入的规律，从而病情随之有慧、安、加、甚的变化。

3. 地域环境对人体生理病理的影响 不同的地方区域，有不同的地理条件，呈现气候、地质、水文、土壤等差异。因此，地域环境在一定程度上影响人体的生理活动和脏腑功能，进而影响体质的形成。如江南多湿热，人体腠理多稀疏；北方多燥寒，人体腠理多致密。长期居住某地的人，一旦迁居异地，常感不适应，或生皮疹，或生腹泻，习惯上称为“水土不服”。这是地域环境的改变，机体暂时不能适应之故。

地域环境对疾病的发生、发展也有一定的影响，如北方多病燥寒，南方多病湿热，这是气候特点不同造成的差异。不同地域水土地质成分中某些物质的不足或过量还可诱发地方病，如“瘿病”，是水土中碘元素缺乏而致；一些北方地区常发生地方性氟中毒，主要是因为岩石、矿床、盐湖中有较高的含氟量。《素问·异法方宜论》说：“故东方之域……鱼盐之地，海滨傍水，其民食鱼而嗜咸……故其民皆黑色疏理，其病皆为痈疡，其治宜砭石……西方者，金石之域，沙石之处……其民华食而脂肥，故邪不能伤其形体，其病生于内，其治宜毒药……北方者，天地所闭藏之域也……其民乐野处而乳食，藏寒生满病，其治宜灸焫……南方者，天地所长养，阳之所盛处也……故其民皆致理而赤色，其病挛痹，其治宜微针。”可见地域不同，人的体质不同，所患疾病也不同，所以中医诊疗疾病以及养生都十分重视因地制宜。

（三）人与社会环境的统一性

人是社会的组成部分，人能影响社会，社会环境也对人的生理病理产生重要影响。社会环境因素主要包括政治、经济、文化、宗教、法律、人际关系、风俗习惯等。这些因素通过影响人的生活条件、生产方式、思想意识以及精神状态等方面，导致人体生理病理的变化。

通常良好的社会环境，有力的社会支持，融洽的人际关系，可使人的精神振奋，情绪稳定，心情舒畅，有利于身心健康，如清代何梦瑶《医碥》说：“喜则志缓。志气通畅和缓本无病。”不利的社会环境或动荡变化的社会环境可使人精神压抑，或紧张，或恐惧，或焦虑，从而影响身心功能，危害身心健康。所以，《素问·疏五过论》说：“饮食居处，暴乐暴苦，始乐后苦，皆伤精气，精气竭绝，形体毁沮”“故贵脱势，虽不中邪，精神内伤，身必败亡。始富后贫，虽不伤邪，皮焦筋屈，痿躄为挛”等。明代李时珍《本草纲目》也说：“衣食足则形乐而外实，思虑多则志苦而内虚。”说明社会经济地位和生活条件的变化常会引起情志变化，从而导致疾病的产生。《灵枢·逆顺肥瘦》中说“上合于天，下合于地，中合于人事”，体现了人际关系的协调对人体的重要性。

由于社会环境对人体生理病理产生重要影响，在预防和诊治疾病时，也要充分考虑社会因素对人体的影响，尽可能创造有利的社会环境，避免不利的社会因素，并通过精神调摄来提高对社会环境的适应能力，以期预防疾病的发生和促使疾病好转乃至痊愈。《素问·疏五过论》中明确指出：“凡欲诊病者，必问饮食居处，暴乐暴苦，始乐后苦。”《灵枢·师传》中说：“告之以其败，语之以其善，导之以其所便，开之以其所苦。”《素问·汤液醪醴》中说：“今良工皆得其法，守其数，亲戚兄弟远近声音日闻于耳，五色日见于目，而病不愈者，亦何暇不早乎。岐伯曰：病为本，工为标，标本不得，邪气不服，此之谓也。”这些论述不仅说明诊治疾病要注意社会因素引起情志变化对人体的影响，还说明了医生和患者之间的协作关系的重要性。

（思考：如何理解人体是一个有机整体？）

二、辨证论治

辨证论治是中医认识疾病和治疗疾病的基本原则和方法，是中医药学的基本特点之一。

（一）症、证、病的概念与联系

任何疾病的发生、发展，都是通过疾病的现象表现出来的，通过疾病的临床表现往往能认识疾病的本质。疾病的临床表现以症状和体征为其基本组成要素。

症，即症状和体征的总称，是患者主观感觉到的异常现象或异常感觉或某些病态改变，如头痛、发热、咳嗽、恶心、呕吐等症状，以及医生通过望、闻、问、切四诊及其他检查方法，客观查得的患病机体异常变化，如舌苔、脉象。

证，即证候，是中医药学特有的概念，是机体在病因作用下，机体与环境之间以及机体内部各系统之间关系紊乱的综合表现，是一组特定的、具有内在联系的、反映疾病过程中一定阶段本质的症状和体征。揭示了病因、病性、病位、病机和机体的抗病反应能力等，为治疗提供正确的依据和方向。

病，是“疾病”的简称，是指有一定病因、发病形式、发病机制以及预后转归的完整过程。如感冒、中风、痢疾等。

症、证、病三者既有区别又有联系。三者均统一在人体病理变化的基础之上。症是患病机体表现出来的可以被感知的疾病现象，是构成疾病和证候的基本要素。证候是一组具有内在联系的、反映疾病阶段本质的症状和体征集合。疾病是由证候体现出来的，反映了疾病发生、发展和转归的全部过程和基本规律。就症和证反映疾病本质的程度而言，症反映疾病的个别或部分本质，证候则反映疾病阶段性本质。证候将症状和疾病联系起来，从而揭示了症和疾病之间的内在联系。病是由症组成，证也是由症组成。症与证虽然与病密切相关，但疾病既不单是一个突出的症状，也不单是一个证候。每一种疾病因发病原因、病理变化和病理阶段不同，可产生不同的证候；不同的疾病在某阶段也可表现为同一种证候。

（**思考：**症、证、病三者主要的区别是什么？）

（二）辨证论治的概念与联系

辨证，是将四诊所收集的资料，包括症状和体征，通过分析、综合，辨清疾病的原因、性质、部位以及邪正关系的对比，概括、判断为某种性质的证候。

论治，又称施治，是根据辨证的结果，确定相应的治疗原则和方法。

辨证是决定治疗的前提和依据，论治是治疗疾病的手段和方法。通过论治可以检验辨证的正确与否。辨证论治的过程，就是认识疾病和解决疾病的过程。辨证和论治是诊治疾病过程中相互联系、不可分割的两个方面，是理论和实践相结合的体现，是理、法、方、药在临床上的具体运用，是指导中医临床诊治的基本原则。

（三）辨证论治的原则

中医学辨证论治的原则是以症辨证，以证辨病，病证结合；同病异治，异病同治，证同则治同，证异则治异。

辨病与辨证是中医诊断疾病的两种方法。临床中，辨病在先，以病限证；从病辨证，深化认识；辨病辨证，相得益彰。通过辨病，将辨证局限于某一疾病之中，可以缩小辨证的范围，减少辨证的盲目性；辨病可以获得对疾病的整体本质和全过程病变规律的认识，由此进一步辨证，又可以获得对疾病中不同阶段病机特点的具体认识；在辨病的基础上进一步辨证，既有全局观念和整体认识，又有灵活机动和阶段性认识。辨病有助于提高辨证的准确性，重点在全过程；辨证有助于辨病的个体化，重点在现阶段。对病的治疗有专方专药，其针对性强；对证的治疗为辨证论治，其灵活性强。因此，辨病与辨证，病证结合，相互补充，不可偏废。

同病异治，适用于同病异证，是指相同的疾病，因发病原因、患者体质及所处病理阶段等不同，反映出不同的证候，所以治疗也随之而异，即证异则治异。如感冒可因病因、病机和患者体质的不同而出现风寒、风热，或风寒、风热兼气虚等不同的证候，因而有辛温解表、辛凉解表、益气解表等相应不同的治法。

异病同治，适用于异病同证，是指不同的疾病，在其发展过程中，由于体质、病性、病位等的错综变化，可出现基本相同或相似的证候，所以治疗也相同，即证同则治同。如泄泻、痢疾、胃脘痛、腹痛、膨胀等许多慢性胃肠道疾病均可能出现脾气虚证，治疗皆宜健脾益气。

辨证论治作为临床诊治疾病的原则，能辩证地看待病和证的关系，既看到一种疾病可以包括几种不同的证，又看到不同的疾病在发展过程中可以出现同一证候，相应采取同病异治、异病同治的原则，因此，中医诊治疾病的着眼点是对证候的辨析和因证候而治。证同则治同、证异则治异，是辨证论治的实质内涵。

（**思考：**同病异治与异病同治关注的重心是什么？）

重点小结

中医药学的基本特点

整体观念	人体是一个有机的整体，人与自然环境、社会环境的统一性的观念及内涵
辨证论治	病、证、症的概念及区别；辨证、论治、同病异治、异病同治的概念

学习方法

整体观念和辨证论治是中医学理论体系中最基本、最重要的特点，学习要领就是对其概念、内涵及运用的理解和把握。

第三节　中医药学的主要内容

中医药学概论是阐述中医学、中药学和方剂学原则、基本理论和基本知识的一门学科。内容包括中医学基础、中药学和方剂学知识、中医临床知识三部分。

扫码“学一学”

一、中医学基础

中医学基础内容包括中医学的哲学基础，人体的体质、结构与功能，病因，病机，诊法，辨证，防治原则等。

阴阳五行学说、气一元论，是中医学的哲学基础，中医学以此为指导思想和思维方法，构建了其独特的理论体系，以此解释人体的结构、生理、病因、病机，并指导疾病的诊断和防治。中医学的哲学基础贯穿于整个中医理论体系之中，是中医学的重要组成部分。

人体的体质、结构与功能，是中医学对正常人体的认识，着眼于整体联系，注重研究人体的功能。认为人体以心、肝、脾、肺、肾五脏为中心，与胆、胃、小肠、大肠、膀胱、三焦六腑配合，以气血津液为物质基础，通过经络使内而脏腑，外而五官九窍、四肢百骸，构成一个有机的整体，并与外界环境相统一。对脏腑、经络、形体、官窍、气、血和津液的认识是中医基础理论的核心和根基。

病因学说是研究各种致病因素的性质和致病特点的系统理论。疾病的发生是致病因素作用于人体后使正常生理活动遭到破坏，导致脏腑、经络、阴阳、气血失调所致。病因可分为外感六淫、疠气，内伤七情、饮食失宜、劳逸失度，以及病理产物痰饮与瘀血等。中医学对病因的认识，是通过对患者的症状、体征进行分析推求而得出的理性认识，即审证求因或辨证求因。按照症状、体征、证候来建立病因概念，是中医学确认病因的特殊标准和主要特点。

病机学说是研究疾病发生、发展和变化机制的系统理论。中医学认为，疾病的发生关系到正气和邪气两个方面，即“正气存内，邪不可干”“邪之所凑，其气必虚”。人体病理变化的规律不外乎邪正盛衰、阴阳失调、气血津液失常等。

诊法，是中医诊察疾病的基本方法，主要包括望、闻、问、切四诊。运用望、闻、问、切四种诊察疾病的基本方法，以全面了解病情。望诊是以目观察病变的诊病方法；闻诊是听声音和嗅气味的诊病方法；问诊是通过询问以收集病情相关资料的诊病方法；切诊是用手切按脉搏或其他部位的诊病方法。

辨证，是在中医学理论指导下，对四诊收集到的病情资料进行辨别、分析、综合，判断其证候类型的思维过程。在长期的临床实践中，历代医家创造了许多辨证方法，主要有八纲辨证、脏腑辨证、气血津液辨证、病因辨证、六经辨证、三焦辨证及卫气营血辨证等。这些辨证方法从不同角度总结了各种疾病证候演变的规律，各有侧重和特点，又相互联系和补充。

防治原则，是中医研究疾病预防和治疗原则的理论。

预防，是采取一定的措施，防止疾病的发生与发展，中医称为“治未病”，包括未病先防与既病防变两个方面。强调在疾病发生之前，做好各种预防工作，以防止疾病的发生，即未病先防；一旦发病，又当注意早期诊断和早期治疗，防止疾病由轻浅而危笃，即既病防变。养生是最积极的预防措施，对增进健康、延年益寿、提高生命质量，具有普遍意义。除摄生防病外，还应注意防止病邪的侵害。病情发生后，早期诊断与治疗，一方面可控制病邪的蔓延，另一方面又可以避免正气过度损耗，易于治疗和恢复健康。

治则，即治疗疾病的法则或原则，是治疗疾病的观念和确定治法的原则，对临床立法、处方具有普遍指导意义。治病求本，扶正祛邪，调整阴阳，调和气血，因人、因时、因地制宜等，是中医治疗疾病的基本原则。治法是在治则指导下所确定的具体治疗措施。治则指导治法，而治法体现治则。

二、中药学和方剂学知识

中药学是专门研究中药基本理论和各种中药的来源、采制、性能功效及应用方法等知识的一门学科，主要介绍中药学的基本知识及常用中药。中药基本知识包括中药的产地与采集、炮制目的和方法、性能、配伍、用药禁忌、剂量与用法等内容。在常用中药各论中主要论及中药的分类，各类药物的性能与功效，以及药物的适应证、用法等。

方剂学是中医研究治法与方剂理论及其临床应用的一门学科，是中医学理、法、方、药中的一个重要组成部分，与临床各科有着广泛而密切的联系，是中医学基础学科之一。方剂学基本知识包括方剂与治法、方剂的分类、方剂的组成及剂型等内容。在常用方剂各论中主要论及各类方剂的组成、功效与主治等。

三、中医临床知识

中医临床医学内容十分丰富。远在周代，就有了食医、疾医、疡医、兽医的医学分科。宋元时期开始分为大方脉、杂病、小方脉、妇产、五官、正骨、眼、口齿等13科，以后逐步形成了以内、外、妇、儿等科为主的临床学科。其中内科是中医临床各科的基础，在中医专业中占有极重要的位置。

扫码“练一练”

中医内科学是用中医理论阐述内科所属病证的病因、病机及其证治规律的一门临床学科，本书阐述了内科常见疾病的辨证论治与理、法、方、药。通过学习这部分内容强化运用中医学基础理论及中药方剂知识，促进理论联系实际，使基础知识和运用技能有机联系，融会贯通。

上　篇

中医学基础

第一章　中医学的哲学基础

学习目标

掌握　1. 气的基本概念和气一元论的基本内容。

2. 阴阳的基本概念和阴阳学说的基本内容。

3. 五行的基本概念和五行学说的基本内容。

熟悉　阴阳学说和五行学说在中医学中的应用。

了解　气一元论对中医学的影响。

哲学，是人们通过对各种自然和社会知识的总结概括，发展而成的对一般规律的理性认识。医学是研究人类生命过程以及与疾病做斗争的一门科学体系，要探求和认识人体生命奥秘和健康与疾病的规律就离不开对一般运动规律的理解和把握，必然受哲学方法论的指导和影响。

中医理论体系形成于2000多年前科学还不发达的古代社会，古代的医家就更多地借助于当时较为先进的哲学知识，如气一元论、阴阳和五行等学说来疏理与整合已有的医学经验，阐释人体的生理、病理现象，归纳人体生命与疾病的一些规律与机理，并用于指导诊疗与养生实践。这些哲学思想虽然语言朴素，但却有着深刻的哲理和丰富的唯物论与辩证法的思想。

扫码“学一学”

第一节　气一元论

气一元论，是中国古代哲学的一个重要的观念。气一元论认为自然界的一切现象都根源于气，自然界的一切事物均是气的不同形态表现，该学说渗透到中医学中，成为认识人体生命活动的自然观和方法论。

一、气的概念

气一元论中的“气”，是指构成自然万物的十分活跃的极微细物质，即构成宇宙万物的本原或本体。

古人在日常观察中，发现天上的云、流动的风、氤氲的蒸气、弥漫的烟雾等都是飘忽而无形无状之物，它们或升或降，或聚或散，变幻无方。天地间这种升降聚散的氤氲之气，即是云气。再进一步观察到无形的风、气、云等变化可引起各种自然变化。如风吹云动，云聚成雨，雨滋万物，而风雨雷电等又可造就或毁坏自然界之物，从而逐渐产生出风、云等无形无状而变化不息之物可造就或毁坏有形之质，即《周易·乾凿度》“有形生于无形”的观念。这类无形之物最终被命名为“气”，而据“有形生于无形”的观念，自然界一切有形的具体事物，均由这类无形而又运行不息、变化不止之气变化而成。从而产生出“气”是构成自然界万物最基本、最原始的物质，是自然界万物发生发展变化的动力的观念。

“气”作为宇宙的最初本原，故称“元气”，亦可称为“原气”。又由于气是极其精微、无形的精粹物质，又可称为“精气”。

二、气一元论的基本内容

（一）气是构成自然界万物的本原

基于自然界一切均由气构成，气是天地万物的本原这一基本观念，宇宙衍生之初，充斥弥漫整个宇宙的混混沌沌、性状缥缈无定的无形物质就可以理解为气。气本为一，分为阴阳，其气之轻清为阳者，升而化散为无形的太虚天宇；气之重浊为阴者，降而凝聚为有形的大地，在气运动变化作用下化生成万物。正如庄周《庄子·知北游》中所言：“通天下一气耳。”因此，气是构成万物的本原。

气在自然界中是以无形弥散和有形聚集两种状态存在并被感知。“无形”，即气的弥漫而运动多变的存在状态。这种状态下的气由于细小、分散、不占固定空间、无稳定形态且肉眼难见，故为“无形”，这是气的基本存在形式之一。“有形”，即气的聚集状态。无形、细小、分散的气以聚集方式形成并占有相对固定空间，有着相对稳定的形质特点，成为肉眼可见的实体，故为“有形”。“有形”之体，实是“无形”之气聚集而成的结果。“有形生于无形”之理即在于此，因此，“有形”也是气的一种存在形式。同时，“无形”之气与“有形”之物可以相互转化，即“无形”之气可以聚集成为“有形”之物，“有形”之物也可以离散而回复为“无形”之气。

（二）气具运动、变化的特性

由于气的活动变幻无方，聚散无常，古人认为气是具有很强活力、运动不息、变化不止特性的物质，进而认定由气所构成的自然界万物也就处在不停地运动、变化之中。

气的运动，称为气机，一般归纳为升、降、出、入四种基本形式。气的升降出入运动永不停息，在正常情况下，升与降、出与入虽是对立的，但又保持相对平衡。

通过气的运动产生宇宙中的各种变化，称为气化。凡是在气的参与或作用下，宇宙万物在形态、性能及表现形式上出现的各种变化，都是气化的结果。气化在形式上主要涉及形气的转化。具体而言，有形之质可散而为无形之气；无形之气可聚而成有形之质；气与气之间可互生互化；不同形质之物可互相转化。或有形实体自身亦可不断更新变化。气化过程实际上类似于现代所说的物质和能量代谢的过程。

气化这一自然过程与气的运动关系密切，只有气运动不息，形气的转化才能永不休止。所以，气的运动是气化的前提，气的运动变化形成了自然界万物的生成、盛衰、变化等纷繁诸象。自然界万事万物均由气化而来，因此气的运动具有普遍性，所以《素问·六微旨大论》指出：“是以升降出入，无器不有。”这里的“器”即指由气凝聚而产生的各种有形之物。

（三）气是天地万物感应的中介

“感应”，即事物间的相互联系、相互影响、相互渗透、相互作用。感应现象在自然界中普遍存在，如磁石吸铁、乐器共振、天体间相吸相引等，古人认为气是这些现象产生的中介性物质。其机理在于“通天下一气耳”。有形者是气，无形者亦是气，运动不息的气能潜通变化于有形与无形之间，进行升降出入活动，借此天地万物一气相通、相互影响。

“天人合一”，即人与自然界的统一性，也是通过气作为中介而实现的。“通天下一气耳”，天地万物均由气构成，属于生命体的人自也不能例外，季节气候、地理环境、日月更替、昼夜晨昏等都可借助气而对人体的生理和病理产生影响，人体内脏腑之气与四时气候变化相通，故《灵枢·岁露论第七十九》说：“人与天地相参也，与日月相应也。”气作为中介物质把天地万物联结成一个有机的整体。

三、气一元论对中医学的影响

作为古代哲学的气一元论，渗透到中医学中，对中医理论体系产生了较为深远的影响。中医学家将气一元论的宇宙观、方法论与中医学气学理论相互交融，用以解释人体生命的物质性与运动性、生理病理、诊断治疗、养生康复及人与自然界的关系等。

（一）说明生命的物质性

气一元论认为气是万物的本原，具有物质属性的人自然也不例外，因此，天地自然的物质性，决定着人体生命过程的物质性。《素问·宝命全形论》说：“人以天地之气生，四时之法成”“天地合气，命之曰人”。可见，人是天地精气交感的产物，天地精气是构成人体的基本物质。生命是由气凝聚而成，再由气维持推动人体生命活动的过程，气聚则形成，气散则形亡。

（二）说明人体的生理现象

中医学把人体当作一个运动着的过程来认识与把握，人体的生理功能是通过气的运动变化来实现的。气的学说在中医学中可广泛用于解释各种生理现象。在中医学中，不仅人是由气聚合而成的，人体生命的各种功能活动，如形体运动、脏腑经络功能活动、感觉、思维、情志等现象，也是由气的运动所产生的，即“是以升降出入，无器不有”。人体内气的运动与自然界一样，也具有升、降、出、入的形式，促进脏腑、经络、组织器官的功能活动，气机调畅，推动血与津液的运行、精微的布散、代谢产物的排泄，使得生命过程得以进行。

气对于全身具有推动、温煦、防御、固摄等作用，而气血互化、精气互化、津血互化、精血互化等物质代谢则是气化作用在人体的体现。

（三）说明人体的病理变化

人体的生理活动依赖正常的气化与气机的调畅，因此，人体很多病理变化实际上是气机失调与气化失常的结果。气的病变主要表现为气的亏少与气的升降出入异常。如气的不足为气虚，气的运行不畅为气滞，气的升降异常为气逆或气陷，气的出入异常为气闭或气脱等。

（四）指导疾病的诊断与治疗

中医诊断治疗上的一些基本理念体现了较明显的气一元论的气化理论及气的升降出入运动规律。如气血津液等物质的化生不足，或气血津液之间相互转化功能减退，多责之于气化功能减退，治之以补气，以增强气化为主。气升降出入失常所表现的证，如气滞、气逆、气陷、气闭或气脱等均属于诊断的基本证型，分别治之以补气、降气、升气、开窍顺气、补气固脱等。由此可看出，气机失调是中医基本病理机制之一，而调气则为中医治疗常用的法则之一。

（五）指导养生与康复

对养生及康复指导意义较大的“精气神学说”与气一元论也有着一定的渊源。此学说中的“精”指的是肾所藏的精，其禀受于先天，并受后天水谷精气的充养，能化生元气。“气”则指无形的、活动性很强而维持人体生命活动的极微细物质。神在此的含义有三：一是指人体生命活动的主宰者；二是指精神意识、思维活动；三是人体生命活动的外在表现。精、气、神为人身三宝，三者的关系是精可化气、气可化精、精气互化，精气生神、神能统驭精与气。养生操作上往往是聚精以养气，养气以存神。存神则可调控精气，从而延年益寿。

由此可知，生化之道，以气为本。故养生之道，常以保养真气、调畅气机为基本原则之一。

（六）对中医学整体观念的影响

1. 说明人是一个有机的整体　气聚则成形，人体有形的组织器官是气聚而构成的，气还可以以弥散的形式周流于人体之内，各组织器官之间，有形与无形之间，一气贯通，形成人体各部密切关联的统一整体。进而生理上相互关联，病理上则可相互影响，诊断上可司外揣内，治疗上可整体性、关联性地调节。

2. 说明人与自然界的统一性　基于天地万物均由气构成的原理，自然环境与人进行的物质与信息的交换，实际上可看作体内外之气进行着升降出入的交换，尤其是质性相类的事物或现象（如同一五行属性的事物或现象），由于“同气相求”，这种交互感应就更为明显。在这里起着中介作用的就是气，正是通过“气”的中介作用，人和自然界能相互交感，密切联系在一起，并在生理活动和病理过程中做出相应的反应。

因此，中医学的整体观实际上是以气一元论作为理论背景的。

（**思考**：如何理解气一元论对中医整体观的影响？）

第二节　阴阳学说

扫码“学一学”

阴阳，是中国古代哲学的一种观念，含有古代朴素的对立统一思想和方法论内容，是古贤哲用以认识和解释世界的一种自然观和方法论。阴阳概念的起源很早，萌生于夏商，理论成熟于战国至秦汉时期，是古人对自然现象长期观察并加以归纳、抽象的产物。阴阳学说认为物质世界对立统一的阴阳两个方面的相互作用贯穿于一切事物之中，是一切事物运动和发展变化的根源及规律。认识世界的关键在于分析阴阳之间的相互关系及变化规律。

阴阳学说渗透到中医学中，贯穿于中医学的各个领域，成为中医学的理论工具和方法论，决定中医学家们的思维模式，指导临床医疗实践。

一、阴阳学说的概念

（一）阴阳的概念与属性划分

阴阳是对自然界中相互关联的某些事物或现象及其属性对立双方的概括，含有对立统一的观念。阴阳学说在气一元论的基础上，进一步认为天地、日月、昼夜、明暗、温凉、动静等运动变化，都是由构成万物的一元之气在运动过程中一分为二而来。即一气分为阴阳，阴阳统于一气。

阴阳的最初含义是日光的向背，向日为阳，背日为阴，而先民们在长期的生活实践中遇到种种既相互关联，又属性相对的事物或现象，如寒热、明暗、昼夜等，就以日光的向背加以引申，向日的地方光明、温暖，背日的地方黑暗、寒冷，于是古人就以光明、黑暗、温暖、寒冷分阴阳。在此基础上，取象比类，把向日所具有的种种现象与特征抽象出来，归属于阳；把背日所具有的种种现象与特征抽象出来，归属于阴。于是天地、日月、昼夜、水火、上下、升降、内外、动静等相互关联又相互对立的事物和现象，都以阴阳来加以概括。

因此，阴阳属性指的是相互关联的事物或现象对立着的两个方面，是相反的两种属性。一般而言，凡运动的、外向的、上升的、轻清的、温热的、无形的、明亮的、功能的，或起推动、温煦、兴奋作用的属阳；凡相对静止的、内守的、下降的、重浊的、寒冷的、有形的、晦暗的、物质的，或起凝聚、滋润、抑制作用的属阴。阴阳属性的划分见表1－1。

表1－1　阴阳属性分类

阳	运动	外向	上升	温热	明亮	无形	功能	兴奋	推动	温煦
阴	静止	内守	下降	寒冷	晦暗	有形	物质	抑制	凝聚	滋润

阴阳，在标示属性相互对立的事物或现象，如天与地、昼与夜、水与火、明与暗等的同时，也可以标示同一事物内部对立的两个方面，如人体内部的气和血、脏与腑、阳经与阴经等。

（二）阴阳的普遍性与相对性

阴阳除有属性的划分外，尚具有普遍性与相对性的特性。阴阳的普遍性，是指凡相互关联的事物，或同一事物内部相关联的方面，都可以用阴阳来归类或分析，阴阳的对立统一是宇宙万物运动变化的总规律。此即《素问·阴阳应象大论》所说“阴阳者，天地之道也，万物之纲纪，变化之父母，生杀之本始，神明之府也”之意。

阴阳的相对性，是指事物的阴阳属性不是绝对的，而是相对的。这种相对性表现为三个方面。①阴阳的无限可分性：即阴阳中复有阴阳，不断的一分为二，以至无穷。如昼为阳，夜为阴，而白昼的上午与下午相对而言，则上午阳的特征不断增加，故为阳中之阳，下午太阳西斜，阳的特征渐减，故为阳中之阴；黑夜的前半夜与后半夜相对而言，前半夜阴的特征渐增，为阴中之阴，后半夜阴的特征渐减，为阴中之阳。此即《类经·阴阳类》所说：“阴阳者，一分为二也。”②相比较而分阴阳：阴阳的属性需比较才有分别，如60℃的水，与10℃的水相比，较温热而属阳；但当60℃的水与100℃的水相比，则较寒凉而属于阴。③阴阳具有相互转化性：即在一定的条件下（物处于“极”的状态），阴和阳可以相互转化，即阴可以转化为阳，阳也可以转化为阴。

（**思考**：如何理解阴阳的相对性?）

由此可见，自然界的任何事物和现象都可以概括为阴和阳两类，任何一种事物内部又可分为阴和阳两个方面（普遍性），而每一事物内部的阴或阳的任何一方，还可以再分阴阳（相对性）。这种事物既相互对立而又相互联系的现象，在自然界是无穷无尽的。因此，以阴阳的相互作用可以概括自然界万事万物运动变化的规律。

二、阴阳学说的基本内容

古贤哲们不仅用阴阳来归纳自然界的万事万物，而且着重探讨二者之间的相互关系，并以其相互关系来解释万物发生、发展和变化的内在机理。这些关系就构成了阴阳学说的基本内容，即阴阳交感、对立制约、互根互用、消长平衡及相互转化。

（一）阴阳交感

“交感”，即交互感应。所谓阴阳交感，是指阴阳二气在运动中发生相摩、相错、相荡的相互作用，从而感应交合的过程。

中医学对天地阴阳二气的交感运动着有深刻认识。如《素问·天元纪大论》所言的“在天为气，在地为形，形气相感而化生万物”“天有阴阳，地亦有阴阳……动静相召，上下相临，阴阳相错，而变由生也”。这里的相感、相召、相临、相错，皆含天地阴阳二气之间相互作用、相互影响、相互感应而交合之义。故可认为，天地阴阳二气相互感应交合，是万物生成和变化的肇始。

在自然界，天之阳气下降，地之阴气上升，阴阳二气相互作用、交合感应，形成了风、云、雨、雾、雷、电等万物产生的诸般自然环境，从而化生养育出万物与生命，进而产生人类，故《素问·宝命全形论》说：“天地合气，命之曰人。”由此可见，如果没有阴阳的相互作用、相互交感，就没有化育万物的自然界，也就不能产生生命体，因此，阴阳交感是万物及生命产生的基本条件。

阴阳交感的前提是阴阳二气的运动，如果没有阴阳二气的相互运动及相互作用，也就不会发生阴阳的交互感应。古人对阴阳双方能否发生相互作用十分重视，能够相互作用，就是一种和谐的、有生机的、好的状态，如中医理论中的“心肾相交”就属生理常态；不能相互作用则是非和谐状态，如“心肾不交”就属病态。因此，阴阳交感是阴阳二气在运动中相互作用、相互影响，使对立的阴阳双方处于一个统一体中的和谐过程。

（二）阴阳对立制约

对立制约是阴阳相互作用的形式之一。阴阳对立是指阴与阳的属性是相互对立、相反的，如上与下、天与地、明与暗、水与火、寒与热、动与静、出与入、升与降、昼与夜等。实际上，只要有阴阳，它们的属性就是对立的，因此阴阳的对立具有普遍性。

阴阳制约是指属性对立的阴阳双方相互约束、相互抑制、互为胜负。如四季有春温、夏热、秋凉、冬寒的变化，春夏温热是由于春夏阳气增长制约了寒凉之气；秋冬寒凉是因为秋冬阴气增长制约了温热之气。又如，白天阳气旺，故光明制约了黑暗；夜晚阴气盛，故黑暗制约了光明等，都是阴阳之间的相互制约的结果。可见，阴阳制约的作用形式就是阴阳相反导致阴阳相制。

就人体的生理功能而言，功能亢奋为阳而抑制属阴，二者相互制约和相互消长取得动态平衡时，就是人体的正常生理状态。病理时，一方过强就会制约对方，如“阴胜则阳病，阳胜则阴病”（《素问·阴阳应象大论》）；相反，一方的不足必显对方的亢盛，如阴虚则阳亢，阳虚则阴盛。治疗时也可利用这一原理，如张景岳在《类经附翼·医易》中所说：“动极者镇之以静，阴亢者胜之以阳。”即欲制动之过极，以属性相反的静来制之；欲制过亢之阴，则以相反的阳来制之，以使之恢复平衡。“寒者热之”“热者寒之”“虚则补之”“实则泻之”等治法便是利用阴阳相反相制原理的典型。

可见，对立的阴阳双方并非平静地共处于一个统一体之中，而是时时刻刻在相互制约着对方，并由此带来阴阳的相互消长。

（三）阴阳互根互用

阴阳互根互用揭示的是阴阳对立双方的统一性。阴阳互根是指相互对立着的阴阳两个方面相互依存、互为根本。阴依存于阳，阳依存于阴，任何一方都不能脱离另一方而单独存在，双方互为彼此存在的前提和条件。以天地而言，天为阳，地为阴，没有天，就无所谓地，没有地，也就无所谓天；以方位而言，上为阳，下为阴，没有上，就无所谓下，没有下，也就无所谓上。所以阳依存于阴，阴依存于阳。如果双方失去了互为存在的条件，有阴无阳谓之“孤阴”，有阳无阴谓之“孤阳”，而“孤阴不生，独阳不长”，则自然界生生不息之机也就遭到了破坏。

阴阳互用是指部分范畴的阴阳双方可以滋生、促进和助长对方。如物质与功能，物质属阴，功能属阳，物质是产生功能的基础，功能则是内在物质的外显反映。脏腑功能正常，才能不断化生营养物质；而营养物质充足，才能保持脏腑功能的正常。故《素问·阴阳应象大论》说：“阴在内，阳之守也；阳在外，阴之使也。”说明阴精（物质）在内，是阳气（功能）的根基；阳气（功能）显于在外，是阴精（物质）所化生及役使的。生理上气与血的关系就是这方面的很好体现：气因无形、以功能而显，属阳；血为有形的物质，属阴。气为血之帅，可生血、行血、摄血；血为气之母，可载气、养气，二者是互根互用的。

阴阳的互根互用又是阴阳的消长与转化的内在根据，只有阴阳共处于一个统一体中，才有可能形成彼此的消长及相互间的转化。

（四）阴阳消长平衡

消，即消减；长，即增长。阴阳消长是指相互对立、相互依存的阴阳双方的量和比例不是静止不变的，而是不断地互为消长变化着。

如一年四季，从冬至后到春季再到夏季，阳气渐长而阴气渐消，故气温日增；从夏至后到秋季再入冬季，则阴气渐长而阳气日消，故气温日降。即春夏阳长阴消，秋冬阴长阳消。人身阴阳之消长与自然界的阴阳变化同步且每时每刻都在进行。

阴阳消长的原理可因于阴阳的对立制约，如此长彼消与此消彼长，一般出现在对立、对抗特性较明显的阴阳范畴，如寒与热；也可因于阴阳的互根互用，如此长彼长与此消彼消，一般出现在互根互用特性明显的阴阳范畴，如物质与功能、气与血等。

平衡，指的是阴阳的消长在一定时间和限度内，阴阳双方在总体上稳定在一定范围内，又称动态平衡，或相对平衡。如一年四季有寒暑更替的阴阳消长，一日之中也有阴气量、阳气量的消长带来的温度、明亮度的改变，这些消长，从某一时段看，也许是不平衡的，但从一年或一天的总体来看，还是处在相对的动态平衡之中，这就是阴阳调和。就人而言，当人处在阴阳平衡的协调状态，即为健康状态，即《素问·生气通天论》所说：“阴平阳秘，精神乃治。”反之，如果人体的阴阳失去平衡协调，中医学称为“阴阳失调”，就会引起阴偏盛、阳偏盛、阴偏衰、阳偏衰等病变。因此，阴阳相对平衡的重要性是不容忽视的。

（**思考：**在阴阳的消长中如何体现与阴阳对立制约、互根互用的关系？）

（五）阴阳相互转化

阴阳转化，是指相互对立的阴阳双方，在一定条件下可以向其对立面转化，即属阳的事物可以转化为属阴的事物，属阴的事物可以转化为属阳的事物。

以季节变化为例，夏季热极之时，为阳盛之极，此时阴开始萌生，随着阴渐盛而及秋而冬；冬季寒极之时，为阴盛之极，此时阳开始萌生，随着阳渐盛而及春而夏，循环不休。

阴阳转化的机理就在于事物的阴阳属性是由其内部对立双方的主次关系决定的。但事物的阴阳属性不是一成不变的，它们受阴阳消长的影响，当阴阳的消或长发展到一定的程度，事物内部出现了阴与阳的强弱的互换，该事物的属性即发生转化，所以说转化是消长的结果。

在阴阳转化过程中，条件是必不可少的，阴阳相互转化，一般发生于事物发展变化的“物极”阶段，即所谓的“物极必反”。因此，“物极”就是阴阳相互转化的条件。《素问·阴阳应象大论》谓“重阴必阳，重阳必阴”“寒极生热，热极生寒”。这里的“重”和“极”就是“物极”阶段，就是促进阴阳转化的条件。

生理上，兴奋与抑制、情绪的高涨与低落等常是阴阳转化的过程。病理上阴阳转化常表现为在一定条件下寒证与热证、阴证与阳证的相互转化等。如热盛者，表现为高热、面红、汗出、烦渴、舌红、脉数有力的阳热实证。在热极的情况下，由于汗出过多而散热过快，大量耗伤人体的阳气，可突然出现面色苍白、四肢厥冷、精神萎靡、冷汗淋漓、脉微欲绝等一派虚寒表现的阴证，即由阳证转为阴证。

在事物的发展变化过程中，可把阴阳消长看作一个量变的过程，这种消长在一定限度内是事物发展的动力；阴阳转化则是在量变基础上的质变，是消长发展到一定程度（物极阶段）的结果。

阴阳交感、对立制约、互根互用、消长平衡及相互转化之间不是孤立的，而是互相关联、彼此联系的。阴阳交感是阴阳关系的最基本前提，只有阴阳交感才能化生万物；对立制约是阴阳最普遍的规律，并决定消长平衡；阴阳消长是阴阳运动的形式，阴阳消长稳定在一定范围内，就是动态平衡，阴阳消长又可发展为相互转化，阴阳的相互转化是阴阳消长达到极点的结果；阴阳的互根互用说明了阴阳双方彼此依存，相互为用，而且是对立制约、消长转化的前提。了解了阴阳学说的这些基本观点，有助于理解阴阳学说在中医学中的应用。

三、阴阳学说在中医学中的应用

阴阳学说贯穿于中医理论体系的各个方面，用以说明人体的组织结构、生理功能、病理变化，指导中医学家的理论思维、诊疗实践与养生康复等。

（一）说明人体的组织结构

根据阴阳对立统一的观点，中医学认为人是一个阴阳结合的有机整体，其内部充满阴阳对立互根的关系，而且可用阴阳对结构加以划分。《素问·宝命全形论》就有“人生有形，不离阴阳”的论述。人的组织结构可借助阴阳学说划分为既相互对立，又相互依存的阴阳两部分。《素问·金匮真言论》曰：“夫言人之阴阳，则外为阳，内为阴。言人身之阴阳，则背为阳，腹为阴。言人身脏腑之阴阳，则脏者为阴，腑者为阳。肝心脾肺肾五脏皆为阴，胆胃大肠小肠膀胱三焦六府皆为阳。”

就大体部位而言，上部为阳、下部为阴，体表为阳、体内为阴；就躯干背腹而言，背部为阳、腹部为阴；就四肢内外侧而言，外侧为阳、内侧为阴；就皮毛筋骨而言，皮毛在外为阳、筋骨在内为阴。

就内部脏腑而言，由于六腑“传化物而不藏”，主动，故为阳；五脏“藏精气而不泻”，内守，故为阴。由于阴阳属性无限可分，阴阳中还可以再分阴阳，如五脏再分阴阳，则心、肺居于胸腔，在上为阳；肝、脾、肾居于腹腔，在下为阴。每一脏还可再继续划分阴阳，如心有心阴、心阳，肾有肾阴、肾阳等。

就人体的经络与气血而言，十二正经中，手足三阳经行于肢体外侧，为阳；手足三阴经行于肢体内侧，为阴。气无形，功能推动温煦，为阳；血有形，功能滋润营养，为阴。

总之，人的组织结构中上下、内外、表里、前后各部分之间，以及内部脏腑之间、经络气血等都存在着既对立又互根的阴阳关系，均可借用阴阳学说加以阐释。

（二）说明人体的生理功能

中医学认为人的正常生命活动，是阴阳双方在对立互根的基础上保持协调平衡的结果，即“阴平阳秘”状态。

中医学常用“阳化气，阴成形”来概括生理功能中的阴阳关系。人体的生理活动可概括为阴精（物质）与阳气（功能）间的相互作用。二者的关系体现为相反相成、对立互根。体内的物质（阴）是产生功能活动（阳）的物质基础，而功能活动（阳）又促进体内物质（阴）的新陈代谢，也是体内物质的能量体现。物质与功能、阴与阳共处于相互资生、对立、消长、交感、转化的统一体中。

再以气机运动为例，人体气机运动的基本形式是升、降、出、入，而阳主升，阴主降；阳主出，阴主入。人体生理功能常通过气的升降出入来实现，升降出入平衡即为人的生理状态。

（三）说明人体的病理变化

当各种因素导致体内阴阳失去协调平衡时，就属于病态，称为阴阳失调。因此阴阳失调就是疾病发生、发展和变化的基本机理。

疾病的发生与发展，关系到人体的正气与邪气两个方面：正气，是指人体的功能活动及其抗病和康复能力，可分阴阳；邪气泛指各种致病因素，也可分阴阳。疾病发生、发展的过程，就是正邪斗争的过程。邪正又各具阴阳，这就导致阴阳互有盛衰，表现为阴或阳的偏盛、偏衰，以及对另一方的累及。

1. 阴阳偏盛　是指在阴邪或阳邪作用下，阴或阳的任何一方高于正常水平的病变。《素问·阴阳应象大论》说：“阴胜则阳病，阳胜则阴病。阳胜则热，阴胜则寒。”

阳偏盛，即“阳胜则热”的实热证，多指阳邪致病，或机体阳的功能呈实性亢奋的病变。阳的特性是热，故而表现出一派热象，如高热、面红、烦躁、舌红、脉数等。由于是病邪有余之热证，属实热证。“阳胜则阴病”是指阳胜的病变必然损耗人体的阴液。

阴偏盛，即“阴胜则寒”的实寒证，多指阴邪致病，呈现为阴的实性偏盛的病变。阴的特性是寒，故而表现出一派寒象，如恶寒、面白、局部冷痛、舌淡、脉迟或紧等。由于是病邪有余的寒证，属实寒证。“阴胜则阳病”是指阴胜的病变每易损伤人体的阳气。

2. 阴阳偏衰　是指阴或阳任何一方低于正常水平的病变。其中，阳偏衰即“阳虚则寒”的虚寒证，是指人体阳气虚衰，不能制约阴寒，阴相对偏盛而出现寒象，如面白、畏寒肢冷、踡卧、神疲、脉迟、无力等。这是基于阳消则阴长的原理，由于病属不足，属虚寒证。

阴偏衰则是“阴虚则热”的虚热证。是指人体阴液不足，不能制约阳气，阳相对偏亢而出现热象，如低热、潮热、颧红、盗汗、口干舌燥、脉细数等。这是基于阴消则阳长的原理，由于病属不足，属虚热证。

3. 阴阳互损　是指体内的阴液或阳气虚损到一定程度时，基于阴阳互根原理，必然导致另一方的虚损，包括阳损及阴及阴损及阳。

阳损及阴，即阳虚到了一定的程度时，阳虚不能化生阴液，可导致阴亦虚的现象。

阴损及阳，即阴虚到了一定的程度时，阴虚不能化生阳气，可导致阳亦虚的现象。

不论是“阳损及阴”，还是“阴损及阳”，最终都表现为“阴阳俱损”“阴阳两虚”。

（**思考**：阴阳互损的原理源于阴阳基本内容中的哪一项？）

4. 阴阳转化　是指阴证与阳证在一定的条件下可以相互转化。阳证在一定条件下可以转化为阴证，阴证在一定条件下也可转化为阳证。《素问·阴阳应象大论》中“重寒则热，重热则寒”“重阴必阳，重阳必阴”即用于说明这类病况。

概而言之，错综复杂的病理变化均可用阴阳失调来加以概括，“阳胜则热，阴胜则寒；阳虚则寒，阴虚则热”是中医学的病机纲要。

（四）指导疾病的诊断

疾病的发生、发展及变化的根本原因在于阴阳失调。在诊察疾病时，善于运用阴阳归纳法，有助于对病变情况的总体阴阳属性做出判断，故《素问·阴阳应象大论》说：“善诊者，察色按脉，先别阴阳。”在四诊内容的分析中，症状、体征如色泽、声息、脉象等都可借助阴阳进行属性分类（表1－2）。

表1－2　四诊辨阴阳

	色泽	声息	呼吸	症状特点	脉象
阳	鲜明	语声高亢洪亮	声高气粗	热、动、燥	寸位、脉数、浮、大、滑
阴	晦暗	语声低微无力	声音微弱	寒、静、湿	尺位、脉迟、沉、小、涩

在辨证中，八纲分类是最基本的方法。其中虽有阴、阳、表、里、寒、热、虚、实等具体内容，但又以阴阳作为总纲，其他六者则隶属于阴和阳。其中表、热、实证属阳；里、虚、寒证属阴。

因此，在临床辨证过程中，关键是要分清阴阳，抓住疾病本质，做到执简驭繁，故《景岳全书·传忠录》谓：“凡诊病施治，必须先审阴阳，乃为医道之纲领。”

（五）指导疾病的防治

1. 指导养生防病　养生防病是保持健康的重要手段，善于养生者，使人体的阴阳与四时阴阳的变化相适应，以保持人与自然界的协调统一，如此方能延年益寿，保有健康。《素问·上古天真论》说：“其知道者，法于阴阳，和于术数。”指出了顺应自然阴阳的规律来养生防病的重要性。

2. 指导疾病的治疗　疾病发生、发展的根本原因是阴阳失调，因此，调整阴阳，补其不足，泻其有余，恢复机体阴阳的协调平衡，就是治疗疾病的基本原则，故《素问·至真要大论》说：“谨察阴阳之所在而调之，以平为期。”

（1）确定治疗原则　即调整阴阳，补其不足，泻其有余，恢复阴阳的协调平衡。

阴或阳的偏胜，即有余的实证，可采用损其有余，即“实则泻之”的原则。分而言之，阳胜则热的实热证，宜用寒凉药物以清泻其热，此即“热者寒之”之意；阴胜则寒的实寒证，宜用温热药物以驱散其寒，此即“寒者热之”之意。

阴或阳的偏衰或阴阳互损，即不足的虚证，应采用补其不足，即“虚则补之”的原则。分而言之，阴虚则热的虚热证，宜滋阴以抑阳，即“壮水之主，以制阳光”，《内经》称为“阳病治阴”；阳虚则寒的虚寒证，宜扶阳以抑阴，即“益火之源，以消阴翳”，《内经》称为“阴病治阳”；而阴阳两虚者则可采用阴阳并补法治疗。

总之，运用阴阳学说以指导确定治疗原则，其最终目的在于使阴阳失调的异常情况复归于协调平衡的正常状态。

（2）归纳药物性能　阴阳学说还可用于归纳、概括药物的性味和功能，并作为指导用药的理论依据（表1－3）。药物的性，又称“四气”，可分为寒、凉、热、温四种。其中，寒凉属于阴，温热属于阳。凡能减轻或消除热证的药物，一般属凉性或寒性，如黄连、石膏等；能减轻或消除寒证的药物，一般属温性或热性，如桂枝、附子等。

五味，是指药物的辛、甘、酸、苦、咸五种滋味，还有淡味、涩味等。因此，药味不止五种，但习惯上仍称为“五味”，其中辛、甘、淡味属阳；酸、苦、咸味属阴。如《素问·至真要大论》说：“辛甘发散为阳，酸苦涌泄为阴；咸味涌泄为阴，淡味渗泄为阳。”

升降浮沉，是就药物进入体内以后的作用趋向而言，升是上升，降是下降，浮是浮散，沉是重镇。具有升阳、发表、祛风、涌吐、开窍等作用的药物，大多药力上行向外，或升或浮，或二者兼见，属阳；而具有泻下、利尿、重镇安神、潜阳息风、消导积滞、降逆止呕、收敛等作用的药物，大多药力下行向内，或沉或降，或二者兼见，属阴。

表1－3　药物阴阳属性归纳

	四气	五味	升降浮沉
阳	温、热	辛、甘（淡）	升、浮
阴	寒、凉	酸、苦、咸	沉、降

总之，治疗疾病，就是根据病证的阴阳偏颇情况，先确定治疗原则，再以药物的阴阳属性来纠正疾病过程中的阴阳失调，使其复归于平衡。

扫码“学一学”

第三节　五行学说

五行学说属于古代哲学范畴，源于古代人民的生活和生产实践。木、火、土、金、水是人们日常生活和生产实践中不可或缺的最基本物质，在此认识积累中逐渐抽象成为一种哲学思想。《尚书·洪范》曰：“水火者，百姓之所饮食也；金木者，百姓之所兴作也；土者，万物之所资生，是为人用。”五行学说认为世界是由木、火、土、金、水五种基本物质或要素组成，自然界各种事物和现象的发展变化都是这五种要素不断运动和相互作用的结果，因此，自然界的许多事物或现象可根据五行的属性特点，归纳为木、火、土、金、水五大类。并认为这五大类别之间有着内在的联系和规律，并以之来认识和解释世界。这种思想渗进中医学，使哲学思想与医学知识有机结合，从而帮助认识机体自身内在的联系以及机体与外界的统一性，并贯穿中医理论体系的各个方面。

一、五行的概念

“五行”，即木、火、土、金、水五种物质和以之为分类标识而形成的五大类事物及其之间的运动变化。“五”，是指木、火，土，金、水五种基本物质；“行”，含义有二：一是指行列、次序；二是指运动变化。

就功用而言，五行学说是以木、火、土、金、水五种物质的基本特性作为分类依据，进行事物属性归类，并以五行之间的相生、相克规律来认识、解释世界和探求自然规律的一种自然观和方法论。

二、五行学说的基本内容

（一）五行的特性

五行的特性，是古人在日常生活和生产实践中，通过对木、火、土、金、水五种物质的直接观察，在朴素认识的基础上抽象出来而逐渐形成的理性概念。五行学说利用这一认识，来分析、演绎各种事物的属性，并进行归纳，以进一步研究各类事物之间相互联系。

《尚书·洪范》中“水曰润下、火曰炎上、木曰曲直、金曰从革、土爰稼穑”就是对五行特性的很好概括。在实际的五行分类过程中，还要在此原意基础上做出引申后再比附各种需分类的具体事物。现将五行特性分述如下。

1. 木的特性　“木曰曲直”。“曲直”，是指树木的干枝曲直地向上、向外伸长舒展的姿态，引申为凡具有生长、升发、条达、舒畅等作用或特性的事物及现象，都可归属于“木”。

2. 火的特性　“火曰炎上”。“炎上”，是指火具有温热、升腾、向上的特性，引申为凡具有温热、升腾、向上作用或特性的事物及现象，均可归属于“火”。

3. 土的特性　“土爰稼穑”。“稼”，指春天播种，“穑”指秋天收获。“稼穑”，是指土地可供人们播种和收获农作物，引申为凡具有生化、承载、受纳作用或特性的事物及现象，均可归属于“土”。

4. 金的特性　“金曰从革”。“从”，有顺从、服从之意，“革”有改革、变革之意。金具有能柔能刚，变革、肃杀的特性，引申为凡具有肃杀、沉降、收敛、清洁作用或特性的事物及现象，皆可归属于“金”。

5. 水的特性　“水曰润下”。“润下”，是指水具有滋润和向下的特性，引申为凡具有寒凉、滋润、向下等作用或特性的事物及现象，均可归属于“水”。

由此可见，五行的特性，虽然来源于对木、火、土、金、水五者特性的具体观察，但实际上已超越了它们的本身的内涵，而以它们的抽象特性来归纳各种事物和现象。

（二）事物五行属性的归类

人们把各种需分类的具体事物或现象与五行的特性相类比，类同于某一行特性的事物或现象，便被归纳到该行中。这样，五行学说就把自然界的各种事物或现象以及人体的脏腑组织、生理病理现象归纳成五大行类。具体的归类方法有二。

1. 取象比类法　是指取要归类的事物的形象、征象或意象与五行的特性相类比，以确定该事物的五行归属的方法。如以方位配五行而言，中国大陆，东方为日出之地，富有生机，与木的升发、生长特性相类似，故归属于木；南方气候炎热，植物繁茂，与火的炎上特性相类似，故归属于火；西方为日落之处，其气肃杀，与金的肃杀、沉降特性相类似，故归属于金；北方气候寒冷，虫蛇蛰藏，与水的寒凉、向下和闭藏特性相类似，故归属于水；中原土地肥沃，长养万物，统管四方而与土的生化、承载和受纳特性相类似，故归属于土等。

以五脏配五行而言，肝性条达舒展而主升，故属木；心之阳气推动血行、温煦全身，故属火；脾主运化，化生营养物质，故属土；肺主肃降，有清肃功能，故属金；肾主水而司封藏，故属水。

2. 间接推衍法　是指据已知的某些事物或现象的五行属性来推演归纳其他与之相关的

事物的五行归属的方法。例如，已知肝属木，根据中医学理论，肝与胆相表里，肝主筋，开窍于目，其华在爪，因此，胆、筋、目等随肝属木而被纳入木这一行。

五行学说还认为，属于同一五行属性的事物都存在着相关的联系。如日出东方，有升发之意，故属木；春天万物生长有生发之意，故春天属木，五化中的“生”也属木；春天多风、东方沿海地区也多风，故风属木；草木本植物颜色多青，故青色属木；而植物的叶、根其味多酸涩，故酸味属木。因此，东方、春天、风、生、青色、酸味都属于木系统，与脏腑中属木的肝有一定的关联。其余四行在事物属性的五行推演中也大致仿此。事物属性的五行归类见表1-4。

表1-4　事物属性的五行归类

自然界						五行	人体				
五味	五色	五化	五气	五方	五季		五脏	五腑	五官	形体	情志
酸	青	生	风	东	春	木	肝	胆	目	筋	怒
苦	赤	长	暑	南	夏	火	心	小肠	舌	脉	喜
甘	黄	化	湿	中	长夏	土	脾	胃	口	肉	思
辛	白	收	燥	西	秋	金	肺	大肠	鼻	皮	悲
咸	黑	藏	寒	北	冬	水	肾	膀胱	耳	骨	恐

（**思考**：事物五行属性是如何归类的？）

（三）五行的生克制化

五行学说不仅用于自然界万物及人体脏腑组织、生理病理归类，更重要的是以相生、相克等规律来探索和阐释复杂系统内部各部分之间的相互联系和自我调控机制，以及在此基础上体现出的统一性和完整性。

五行的生克和制化是指五行之间存在着有序的相生、相克及制化关系，从而维持事物之间的动态平衡。这是五行之间关系正常的状态。

1. 相生　是指五行中某一行事物对于另一行事物具有促进、助长和资生等作用。五行相生的规律和次序是：木生火，火生土，土生金，金生水，水生木。

人们在长期的实践中发现，自然界存在着如下普遍现象。①一事物常接着另一事物而依次有序出现。如一年之中分别对应于木、火、土、金、水的春、夏、长夏、秋、冬是依次出现的；万物在一年中的生、长、化、收、藏等变化规律也体现着五行的这种依次有序相生关系。②一事物常受到另一事物的促进、助长等积极的影响。如植物生长离不开水的滋养，此即水生木；植物易于燃烧而产生火，此即木生火。于是结合五行的认识，归纳提炼为五行相生的理论。

在相生关系中，五行中的任何一行都存在着“生我”与“我生”两方面的关系。在《难经》中被比喻为“母”与“子”的关系。即“生我”者为“母”，“我生”者为“子”。以木为例，木之“生我”者为水，则水为木之“母”，木为水之“子”；木之“我生”者为火，则木为火之“母”，火为木之“子”。

因此，相生关系又可称为“母子”关系。水与木、木与火都存在着母子关系，余可类推。

2. 相克　是指五行中某一行事物对于另一行事物具有克制、制约的作用。五行相克的规律和次序是：木克土，土克水，水克火，火克金，金克木。

自然界在存在相生规律的同时，还存在另一种性质相反的普遍现象，即一事物往往受另一事物的抑制和制约。《素问·宝命全形论》指出："木得金而伐，火得水而灭，土得木而达，金得火而缺，水得土而绝，万物尽然，不可胜竭。"这种普遍现象被归纳提炼为五行相克的理论。

在相克关系中，五行中的任何一行都存在着"克我"与"我克"两方面的关系。在《内经》中称为"所不胜"与"所胜"关系："克我"者为我"所不胜"；"我克"者即我"所胜"。仍以木为例，木之"克我"者为金，则金为木之"所不胜"；木之"我克"者为土，则土为木之"所胜"。其余四行可仿此类推。

3. 制化　制，即克制、制约；化，即化生、变化。五行制化是指五行相生和相克同时存在、相互联系以维持协调平衡。这种联系体现为"生中有克"和"克中有生"。根据上述的生克次序，对五行中的任何一行来说，都存在着"生我""我生"和"克我""我克"四个方面的联系。没有生，就没有事物的发生与成长；没有克，事物就容易发展过亢而不能维持协调平衡。因此，必须生中有克（化中有制）、克中有生（制中有化），自然界才能维持协调平衡，人也才能维持其生理稳态。正是由于这类机制的存在，自然界的生命活动才能既生机蓬勃，又不至于亢而为害。

（四）五行的生克异常

五行中任何一行都受其他四行的生克制化的调节，任何一行又可以不同方式调节其他四行，以达相对的平衡。一旦这类机制失常，在自然界就表现为异常情况，在人体则表现出各种病理变化，这种反常现象称为"乘""侮"与"母子相及"。

1. 相生异常　表现为母病及子和子病犯母两种情况。

（1）母病及子　是指五行中母的一行的异常影响子的一行。例如，水生木，水为木母，若水不足则无力生木，则水干木萎而母子皆衰，即"母病及子"。

（2）子病犯母　是指五行中子的一行的异常影响母的一行。例如，木生火，火为木之子，若火太旺，势必过度焚烧木母，终致火衰，母子皆不足，即子病犯母，又可称为"子盗母气"。

2. 相克异常　主要表现为相乘和相侮两种情况。

（1）相乘　乘，即乘虚侵袭之意。"相乘"，是指五行中的一行对其所胜一行的过度克制，即相克太过为害。五行相乘的次序与相克相同，即木乘土，土乘水，水乘火，火乘金，金乘木。

导致相乘的机理有二：一是太过，即五行中的某一行过于亢盛，对原来被克的一行克制太过，如木过度亢进，而土本身处于正常水平，二者之间就会失去的协调平衡，出现木亢乘土的现象；二是不足，即五行中的某一行不足，使原来克它的一行对其克制太过，如木处于正常水平，而土本身不足，二者之间也会失去协调平衡而出现土虚木乘的现象。

（2）相侮　即欺侮之意，指五行中的一行对其所不胜的一行进行反克，即五行反克为害。相侮的次序为：木侮金，金侮火，火侮水，水侮土，土侮木。

导致相侮的机理也有二：一是太过，即五行中的某一行过于亢盛，对原来克我的一行进行反克，如木过度亢进，而金本身处于正常水平，二者之间就会失去的协调平衡，出现亢木侮金的现象。二是不足，即五行中的某一行不足，使其原来所胜的一行对其进行反克，如木处于正常水平，而金本身不足，二者之间也会失去协调平衡而出现金虚木侮的现象。

相乘与相侮都属于相克异常的现象，在中医学中用于解释病理状态。其机理都是一行太强，或一行太弱，或二者并存所致。不同点在于作用的方向相反，乘是相克次序的异常克制太过，侮则是逆着相克次序的反向克制。

值得注意的是，在某些情况下，相乘与相侮可同时出现，如木行太过既可乘土，又可侮金；当木不足时，金可乘之，土可侮之。

（思考：相克与相乘有何异同？）

三、五行学说在中医学中的应用

五行学说在中医理论体系建构过程中，起到了以下几个作用：一是运用五行的特性来分析和归纳人体脏腑、经络等组织器官的五行属性；二是运用五行的生克制化关系来阐析五脏各系统及经络的生理功能之间的相互关系；三是运用五行的母子相及和乘侮来阐释病理上的相互影响；四是以五脏为中心的五行归属反映了人体与自然环境的统一性。因此，五行学说在中医学中不仅用于理论方面的阐释，还具有指导临床诊疗的实际意义。

（一）说明五脏系统的生理功能及相互关系

1. 说明五脏的生理功能与特性 五行学说将人的内脏分别归纳于五行之中，以五行来说明五脏的生理功能与特性。如木性具有向上、向外、生发、舒展的特性；肝性喜条达疏畅而恶抑郁，具疏泄气机的功能，其性类木，故肝属木。火性温热，其势炎上；心阳有温煦之功，其性类火，故心属火。土性敦厚，有承载、化生万物的特性；脾有运化水谷，化生气血，长养诸脏的功能，其性类土，故脾属土。金性清肃、沉降、收敛；肺有清洁肃降的特性，肺气以降为顺，其性类金，故肺属金。水性滋润，寒凉、闭藏而下行；肾有封藏特性，主藏精、主水，其性类水，故肾属水。

五行学说不但将人的内脏及组织结构分属于五行，还将自然界的五方、五时、五气、五味、五色等与人的五脏系统联系起来，认为同一行的事物之间有着“同气相求”的关系。这样，就把人体与自然环境联结成一个有机的整体，体现“天人合一”的整体观念。

2. 说明五脏的相互关系 五脏的功能活动不是孤立的，而是互相联系着的，五脏之间既有相生关系，也有相克关系。借助五行的生克制化理论可分析五脏生理功能的内在联系。

五脏相互资生的关系是：

木生火，即肝木济心火，如肝藏血以济心。

火生土，即心火温脾土，如心阳可以温煦脾土以助运化。

土生金，即脾土助肺金，如脾的健运、化生气血可以益肺气。

金生水，即肺金滋肾水，如肺气及水清肃下行有助于肾的纳气、主水。

水生木，即肾水养肝木，如肾所藏之精能滋养肝血。

五脏相互制约的关系是：

水克火，即肾水能制约心火，如肾阴上济心阳，使其不至过亢。

火克金，即心火能制约肺金，如心阳的温煦可以防肺气凉肃太过。

金克木，即肺金能制约肝木，如肺的肃降抑制着肝的升发，使其不至过亢。

木克土，即肝木能制约脾土，如肝之疏泄可防脾运之壅塞。

土克水，即脾土可制约肾水，如脾之健运可以调控肾的主水功能，使水湿不致于泛滥。

（二）说明五脏系统病变的相互传变

五行学说还可用于说明病理情况下脏腑间的某些相互影响，即本脏的病变可累及他脏，他脏的病变也可累及本脏，病理上的这种相互影响习惯上称为“传变”。脏腑间的传变，可分为相生关系的传变及相克关系的传变。

1. 相生关系的传变　相生关系的传变，包括“母病及子”和“子病犯母”两种类型。

（1）母病及子　是指疾病从母脏传及子脏。如肾属水，肝属木，水能生木，故肾为母脏，肝为子脏；肾病及肝，就是母病及子。

（2）子病犯母　是指疾病从子脏传及母脏。如肝属木、心属火，木为母脏，木能生火，火为子脏；心病及肝，就是子病犯母。

2. 相克关系的传变　相克关系的传变，包括“相乘”与“相侮”两种类型。

（1）相乘　即相克太过为病。其原因不外乎一行过强或一行过弱或并见，引起相克关系的异常。以肝和脾的关系为例，肝属木而脾属土，病理上既可有肝旺乘脾，多表现为肝气横逆犯脾、犯胃等实性病变；亦可有脾虚肝乘，多表现为肝脾不和等虚实夹杂的病变。

（2）相侮　即反克为病。其原因亦不外乎一行过盛或一行过虚，或盛虚情况同时存在，引起相侮关系的异常。以肺肝关系为例，肺属金而肝属木，肺金本能克制肝木，但在某些病理情况下，如肺弱而肝火旺盛，则肺金不但不能制约肝木，反遭肝火的反向克制，称为肝火犯肺。

总之，五脏病变是可以相互传变的，这些传变可用五行学说的母子相及和乘侮理论得到部分说明。但从临床实际出发，五脏间的传变难以完全以母子相及和乘侮理论来说明，因此，不能机械套用五行生克异常来探讨疾病的传变，应从临床实际情况出发，全面分析，才能把握不同疾病的具体传变规律，更有效地进行防治疾病。

（三）协助诊断疾病

依据整体观念，人体是一个有机的整体，当内脏有病变时，可以通过多种形式反映到体表的相应组织器官，表现出色泽、声音、形态、脉象等诸方面的异常变化，即“有诸内者，必形诸外”，故“视其外应，以知其内脏，则知所病矣”（《灵枢·本脏》）。

五行学说可用于指导四诊，望、闻、问、切四诊收集的材料，有时可根据五行学说来推断病情。如见面青，喜食酸味，脉弦，因青色、酸味属木，弦为肝脉，故可诊断为肝病。若见面赤，口中味苦，脉洪，因赤色、苦味属火，洪为心脉，故多诊为心火。又如，脾虚者如面部兼见青色，提示木旺乘土。

（四）指导疾病治疗

1. 控制疾病传变　疾病过程中，一脏受病常传及他脏而使疾病发生传变，因此，治疗时，除对已病之脏进行处理外，还应在五行生克理论指导下，调整脏腑的太过与不及，防止疾病传变，使各脏腑之间的关系恢复相对平衡。如肝脏有病，常可导致生克异常，从而影响其余四脏。对此，就可借助五行学说来指导治疗，以阻止传变。若肝气太过，木旺每易乘土，此时，在疏肝的基础上，常同时健脾护胃，防其传变。脾胃不弱，则不易传变，肝病也就容易痊愈，此即“见肝之病，则知肝当传之与脾，故先实其脾气”（《难经·七十七难》）。

2. 确定治则与治法　五行学说可帮助确定治疗原则和制订治疗方法。

（1）根据相生规律确定治则与治法　根据相生规律确定的治疗原则包括“虚则补其母”和“实则泻其子”（《难经·六十九难》）。“虚则补其母”，主要用于脏腑间有母子关系的虚证，可以通过补母以治疗母子两脏皆虚之证或仅子脏虚弱之证。“实则泻其子”，主要用于脏腑间有母子关系的实证，可以通过泻子以治疗母子两脏皆实之证或仅母脏邪实之证。

根据相生规律制订的常见具体治法如下。①滋水涵木法：又称滋养肝肾法，即通过滋肾阴以养肝阴的方法。适用于肾阴亏损而肝阴不足，甚或肝阳偏亢之证。②益火补土法：又称温肾健脾法或温补脾肾法，即温肾阳以补脾阳的方法。适用于肾阳衰微而致脾阳不振的脾肾阳虚之证。③培土生金法：又称补养脾肺法，即通过健脾补气以助益肺气的方法。适用于脾气虚弱，不能充养肺气而见肺脾虚弱之证。④金水相生法：又称滋养肺肾法，即通过肺肾同滋以治疗肺肾阴虚的治法。主要适用于肺肾阴虚之证。

（2）根据相克规律确定治则与治法　根据相克规律确定的治疗原则包括“抑强”与“扶弱”。

根据相克规律制订的常见具体治法如下。①抑木扶土法：又称疏肝健脾法、平肝和胃法，即通过疏肝、平肝，佐以和胃健脾等法，治疗肝气犯胃、肝旺脾虚等证。适用于木旺乘土或土虚木乘的病证。②培土制水法：又称敦土利水法，即通过温运脾阳或温肾健脾以治疗水湿停聚的方法。适用于脾虚不运，或脾肾虚衰水湿泛溢而致的水肿胀满等证。③佐金平木法：又称泻肝清肺法，即清肃肺气以抑制肝木，或通过抑制肝木以帮助肺气肃降的方法。多用于肝火犯肺证。④泻南补北法：又称泻火补水法，即泻心火以滋肾水的治疗方法。适用于肾阴不足、心火偏亢、水火不济的心肾不交之证。

3. 指导脏腑用药　基于同一五行属性的事物相互关联的原理，中药的五色与五味可与同一行的脏腑产生“同气相求”的效应，应此，五行学说在一定程度上可指导脏腑用药：

青色、酸味入肝。如青黛色青入肝以清肝火；酸枣仁、白芍、乌梅均味酸可入肝。

赤色、苦味入心。如朱砂色赤可入心以安神；栀子味苦可入心以泻火除烦。

黄色、甘味入脾。如黄芪味甘、色黄可入脾以补中益气。

白色、辛味入肺。如石膏色白、味辛可入肺以清肺热。

黑色、咸味入肾。如熟地黄色黑、玄参色黑味咸入肾以滋肾养阴。

当然，临床用药色、味只起部分参考作用，还必须结合药物的寒、凉、温、热四气，以及升降浮沉等理论加以分析，方能全面把握药物的功用。

4. 指导针灸治疗　在针灸治疗中，对于虚证，根据“虚则补其母”的治则，可以用补母法取其母经穴位，以治母子皆虚或子虚之证。对于实证，根据“实则泻其子”的治则，可以用泻子法取其子经穴位，以治疗母子皆实或母实之证。

另外，针灸学还将十二正经分布在手足肘膝以下的井、荥、输、经、合五输穴，分别归属于五行。在治疗脏腑病证时，根据不同的病情，依据五行生克规律选穴治疗。

5. 指导精神情志疾病的治疗　五志配属五脏，而五脏之间又有生克关系，因此，五志之间同样存在生克关系，古人在治疗精神情志疾病时，常利用情志之间的相克关系达到治疗的目的。《素问·阴阳应象大论》归纳为“怒伤肝，悲胜怒”“喜伤心，恐胜喜”“思伤脾，怒胜思”“忧伤肺，喜胜忧”“恐伤肾，思胜恐”。悲忧属肺金、喜属心火、思属脾土、恐属肾水、怒属肝木。悲胜怒即金克木，恐胜喜即水克火，其余类推。

总之，临床上依据五行生克理论来指导治疗，其用法广泛，有着一定的实际指导意义。但是，并不是所有的疾病都可刻板地套用五行生克规律来治疗。因此，在实际应用时，还必须根据具体情况进行辨证论治，分别处理。

【附】

气一元论、阴阳学说、五行学说的关系

气一元论、阴阳学说和五行学说均属中国古代哲学思想。它们渗透到中医学领域，促进了中医理论体系的构建，并贯穿于整个理论体系之中。其中，气一元论对世界本原的基本看法，成为中医理论体系的基石；而更具方法论特征的阴阳学说和五行学说，则帮助构筑了中医理论体系的基本框架；它们各具特色，又相互关联。气一元论主要探讨物质世界的本质及其联系，认为物质世界在组成上具同一性。就本原及层次来看，气是万物之本原，气可分阴阳；由气所组成的事物，在具有阴阳属性的同时，又可根据特性的不同，划归为木、火、土、金、水五类，而每一类中又复有阴阳。

但要注意，作为自然观和方法论，它们受着历史和社会条件的限制，因而形式较为朴素，在解释中医学中各领域内容时，它们提供了便利的认识方法和思路，但也存在局限性，因此，在实际应用中，应注意互补及综合运用。论阴阳往往联系五行，言五行则常论及阴阳，而二者均根于气。只有这样，才能较好地把握中医理论的内涵。

重点小结

中医学的哲学内容归纳

阴阳学说	阴阳的概念、属性划分、相互关系（阴阳交感、对立制约、互根互用、消长平衡、相互转化）；用于说明人体组织结构、生理、病理、防治
五行学说	五行的概念、特性、分类、生克关系；用以阐释脏腑生理关系、病变的发生与传变、指导诊断与防治

学习方法

对气一元论，主要了解其构成宇宙万物的本原性及形气聚散的气化形式。

阴阳、五行学说的学习重点在于其方法论及思维方法，学习之要在于对阴阳、五行的概念和特性以及基本关系的理解和把握，并在具体应用中加深体会。

扫码“练一练”

第二章 人体的体质、结构与功能

学习目标

掌握
1. 脏腑的概念，五脏、六腑的生理功能。
2. 气的基本概念、分类及各类气的概念与功能。
3. 血的运行与功能。
4. 津液的概念、功能及其生成、输布、排泄过程。
5. 经络的概念和经络系统的组成，十二经脉的名称、分布规律、走向与交接规律，经络的生理功能。
6. 体质的概念。

熟悉
1. 奇恒之腑的生理功能。
2. 脏与脏之间的关系。
3. 气生成的来源。
4. 血的生成。
5. 气与血的关系。
6. 经络的流注次序，奇经八脉的功能。
7. 体质的形成及其影响因素，体质学说的应用。

了解
1. 脏与腑、腑与腑之间的关系。
2. 气与津液、津液与血的关系。
3. 经络学说的形成。
4. 常见的体质分类。

中医认为，人体是以心为主宰，五脏为中心，结合六腑、奇恒之腑，以精、气、血、津液为物质基础，通过经络系统沟通形体、官窍而共同组成一个有机整体，精、气、血和津液运行于经络和脏腑之中。以五脏为中心的脏腑是人体结构与功能的主体；精、气、血、津液是脏腑活动的产物，是构成人体的基本物质，又是人体功能活动的物质基础；经络则是人体运行气血、联络脏腑器官的通路；人类的体质既有普遍相似的特性，又有个体的特异性，与人体的结构与功能密切相关；生命活动的整体联系则是脏腑、经络、精、气、血、津液及体质等在整个生命活动中的综合表现。

扫码“学一学”

第一节 脏 腑

脏腑是人体内脏的总称。按照脏腑不同的生理特点，分为五脏、六腑和奇恒之腑三类。五脏，即心、肝、脾、肺、肾；六腑，即胆、胃、小肠、大肠、膀胱、三焦；奇恒之腑，即脑、髓、骨、脉、胆、女子胞。

五脏，多为实质性脏器，共同生理功能是化生和贮藏精气，有“满而不能实”之特点；六腑，多为中空管腔性脏器，共同生理功能是受盛、传化水谷和糟粕，有“实而不能满”

之特点；奇恒之腑，形多中空，与腑相近，而内藏精气，其功能又类似于脏。

脏腑学说是研究人体脏腑的部位结构、生理功能、病理变化及脏腑之间的关系、脏腑与形体官窍之间相互关系的理论，是藏象学说的核心内容，也是中医理论的重要组成部分。

（**思考：**五脏六腑、奇恒之腑在形态与生理功能上有何特点？）

一、五脏

（一）心

心，位于胸腔之内，膈膜之上，两肺之间，脊柱之前，形似倒垂未开之莲花，外有心包护卫。

心的主要生理功能是主血脉，主神明。心开窍于舌，其华在面，在志为喜，在液为汗。

1. 心的主要生理功能

（1）主血脉　即指心气推动和调控血液在脉管中运行，流注全身，发挥营养和滋润作用，包括主血和主脉两个方面。心与脉直接相连，相互沟通，血液在心和脉中不停地流动，周而复始，如环无端。心、脉、血三者共同组成一个循环于全身的系统，其中心起主导作用。在心气的推动下，血行流畅，血液充盈，脉道通利，使主血脉功能正常。

心主血脉的功能正常，可见面色红润，舌色淡红，脉象和缓有力。若心气不足，则面色淡白，乏力少气，心悸，脉弱无力；心血亏少则见面色苍白，头晕目眩，舌淡，心悸，脉细；心血瘀阻，则见面色青紫晦暗，心悸，心前区刺痛，舌暗，脉结、代或涩等表现。

（2）主神明　又称心藏神，是指心具有主宰人体五脏、六腑、形体、官窍的一切生理活动和人体精神、意识、思维、情志等活动的功能。

人体之神，有广义与狭义之分。广义之神，是整个人体生命活动的总的体现；狭义之神，是指人的精神、意识、思维、情志等。心所藏之神，既是主宰人体生命活动的广义之神，又包括精神、意识、思维、情志等狭义之神。

人体的脏腑、经络、形体、官窍，各有不同的生理功能，但它们都必须在心神的主宰和调节下，分工合作，共同完成整体生命活动。心神正常，则人体各脏腑的功能相互协调，彼此合作，全身安泰。同时，心为神明之脏，主宰精神、意识、思维及情志活动。心接受外界客观事物并做出反应，进行精神、意识、思维、情志活动。

心主神志与主血脉功能密切相关。血液是神志活动的物质基础，心的气血充盈，血行畅通，则神志清晰、思维敏捷、精力充沛。若心的气血不足、血行迟缓，则可出现精神萎靡、反应迟钝，甚至精神恍惚、健忘等。

2. 心与形窍志液的关系

（1）在体合脉，其华在面　心在体合脉，是指全身的血脉统属于心，与心相连通，共同完成推动血液循行的功能。心主血，面部血脉丰富，全身气血皆可上注于面，所以面部色泽变化可反映心的气血盛衰；此外，面部表情还反映心主神志的活动状况，故曰心“其华在面”。

（2）在窍为舌　心经的别络上系舌本，且舌体血脉分布极其丰富，故心的气血与舌相通。在生理功能方面，心主血脉和主神志与舌的色泽、运动、味觉、语言表达有关。心的气血充足，则舌体红润灵活，味觉灵敏，语言流利。若心有病变，也可从舌象反映出来。

（3）在志为喜　喜则气和志达、营卫通利。若暴喜或喜乐过度，则可使心神受伤、心气涣散、心神不宁。

（4）在液为汗　汗为津液所化生，而津血同源，二者同盛同衰，血又为心所主，故汗为心之液。

（**思考：**为什么说“心在液为汗”？）

【附】

心包络

心包络，简称心包，是心的外围组织，具有保护心脏的作用。在经络学说中，手厥阴心包经与手少阳三焦经相表里，故心包络也被视为脏。外邪侵犯心脏时，常先侵犯心包，心包受邪，又必然会影响心的功能而出现心的症状。如高热引起的神昏谵语等症，称为“热入心包”；痰浊引起的神志异常，称为“痰蒙心包”或“痰迷心窍”。

（二）肺

肺位于胸腔，左右各一，覆盖于心之上。肺有分叶，左二右三，共五叶。上与咽喉、鼻相通，故喉为肺之门户，鼻为肺之外窍。

肺的主要生理功能是主气、司呼吸，主宣发肃降，通调水道，朝百脉，主治节。肺外合皮毛，开窍于鼻，在志为忧，在液为涕。

1. 肺的主要生理功能

（1）主气、司呼吸　肺主气的功能，包括主呼吸之气和一身之气两方面。肺主呼吸之气，是指肺是体内外气体交换的场所，通过肺的呼吸，吸入自然之清气，呼出体内的浊气，实现体内外的气体交换。通过肺不断的吸清排浊、吐故纳新，从而保证人体新陈代谢的正常进行。肺主一身之气，是指肺有主司一身之气的生成和调节全身之气的运行作用。一方面体现在宗气的生成上，宗气是由肺吸入的清气与脾胃运化的水谷精气相结合而成，宗气是一身之气的重要组成部分，宗气的生成关系着一身之气的盛衰，因而肺的呼吸功能健全与否，不仅影响宗气的生成，也影响一身之气的盛衰；另一方面体现在对全身气机的调节上，肺有节律地呼吸运动，调节全身之气的升降出入运动。

肺司呼吸，是指肺为人体主司呼吸运动的器官，具有呼吸功能，肺主要通过呼吸功能完成主气的作用。肺的呼吸调匀是气的生成和气机调畅的根本条件。肺主一身之气的作用，主要取决于肺的呼吸功能。

肺的呼吸失常，不仅影响宗气的生成，导致一身之气不足，出现咳喘、少气不足以息、声低气怯、肢倦乏力等症，还影响一身之气的运行，导致各脏腑、经络之气的升降出入运动失调。若肺司呼吸功能丧失，清气不能吸入，浊气不能排出，体内外之气不能交换，新陈代谢停止，生命活动则告终结。

（2）主宣发和肃降　宣发，是指肺气向上升宣和向外周布散的作用；肃降，是指肺气向下通降和使呼吸道保持洁净的作用。

肺主宣发主要有三个作用：一是将体内的浊气排出体外，实现体内外气体交换；二是将脾转输而至的水谷精微布散于全身，外达肌表皮毛，发挥营养作用；三是宣发卫气于皮肤肌腠，发挥护卫肌表、温养肌腠皮毛及调节腠理开合的作用。若肺气失宣，可出现呼气不利、胸闷、咳喘、鼻塞、无汗、喷嚏等症。

肺主肃降也体现在三个方面：一是吸入自然之清气，实现体内气体交换；二是将清气和由脾转输而至的津液及水谷精微布散全身，部分水液下输于肾；三是肃清肺和呼吸道内的异物，以保持呼吸道的洁净。若肺失肃降，可出现呼吸短促、喘息、咳痰等症。

肺的宣发和肃降作用是相反相成的，在生理上相互协调、相互制约，在病理上相互影响。一宣一肃，以维持呼吸均匀和调、气机调畅，实现体内外气体正常交换，促进全身气、血、津液正常运行。若二者功能失常，肺气失宣或肺失肃降，则出现咳嗽、气喘等症。

（**思考**：肺气的宣发与肃降各体现于哪些方面？宣发与肃降的关系如何？）

（3）通调水道　又称肺主行水，是指肺气的宣发、肃降作用推动和调节全身水液的输布和排泄。主要体现在两个方面：一是通过肺的宣发作用，将脾转输而至的部分津液及水谷精微向上、向外输布外达肌表皮毛，经代谢后生成汗液排出体外；二是通过肺的肃降作用，将脾转输而至的部分津液及水谷精微向内、向下输送到体内各脏腑器官，剩余的水液下输于肾，经肾的气化后生成尿液排出体外。

肺气失于宣发肃降，可影响肺的通调水道功能，出现水液停滞，酿生痰饮，或水湿泛溢肌肤而成水肿等症。

（4）朝百脉、主治节　肺朝百脉，是指全身的血液通过百脉会聚于肺，经肺的呼吸，进行体内外清浊之气的交换，然后再将富含清气的血液通过百脉输送至全身。

全身的血脉均统属于心，心是血液运行的基本动力。血液的运行，又赖于肺气的推动和调节，即肺气具有助心行血的作用。肺通过呼吸，调节全身气机，从而促进血液运行。同时，肺主一身之气，参与宗气生成，宗气贯心脉，助心行血。肺气充沛，宗气旺盛，气机调畅，则血运正常。若肺气虚弱或壅塞，不能助心行血，则可导致心血运行不畅，甚至血脉瘀滞，出现心悸胸闷、唇舌青紫等症；反之，心气虚衰或心阳不振，心血运行不畅，也能影响肺气的宣通，出现咳嗽、气喘等症。

肺主治节，是指肺具有治理调节全身的气、血及津液的作用，是对肺的主要生理功能的高度概括。主要体现在四个方面：一是治理调节呼吸运动，通过肺吸清排浊，体内外气体得以正常交换；二是调理全身气机，肺的一呼一吸，调节一身之气的升降出入，保持全身气机调畅；三是调节血液运行，通过肺朝百脉、参与宗气生成及调畅气机，推动和调节血液运行；四是调节津液代谢，通过肺的宣发和肃降，推动和调节水液的输布、运行和排泄。

2. 肺与形窍志液的关系

（1）在体合皮，其华在毛　皮毛，包括皮肤、汗腺、汗毛等组织，为一身之体表，依赖于肺所宣发的卫气和精微以温养和润泽，具有防御外邪、调节体温及汗液排泄的功能。肺气充沛，则皮肤致密，汗毛光泽，外邪不易侵袭；反之，肺气虚弱，则易感外邪、自汗、恶寒、皮毛枯槁等。

（2）在窍为鼻　鼻为呼吸之气出入的通道，与肺直接相连，故鼻为肺窍。鼻的通气和嗅觉功能，依赖于肺气的作用。肺气和调，则鼻窍通利，嗅觉灵敏；肺失宣肃，则鼻塞不通，嗅觉不灵；外邪袭肺，亦多从口鼻而入犯肺。

（3）在志为忧（悲）　《内经》有二说：一说肺之志为悲；一说肺之志为忧。悲忧过度，易使肺气不足，出现呼吸气短等症；反之，肺气虚衰，也易见悲忧的情志变化。

（4）在液为涕　涕源于鼻，能润泽鼻窍，肺又开窍于鼻，故涕的变化与肺功能正常与否密切相关。肺气充足，则鼻涕润泽鼻窍而不外流。若寒邪袭肺，则鼻流清涕；热邪犯肺，则流涕黄浊；燥邪犯肺，则鼻干少涕、无涕。

（三）脾

脾位于中焦，在膈之下，胃的左方。

脾的主要生理功能是主运化，主升清，主统血。脾在体合肌而主四肢，在窍为口，其华在唇，在志为思，在液为涎。

1. 脾的主要生理功能

（1）主运化　脾主运化是指脾把饮食水谷转化为水谷精微，并将精微物质吸收转输至全身各脏腑，以维持其生理功能。脾的运化功能包括运化水谷和运化水液两个方面。

运化水谷，是指对饮食的消化、吸收和输布作用。饮食入胃后，经胃的受纳和腐熟作用，初步消化并达于小肠，经小肠受盛化物作用，进一步消化分解成水谷精微和糟粕。依赖脾的运化功能，水谷才能化为精微；有赖于脾的转输和散精功能，水谷精微才能上输于肺，经肺的宣发向上、向外布散，经肺的肃降向下输布，使水谷精微得以输布全身。水谷精微是人体维持生命活动所必需的营养物质，也是生成气血的主要物质基础，所以说脾为后天之本，气血生化之源。因此，脾运化水谷功能正常，气血生化有源，脏腑、经络、四肢百骸及筋肉皮毛等组织得养；若脾运化功能减退，即脾失健运，必然影响食物的消化和水谷精微的吸收，可导致腹胀、便溏、食欲不振等症，甚则倦怠、消瘦等气血生化不足之症。

运化水液，是指脾对水液的吸收、转输和排泄作用，是人体水液代谢的重要环节，是脾主运化的一个组成部分。在水液代谢过程中，一方面，脾将胃和小肠消化吸收的津液上输于肺，再由肺的宣发、肃降作用输布于全身；另一方面，脾气在水液的升降布散运动中发挥枢转作用，使水液上腾下达、畅通无阻。因此，脾运化水液功能健旺，则水液在体内运行正常；反之，脾运化水液功能减退，可导致水液在体内停滞而产生湿、痰、饮等病理产物，甚则导致水肿。

（2）主升清　升清是脾运化功能的特点，即脾气以升为顺。脾主升清是指水谷精微借脾气上升而上输心、肺、头目，通过心肺的作用化生气血，以营养全身。此外，脾气的升清作用，可维持人体内脏位置相对恒定，防止内脏下垂。脾的升清功能正常，水谷精微才能吸收化生气血和正常输布。若脾气虚弱不能升清，则水谷不能化为精微上输心肺头目，气血生化无源，可出现头晕、神疲乏力、腹胀、泄泻等症；脾气下陷，则可见久泻脱肛，甚或内脏下垂。

（3）主统血　脾统血是指脾有统摄、控制血液在经脉中运行，防止血液溢出脉外的功能。脾统血的作用是通过气摄血来实现的，脾为气血生化之源，气能摄血。如脾气健运，则气血充盈，气的固摄作用健全，血液不致外溢。若脾失健运，脾气固摄功能减退，则可致血不归经而见各种出血，如吐血、便血、崩漏等。

2. 脾与形窍志液的关系

（1）在体合肉，主四肢　脾主运化，为气血生化之源，全身的肌肉、四肢都依赖脾所运化的水谷精微来充养。因此，肌肉的丰满或瘦消、四肢的运动正常与否，与脾气的盛衰密切相关。脾气健运，营养充足，则肌肉丰满壮实、四肢轻劲有力；若脾气虚弱，气血生化乏源，则肌肉失养而瘦消，或四肢萎软，甚则萎废不用。

（2）在窍为口，其华在唇　脾开窍于口是指食欲、口味与脾的运化功能有关。脾气健运，食欲旺盛，口味正常；若脾失健运，则食欲不振，口淡乏味；脾经湿热，可见口干、口腻等症。口唇的色泽能反映脾主运化的功能和化生气血的状况，故脾其华在唇。脾气健运，气血充足，则口唇红润有光泽；若脾失健运，气血衰少，则口唇淡白无华。

（3）在志为思　适度思虑有助脾气运化；但思虑过度，所欲不遂，可导致气机郁结，使脾的运化、升清功能失常，出现脘腹胀满、不思饮食、便溏等症。

（4）在液为涎　涎为口津，为脾气化生，可润泽口腔，助食物吞咽与消化。脾气充足，涎液化生正常，并上行于口；若脾气虚弱，不能固摄，则涎液增多、流涎；脾气亏虚，不能化涎，则涎液减少、口干舌燥。

（四）肝

肝位于膈下，腹腔之右上方，右胁之内。

肝的主要生理功能是主疏泄和主藏血。肝在体合筋，其华在爪，开窍于目，在志为怒，在液为泪。

1. 肝的主要生理功能

（1）主疏泄　肝主疏泄是指肝具有疏通、调达、升发的特性，调畅人体全身气机的功能。气机，即气的升降出入运动。气机调畅是保证多种生理功能正常发挥的重要条件。肝主疏泄直接影响气机调畅，所以肝的疏泄功能，协调气血的正常运行。肝疏泄正常，则气血和调。肝疏泄失常，一方面表现为疏泄不及，使气机郁滞，则胸胁、乳房或少腹胀痛不适，使气滞血瘀，则胸胁刺痛，或成癥积、肿块；另一方面表现为升发太过，肝气上逆，可见面红目赤、头目胀痛、急躁易怒等症，甚则血随气逆而见吐血、咯血、薄厥。肝气疏泄、调畅气机的作用，主要体现在以下四个方面。

1）调畅情志　人的情志活动，由心所主，与肝的疏泄密切相关。正常的情志活动主要依赖气血的正常运行。肝疏泄正常，气机调畅，气血和调，则情志舒畅；肝疏泄失常，气机失调，则情志异常，常表现为抑郁和亢进。肝气郁结则见胸胁胀满、郁闷不乐、多疑善虑等症；肝阳上亢则见急躁易怒、失眠多梦、头胀头痛、头晕目眩等症。同时，情志活动对肝和气机亦有重要的影响。正常的情志活动有利于气机的调畅和肝的疏泄，异常的情志活动则可导致肝气郁结或肝气上逆等，中医学认为“肝喜条达而恶抑郁”“暴怒伤肝”。

2）助脾胃运化　脾胃的运化具体表现为脾的升清和胃的降浊功能，脾胃的升降与肝的疏泄功能密切相关。肝气疏泄，调畅气机有助于脾胃之气的升降，从而促进脾胃的运化功能；食物的消化吸收还借助于胆汁的分泌和排泄，而胆汁乃肝之余气所化，肝的疏泄调节胆汁的分泌与排泄。因此肝疏泄正常，胆汁能正常地分泌与排泄有助于脾胃的运化。若肝疏泄功能失常，影响脾升胃降及胆汁的分泌与排泄，导致脾胃运化功能减退，则可见眩晕、呕逆、嗳气、腹胀、腹痛、泄泻及胁下胀满、疼痛、口苦，甚则黄疸等症。

3）调节生殖功能　肝的疏泄通过促进男子排精和女子行经调节生殖功能。男子排精与女子行经，是肝肾二脏闭藏与疏泄作用相互协调的结果。肝疏泄正常，则男子精液排泄通畅有度，女子月经周期正常、经行通畅；若肝失疏泄，则男子排精不畅，女子月经紊乱，或经行不畅、痛经、闭经等。

4）促进血及津液的运行　血及津液的运行，有赖于气机的调畅。肝疏泄正常，气机调畅，气行则血行，气行则津行。若肝失疏泄，气机不畅，肝气郁结，导致血液瘀滞，水液内停，可出现女子经行不畅、经迟、痛经、经闭等，或为癥积，或为肿块、痰饮、水肿；若肝气上逆，血随气逆，则可见呕血、咯血等。

（2）主藏血　是指肝具有贮藏血液、调节血量和防止出血的功能。肝内贮藏血液，首先可濡养本体，以制约肝阳过亢。其次，肝贮藏充足的血液，可根据生理需要调节人体各部分血量的分配。当机体活动剧烈或情绪激动时，肝将贮藏的血液向外周输出；当安静休息及情绪稳定时，机体外周对血液的需求量相对减少，部分血液便又归藏于肝。另外，肝藏血能收摄血液，防止出血。肝藏血功能失常，不仅会引起血虚或出血，而且可导致机体血液营养不足的病变，可见两目干涩昏花、夜盲、肢体麻木、屈伸不利、吐血、咯血、月经过多、崩漏等症。

2. 肝与形窍志液的关系

（1）在体合筋，其华在爪　筋即筋膜，附着于骨而聚于关节，是连接关节、肌肉，主司关节运动的组织。筋司运动，有赖于肝血的濡养。爪即爪甲，肝血养筋，爪为筋之余，故肝血的盛衰，可影响爪甲的枯荣。肝血充盈，筋爪得所养，则关节运动灵活有力，爪甲坚韧明亮，红润光泽；若肝血亏虚，筋爪失养，则手足震颤、肢体麻木、屈伸不利、爪甲萎软而薄、甲枯色夭，甚则变形、脆裂。

（2）在窍为目　肝经上联目系，两目的视物功能有赖于肝的疏泄和肝血的濡养，肝的功能正常与否，常反映于目系及其视物功能，故肝开窍于目。如肝阴不足，则两眼干涩；肝血不足，则视物昏花，甚则夜盲；肝火上炎，则目赤肿痛；肝阳上亢，则头晕目眩等。

（3）在志为怒　大怒暴怒，可导致肝失疏泄，肝气升发太过，表现为烦躁易怒、激动亢奋；郁怒不解，则易使肝气郁结，表现为心情抑郁、闷闷不乐。肝失疏泄，或肝阴不足、肝阳上亢者，最易见急躁易怒之症。

（4）在液为泪　肝开窍于目，泪自目出，故泪为肝之液。泪有滋润和濡养两目的功能。在正常情况下，泪液分泌适量，濡润而不外溢。肝经病变时，多见泪液分泌异常。如肝血不足，则泪液分泌减少，两目干涩；肝经湿热，则目眵增多；肝经风热，则迎风流泪等。

（五）肾

肾位于腰部，脊柱两旁，左右各一。外形椭圆弯曲，状如豇豆。

肾的主要生理功能是藏精，主生长、发育与生殖，主水，主纳气。肾在体合骨，生髓，其华在发，在窍为耳及二阴，在志为恐，在液为唾。

1. 肾的主要生理功能

（1）藏精，主生长、发育与生殖　肾藏精，是指肾对精气有摄纳、贮存和封藏的功能。精，是构成人体和维持人体生命活动的基本物质。肾所藏的精，按其来源可分为先天之精和后天之精。

先天之精，是与生俱来，禀受于父母，是形成生命的原始物质，具有促进、调控个体生长、发育功能，也作用于个体生殖之精而起承传作用。所以有“肾为先天之本”之说。后天之精，是指出生之后所摄入的饮食物经脾胃运化而生成的水谷精微及脏腑在生理活动中所化生的精气，是维持人体生命活动的基本物质。先天之精与后天之精相互依存、相互为用。先天之精依赖后天之精的不断培育和充养，才能充分发挥其生理功能；后天之精又依赖先天之精的活力资助，才能不断地摄入和化生。二者相辅相成，共同维持人体的生命活动和生殖能力。

肾主生长、发育和生殖，是肾精及其所化生肾气的生理作用。肾藏精，精化气，肾精足则肾气充，肾精亏则肾气衰。因而人体的生、长、壮、老、已的生命过程以及生殖能力，都取决于肾精及肾气的盛衰。

人体的生长、发育情况，可以从齿、骨、发的变化体现出来。人体的生、长、壮、老、已的生命过程，可分为幼年期、青年期、壮年期、老年期等阶段，每一阶段机体的生长、发育或衰退情况，都取决于肾精及肾气的盛衰。人出生之后，肾精及肾气逐渐充盛，到幼年期，在生长、发育方面则表现为头发生长较快而渐稠密，更换乳齿，骨骼逐渐生长而身体增高；青年期，肾精及肾气更加充盛，表现为长出智齿，骨骼长成，人体达到一定高度，开始具有生殖能力；壮年期，肾精及肾气充盛至极，表现出筋骨坚强，头发黑亮，身体壮实，精力充沛的状态；老年期，随着肾精及肾气逐渐衰减，表现为面色憔悴、头发脱落、牙齿枯槁及生育能力丧失等现象。因此，肾精及肾气在人体生长、发育过程中起着十分重要的作用。若肾精及肾气不足，则表现为成人早衰，或小儿生长、发育不良，或五迟、五软。

人体生殖器官的发育、生殖功能的成熟与维持，都与肾精及肾气的盛衰密切相关。人出生之后，随着肾精及肾气的不断充盈，产生天癸。天癸，是肾精及肾气充盈到一定程度而产生的一种精微物质，具有促进人体生殖器官的成熟和维持人体生殖功能的作用。天癸至，女子产生周期性月经，男子出现排精，此时生殖器官成熟，具备生殖功能。其后，肾精及肾气不断充盈，从而维持人体生殖功能旺盛。中年以后，肾精及肾气逐渐衰少，天癸也随之衰减，以至竭绝。没有天癸的激发作用，生殖功能便逐渐衰退，乃至丧失而进入老年期。因此，肾精及肾气关系到人的生殖功能，是决定生殖功能盛衰有无的根本。

肾中精气是人体生命活动之本，从阴阳属性的角度，肾中精气的生理功能可概括为肾阴和肾阳两个方面。对人体各脏腑、组织、器官起滋润濡养作用的称为肾阴；对人体各脏腑、组织、器官起温煦推动作用的称为肾阳。肾阴、肾阳是人体各脏阴阳的根本，又称元阴和元阳、真阴和真阳。肾阴和肾阳之间，相互制约、相互依存、相互为用，维持肾之本身及各脏阴阳的相对平衡。若阴阳相对平衡失调，则可形成肾阴虚、肾阳虚或肾中阴阳两虚的病理状态。肾阴不足，则虚热内生，可见五心烦热、潮热盗汗、头晕目眩或男子遗精、女子梦交、舌红少苔、脉细数等；肾阳不足，则阴寒内盛，可见形寒肢冷、腰膝冷痛、小便频数、阳痿早泄、宫寒不孕等。由于肾阴、肾阳为脏腑阴阳的根本，其他脏腑阴阳失调，日久必然影响于肾，导致肾中精气损伤，阴阳失调，即“久病及肾”。

（**思考：**肾精、肾气、肾阴、肾阳的内涵及其相互关系如何?）

（2）主水　是指肾有主持和调节人体水液代谢的功能。首先，肾气及肾阴、肾阳对水液代谢过程中各脏腑的功能，尤其是肺脾之气的运化和输布水液的功能，具有促进和调节作用，肺的通调、脾的运化等，均有赖于肾的气化作用。其次，肾的气化与尿液的生成密切相关。尿液的生成和排泄在维持机体水液代谢平衡过程中，起着极其关键的作用。膀胱是贮尿和排尿器官，但尿液的生成和排泄都必须依赖于肾气的作用。只有肾的气化正常，膀胱开合有度，尿液才能正常地生成与排泄。肾的气化失常，开合不利，可导致少尿、水肿等；气不化水，关门失约，可致小便清长、尿多、尿频等。

（3）主纳气　是指肾具有摄纳肺所吸入的自然清气，保持吸气的深度，防止呼吸表浅的作用。人体的呼吸功能由肺所主，其中呼气主要依赖肺气的宣发作用，吸气主要依赖肺气的肃降作用。但吸入的清气，由肺气的肃降下达于肾，必须再经肾气的摄纳潜藏，使其维持一定的深度，以利于气体的交换。肾主纳气，实际上就是肾的封藏作用在呼吸运动中的体现。肾精充足，肾气充沛，摄纳有权，则呼吸均匀和调。肾气虚衰，摄纳无权，气浮于上，或肺气久虚，久病及肾，均可导致肾纳气失常，出现肾不纳气，见呼吸表浅，或呼多吸少、动则气喘等症。

2. 肾与形窍志液的关系

（1）在体合骨，其华在发　肾在体合骨，是指骨的生长、发育状态与肾精密切相关。肾藏精，精生髓，髓居骨中，齿为骨之余，齿和骨的生长、发育有赖于髓的充养。肾精充足，骨髓生化有源，骨髓充盈，齿、骨皆得所养，则骨骼轻劲有力，生长迅速，牙齿坚固；若肾精不足，骨髓生化无源，齿、骨失养，则骨软无力，或骨质脆弱，易于骨折，生长缓慢，牙齿松动甚则脱落。

髓分骨髓、脊髓和脑髓，皆由肾精所化生。肾精的盛衰，不仅影响骨髓的充盈，还影响脊髓和脑髓的充盈。脊髓上通于脑，脑由髓聚而成，故称脑为髓海。肾精充足，化髓充脑，脑得所养，则思维敏捷，府精神明；肾精不足，不能化髓充脑，髓海空虚，脑失所养，则见头晕耳鸣、神疲乏力等。

肾其华在发。“发为血之余”，发的生长与润泽均有赖于肾中精气的充养和血液的濡养。肾藏精，精又能化血，血以养发。肾精充足，精能化血，血旺毛发得养，则毛发润泽、生长迅速；肾精亏虚，化血不足，毛发失养，则毛发早白，或枯槁脱落。

（2）在窍为耳及二阴　耳的听觉功能灵敏与否，与肾中精气盛衰密切相关。肾中精气充盛，髓海充盈，耳得所养，则听觉灵敏；肾中精气不足，髓海空虚，耳失所养，则出现耳鸣，听力减退，甚则耳聋。老年人肾中精气虚衰，故多听力减退。

二阴，指前阴和后阴。前阴是指排尿和外生殖器官，主排尿与生殖；后阴是指排便肛门，主排便。前阴生殖功能与肾精、肾气密切相关。肾精充足，肾气充盛，则精液及时溢泻，男女阴阳合而有子；肾精不足，肾气亏虚，则可致男子阳痿、早泄、少精、滑精、遗精及不育等，女子梦交、月经不调、不孕等。尿液的贮藏和排泄虽在膀胱，但必须依赖于肾的气化。肾的气化正常，则膀胱开合有度，小便正常；肾气化失常，则膀胱开合失司，可见尿频、尿多或尿少、尿闭或遗尿、尿失禁等小便异常。粪便的排泄，本属大肠的传化糟粕功能，但也与肾气的推动和固摄作用有关。若肾气不足，则推动无力而致气虚便秘，或固摄无权而致大便失禁，久泄滑脱。

（3）在志为恐　肾藏精而位于下焦，肾精化生的肾气，必须通过中上二焦，才能布散全身。恐使精气却而不上行，反而令气下走，使肾气不能正常布散，或肾气不固，导致二便失禁。

（4）在液为唾　唾是唾液中较稠厚的部分，出自舌下，为肾精所化，有润泽口腔和滋润食物、滋养肾精的作用。多唾或久唾，则可耗伤肾精。

二、六腑

（一）胆

胆为六腑之一，又属奇恒之腑。胆呈囊形，附于肝之短叶间，与肝相连。肝与胆又有经脉相互络属。

胆的主要生理功能是贮存和排泄胆汁，主决断。

1. 贮存和排泄胆汁　胆汁生成于肝，为肝之余气所化，贮存于胆。胆汁依赖肝的疏泄，注入小肠，以助食物的消化，使脾胃的运化功能得以正常进行。肝的疏泄正常，胆汁排泄畅达，脾胃运化健旺。肝的疏泄失常，胆汁的分泌排泄受阻，则影响脾胃运化，出现厌食、腹胀、腹泻等症；胆汁上逆，则表现为口苦，甚则呕吐胆汁。若湿热蕴结肝胆，以致肝失疏泄，胆汁外溢，浸渍肌肤，则发为黄疸，出现目黄、身黄、小便黄等症。

2. 主决断　胆具有判断事物、做出决定的作用。胆与肝相表里，肝主谋虑、胆主决断的功能，必须相互配合，才能做出正确的决断。若胆气豪壮，则善于应变，判断准确，当机立断；若胆气虚弱，则善恐易惊，胆怯怕事，谋虑不决。

胆的形态似腑，胆汁直接帮助食物的运化，故为六腑之一。因胆藏精汁而无传化水谷的功能，故又属奇恒之腑。

（**思考：**怎样理解胆既属于六腑，又属于奇恒之腑？）

（二）胃

胃位于腹腔上部，膈下，上口为贲门接食管，下口为幽门通小肠。胃腔称为胃脘，分为上、中、下三部。胃的上部为上脘，包括贲门；胃的下部为下脘，包括幽门；上下脘之间的部分称为中脘。

胃的主要生理功能是主受纳、腐熟水谷，主通降。

1. 主受纳、腐熟水谷　受纳，是接受和容纳的意思；腐熟，即指水谷经胃初步消化后变成食糜的过程。饮食入口，经食管容纳于胃，需有一定停留时间及经胃的初步消化，故胃有“水谷之海”“太仓”之称。水谷经胃的腐熟，下传于小肠，其精微物质经脾的运化而营养全身。若胃的受纳与腐熟水谷功能失常，可能出现胃脘胀痛、纳呆厌食，或多食善饥等症。

2. 主通降　是指胃将经过初步消化的食糜下输小肠，以进一步消化吸收的功能。胃的通降是受纳的前提条件，胃气以降为和，以通为用。只有胃气和降，才能保证水谷不断下输和消化吸收。若胃失通降，则胃气郁滞，可出现脘腹胀满、食欲减退；胃气上逆，则见恶心、呕吐、嗳气、呃逆等症。

（三）小肠

小肠位于腹中，其上口与胃在幽门相接，下口与大肠在阑门相连，是一个比较长的、呈迂曲回环叠积之状的管状器官。

小肠的主要生理功能是主受盛化物和主泌别清浊。

1. 主受盛化物　受盛，即接受，以器盛物之意；化物，即消化、化生精微之意。小肠主受盛化物是指小肠接受经胃初步消化的食糜，并进一步消化吸收，将水谷化为精微。若小肠的受盛化物功能失常，可出现腹胀、腹痛、便溏等症。

2. 主泌别清浊　泌，即分泌；别，即分别。清，指水谷精微；浊，指食物残渣及糟粕。小肠泌别清浊是指小肠将经过消化后的饮食物，分为水谷精微和食物残渣两部分，小肠将水谷精微吸收，再经脾运化输送至全身，同时把食物残渣下输大肠。小肠吸收水谷精微的同时，也吸收大量的水液，故又有“小肠主液”之说。小肠泌别清浊功能正常，则水液与糟粕各走其道而二便正常。如小肠泌别清浊失常，则水走大肠，可见小便短少、泄泻、便溏等症。

（四）大肠

大肠位于腹中，其上口在阑门处接小肠，其下端连肛门。大肠的上段称为回肠，下段称为广肠。大肠是一个管道器官，呈回环叠积之状。

大肠的主要生理功能是主传化糟粕和主津。

1. 主传化糟粕 大肠接受由小肠下传的食物残渣，吸收其中多余的水液，形成粪便后经肛门排出体外，即燥化作用。如大肠传导失常，则出现排便异常，常见的有大便秘结或泄泻。若湿热蕴结大肠，大肠传导失常，还会出现腹痛、里急后重、下痢脓血等症；大肠实热，肠液干涸，可见大便秘结。大肠的传导功能还与胃气的通降、肺气的肃降、脾气的运化及肾的气化与固摄作用有关。

2. 大肠主津 大肠接受由小肠下传的含有大量水液的食物残渣，将其中的水液吸收，参与体内的水液代谢，故说“大肠主津”。大肠主津功能失常，则大肠中的水液不能吸收，水与糟粕俱下，可出现肠鸣、腹痛、泄泻等症；若大肠实热，消灼津液，或大肠津亏，肠道失润，则大便秘结不通。

（五）膀胱

膀胱位于下腹部，居肾之下，大肠之前，是一个中空囊状器官。其上有输尿管与肾相连，其下有尿道，开口于前阴。

膀胱的主要生理功能是贮存和排泄尿液。

1. 贮存尿液 人体的津液通过肺、脾、肾等脏的作用，布散全身，发挥其滋养、濡润机体的作用。其代谢后的浊液则下归于肾，经肾的气化，升清降浊，其清者复上归于肺，再宣发、肃降，以资人体利用；浊者下输膀胱，化为尿液，贮存于膀胱。

2. 排泄尿液 当膀胱内尿液贮存到一定的量时，在肾及膀胱的气化作用下，尿液及时适量排出体外。若膀胱气化失常，可出现小便不利或癃闭；若膀胱失约，则见尿频、遗尿、尿失禁等症。

（六）三焦

三焦的含义有二：其一为六腑之一；其二为单纯的部位概念。

1. 六腑之三焦 三焦作为六腑之一，其内涵尚待统一。如在形态方面，《难经》提出“有名而无形”的说法，引起后世医家的长期争论，至今仍未取得一致的认识。但对其生理功能认识是一致的，其主要生理功能如下。

（1）通行元气 元气是人体生命活动的原动力，根源于肾，通过三焦而充沛于全身，所以三焦是元气运行的通道。三焦通行元气的功能，关系到全身的气化作用。

（2）运行水液 三焦具有疏通水道、运行水液的作用，是水液升降出入的道路。三焦水道通利，水液才能正常代谢。

2. 部位之三焦 作为部位的概念，三焦是上、中、下三焦的合称。上焦、中焦、下焦的划分和各自的功能特点如下。

（1）上焦如雾 上焦为膈以上的部分，包括心、肺两脏及头面部。上焦的生理特点是主宣发、卫气，输布水谷精微和津液，发挥营养和滋润作用，如雾露之溉，故称“上焦如雾”。

（2）中焦如沤 中焦为膈以下、脐以上的部分，包括脾、胃、肝、胆等脏腑。中焦主受纳、腐熟水谷，运化水谷精微和津液，化生气血，有如酿酒，故称“中焦如沤”。

（3）下焦如渎 下焦为脐以下的部分，包括小肠、大肠、肾、膀胱、女子胞等。下焦主泌别清浊、排泄糟粕和尿液，有如水浊不断向下疏通、向外排泄，故称“下焦如渎”。

三、奇恒之腑

脑、髓、骨、脉、胆、女子胞，总称为奇恒之腑。由于它们的形态似腑，多为中空的管腔性器官；而功能似脏，都是贮藏阴精的器官，似脏非脏，似腑非腑，故名奇恒之腑。

脑、髓、骨、脉、胆、女子胞六者之中，胆既属于六腑，又属于奇恒之腑，已在六腑中述及；骨、髓和脉分别于肾、心的有关内容中介绍；故本节只叙述脑及女子胞。

（一）脑

脑位于颅内，由髓汇聚而成。

脑的主要生理功能是主宰生命及精神活动，主感觉运动。

1. 主宰生命及精神活动　脑为元神之府，是生命的枢机，是产生认识、情感、意志和行为的器官，主宰人体的生命活动。人处理各项事情及睡梦现象，都是脑功能活动的结果，可见，脑是人体极其重要的器官，是人的生命之本。脑主宰生命及精神活动正常，则表现为精神饱满、意识清楚、思维敏捷、记忆力强、语言清晰、情志正常；反之，则会出现精神萎靡、反应迟钝、记忆力下降、狂躁易怒甚或昏愦等。

2. 主感觉运动　人的视、听、嗅、触等与脑有密切关系。脑主感觉运动正常，则视物精明、听力聪颖、嗅觉灵敏、感觉正常、运动如常、轻劲有力；若脑病而感觉运动失常，则出现视物不清、听觉失聪、嗅觉不灵、感觉迟钝、运动乏力、懈怠安卧。如髓海不足，可出现头晕、目眩、耳鸣等症。

（二）女子胞

女子胞，又称胞宫、子宫、子脏等，位于小腹部，在膀胱之后，直肠之前，其下口称子门或胞门，与阴道相连，呈倒置的梨形。

女子胞的主要生理功能是主月经和孕育胎儿。

1. 主月经　月经是女子生殖功能发育成熟后周期性子宫出血的生理现象，是脏腑、经脉、气血及天癸作用于胞宫的结果。在肾中精气充盛的作用下，女子二七，即十四岁左右，产生天癸。在天癸的作用下，任脉通，太冲脉盛，女子胞发育成熟，月经按期来潮，并具备生殖能力。女子七七，即四十九岁左右，肾中精气渐衰少，天癸渐竭，冲任二脉气血渐少，地道不通，进入绝经期，生殖能力丧失。若女子胞主月经的功能异常，则可出现月经不调，如闭经、月经过多或过少、崩漏。女子以血为本，月经为血液所化。脏腑之中，心主血，肝藏血，脾统血且为气血生化之源，故月经的来潮与心肝脾等脏的生理功能密切相关。

2. 主孕育胎儿　月经正常来潮后，女子胞就具备了生殖孕育胎儿的能力。受孕之后，月经停止来潮，脏腑、经络、气血皆下注于冲任，到达胞宫以养胎。冲任亏虚，气血不能下注胞宫，可使胎元失养；热扰胞宫，可使胎动不安。

四、脏腑之间的相互关系

人体以五脏为中心，与六腑相配合，以精气血津液为物质基础，通过经络的联络作用，脏与脏、脏与腑、腑与腑、脏与奇恒之腑之间密切联系，将人体构成一个有机整体。它们在形态结构、生理功能及病理变化等方面相互协调、相互为用、相互影响。

（一）脏与脏之间的关系

1. 心与肺　心肺同居上焦，心主血而肺主气，因此心与肺的关系，主要是气和血的关系。

心主血脉，肺朝百脉；肺主气，参与宗气的生成，宗气贯通心脉。血的运行虽为心所主，但必须依赖肺气的推动；宗气要贯通心脉，又必须得到血的运载，才能敷布全身。肺朝百脉，助心行血，是血液正常运行的必要条件；而只有血液正常循行，才能保证肺司呼吸的正常进行。由于宗气具有贯心脉、司呼吸的功能，加强了血液循行和呼吸之间的密切联系。若肺气虚弱，宗气不足，则血运无力，心血瘀阻，症见心悸、胸闷、胸痛等；反之，心气不足，心阳不振，血行不畅，则肺失宣降，或肺气上逆，症见胸闷、咳喘等。

2. 心与脾 心主血脉，脾主统血，且为气血生化之源，所以心与脾之间的关系主要体现在血液的生成和运行方面。

心主血脉，心血供养于脾以维持其正常的运化功能。脾气升清，将水谷精微上输心肺，化赤为血；脾为气血生化之源，脾气健运，血化有源则能充实心血。病理上，若脾虚失于健运，化源不足，或不能统血，致血溢脉外，均可使心血亏虚；心血不足，无以养脾，又可致脾气虚弱，形成心脾两虚之证，临床常见精神萎靡、面色无华、眩晕、心悸、失眠、多梦、腹胀、食少、体倦乏力等症。

心主血脉，脾主统血。血在脉内运行而不致溢出脉外，既依赖心气的推动，又需要脾气的统摄。心气不足，行血无力，或脾气虚损，统摄无权，均可导致血行失常的病理状态，或见气虚血瘀，或见气虚失摄的出血。

3. 心与肝 心主血脉而肝藏血，心主神志而肝主疏泄、调畅情志，故心与肝的关系主要体现于血液的运行和精神、情志的调节方面。

心主血脉，推动血液运行至全身；肝贮藏血液，调节血量，二者相互配合，共同维持血液的正常运行。心气旺盛，心血充盈，则血行正常，肝有所藏；肝藏血充足，疏泄有度，随人体生理需求进行血量调节，也有利于心行血的功能正常进行。若心血亏虚，则肝无所藏；肝不藏血，则肝血不足，心血亦虚。

心藏神，肝主疏泄而调畅气机，心肝两脏相互配合，共同维持正常的精神、情志活动。心血充盈，心神健旺，有助于肝气疏泄，情志调畅；肝疏泄正常，情志调畅，有助于心神内守。肝失疏泄，升发太过，气火上逆，可引动心火上炎，心神被扰；心火偏亢，也能导致肝升发太过，肝火上炎。

4. 心与肾 心与肾的关系主要体现在水火、阴阳的相济。

心在五行属火，位居于上而属阳；肾在五行属水，位居于下而属阴。从阴阳、水火的升降理论来说，在下者以上升为顺，在上者以下降为和。心火必须下降于肾，与肾阳共同温煦肾阴，使肾水不寒；肾水必须上济于心，与心阴共同涵养心阳，使心火不亢。心肾阴阳、升降的动态平衡，维持着心肾功能的协调，称为心肾相交或水火既济。肾阴不足，不能上济于心，导致心火偏亢；心阳不振，不能下温于肾，导致水寒不化，均可使心肾之间阴阳平衡失调。这种心肾相交关系的破坏而导致的病理变化，统称为心肾不交或水火失济。临床常表现为心烦失眠、心悸健忘、头晕耳鸣、腰膝酸软、遗精梦交等症。

（**思考：**怎样理解心肾相交？）

5. 肺与脾 肺主气，通调水道；脾为气血生化之源，主运化水液。故肺与脾的关系主要表现在气的生成和水液的运化方面。

在气的生成方面，肺吸入自然之清气，脾运化水谷精气，二者合而为宗气。在气的生成过程中，脾所化生的水谷之气，需依赖肺气的宣发、肃降才能敷布；而肺的生理功能活动所需的津气，要靠脾运化水谷精微来供养。脾气虚损，运化无权，生气不足，常可导致肺气不足；肺气久虚，影响气的生成，也可导致脾气虚弱。

津液代谢过程中，肺的宣发、肃降以通调水道，有助于脾运化水液；脾气运化，散精于肺，不仅是肺通调水道的前提，而且为肺功能活动提供了物质基础。肺脾两脏协调配合，相互为用，是保证津液正常输布与排泄的重要环节。若脾失健运，水湿内停，聚而成为痰饮，可影响肺的宣发、肃降，出现痰嗽喘咳；肺失宣降，水道不利，水液停滞，也可生湿困脾，导致脾失健运。

6. 肺与肝 肺主肃降，肝主升发。肺与肝的关系，主要表现在气机的升降方面。

肺居高位，为五脏六腑之华盖，其气以降为顺；肝位膈下，主疏泄，其气宜升发向上。肺降肝升，二者相互协调，是全身气机调畅的一个重要环节。如果肺失肃降，燥热下行，累及于肝，可致肝失条达，疏泄不利；反之，肝失疏泄，气郁化火，或升发太过，气火上冲，均会灼伤肺金，导致肺失清肃，出现咳逆上气、咯血等症。

7. 肺与肾 肺主气，肾主纳气；肺主宣发、肃降以通调水道，肾主水。故肺与肾的关系主要体现在呼吸运动和津液代谢方面。

肺主气而司呼吸，肾藏精而主纳气。人体呼吸运动虽由肺所主，但需肾的纳气功能协助，才能使肺吸入的清气下归于肾，以维持呼吸的深度。若肾气不足，摄纳无权，则气浮于上；或肺气久虚，久病及肾，可致肾不纳气，出现气短喘促、动则加剧等症。

在水液代谢方面，肺宣发、肃降而通调水道有赖于肾阳的温煦与气化；肾的气化及升清降浊，有赖于肺的肃降作用使水液下达于肾。如果肺失宣降，不能通调水道，可影响肾主水，出现尿少、水肿等症；或肾阳虚衰，蒸腾气化功能减退，关门不利，则水气内停，上泛射肺，出现咳喘、水肿等症。

8. 肝与脾 肝主疏泄，主藏血；脾主运化，主统血，为气血生化之源。肝与脾之间的关系主要表现在疏泄与运化的密切相关及血液运行方面。

肝疏泄正常，气机调畅，能协调脾胃升降，并疏利胆汁，输于肠道，促进脾胃的运化；脾气健旺，运化正常，水谷精微充足，气血生化有源，肝体得以濡养而使肝气冲和条达，有利于肝主疏泄。若肝失疏泄，气机郁滞，则影响脾气健运，形成肝气犯脾、肝脾不和的病理变化，出现情绪抑郁、胸闷太息、腹胀纳呆、肠鸣泄泻等症；或脾失健运，水湿内蕴化热而熏蒸肝胆，则肝失疏泄，出现黄疸等症。

脾运化健旺，生化有源，则血液化生来源充足，而且在脾主统血的作用下不会溢出脉外，如此血量充盈，使肝有所藏；肝血充足，则肝体得养，疏泄有度，血量得以正常调节。若脾气虚弱，血液生化乏源，或血失统摄而致血虚，则肝无所藏，导致肝血不足；或肝藏血不固，血液流失，则脾失所养，导致脾气虚弱。

9. 肝与肾 肝主疏泄，肝藏血；肾主闭藏，肾藏精。故肝与肾的关系主要体现在精血同源及疏泄与封藏两方面。

肝藏血，肾藏精，精与血之间可以相互滋生和转化。血液的化生，有赖于肾精的充足；肾中精气的充足也有赖于血液的滋养。所以精能生血，血可以化精，故称精血同源或肝肾同源、乙癸同源。肾精不足可影响肝血，导致肝血亏虚；或肝血亏虚，可致肾精不足，形成肝肾精血两虚。

肝主疏泄，肾主闭藏，二者相互制约、相反相成。肝气疏泄可使肾气开合有度，肾气闭藏以制肝气疏泄太过，表现为女子月经来潮和男子正常排精。肝肾藏泄失调，则导致女子月经紊乱，经量过多或闭经；男子遗精滑泄或阳强不泄等症。

10. 脾与肾 脾主运化水液，肾主水；脾为后天之本，肾为先天之本。故脾与肾的关系主要体现在先天与后天的密切相关及水液代谢方面。

脾主运化，化生精微，有赖于肾阳的温煦；肾藏精，肾中精气靠脾运化的水谷精微培育和充养。脾与肾之间存在先天温后天、后天滋养先天的关系。若肾阳不足，不能温煦脾阳；或脾阳久虚，进而损及肾阳，均可导致脾肾阳虚。

脾主运化水液，须有肾阳的蒸腾气化；肾主水，又有赖于脾气的转输，脾肾两脏相互协调，共同完成水液代谢。脾虚不运或肾虚不化，均可致水肿、尿少。

（二）腑与腑之间的关系

六腑以“传化物而不藏”为共同的生理功能特点，因此六腑之间的关系主要体现于饮食消化、吸收和排泄过程中的相互联系与密切配合。

食物经口摄入，受纳于胃，经过胃的腐熟和初步消化，下传于小肠，再经小肠的泌别清浊，其清者为水谷精微，吸收后经脾转输而营养全身，并将水液渗入膀胱，在肾的气化作用下生成尿液排出体外；其浊者为食物残渣，下达于大肠，经过大肠对水液的吸收后，将糟粕形成粪便排出体外。在食物的消化吸收过程中，还有赖于胆汁排泄以助消化，以及三焦疏通水道以渗水液的作用。

六腑传化水谷，需要不断地受纳、消化、传导和排泄，所以六腑的传化宜通而不宜滞。在传化过程中，保持虚实更替的状态，胃实而肠虚，肠虚而胃实。食物在胃肠中更替传化而不久留，六腑才能正常地完成传化物的生理功能，所以有“六腑以通为用”之说。

六腑之间在病理上相互影响，如胃有实热，消灼津液，必致大肠失润，传导不利而大便秘结；而大肠燥结，腑气不通，则使浊气上逆，胃失和降，出现口臭、呕秽等症；小肠实热，可使膀胱不利，产生小便短赤、溲时热痛等症；胆火炽盛，胆气犯胃，则出现口苦、泛吐胆汁等症。

六腑病变多表现为传化不通，故治疗上又有“六腑以通为补”之说。

（三）脏与腑之间的关系

脏与腑的关系，是脏腑阴阳表里配合关系。脏属阴主里，腑属阳主表；一脏一腑、一阴一阳、一里一表相互配合，并有经脉相互络属，从而构成了脏腑之间的密切关系。

1. 心与小肠 主要体现在心阳温煦、心血濡养与小肠主化物、泌别清浊密切相关。

心主血脉，心阳之温煦，心血之濡养，有助于小肠的化物功能；小肠主化物，泌别清浊，吸收水谷精微和水液，其中浓厚的部分经脾气转输于心，化血以养其心脉。如心有实火，可移热于小肠，引起尿少、尿赤、尿痛等症；小肠有实热，也可循经上炎于心，可见心烦、舌赤糜烂的等症。

2. 肺与大肠 主要体现在肺的肃降与大肠的传导密切相关。

肺气清肃下降，调畅气机并布散津液，能促进大肠的传导，有利于糟粕的排出；大肠传导正常，糟粕下行，也有利于肺气的肃降。若肺失清肃，津液不能下达，则大肠传导功能受阻，可致肠燥便秘；或大肠实热，腑气不通，又可影响肺的肃降，出现胸满咳喘等症。

3. 脾与胃 主要体现在水谷纳运相得、气机升降相因、阴阳燥湿相济等方面。

胃主受纳，脾主运化，二者相互为用，协调配合；脾主升清，胃主降浊，脾升胃降不仅是水谷精微输布和食物残渣下行的动力，而且是人体气机上下升降的枢纽。脾喜燥恶湿，胃喜润恶燥，二者必须燥湿相济，各得所宜。脾与胃纳运协调，升降相因，燥湿相济，共同完成食物的消化、吸收及水谷精微的输布，并化生气血津液以滋养全身。若脾为湿困，运化失职，清气不升，可影响胃的受纳与通降，而见纳呆、呕恶、脘腹胀满；若饮食不节，食滞胃脘，浊气不降，也可影响脾的运化与升清，而出现腹胀、泄泻等症。

4. **肝与胆** 主要表现在同司疏泄、虑决相成方面。

胆附于肝，胆汁受肝之余气而成，其贮藏与排泄有赖于肝的疏泄；而胆汁的排泄畅通，有利于肝主疏泄功能的发挥。肝与胆在生理上密切相关，病理上相互影响。肝病及胆，胆病及肝，常肝胆同病，如肝胆火旺、肝胆湿热等。此外，肝主谋虑，胆主决断，谋虑后必当决断，而决断又来自谋虑，肝胆相济，勇敢乃成。

5. **肾与膀胱** 主要表现在尿液的生成和排泄方面。

肾主水，开窍于二阴，膀胱为水腑。膀胱的贮尿和排尿功能，有赖于肾的气化和固摄作用。肾气充足，固摄有权，膀胱开合有度则小便排泄正常。若肾气不足，气化失常，固摄无权，则膀胱开合失度，可见小便不利或失禁、遗尿、尿频等症。

【附】

五脏本质的现代研究简介

一、心

心气所发挥的心脏功能对左心室功能有促进和调控作用，通过左心室舒缩功能的增强来增加心脏每搏输出量和心排血量，对全身血运起推动作用。心气功能旺盛，既对中枢神经的功能与调节有明显的促进作用，也是增强细胞免疫功能的一个重要方面。心气虚者心率加快，左室功能降低，每搏输出量、心排血量减少，射血分数、左室小轴缩短率均减小。此外，心气虚者全血比黏度、全血还原黏度、血细胞比容增高，红细胞电泳时间延长，并随心气虚损加重而加重。

二、肺

肺主司呼吸功能是通过肺气宣发肃降来实现的。对肺气功能的研究主要运用肺功能检测、肺血流图、血气分析、神经内分泌检查、免疫功能检查等方法。肺气充沛，宣肃协调，则通气功能增强，肺活量、深吸气量、肺最大通气量、补呼气量、第一秒肺活量等肺功能指标均正常。肺朝百脉，促进气血运行，改善组织器官的供血、供氧，有助于心脏收缩功能及外周血液的循行。肺气虚和肺阴虚患者的免疫功能紊乱，自由基及微量元素具有一定的改变。肺气虚证患者存在神经－内分泌－免疫系统功能紊乱，主要表现为迷走神经功能亢进，肾上腺皮质功能低下。肺气虚患者血管紧张素、醛固酮等水平增高，并且存在通气功能障碍，气道阻塞，NK 细胞活性下降等。

三、脾

脾气健运则胃肠道激素分泌正常，非特异性免疫、细胞免疫、体液免疫等功能健全，免疫调节良好。脾气虚证主要表现为唾液分泌减少，唾液淀粉酶活性比值降低，胃泌酸功能低下，尿 D－木糖排泄率下降，胃肠功能紊乱，胃肠黏膜线粒体数量减少及其超微结构受损，胃肠道激素异常等。脾气虚还表现血清淀粉酶、胃蛋白酶、胰淀粉酶、同工酶、胰脂肪酶活性降低，机体免疫功能低下，免疫调节紊乱，自主神经调节失常。

四、肝

肝气疏泄对神经功能有调节作用，体现在参与神经－内分泌－免疫网络的整体调节。肝藏血，能调节血量，素有“血库”之称。肝脏是合成血浆蛋白的主要场所，血液中的白细胞、多数凝血因子以及大部分球蛋白都在肝脏合成，与血液系统的生理病理密切相关。肝脏病变时，影响凝血因子合成，易出现多种出血表现。中医肝病患者中，大多有不同程度自主神经功能失调，且肝郁型居多，交感神经偏亢者为多数。肝阳上亢者均有自主神经功能紊乱，主要是交感神经功能偏亢，用平肝潜阳法治疗后则自主神经兴奋性降低。高脂血症等糖脂代谢紊乱性疾病患者临床多见肝郁气滞、肝郁脾虚、肝阳上亢等与“肝”相关的证候，伴见痰湿、瘀浊等症状表现，采用“调肝启枢化浊”方药可显著提高调脂、降糖、改善胰岛素抵抗，抗动脉粥样硬化的疗效。研究慢性肝炎中医辨证分型与免疫功能的关系，发现肝郁气滞、肝胆湿热、肝肾阴虚及肝郁血虚各型血淋巴细胞转化率、E－玫瑰花环形成率均明显低于正常。

五、肾

对下丘脑－垂体－靶腺轴以及免疫网络方面的大量研究表明，肾脏功能对下丘脑－垂体－肾上腺皮质轴、下丘脑－垂体－性腺轴、下丘脑－垂体－甲状腺轴及下丘脑－垂体－性腺胸腺轴的功能有调节作用。肾脏功能与神经－内分泌－免疫系统功能密切相关，而且在这个调节网络中，下丘脑起决定作用。肾虚患者的红细胞糖酵解与氧化强度有差异，肾虚患者24小时尿17－羟皮质类固醇含量较正常值低，经补肾治疗后均有所改善。肾阳虚的实质是垂体－肾上腺皮质兴奋性低下，应用温补肾阳的方法治疗可提高垂体－肾上腺皮质系统的兴奋性。肾虚证还表现为免疫功能低下、清除氧自由基功能减退、性腺功能衰退等。

重点小结

		主要生理功能或功能关系	与形窍志液的关系
脏腑	心	主血脉，主神明	在体合脉，在窍为舌，在志为喜，在液为汗
	肺	主气、司呼吸，主宣发和肃降，通调水道，朝百脉、主治节	在体合皮，其华在毛，在窍为鼻，在志为忧，在液为涕
	脾	主运化，主升清，主统血	在体合肉，主四肢，在窍为口，在志为思，在液为涎
	肝	主疏泄，主藏血	在体合筋，其华在爪，在窍为目，在志为怒；在液为泪
	肾	藏精，主生长、发育与生殖，主水，主纳气	在体合骨，生髓，其华在发，在窍为耳及二阴，在志为恐，在液为唾
奇恒之腑	胆	贮存和排泄胆汁，主决断	
	胃	主受纳、腐熟水谷，主通降	
	小肠	主受盛化物，泌别清浊	
	大肠	传化糟粕和主津	
	膀胱	贮存和排泄尿液	
	三焦	通行元气，运行水液	

续表

	主要生理功能或功能关系		与形窍志液的关系
	脑	主宰生命及精神活动，主感觉运动	
	女子胞	主月经和孕育胎儿	
	心与肺	主要体现在气和血的关系	
	心与脾	主要体现在血液的生成和运行方面	
	心与肝	主要体现于血液的运行和精神、情志的调节方面	
	心与肾	主要体现在水火、阴阳的相济	
	肺与脾	主要表现在气的生成和水液的运化方面	
	肺与肝	主要表现在气机的升降方面	
	肺与肾	主要体现在呼吸运动和津液代谢方面	
脏脏关系	肝与脾	主要表现在疏泄与运化及血液运行方面	
	肝与肾	主要体现在精血同源及疏泄与封藏的关系两方面	
	脾与肾	主要体现在先天与后天相关及水液代谢方面	
	心与小肠	心阳温煦、心血濡养与小肠主化物、泌别清浊密切相关	
	肺与大肠	肺的肃降与大肠的传导密切相关	
	脾与胃	水谷纳运相得、气机升降相因、阴阳燥湿相济	
	肝与胆	同司疏泄，虑决相成	
	肾与膀胱	尿液的生成和排泄	

学习方法

脏腑是人体内脏的总称，学习之要在于根据脏腑不同的生理特点，区分五脏、六腑、奇恒之腑。然后把握五脏的生理功能及五脏与形窍志液的关系。还要掌握六腑与奇恒之腑的生理功能。人体以五脏为中心，与六腑相配合，以精气血津液为物质基础，通过经络的联络作用，脏与脏、脏与腑、腑与腑、脏与奇恒之腑之间密切联系，从而构成一个有机整体。在关系上着重把握脏与脏、脏与腑的生理功能及病理变化。

扫码“学一学”

第二节　气血津液

气血津液是构成人体和维持人体生命活动的基本物质，是脏腑、经络等组织、器官进行生理活动的物质基础，也是脏腑生理活动的产物。因此，气血津液与脏腑、经络等组织之间始终存在着相互依存、相互为用的密切关系。

一、气

（一）气的基本概念

气是人体内活力很强、运行不息的极精微物质，是构成人体和维持人体生命活动的基本物质。

气是古代人们对自然现象的一种朴素认识。古代哲学家认为，气是构成宇宙的最基本物质，宇宙间的一切事物都是由气所构成。不仅由气构成宇宙，而且气的升、降、聚、散等运动变化还引起世界的运动变化。古代哲学家的朴素唯物主义观点被引进医学领域后，在中医学中逐步形成了气的基本概念。中医学把人体看成自然界的一部分，认为气是构成人体的基本物质，并以气的运动变化来阐释人体的生命活动。气运行不息，推动各种生理功能活动，维系着人体生命的过程，人体脏腑、组织的生理功能就是气的功能的体现。

（二）气的生成

人体之气，其源有三：禀受于父母的先天之精气，饮食物中的水谷之精气和存在于自然界的清气。通过肺、脾、胃和肾等脏腑的生理功能的综合作用，将三者结合起来而生成。

先天之精气，来源于父母生殖之精，在人出生之前已经形成。父母之精交合结聚，形成人体之胚胎。因此胚胎中就已包含着受之于父母的先天之精，从而成为人体生长、发育和繁衍后代的最根本物质基础。先天之精气藏于肾中，依赖于肾的闭藏固摄。

水谷之精气，来源于饮食物。人出生之后，即开始摄入乳食。饮食入胃，经过腐熟，再经脾的运化生成水谷精微后输布全身，成为人体气血化生的主要来源。

自然界的清气，需要依靠肺的呼吸功能才能吸入。人自离开母体，呼吸就已开始，通过肺司呼吸，自然之清气不断被吸入体内，成为人体气的主要来源。

从气生成的来源可见，除与先天禀赋、后天饮食营养及自然环境等状况有关外，还与脾、胃、肾、肺的生理功能关系密切。脾、胃、肾及肺的生理功能正常并相互协调，人体的气才能充沛；反之，如果脾、胃、肾及肺的生理功能失常，则影响气的生成。在气的生成过程中，脾胃的运化功能尤为重要，因为人出生之后，必须依赖饮食的营养才能维持生命活动，而人体从饮食物中摄取营养物质，又全赖于胃的受纳、腐熟及脾的运化转输，才能将其营养物质化为水谷精微并输布于全身。同时，先天之精气也必须依赖水谷精气的充养，才能逐渐充盛而发挥其生理效应。

（三）气的运动

由于气的不断运动变化，才产生了人体的各种生理活动。气的运动，称为气机。气的运动形式可以归纳为升、降、出、入四种基本形式。

升，是指气自下而上运行；降，是指气自上而下运行；出，即气由内向外运行；入，即气由外向内运行。气机是人体各种生理活动的基础，只有在脏腑、经络等组织器官的生理活动中，才能得到具体的体现。脏腑的生理活动也体现出该脏腑气机的运动特征，如肺的功能，呼气是出，吸气是入，肺气宣发属升，肃降属降；脾胃的功能，脾主升清，胃主降浊等。

气的升和降、出和入，是对立统一的矛盾运动。从局部来看，不是每一脏腑都具有升降出入的运动形式，而是各有侧重。但从整个机体的生理活动来看，则升与降、出与入之间，必须协调平衡，才能维持正常的生命活动。气的升降出入运动的协调平衡，称为气机调畅。

如果升降出入运动的平衡失调，则称为气机失调。常见的形式主要有：气机运行不畅，阻滞不通，称为气滞；气机上升太过或下降不及，称为气逆；气机上升不及或下降太过，称为气陷；气机失于内守而外泄，称为气脱；气机失于外达而郁闭于内，称为气闭。

（四）气的功能

1. 推动作用　是指气具有激发和促进作用。气是功能极强的精微物质，能激发和促进人体的生殖、生长、发育以及各脏腑、经络等组织器官的生理功能；推动血液的生成和运行；推动津液的生成、输布和排泄。若气的虚衰导致推动作用减弱，可见生长发育迟缓或早衰、脏腑经络功能减退、血虚、血瘀、痰湿、水饮等病证。

2. 温煦作用　是指气通过气化生热以温煦机体。人体各脏腑、经络、组织、器官，必须在气的温煦作用下进行正常的生理活动；血及津液等要依赖气的温煦才能正常循行；人体的体温依靠气的温煦以维持恒定。所以，气是人体热量的来源。若气的温煦作用失常，可出现体温低下、畏寒喜热、四肢不温、脏腑功能衰退、血和津液运行迟缓等现象；若气滞不通，聚而生热，导致气郁化火，可出现恶热喜冷、发热、心烦躁扰等热象。

3. 防御作用　是指气有护卫肌肤、抗御邪气的作用。气的防御作用，一方面可以抵御外邪的入侵，另一方面可以驱邪外出。所以气的防御功能正常，邪气不易入侵；或虽有侵入，也不易发病；即使发病，也易于治愈。若气的防御作用减弱，则机体抵御邪气的能力下降，一方面易染疾病，另一方面患病后难以痊愈。因此气的防御作用与疾病的发生、发展及转归密切相关。

4. 固摄作用　是指气能统摄控制体内液态物质及对脏器位置的固护作用。具体表现为固摄血液，使血液循脉而行，防止其溢出脉外；固摄汗液、尿液、唾液、胃液、肠液等，控制其分泌量、排泄量，防止体液丢失；固摄精液，防止妄泄；固护胃、肾、胞宫、大肠等脏器，不致下移。气的固摄作用减弱，可导致体内液态物质的大量丢失。如气不摄血，可见各种出血；气不摄津，可见自汗、多尿、小便失禁、流涎、泛吐清水、泄下滑脱等；气不固精，可见遗精、滑精、早泄等；气虚下陷，可见胃、肾、胞宫下垂及脱肛。

5. 气化作用　是指通过气的运动而产生的各种生理功能效应。具体表现为精、气、血、津液各自的新陈代谢及相互转化。如饮食物转化成水谷精微，然后再化生为气、血、津液等；津液经过代谢，转化成汗液和尿液；饮食物经过消化、吸收以后，其残渣转化成糟粕等，都是气化作用的具体体现。若气化失常，可影响气血、津液的代谢，饮食物的消化与吸收，汗液、尿液和粪便等的排泄，导致各种代谢的病理变化。

（思考：气机与气化有何关系与区别？）

（五）气的分类

人体的气，从整体而言，是由肾中精气、脾胃化生的水谷精气和肺吸入的自然清气，在肺、脾、胃、肾等脏腑的综合作用下生成，并充沛于全身。由于其主要组成成分、分布部位和功能特点不同，气又有不同的名称及分类。

1. 元气　又名原气、真气，是人体最基本、最重要的气。元气根源于肾，由肾中精气所化生，以禀受父母的生殖之精为基础，又赖后天水谷精气的充实与培育。故元气的盛衰与肾及脾、胃的功能密切相关。

元气发于肾，通过三焦循行全身，内而五脏六腑，外而肌肤腠理，无处不至。

元气有推动人体生长、发育和生殖，激发和调节各脏腑、经络等组织器官生理功能的作用，为人体生命活动的原动力。元气充沛，则脏腑功能旺盛，机体强健而少病。先天禀赋不足，或后天失养，或久病耗损，均可导致元气虚衰，致使人体生长、发育迟缓，各脏腑、组织功能低下等。

2. 宗气 是由肺吸入的自然清气与脾胃运化的水谷精气在胸中相合而成。宗气的盛衰与肺、脾胃的功能密切相关。

宗气积聚于胸中，上出咽喉。贯注心肺之脉；下蓄丹田，经气街注入足阳明胃经而下行。

宗气的主要功能：一是上出喉咙，促进肺司呼吸；二是贯通心脉，以推动气血的运行。凡语言、声音、呼吸的强弱，以及气血的运行，心搏的强弱和节律，肢体的活动和寒温等均与宗气的盛衰有关。若宗气不足，可出现气短、喘促、呼吸急迫、气息低微、肢体活动不便、心搏无力或节律失常等症。

3. 营气 是行于脉中、具有营养作用之气。因其富于营养，故又称荣气。营气与血的关系密切，营气行于脉中，又能化生血液，故又常称营血。营气与卫气相对而言，属于阴，故又称营阴。

营气的主要功能是化生血液和营养全身。营气主要来源于脾胃运化的水谷精气，由水谷精气中的精华部分所化生。营气分布在血脉之中，成为血液的组成部分。营气循脉上下，运行全身，为人体五脏六腑、四肢百骸提供营养，是脏腑、经络等组织、器官生理活动必需的物质基础。若营血亏虚，可出现头晕目眩、唇淡无华、女子月经量少或闭经等症。

4. 卫气 是运行于脉外之气。卫气与营气相对而言，属于阳，故又称卫阳。

卫气主要来自脾胃运化的水谷精气，由水谷精气中的活力最强、卫外最有力的部分组成。卫气经肺的宣发，运行于脉外，皮肤之中，分肉之间，熏于肓膜，散于胸腹。

卫气的主要功能：一是护卫肌表，抗御外邪；二是温煦脏腑，润泽皮毛；三是调节肌腠的开合，控制汗液的排泄，维持体温的恒定。

营气和卫气，皆以水谷精气为主要的生成来源。营在脉中，卫在脉外；营主内守而属于阴，卫主外卫而属于阳，二者之间必须协调，才能维持正常的腠理开合、体温调节和防御功能。若营卫不和，则可出现恶寒发热、无汗或汗多、体虚易感外邪。

（**思考**：营气与卫气有何区别和联系？）

二、血

（一）血的基本概念

血，即血液，是循行于脉中的富有营养的红色液态物质，是构成人体和维持人体生命活动的基本物质。

脉是血液运行的通道，全身的血都在脉中流行，所以脉又称血府。如因某种原因，血溢出脉外，称为出血；流到脉外之血，称为离经之血。

（二）血的生成

血主要由营气和津液所组成。营气和津液都来源于脾胃化生的水谷精微，故称脾胃是气血生化之源。血液生成的过程，是饮食物经胃的腐熟和脾的运化，转化成水谷精微，水谷精微经脾的升清而上输于肺，通过心肺的气化作用，注之于脉，化而为血。因此，水谷精微是血液化生的主要来源。此外，精血同源，精血可以相互资生及转化，精可以化血。肾中精气充盛，对于血液的生成也起着促进作用。

（三）血的运行

血在脉中循环运行，心、肺、脾、肝、脉构成了血的循环系统。

心主血脉，心气是推动血液运行的动力，血液在心气的推动下，运行至全身，发挥营养作用；肺主气和朝百脉，促进宗气生成，并调节全身气机，能助心行血，推动和调节血液运行；脾主运化且能统血，脾气健运，气能摄血，气血生化有源，则血脉充盈，血行脉中；肝藏血，根据人体动、静的不同情况，能调节脉中血量，肝主疏泄以调畅气机，能促进血液运行。因此，血液运行是在心、肺、脾、肝等脏器功能的相互协调下进行的，其中任何一脏的功能失常，都可引起整个血液运行的失常。

（**思考：**血液的生成与正常运行与哪些脏腑的功能密切相关？）

（四）血的功能

1. 滋润和濡养作用　血液对全身的脏腑、经络、形体、官窍均起着滋润和濡养作用，以维持其正常的生理活动。血液充盈，各得所养，则面色红润、肌肉丰满壮实、毛发和皮肤润泽、脏腑功能旺盛；血液亏虚，则出现面色萎黄、毛发枯槁、筋骨萎弱、肌肉瘦消、脏腑功能下降等症。

2. 濡养神志　血液是神志活动的物质基础。心神活动依赖于血液的濡养。血液充盈，心神得养，则精力充沛、神志清晰、思维敏捷；血液亏虚，心神失养，则可见精神萎靡、失眠多梦、健忘等症。

三、津液

（一）津液的基本概念

津液是人体内一切正常水液的总称，包括各脏腑、组织、器官的内在体液及其正常的分泌物，如胃液、肠液、涕、泪、唾等。津液也是构成人体和维持人体生命活动的基本物质。

津液是津和液的总称。津和液虽同属于水液，但二者在性状、分布和功能上有所不同。性质较清稀，流动性较大，布散于体表皮肤、肌肉和孔窍，并能渗注于脉中，起滋润作用的部分，称为津；性质较稠厚，流动性较小，灌注于骨节、脏腑、脑、髓等部位，起濡养作用的部分，称为液。二者可以相互转化，所以常并称。只是在发生伤津、伤液与脱液不同的病理变化时，在辨证论治中加以区分。

（二）津液的生成输布和排泄

津液的生成输布与排泄是一个复杂的生理过程，涉及多个脏腑的一系列生理活动。

津液来源于饮食水谷。津液的生成，首先依靠胃和小肠对饮食水谷中水分和营养的吸收。其中，胃通过受纳、腐熟及小肠通过泌别清浊，将水谷中营养和水分大部分吸收，并把水谷精微转输于脾，经过脾的运化生成津液，再布散至全身。因此，津液的生成主要是由胃、小肠、脾等共同完成。

津液的输布，主要依赖于脾的运化、肺的通调水道、肾的气化和三焦决渎行水等脏腑功能的协同作用。脾接受胃及小肠转输的水谷精微并生成津液后，一方面将其输向全身的脏腑、组织、器官；另一方面则散精于肺。肺接受从脾转输的津液，通过宣发将津液输布至全身体表；通过肃降将津液下输于肾和膀胱。肾接受由肺肃降而至的津液，通过蒸腾气化，把其中富于营养的部分再上输于肺，代谢后的浊液化为尿液下输膀胱。三焦能决渎行水，是水液升降出入的通道。

津液的排泄，有尿液、汗液、呼气及粪便四个方面。通过肺将宣发至体表的津液化为汗液而排出；通过肺的呼气排出部分水液；通过肾将下输膀胱的水液经气化后化为尿液而排泄；通过大肠的传导，随粪便排出少量水液。

（思考：津与液有何区别？在津液的生成输布排泄过程中相关脏腑各起什么作用？）

（三）津液的功能

1. 滋润和濡养作用 津液能润泽皮毛、肌肤，滋润和濡养各脏腑、组织、器官，润滑和保护口、眼、鼻等孔窍，充养骨髓、脊髓、脑髓，滑利关节。通常津以滋润为主，液以濡养为主。如津液亏虚，则可见肌肤干燥、毛发枯槁、口燥咽干、两目干涩、关节屈伸不利等症。

2. 营养和化生血液 血和津液的生成均来源于水谷精气。津液能渗注于脉中，与营气结合，变化而赤为血，成为血的组成部分。若津液亏耗过多，不能化生血液，则易导致血液亏虚，出现津枯血燥等证。

四、气血津液之间的相互关系

气、血、津液的性状及其功能各有特点，但三者均来源于脾胃所化生的精气，是构成人体和维持人体生命活动的基本物质。三者之间在生理功能上相互依存、相互为用；在病理情况下相互影响。因此，三者之间存在着极为密切的相互关系。

（一）气与血的关系

气属阳，血属阴，气与血之间存在着相互资生、相互依存、相互制约、协调配合的密切关系。通常概括为气为血之帅，血为气之母。

1. 气为血之帅

（1）气能生血 指气参与并促进血液的生成。具体体现在两个方面：一是营气能够化生血液，是血液生成的主要物质基础；二是气的运动变化是血液生成的动力。在脏腑之气的作用下，从摄入的饮食物转化成水谷精微，再化生成营气和津液，进一步化赤而为血，每一环节均依赖于气化作用。所以气能生血，气旺则化生血的功能强健；气虚则化生血的功能减退，导致血虚。因此，在临证中，治疗血虚病证时，常配合补气药以增强疗效。

（2）气能行血 血的运行，有赖于气的推动，气行则血行。若气虚则血行无力；气滞则血行不畅，甚则血瘀；气逆则血随气逆，导致各种出血。所以临床治疗血行失常的病变时，常配伍补气、行气、降气等药物，以获得较好疗效。

（3）气能摄血 是指气能统摄血液循行于脉中，而不致溢出脉外。气的摄血功能，主要通过脾气来实现。若其气虚而固摄血液的功能减弱，即气不摄血，则导致各种出血病证。对此类出血证的治疗，宜采用补气健脾的方法，益气以摄血来达到治疗目的。

2. 血为气之母

（1）血能载气 血是气的载体，气存于血中，依附于血而运行达全身。若血不载气，气无所依附，则会浮散无根而发生虚脱。故凡血虚者，皆有气虚；大失血者，气也随之而脱。

（2）血能养气　血为气的功能活动提供营养，使气保持充盛。故血盛则气充，气旺则血足。气虚则血虚，血虚气失所养，也可致气虚。

（二）气与津液的关系

气属阳，津液属阴。气与津液的关系和气与血的关系极其相似。

1. 气能生津　气是津液生成的物质基础和动力。津液来源于饮食物。从饮食物到化生津液，运输至全身，都是在胃、肠、脾等脏腑之气的作用下进行的。这一系列的气化过程正常，则津液得以化生。如果脾胃之气虚，化生津液乏力，则津液不足，出现气阴两虚之证。

2. 气能行津　是指津液的输布和排泄，均有赖于气的推动和气化作用。由于脾气的转输、肺气的宣发肃降和肾气的蒸腾气化，津液输布于全身而环周不休；津液代谢后转化为汗液和尿液排出体外，也通过气的气化作用完成。因此，气的升降出入运动正常，津液的代谢才能维持平衡，所谓气行则津行。气虚或气滞，则推动无力或流通不畅而引起津液停聚，形成水湿、痰饮等。

3. 气能摄津　气的固摄作用控制津液的排泄，以防止其无故流失，维持津液代谢的平衡。气虚不能摄津，则可导致体内津液大量流失，出现多汗、多尿、遗尿等症。

4. 津能载气　气属无形，当附着有形之津液，故津液也为气之载体。因此，当津液大量外泄时，气也随之丧失，即气随津脱。临床中，多汗、多尿、大吐、大泻等津液大量流失之时，气虚也明显可见，如少气懒言、肢倦乏力等症。

（三）血与津液的关系

血与津液的关系可概括为津血同源与互渗互化。

血与津液均来源于水谷精微，故有津血同源之说。血在脉中，津在脉外。津液可以渗过脉管，进入脉中，与营气结合，变化而赤为血，成为血的组成部分；脉中的血液，也可以渗出脉外，由血液中的成分化为脉外的津液。可见津液与血是相互渗透转化的。失血过多，脉外的津液大量渗注于脉内，可致脉外津液不足，出现口渴、尿少、皮肤干燥等症；反之，津液大量耗损，不仅渗入脉内之津液不足，甚至脉内的一部分也可渗出于脉外，形成血脉空虚、津枯血燥之证。因此，临床对于失血者，不宜使用汗法治疗；汗、吐、下等伤津者，不宜使用破血、逐血之法治疗。

（**思考**：如何理解气与血之间的关系？）

重点小结

内容		重点
气血津液	气	气的概念、生成、功能；元气、宗气、营气、卫气各自的概念、生成、分布、功能
	血	概念、生成、运行、功能
	津液	概念、生成、输布、排泄、功能
	相互关系	气与血、气与津液、津液与血间的化生与功能关系

学习方法

气、血、津液均是构成人体和维持人体生命活动的基本物质。学习之要在于把握它们各自的生成、分布和生理功能，以及对它们之间基本关系的理解，结合前期阴阳、五行及藏象等理论的学习加以贯通，再联系后续内容，在其应用内容中加深体会。

扫码“学一学”

第三节　经　络

经络学说是研究人体经络系统的生理功能、病理变化及其与脏腑间相互关系的学说，它是中医学理论体系中的重要组成部分。

经络学说是我国古代人民在长期的医疗实践中，从针灸、推拿等各方面积累了实际经验，并结合当时的解剖生理知识，逐步总结起来的理论。长期以来，经络学说在医疗实践中起着重要的作用，对于针灸、推拿及临床其他各科均有着重要的意义。

一、经络的概念

经络是运行气血、联络脏腑肢节、沟通上下内外的通路，是经脉和络脉的总称。经和络二者在体内的循行方向和分布深浅各不相同。经是经络系统纵行的主干；络是经脉别出的分支，纵横交错，网络全身。经脉大多循行于深部，有一定的循行路径；络脉循行于较浅的部位。经络内属于脏腑，外络于肢节，把人体的五脏六腑、四肢百骸、五官九窍、皮肉筋脉等组织联结成一个有机的整体，使人体各部分的功能活动保持相对的协调和平衡。

二、经络系统的组成

（一）经脉

经脉主要有正经、奇经、经别三类。

正经有十二条，分为手三阴经、足三阴经、手三阳经、足三阳经，合称为十二正经。十二正经是气血运行的主要通道，它们有一定的起止部位、一定的循行路线和交接顺序，在肢体的分布和走向有一定的规律，与脏腑有直接的络属关系，相互之间构成表里关系。

奇经有八条，即督脉、任脉、冲脉、带脉、阴维脉、阳维脉、阴跷脉、阳跷脉，合称为奇经八脉。奇经具有统率、联络和调节十二经气血的作用，它们与十二经脉不同，与脏腑没有直接的络属关系，相互之间也无表里关系。

经别是十二经脉中别出的重要分支，又称十二经别。其作用主要是加强十二经脉中相为表里的两经之间的联系，并补充正经的不足。

（二）络脉

络脉是经脉的分支，循行部位较经脉为浅，大多没有一定的循行路线。络脉分为别络、浮络、孙络三类。

别络有十五条，是络脉中的主要部分，由十二经脉各分出一支别络，再加上任脉、督脉各有一支别络和脾之大络，合称十五别络。别络具有加强十二经脉相为表里两经之间在体表的联系，并能通达某些正经所没有到达的部位，可补充正经之不足，还有统领一身阴阳诸络的作用。

浮络是循行于人体浅表部位而常浮现的络脉。

孙络是最细小的络脉，属络脉的再分支，分布全身，难以计数。

此外，尚有十二经筋、十二皮部。十二经筋是十二经脉之气结、聚、散、络于筋肉、关节的体系，有约束骨骼、主司关节屈伸运动的作用。十二皮部是十二经脉的功能活动反映于体表的部位。经络系统构成示意见图 2－1。

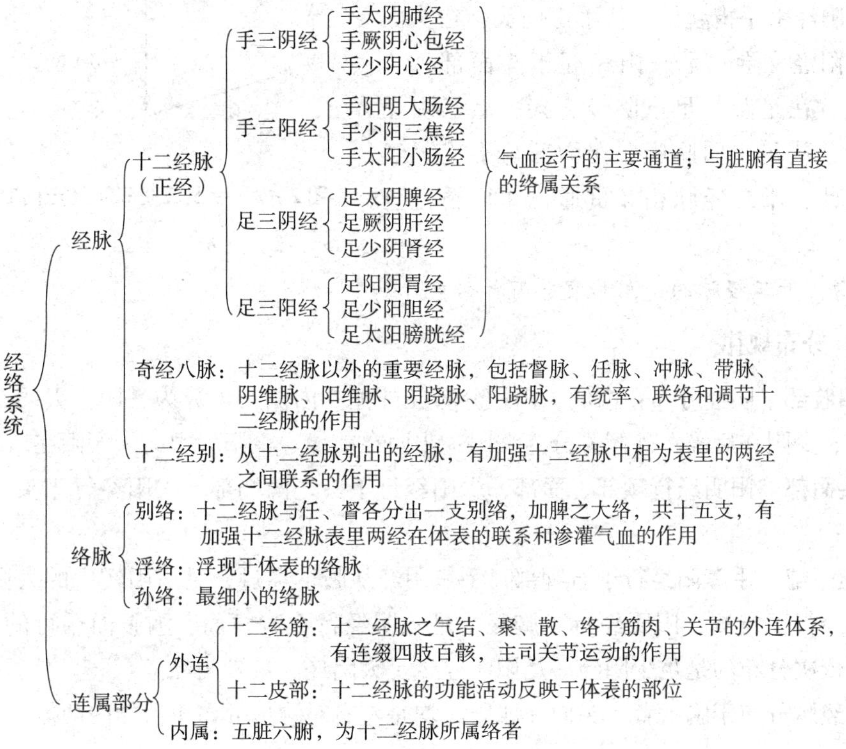

图 2－1 经络系统构成示意

（思考：何谓经络？经络系统是如何组成的？）

三、十二经脉

（一）名称

十二经脉的名称包括手或足、阴或阳、脏或腑三个部分。手经循行于上肢，足经循行于下肢。阴经循行于四肢内侧，属脏；阳经循行于四肢外侧，属腑（表 2－1）。

表 2－1 十二经脉名称分类

	阴经（属脏）	阳经（属腑）	循行部位（阴经行内侧，阳经行外侧）
手	太阴肺经	阳明大肠经	上肢前缘
	厥阴心包经	少阳三焦经	上肢中线
	少阴心经	太阳小肠经	上肢后缘

续表

	阴经（属脏）	阳经（属腑）	循行部位（阴经行内侧，阳经行外侧）
足	太阴脾经	阳明胃经	下肢前缘
	厥阴肝经	少阳胆经	下肢中线
	少阴肾经	太阳膀胱经	下肢后缘

（二）走向与交接规律

十二经脉的走向和交接规律是：手三阴经起于胸中，从胸走向手，在手指处与手三阳经交会；手三阳经由手指起始，从手走向头，在头面部与足三阳经交会；足三阳经起于头面部，从头走向足，在足趾与足三阴经交接；足三阴经起于足趾，从足走向胸腹，在胸部与手三阴经交接。如此，十二经脉相互贯通，并且循行全身（图2－2）。

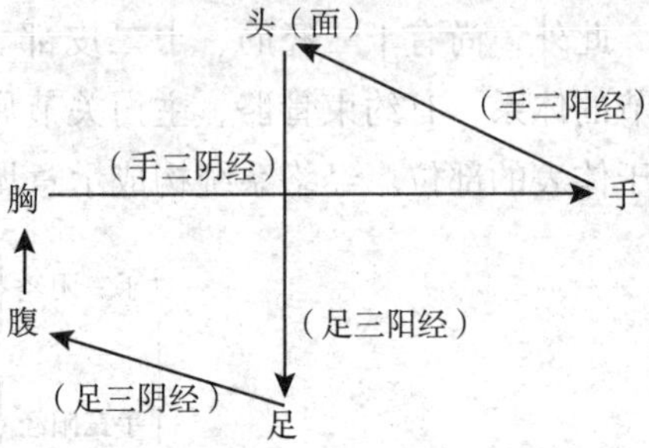

图2－2　手足三阴三阳经走向交接示意

（**思考**：十二经脉的走向和交接有什么规律？）

（三）分布规律

1. 四肢部　阴经分布在内侧，阳经分布在外侧。内侧又再分为三阴：太阴在前缘、厥阴居中间、少阴在后缘；外侧又分为三阳：阳明在前缘、少阳居中间、太阳在后缘。

2. 头面部　阳明经行额部、面部，少阳经行于头之两侧部，太阳经行于头顶、面颊及头后部。

3. 躯干部　手三阳经行于肩胛部；手三阴经从腋下经过；足三阳经中的太阳经行于后背，少阳经行于身侧，阳明经行于胸腹；足三阴经行于胸腹面。胸腹面循行的四条经脉，自内向外依次分布的是足少阴经、足阳明经、足太阴经、足厥阴经。

十二经脉分布于胸、背、头面、四肢，均是左右对称地分布于人体的两侧。

（四）表里关系

手足三阴三阳经通过经别和别络相互沟通，组合成六对表里相合关系，分别是：手太阴肺经与手阳明大肠经相表里；手厥阴心包经与手少阳三焦经相表里；手少阴心经与手太阳小肠经相表里；足太阴脾经与足阳明胃经相表里；足厥阴肝经与足少阳胆经相表里；足少阴肾经与足太阳膀胱经相表里。

在体表，相为表里的两条经脉，都在四肢末端交接，都分别循行于四肢内外两个侧面的相对应位置。在体内，相为表里的两条经脉分别络属相为表里的脏腑。

（五）流注次序

十二经脉中的气血循环贯注，自手太阴肺经开始，逐经依次传至足厥阴肝经，再复注于手太阴肺经，首尾相贯，如环无端（图2－3）。

（六）十二经脉的循行部位

1. 手太阴肺经　起于中焦，下络大肠，还循胃口，通过膈肌，属肺，从肺系横行至胸部外上方，出腋下，沿上肢内侧前缘下行，过肘窝，入寸口，上鱼际，直出拇指桡侧端。

分支：从手腕后方分出，沿掌背侧走向示指桡侧端，交于手阳明大肠经。

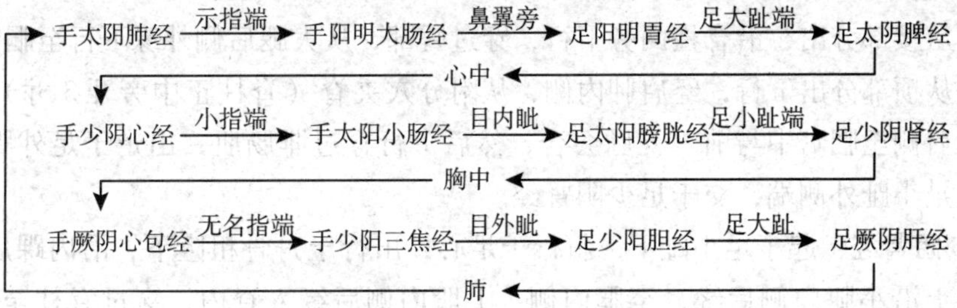

图 2－3　十二经脉流注次序

2. **手阳明大肠经**　起于示指桡侧端，经过手背部行于上肢伸侧前缘，上肩，至肩关节前缘，向后到第七颈椎棘突下，再向前下行入锁骨上窝，进入胸腔络肺，向下通过膈肌下行至大肠，属大肠。

分支：从锁骨上窝上行，经颈部至面颊，入下齿中，回出夹口两旁，左右交叉于人中，至对侧鼻翼旁，交于足阳明胃经。

3. **足阳明胃经**　起于鼻翼旁，夹鼻上行，左右侧交会于鼻根部，旁行入目内眦，与足太阳经相交，向下沿鼻柱外侧，入上齿中，还出，夹口两旁，还绕口唇，在颏唇沟处左右相交，退回沿下颌骨后下缘，沿下颌角上行过耳前，沿发际，到额前。

分支：从颌下缘分出，下行，沿喉咙向下后行至第七颈椎棘突下，折向前行，入锁骨上窝，深入体腔，下行穿过膈肌，属胃，络脾。

直行者：从锁骨上窝出体表，沿乳中线下行，夹脐两旁，下行至腹股沟处的气街。

分支：从胃下口幽门处分出，沿腹腔内下行至气街，与直行之脉会合，再沿大腿之前侧下行，至膝膑，向下沿胫骨前缘行至足背，入足第二趾外侧端。

分支：从膝下 3 寸处分出，下行入中趾外侧端。

分支：从足背分出，前行入足大趾内侧端，交于足太阴脾经。

4. **足太阴脾经**　起于足大趾内侧端，沿内侧赤白肉际，上行过内踝的前缘，沿小腿内侧正中线上行，在内踝上 8 寸处，交出足厥阴肝经之前，上行沿大腿内侧前缘，进入腹部，属脾，络胃。向上穿过膈肌，沿食管两旁上行，夹咽两旁，连舌根，散舌下。

分支：从胃分出，上行通过膈肌，注入心中，交于手少阴心经。

5. **手少阴心经**　起于心中，走出后属心系，向下穿过膈肌，络小肠。

分支：从心系分出，夹食管上行，连于目系。

直行者：从心系分出，退回上行经过肺，向下浅出腋下，沿上肢内侧后缘，过肘中，经掌后锐骨端，进入掌中，沿小指桡侧，出小指桡侧端，交于手太阳小肠经。

6. **手太阳小肠经**　起于小指外侧端，沿手背、上肢外侧后缘，过肘部，到肩关节后面，绕肩胛部，交肩上，前行入锁骨上窝，深入体腔，络心，沿食管，穿过膈肌，到达胃部，下行，属小肠。

分支：从锁骨上窝出，沿颈部上行到面颊，至目外眦，退行进入耳中。

分支：从面颊部分出，向上行于眼下，至目内眦，交于足太阳膀胱经。

7. **足太阳膀胱经**　起于目内眦，向上到达额部，左右交会于头顶部。

分支：从头顶部分出，至耳上角部。

直行者：从头顶分出，向后下行至枕骨处，进入颅腔，络脑，回出分别下行到项部，下行交会于第七颈椎棘突下，再分左右沿肩胛内侧、脊柱两旁（脊柱正中旁开 1.5 寸）下行，到达腰部，进入脊柱两旁的肌肉，深入体腔，络肾，属膀胱。

分支：从腰部分出，沿脊柱两旁下行，穿过臀部，从大腿后侧外缘下行至腘窝中。

分支：从项部分出下行，经肩胛内侧，从附分穴夹脊（脊柱正中旁开3寸）下行至髀枢，经大腿后侧至腘窝中与前一支脉会合，然后下行穿过腓肠肌，出走于足外踝后，沿足背外侧缘至足小趾外侧端，交于足少阴肾经。

8. **足少阴肾经** 起于足小趾下，斜行于足心，出行于舟骨粗隆下，沿内踝后，分出进入足跟，向上沿小腿内侧后缘，至腘内侧，上股内侧后缘入脊内，穿过脊柱至腰，属肾，络膀胱。

直行者：从肾上行，穿过肝和膈肌，进入肺，沿喉咙，到舌根两旁。

分支：从肺中分出，络心，注于胸中，交于手厥阴心包经。

9. **手厥阴心包经** 起于胸中，出属心包络，下行穿过膈肌，依次络于上、中、下三焦。

分支：从胸中分出，沿胸浅出胁部当腋下3寸处，向上至腋窝下，沿上肢内侧中线入肘，经腕部，入掌中，沿中指桡侧，出中指桡侧端。

分支：从掌中分出，沿无名指出其尺侧端，交于手少阳三焦经。

10. **手少阳三焦经** 起于无名指尺侧端，向上沿无名指尺侧至手腕背面，上行尺骨、桡骨之间，通过肘尖，沿上臂外侧上行至肩部，向前行入锁骨上窝，布于膻中，散络心包，穿过膈肌，依次属上、中、下三焦。

分支：从膻中分出，上行出锁骨上窝，至肩部，左右交会于第七颈椎棘突下，上行至项，沿耳后，直上出耳上角，然后屈曲向下经面颊部至目眶下。

分支：从耳后分出，进入耳中，出走耳前，经上关穴前，在面颊部与前一分支相交，至目外眦，交于足少阳胆经。

11. **足少阳胆经** 起于目外眦，向上至头角，再向下到耳后，再折向上行，经额部至眉上，又向后折至风池穴，沿颈下行至肩上，左右交会于第七颈椎棘突下，前行入锁骨上窝。

分支：从耳后进入耳中，出走于耳前，至目外眦后方。

分支：从目外眦分出，下行至大迎穴处，与手少阳经分布于面颊部的支脉相合，行至目眶下，再向下经过下颌角部，下行至颈部，与前脉会合于锁骨上窝后，进入体腔，穿过膈肌，络肝，属胆，沿胁里浅出气街，绕毛际，横向至环跳穴处。

直行者：从锁骨上窝下行至腋，沿胸侧，过季肋，下行至环跳穴处与前脉会合，再向下沿大腿外侧、膝关节外缘，行于腓骨前面，直下至腓骨下端，浅出外踝之前，沿足背行出于足第四趾外侧端。

分支：从足背分出，前行出足大趾外侧端，折回穿过爪甲，分布于足大趾爪甲后丛毛处，交于足厥阴肝经。

12. **足厥阴肝经** 起于足大趾爪甲后丛毛处，沿足背向上，至内踝前1寸处，向上沿胫骨内缘，在内踝上8寸处交出足太阴脾经之后，上行过膝内侧，沿大腿内侧中线进入阴毛中，绕阴器，至小腹，夹胃两旁，属肝，络胆，向上穿过膈肌，分布于胁肋部，沿喉咙的后边，向上进入鼻咽部，上行连于目系，出于额，上行与督脉会于头顶部。

分支：从目系分出，下行于颊里，环绕在口唇的里边。

分支：从肝分出，穿过膈肌，向上注入肺，交于手太阴肺经。

四、奇经八脉

奇经八脉是督脉、任脉、冲脉、带脉、阴跷脉、阳跷脉、阴维脉、阳维脉的总称。奇是奇异的意思，奇经八脉的分布与作用有异于十二正经；又因其与脏腑没有直接的相互络属，相互之间也没有表里关系，故称奇经。

奇经八脉纵横交错于十二经之间，具有加强十二经脉之间的联系，调节十二经气血的作用。凡十二经脉中气血溢满时，则流注奇经八脉，蓄以备用；当十二经脉气血不足时，则由奇经溢出给以补充。奇经八脉与肝、肾、脑、髓、女子胞等脏腑关系密切，它们在生理及病理上均相互联系、相互影响。

八脉之中，督、任、冲三脉最为主要，三者均起于胞中，同出会阴，称为一源三歧。

督脉循行于腰、背、项、头后部的正中线，上至头面，入脑，贯心、络肾，能总督一身之阳经，故称阳脉之海，与脑、髓、肾关系密切。任脉前行于腹、胸、颈、面部的正中线，总任一身之阴经，故称阴脉之海，并主胞胎。冲脉并足少阴肾经夹脐而上，环绕口唇，十二经脉均来汇聚，故称十二经之海，与妇女月经密切相关，又称血海。

（思考：何谓奇经八脉？总体生理功能如何？）

五、经络的生理功能及经络学说的应用

（一）经络的生理功能

1. 沟通表里上下，联系脏腑器官 十二经脉及其分支的纵横交错，入里出表，通上达下，相互络属于脏腑；奇经八脉联系沟通于十二正经；十二经筋、十二皮部联络筋脉皮肉，从而使人体各个脏腑、组织、器官有机配合和相互联系，构成了一个表里上下彼此间紧密联系、协调共济的统一体。经络的沟通联系主要表现在脏腑与脏腑之间、脏腑与外周肢节之间、脏腑与五官九窍之间、经脉与经脉之间的联系方面。

2. 通行气血，濡养脏腑组织 人体各个组织、器官均需气血的濡养，才能维持其正常的生理活动，而气血之所以能通达全身，发挥其营养脏腑、组织、器官的作用，必须依赖于经络的传注。

3. 传导作用 经络系统具有感应及传导针灸或其他刺激等各种信息的作用。对经穴进行刺激引起的感应及传导，称为得气，即被刺激的局部有酸、麻、重、胀的感觉或沿经脉走向传导。

4. 调节功能平衡 经络系统通过沟通联系、运输渗灌气血作用及经脉的感应传导作用，对各脏腑、形体、官窍的功能活动进行调节，使人体复杂的生理功能相互协调，维持阴阳的动态平衡。

（二）经络学说的应用

1. 阐释病理变化 在正常情况下，经络具有沟通联系、运行气血及感应传导作用，而在发生病变时，经络就成为传递病邪、反映病变及脏腑病变相互影响的途径。

由于经络内属于脏腑，外布于肌表，当体表受到病邪侵袭时，可通过经络由表及里、由浅入深，逐次向里传变而波及脏腑。经络也是脏腑与体表组织之间病变相互影响的途径，通过经络的传导，内脏的病变可以反映于体表，表现出某些或特定部位的异常，如足厥阴肝经抵小腹，布胁肋，故肝气郁结，常见两胁及小腹胀痛等。由于脏腑之间通过经络沟通联系，经络还成为脏腑之间病变相互影响的途径，如足厥阴肝经夹胃入肺，与足少阳胆经相表里，故肝病可侵犯肺、胃，或肝病及胆。

2. 指导疾病的诊断 根据分经辨证及腧穴指导诊断。

由于经络有一定的循行部位和络属脏腑，临床上可以根据疾病症状出现的部位，结合经络的循行及其所联系的脏腑，帮助诊断。如两胁疼痛，多为肝胆疾病；头痛在前额，多为阳明经病变；头痛在两侧，多为少阳经病变；头痛在项后，多为太阳经病变。经络都联系一定的穴位，穴位是经络、气血流行于体表的特殊部位，在病理情况下可以有异常反应。临床中可以观察穴位的压痛、肿胀、硬结，以及皮肤的色泽、丘疹、脱屑和其他形态改变来帮助诊断。

3. 指导疾病的治疗 经络学说广泛地运用于临床各科治疗，指导循经取穴和分经用药。

经络按其络属脏腑和循行部位，其经穴都有相应的主治范围和作用部位。针灸与按摩疗法，主要是对于某一经或某一脏腑的病变，选取病变邻近部位或较远部位上的穴位，进行治疗，以调整气、血，达到治疗目的。穴位的选取，首先必须按经络学说来进行辨证，断定疾病的所属及性质，根据经络循行分布来选定，即循经取穴。

药物治疗也以经络为渠道，通过经络的传导转输，使药到病所，发挥治疗作用。古代医家在长期临床实践中，根据某药物对某脏腑、经络所具有的特殊选择性作用，创立了药物归经理论。根据经络学说对药物性能进行分类，指导临床用药。如头痛的治疗，属太阳经病变者，宜用羌活；属阳明经病变者，宜用白芷；属少阳经病变者，宜用柴胡等。羌活、白芷、柴胡不仅分别归经于太阳经、阳明经、少阳经，而且可以作为其他药物的引导，使其他药物也能分别归于上述各经而发挥作用。

此外，临床针刺麻醉、耳针、电针、穴位埋线、穴位结扎等治疗方法，也都是在经络学说的指导下创立和发展起来的。

（思考：如何理解经络的生理功能？）

重点小结

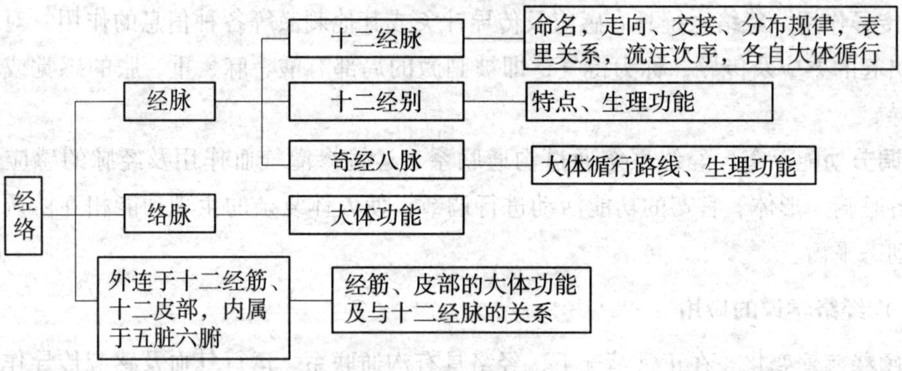

学习方法

学习之要在于对经络系统的组成及功能，十二经脉的名称、分布规律、走向与交接规律、表里关系、流注次序，奇经八脉的特点及其功能等内容的把握，为相关学科对经络知识的应用提供理论指导。

扫码“学一学”

第四节 体　质

中医体质学说是研究正常人体体质的形成、特征、类型、差异及其与疾病发生、发展关系的学说。体质学说是中医学对人体认识的一个组成部分，在指导疾病的诊断、治疗及养生保健等方面，均具有重要的意义。

一、体质的概念

体质是在先天及后天生长、发育过程中各种因素的作用下所形成的形态结构、生理功能和心理状态方面综合的相对稳定的个体特征。

体质是人群在生理共性的基础上，不同个体所具有的生理特殊性。每个人都有自己的体质特点，体现于健康或疾病的过程中。在生理上表现为体格、体型、功能、代谢及对外界刺激反应等方面的个体差异；在病理上表现为对某些病因和疾病的易感性，或病变类型及转归的倾向性。

二、体质的形成及其影响因素

体质禀受于先天，长养于后天，因而体质的形成、发展和变化是机体内外环境多种复杂因素共同作用的结果。

（一）先天禀赋

先天禀赋是指个体出生之前在母体内所禀受的一切特征。先天禀赋是体质形成的基础，是人体体质强弱的前提条件。父母生殖之精的盈亏盛衰和体质特征决定着子代禀赋的厚薄强弱，从而影响子代的体质，表现出体质的差异，如身体强弱、肥瘦、高矮、肤色等，乃至先天性生理缺陷和遗传性疾病。在体质的形成过程中，先天禀赋确定了体质的“基调”，与后天各种因素相互作用，影响体质的形成和变化。

（二）年龄因素

体质是随着个体生、长、壮、老、已的不同阶段而不断变化的过程，不同的年龄阶段具有不同的特点。在生长、发育、壮盛以至死亡的过程中，脏腑精气由弱到强，又由盛至衰，一直影响着人体的生理功能和心理状态，决定体质的演变。小儿精气未充，稚阴稚阳，故其体质特点是脏腑娇嫩，形气未充，易虚易实，易寒易热；青壮年人一般精气血津液充盛，脏腑功能强健，故其体质强壮而稳定；老年人精气渐衰，故其体质特点是精气神日渐虚弱，阴阳失调，脏腑功能减退，代谢减缓，气血郁滞等。

（三）性别差异

由于男女在遗传性征、身体形态、脏腑结构等方面的差别，生理功能、心理特征也不同，因而男女体质各有特点。男为阳，多禀阳刚之气，脏腑功能较强，体魄健壮魁梧，能胜任繁重的体力和脑力劳动，性格多外向，粗犷，心胸开阔；女为阴，多禀阴柔之气，脏腑功能较弱，体形小巧苗条，性格多内向，喜静，细腻，多愁善感。男子以精气为本，易耗气伤精；女子以血为本，有经、带、胎、产、乳等特殊生理特点，故女子之病最易伤血。

（四）饮食营养

饮食五味各不相同，五脏六腑也各有所好，脏腑之精气阴阳需与五味阴阳相合而生。

饮食营养是决定体质强弱的重要因素。合理的膳食结构与饮食习惯，对维护和增强体质有很大影响。长期营养不良或营养不当，或饮食偏嗜，日久可致体内某些成分的增减等变化使脏气偏盛、偏衰，从而影响体质。如嗜食肥甘厚味，易助湿生痰，形成痰湿体质；过食辛温香燥之品，易伤津耗液，形成阴虚火旺体质；嗜食生冷寒凉之品，则易损伤脾胃阳气，形成阳虚体质。

（五）劳逸失度

劳，包括体力劳动与脑力劳动。适度的劳作可使筋骨强健，关节通利，气机调畅，气血调和，脏腑功能旺盛；适当的休息，有利于消除疲劳，恢复体力和脑力，维持人体正常的功能活动。劳逸适度，劳而不倦，有利于保持人体的身心健康，保持良好的体质状态。过度劳作，易于损伤筋骨，消耗气血，致脏腑精气不足，功能减弱，形成虚性体质；过度安逸，又可使机体气血运行迟缓，气机阻滞，脏腑功能减弱，形成痰瘀体质。

（六）情志因素

各种情志活动的产生，依赖于脏腑的功能活动。情志的变化，常伴随着脏腑形体的变化，从而影响体质状态。情志活动感物而发，既不可不及，又不可太过，贵乎中节。否则，不仅影响体质，还会导致疾病。所以，情志和调，则气血调畅，脏腑功能协调，体质强壮；情志不畅，或忧思抑郁，或急躁易怒，或善恐易惊等均可致脏腑功能失调，气机紊乱，影响体质状态，甚则导致体质改变。

（七）地理因素

不同地域具有不同的地理特征，包括地质、地貌、气候、水文、土壤、矿藏、生物等各种自然要素。人们生活在不同的地理环境条件下，受不同地理特征的影响。这些特征影响不同地域人群的饮食结构与习惯、居住条件、生活方式、社会民俗等，从而制约不同地域生存的不同人群的形态结构、生理功能和心理行为特征的形成和发展。同时，人类具有能动的适应性，由于自然环境条件不同，人类各自形成了与其生存环境条件相协调的自我调节机制和适应方式，从而产生并形成了不同自然条件下的体质特征。如北方人形体多壮实，腠理致密；东南之人多体形瘦弱，腠理偏疏松；滨海临湖之人，多湿多痰。

（**思考：**体质主要受什么因素影响？）

三、体质的分类

中医体质学说主要根据中医学阴阳五行、脏腑、精气血津液等基本理论，来确定人群中不同个体的体质差异性。其具体分类方法有阴阳分类法、五行分类法、脏腑分类法、体型肥瘦分类法、禀性勇怯分类法等。由于中医学用阴阳学说来阐述生命运动的规律，说明健康与疾病的问题，所以，中医学主要运用阴阳学说从生理功能特点对体质加以分类，即阴阳分类法。

（一）阴阳平和质

阴阳平和质是功能较协调的体质。

体质特征为：身体强壮，多胖瘦适度；面色与肤色虽有五色之偏，但都明润含蓄；目光有神，性格开朗、随和；食量适中，二便通调；舌红润，脉象缓匀有神；夜眠安和，精力充沛，反应灵活，思维敏捷，工作潜力大；自身调节和对外适应能力强。

阴阳平和质者，不易感受外邪，少生疾病。即使患病，多为表证、实证，易于自愈或治愈。如后天调养得宜，无暴力外伤、慢性疾病及不良生活习惯，其体质不易改变，易获长寿。

（二）偏阳质

偏阳质是具有亢奋、偏热、多动等特性的体质。

体质特征为：形体适中或偏瘦，但较结实；面色多略偏红或微苍黑，或呈油性皮肤；性格外向，喜动好强，易急躁，自制力较差；食量较大，消化、吸收功能健旺；大便易干燥，小便易黄赤；平时畏热喜冷，动则易汗出，喜饮水；唇舌偏红，苔薄易黄，脉多偏阳；精力旺盛，动作敏捷，反应灵敏，性欲较强。

偏阳质者，对暑、热等阳邪的易感性较强，受邪发病后多表现为热证、实证，并易化燥伤阴；皮肤易生疖疮；内伤杂病多见火旺、阳亢或兼阴虚之证；容易发生眩晕、头痛、心悸、失眠及出血等病证。

由于此类体质者阳气偏亢，多动少静，故日久必有耗阴之势。若调养不当，操劳过度，思虑不节，纵欲失精，嗜食烟酒、辛辣，则必将加速阴伤，发展演化为临床常见的阳亢、阴虚、痰火等病理体质。

（三）偏阴质

偏阴质是具有抑制、偏寒、多静等特性的体质。

体质特征为：形体适中或偏胖，但较弱，容易疲劳；面色偏白而欠华；性格内向，喜静少动，或胆小易惊；食量较小，消化、吸收功能一般；平时畏寒喜热；精力偏弱，动作迟缓，反应较慢，性欲偏弱。

偏阴质者，对寒、湿等阴邪的易感性较强，受邪发病后多表现为寒证、虚证；表证易传里或直中脏腑；冬天易生冻疮；内伤杂病多见阴盛、阳虚之证；容易发生湿滞、水肿、痰饮、瘀血等病证。

由于此类体质者阳气偏弱，长期发展，易致阳气虚弱，脏腑功能偏衰，水湿内生，从而形成临床常见的阳虚、痰湿、水饮等病理性体质。

应当指出，体质分类上所使用的阴虚、阳虚、阳亢以及痰饮、脾虚、肝旺等名词术语，与辨证论治中所使用的证候名称是不同的概念，它反映的是一种在非疾病状态下就已存在的个体特异性。

四、体质学说的应用

由于体质的特异性、多样性和可变性，形成了个体对疾病的易感倾向、病变性质、疾病过程及其对治疗的反应等方面的明显差异。因此，中医学强调因人制宜，并把体质学说与病因学、病机学、诊断学、治疗学和养生学等密切结合起来，以指导临床实践。

（一）说明个体对某些病因的易感性

体质决定对某种致病因素和某种疾病的易感性。中医病因学将某种体质容易感受相应病邪的特点，形容为同气相求。一般而言，偏阳质者，易感受暑、热之邪而耐寒；偏阴质者，易感受寒、湿之邪而耐热。

体质因素还决定发病的倾向性。体质有寒热强弱之别，不同个体又对某些病因的易感性不同，因而不同体质的人发病情况也不尽相同。一般而言，小儿脏腑娇嫩，体质未壮，易患咳喘、腹泻、食积等病；年高之人，五脏精气多虚，体质转弱，易患痰饮、咳喘、眩晕、心悸、消渴等病；肥人或痰湿内盛者，易患中风、眩晕；瘦人或阴虚之体，易患肺痨、咳嗽诸疾等。

此外，遗传性疾病、先天性疾病的发生，以及过敏体质的形成，也与个体体质密切相关。

（二）阐释发病原理

发病的机制，在于正气与邪气的相互作用。正气是决定发病的主导因素，邪气是发病的重要条件。体质的强弱决定正气的虚实。正气存内，邪不可干；邪之所凑，正气多虚；正气虚，则邪易乘虚而入。因此，疾病发生的内在因素很大程度上是指人的体质因素。

体质强弱决定发病与否及不同的发病状况。一般而言，体质强壮者，正气旺盛，抗病力强，邪气难以侵入人体致病；体质羸弱者，正气虚弱，抵抗力差，邪气易于乘虚侵入人体而发病。发病过程中，又因体质差异，或即时而发，或伏而后发，或时而复发，而且发病后的临床证候类型也因人而异。

此外，环境、饮食、劳逸、遗传、年龄、性别、情志等因素也可影响体质状态，与疾病的发生密切相关。

（三）解释病理变化

体质因素决定病机的从化。从化，即病情随体质而变化。人体感受邪气之后，由于体质的特殊性，病理性质往往发生不同的变化。如同为感受风寒之邪，阳热体质者得之，多从阳化热；阴寒体质者，则多从阴化寒。又如，同为湿邪，阳热之体得之，湿易从阳化热，而为湿热之候；阴寒之体得之，则湿易从阴化寒，而为寒湿之证。禀性有阴阳，脏腑有强弱，故机体对致病因素有化寒、化热、化湿、化燥等区别。

体质因素决定疾病的传变。传变是指疾病的变化和趋势，包括病变部位在脏腑、经络等之间的传递转移，以及疾病性质的转化和改变。患者体质不同，其病变不同，传变也因人而异。

体质主要从两个方面对疾病的传变发生作用。①通过影响正气的强弱，决定发病和影响传变：体质强壮者，正气充足，抗邪能力强，一般不易感邪发病，即便发病，也多为正邪斗争剧烈的实证，病势虽急，但不易传变，病程也较短暂；体质虚弱者，不但易于感邪，而且易深入，病情多变，易发生重证或危证。②通过决定病邪的从化而影响传变：素体阳盛阴虚者，感邪多从阳化热，疾病多向实热或虚热方面演变；素体阴盛阳虚者，则邪多从阴化寒，疾病多向实寒或虚寒方面转化。

（四）指导辨证

体质是辨证的基础，体质决定临床证候类型，突出的表现为同病异证和异病同证。同病异证即同一致病因素或同一种疾病，由于患者体质各异，其临床证候类型则有阴阳、表里、寒热、虚实之不同。如同样感受风寒，素体强壮、正气可以御邪于肌表者，表现为恶寒发热，头身疼痛，苔薄白，脉浮等风寒表证；而素体阳虚，正不胜邪者，一发病就出现寒邪直中脾胃的畏寒肢冷、纳呆食减、腹痛泄泻、脉象缓弱等脾阳不足之证。又如，同一地区、同一时期所发感冒，由于邪气性质不同、感邪轻重不同和体质的差异，证候类型就有风寒、风热、风湿、风燥等的不同。可见，体质是形成同病异证的决定因素。异病同证即不同的病因或不同的疾病，由于患者的体质在某些方面具有共同点，常会出现相同或相似的临床证型。如泄泻和水肿都可以表现出脾肾阳虚之证。体质是形成证的重要生理基础，因此，辨体质是辨证的重要依据。

（五）指导治疗

体质是治疗的重要依据。在疾病的防治过程中，按体质论治既是因人制宜的重要内容，又是中医治疗学的特色。

1. 因人论治　体质有强弱之分、偏寒偏热之别，因此必须结合体质辨证论治。在治疗中还应重视年龄、性别、地理环境、生活条件等因素造成的体质差异。

2. 同病异治与异病同治　由于体质决定证候类型，表现为同病异证或异病同证，在治疗上就有同病异治和异病同治。体质不同，即使同一疾病也可以出现不同的证候，故其治则异；反之，即使病因或疾病不同，由于患者的体质相同或相似，可出现相同的证候，故其治则同。

3. 用药宜忌　由于体质强弱、阴阳、寒热各不相同，临床用药也应因人而异。①结合药物性味选择用药：阴虚体质者，宜甘寒、酸寒、咸寒、清润，忌辛热温散；阳虚体质者，宜益火温补，忌苦寒泻火；气虚体质者，宜补气培元，忌耗散克伐等。②用药剂量因人而异：体质强壮者，用药剂量较大；体质虚弱者，用药剂量较小等。

4. 善后调理　是指疾病初愈或趋向恢复时，采取一定的措施以促其康复。主要包括药物治疗、食疗、精神及生活调摄等措施。这些措施的具体选择应用，都须视患者的体质特征而定。如体质偏阳者病后初愈，慎食温热及辛辣之品；体质偏阴者大病初愈，慎食滋腻药物和酸涩收敛之品。

（六）指导养生

养生的根本目的在于增强体质，预防疾病，增进身心健康。养生方法主要包括顺时摄养、调摄精神、起居有常、劳逸适度、动静相宜、饮食调养等。调养时应根据不同的体质特征，选择与体质相适宜的方法，才能获得良好的效果。

（**思考**：体质学说可应用于医学的哪些方面?）

扫码“练一练”

第三章　病因病机

学习目标

掌握　1. 六淫的概念和共同致病特点，六淫各自的致病特点及主要病理表现。
2. 七情的概念，七情内伤的致病特点。
3. 痰饮、瘀血的基本概念、形成原因和致病特点。
4. 阴阳失调内容的相关概念及病机。
5. 气血失调内容的相关概念及病机。
6. 津液代谢失常内容的相关概念及病机。
7. 发病的基本原理。
8. 病机的基本概念。
9. 邪正盛衰与虚实变化的关系。
10. 阴阳偏胜、偏衰、互损、格拒、亡失的概念与病机。
11. 气虚、气机失调（气滞、气逆、气陷、气闭、气脱）、血虚、血瘀、血热的概念与病机。

熟悉　1. 病因的概念及辨证求因的内涵。
2. 疠气的概念和致病特点。
3. 津液代谢失常的内容。

了解　1. 饮食失宜、劳逸失度的致病规律和特点。
2. 影响发病的主要因素。
3. 邪正盛衰与疾病发展转归的关系。
4. 气血关系失调、津液与气血关系失调的内容。

第一节　病　　因

扫码“学一学”

病因即导致疾病发生的原因。中医学认为，人体各脏腑组织之间，以及人体与外界环境之间，常态是维持动态平衡，从而保持人体正常的生理活动。当这种动态平衡因某些原因而遭到破坏，又不能立即自行调节得以恢复时，人体就会发生疾病。破坏人体相对平衡状态而引起疾病的原因就是病因。

致病因素是多种多样的，诸如气候异常、疫疠传染、七情太过、饮食劳倦、持重努伤、跌仆金刃外伤，以及虫兽所伤等，均可导致疾病的发生。此外，在疾病过程中，原因和结果是相互作用的，在某一病理阶段中是结果，在另一阶段中则可能成为原因，如痰饮、瘀血和结石等。

中医认识病因，除直接询问发病的经过及有关情况以推断病因外，主要是以病证的临床表现为依据，通过分析疾病的症状、体征来推求病因，为治疗用药提供依据，这种方法称为“辨证求因”。

（**思考**：如何理解“辨证求因”？）

一、外感病因

外感病因是指源于自然界而引起人体发病的原因，包括有六淫与疠气。

（一）六淫

六淫，即风、寒、暑、湿、燥、火六种外感病邪的总称。风、寒、暑、湿、燥、火在正常情况下，称为“六气”，是自然界六种不同的气候变化，它是万物生长变化的自然条件，也是人类赖以生存的自然条件。

气候变化异常，超过了一定限度，表现为六气太过（如夏天热极、冬天寒极）、六气不及（如暑天不热或冬天不冷）、非其时而有其气（如春应温而反寒）、气候变化过于急骤（如骤冷、骤热）等，超过人体的适应能力，就会使人发病，这时六气就变成六淫。实际六气与六淫的界定，关键在于机体是否发病。

1. 六淫致病的共同特点

（1）外感性　六淫病邪多从肌表、口鼻侵犯人体，自外而来。故初起多见表证，以恶寒、发热、舌苔薄白、脉浮为临床特征。

（2）季节性　六淫之邪，本为六气太过或不及，六气变化有一定的季节性，所以外感病常表现有一定的季节性，如冬天多寒病，长夏多湿病等。

（3）地区性　六淫致病常与居住地区和环境密切相关。在不同的地区，随气候不同而患病亦异。如西北高原地区多寒邪、燥邪为病；东南沿海地带多热邪、湿邪为病；久处潮湿环境中，则多湿病。

（4）相兼性　六淫邪气既可单独侵袭人体发病，又可两种或两种以上相兼而侵袭人体致病。如临床上的外感风热、风寒、寒湿等。

（5）转化性　六淫致病在一定条件下，其证候性质可以发生转化。如寒邪入里可化热，这主要是邪侵人体后据人的体质不同而发生相应的转化。

从临床上来看，六淫致病除气候因素外，还包括生物因素（细菌、病毒）、物理因素、化学因素等作用于人体所引起的病理变化，这些因素致病如表现出六淫致病之病象，也属六淫范畴。

2. 风　自然界中风邪致病，具有开泄、善动、升发等特性。风为春季的主气，但四季皆有风，故风邪引起的疾病虽以春季为多，但不限于春季。风邪的性质及致病特点如下。

（1）风为阳邪，其性开泄，易袭阳位　风为自然界之气的流动，而且风之流动多从草木树梢之动而显，故风邪具有善动而不居，升发、向上、向外的特性。由于善动而易犯于上，属于阳邪。其性开泄，是指风邪无孔不入，易使腠理疏泄而开张。所以风邪侵袭，易袭阳位，常伤及人体的上部（头面）、阳经和肌表，使皮毛腠理开泄，常出现头痛、眩晕、鼻塞、流涕、喷嚏、喉痒、肩背上肢疼痛、汗出、恶风、皮肤瘙痒等症状，故《素问·太阴阳明论》说：“伤于风者，上先受之。”

（2）风性善行而数变　善行，是指风邪致病具有病位游移、行无定处的特性。如风寒湿三气杂至引起的痹证，若见游走性关节疼痛，痛无定处，便属于风气偏盛的表现，故又称“行痹”或“风痹”。数变，是指风邪致病具有变幻无常和发病迅速的特性。如风疹就有皮肤瘙痒、发无定处、此起彼伏的特点。同时，以风邪为先导的外感疾病，发病多急，传变也较快。《素问·风论》“风者，善行而数变”即概括了风邪为病的这一特性。

（3）风性主动　风具有使物体摇动的特性，如风吹则树动，故风邪致病亦具有类似摇动的症状。大凡临床上见到的眩晕（有旋转或动态感）、抽搐等均可归属在风性主动的范围，所以《素问·阴阳应象大论》说："风胜则动。"

（4）风为百病之长　风性开泄，常兼合他邪而伤人，寒、湿、燥、热诸邪每多依附于风而侵犯人体，如外感风寒、风热、风湿等。所以风邪常为外邪致病的先导。此外，风邪袭人致病也多。故《素问·骨空论》说："风者，百病之始也。"

3. 寒　自然界中寒邪致病，具有寒冷、凝滞、收引等特性。寒即为阴气胜，其为冬季主气。寒邪的性质及致病特点如下。

（1）寒为阴邪，易伤阳气　寒为阴气盛的表现，其性属阴，即"阴盛则寒"。寒邪致病的首要特征是出现肢冷、畏寒、喜暖等清冷证候；"阴盛则阳病"，因此，感受寒邪，最易损伤人体阳气，使其失去正常的温煦，则可出现阳虚阴盛的寒证；若寒邪伤阳而致阳虚不能温运、固摄津液，便可产生大量清稀的分泌物和排泄物，如痰、涎、涕、泪、呕吐物、大小便及妇女白带等。所以，《素问·至真要大论》说："诸病水液，澄澈清冷，皆属于寒。"

（2）寒性凝滞　凝滞，即凝结、阻滞不通之意。人身气血津液之所以能运行不息，通畅无阻，全赖一身阳和之气的温煦推动。一旦阴寒之邪偏盛，阳气受损，则经脉气血失于温煦推动而阻滞不通。气血阻滞不通，不通则痛，故寒邪伤人多见疼痛症状。因此又说"寒性凝滞而主痛"。这类疼痛的特点是遇寒加重，得热减轻。如痹证中的痛痹，就是寒邪偏胜引起的以关节冷痛为主要特点的疾病。

（3）寒性收引　收引，即收缩牵引之意。寒邪侵袭人体，可使气机收敛，腠理、经络、筋脉收缩而挛急，故《素问·举痛论》说："寒则腠理闭，气不行，故气收矣。"如寒邪侵袭肌表，毛窍腠理闭塞，卫阳被郁不得宣泄，则可见恶寒发热、无汗等症状；寒客经络关节，经脉拘急收引，则可使肢体屈伸不利、头身疼痛、脉紧等。

4. 暑　为夏季的火热之邪，是夏季的主气，乃火热所化。暑邪致病具有明显的季节性，如《素问·热论》曰："先夏至日者为病温，后夏至日者为病暑。"主要发生于夏至以后，立秋之前。暑邪纯属外邪，无内暑之说。暑邪的性质及致病特点如下。

（1）暑为阳邪，其性炎热　暑为夏日火热之气所化，火热属阳，故暑为阳邪。暑邪伤人，多出现一系列阳热症状，如恶热、心烦、面赤、舌红、脉象洪大等。

（2）暑性升散，耗气伤津　暑为阳邪，阳性升发，故暑邪侵犯人体，可致腠理开泄，加之暑热在内蒸迫津液外泄，故每见大汗。汗出过多，则耗伤津液，津液亏损，即可出现口渴喜饮、尿赤短少等症。在大量汗出的同时，往往气随津泄，而致气虚，如《素问·举痛论》说："炅则腠理开，荣卫通，汗大泄，故气泄也。"所以伤于暑者，往往见气短乏力、神疲脉虚等症。严重者甚至可出现气随津脱，而见突然昏倒、不省人事等危重证候。此外，暑热之邪，亦易扰动心神，而见心烦闷乱而不宁；若猝然中暑，则可见昏迷。

（3）暑多夹湿　暑季除气候炎热外，因热蒸湿动，常多雨而潮湿，故暑邪为病，常兼夹湿邪而侵犯人体。其临床特征除发热、烦渴等暑热症外，常兼见四肢困倦、胸闷呕恶、大便溏泻而不爽等湿阻症状。

5. 湿　自然界中湿邪致病，具有水湿之重浊、黏滞、趋下等特性。湿为长夏主气。湿邪的性质及致病特点如下。

（1）湿为阴邪，易阻遏气机，损伤阳气　湿性类水，故为阴邪。湿邪侵及人体，最易阻遏气机，如湿邪留滞于脏腑经络，易使气机升降失常，阻滞不畅，常出现胸闷脘痞、关节肿胀疼痛、小便短涩、大便不爽等症；由于湿为阴邪，阴胜则阳病，故其侵犯人体，易损阳气。因脾为阴土，乃运化水湿的主要之脏，喜燥而恶湿，故湿邪外感，留滞体内，常先困脾，使脾阳不振，运化无权，水湿停聚，发为腹泻、水肿、腹水等病证。

（2）湿性重浊　重，即沉重或重着之意。是指感受湿邪，常可见头重如裹、周身困重、四肢酸懒沉重等症状。如湿邪留滞经络关节，则阳气布达受碍，可见肌肤不仁、关节疼痛重着等症，又称“湿痹”或“着痹”。浊，即秽浊，多指分泌物或排泄物秽浊不清。湿邪致病可出现多种秽浊症状，如面垢眵多、大便溏泻、下痢黏液脓血、小便浑浊、妇女白带过多、湿疹浸淫流水等。

（3）湿性黏滞　黏，即黏腻；滞，即停滞。湿邪的性质黏腻停滞，主要现在两个方面：一是指湿病症状多黏滞而不爽，如排出物及分泌物多黏腻滞涩而不畅，如湿滞胃肠，见脘腹胀闷、大便后重不爽，湿滞膀胱，见小便淋沥不畅；二是指湿邪为病多缠绵难愈，病程较长或反复发作，如湿痹、湿疹、湿温病等。

（4）湿性趋下，易袭阴位　湿邪为病最易侵犯人体的下部，因湿与水同类，火炎上而水流下，故湿邪有下趋、下注特点，湿邪为患，多见下部的症状，如水肿多以下肢较为明显。此外，淋浊、带下、泻痢等下部病证，多为湿邪下注所致。

（思考：湿邪为什么容易伤脾？）

6. 燥　燥邪是指自然界具有干燥、收敛清肃特性的外邪。燥为秋季主气。燥邪为病又有温燥、凉燥之分。初秋有夏热之余气，燥与温热结合而侵犯人体，则多见温燥病证；深秋又有近冬之寒气，燥与寒邪结合侵犯人体，故可见凉燥病证。燥邪的性质及致病特点如下。

（1）燥性干涩，易伤津液　干，干燥；涩，涩滞；燥邪为干涩之病邪，故外感燥邪，一方面最易耗伤人体的津液，造成阴津亏虚的病变，可见口鼻干燥、咽干口渴、皮肤干涩、甚则皲裂、毛发不荣、小便短少、大便干结等症；另一方面，燥性涩滞，故外感燥邪，津亏不能载气敷布，脏腑组织失去滑泽，表现涩滞不利的症状，如皮肤粗糙不滑利、痰少不易咳出等。

（2）燥易伤肺　肺为娇脏，喜润而恶燥。肺主气而司呼吸，与外界大气相通，肺又外合皮毛，开窍于鼻，故燥邪伤人，多从口鼻或皮毛而入，最易耗伤肺津，影响肺的宣发肃降功能，从而出现干咳少痰，或痰液胶黏难咳，或痰中带血以及喘息胸痛等症。

7. 火（热）　自然界中火邪致病，具有炎上、伤津耗气、生风动血等特性。

火与温热，同中有异，热为温之渐、火为热之极。此外，热多属于外淫，如风热、暑热、湿热之类的病邪；而火则常由内生，如心火上炎、肝火亢盛、胆火横逆等病变。热多属病邪，而火则有正邪之分，《素问·阴阳应象大论》说“壮火食气”“少火生气”，壮火是指阳盛的病理邪火，少火则是指对人体起温煦作用的正常阳气。

此外，火可由风、寒、暑、湿、燥邪转化而来，称“六气化火”；也可因七情太过在一定条件下转化而来，称“五志化火”。火热邪气的性质及致病特点如下。

（1）火热为阳邪，其性炎上　“阳胜则热”，阳主躁动而向上，火热之性，燔灼焚焰，亦升腾上炎，故属于阳邪。因此，火热伤人，多见阳热症状，如见高热、烦渴、汗出、脉洪数等症。因其炎上，故火热阳邪常侵犯人体上部，如风热上壅，见头痛、耳鸣、咽喉红肿疼痛等。此外，火热与心相应，心主血脉而藏神，火邪上炎，尚可见火邪扰心的神志不安、烦躁、谵妄发狂、昏迷等症。

（2）火易耗气伤津　火热之邪，易伤津液，一方面热邪有发散之性，易致腠理开张，迫津外泄；另一方面，热邪能消灼煎熬阴津，使人体阴津耗伤。故火邪致病，除有热象外，往往伴有口渴喜饮、咽干舌燥、小便短赤、大便秘结等津伤液耗之症。火热迫津外泄，则气随液耗；“壮火食气”，过亢之热，消耗元气，均可导致气虚。因而，又可见少气懒言、肢倦乏力等气虚之症。

（3）火易生风动血　火热之邪侵袭人体，往往燔灼肝经，劫耗阴液，使筋脉失其滋养濡润，而致肝风内动，称为“热极生风”，表现为高热、神昏谵语、四肢抽搐、目睛上视、颈项强直、角弓反张等症。同时，血得寒则凝，得温则行，故火热之邪入血分，可以加速血行，灼伤脉络，甚则迫血妄行而致各种出血病证，如吐血、衄血、便血、尿血、皮肤发斑及妇女月经过多、崩漏等。其出血的特点为血色鲜红、黏稠、量多。

（4）火易致肿疡　火热之邪入于血分，可聚于局部，阻碍气血的运行，腐蚀血肉发为痈肿疮疡。临床辨证，疮疡局部红肿高突灼热者，属火属阳。

（**思考：**暑邪和火邪的性质和致病特点有什么异同？）

（二）疠气

1. 概念　疠气，是一类具有强烈传染性的病邪。在中医文献记载中，又有“瘟疫”“疫毒”“戾气”“异气”“杂气”“乖戾之气”等名称。

2. 疫疠的致病特点

（1）一气一病，症状相似　疠气致病具有特异性，是“一气自成一病”。故同一疠气致病，往往症状相似，每种疠气致病都有区别于他种疠气致病的一些特征。不同疠气致病，其临床表现与病变规律也各有不同。

（2）发病急骤，病情危重　疠气致病力强，发病急骤，潜伏期短，常“触之者即病”，具有来势迅猛、病情危重、死亡率高的临床特点。

（3）传染性强，易于流行　疠气具有强烈的传染性和流行性。人体感受疠气，可以从自然界直接感受或从患者传染而来，通过口鼻等多种途径侵犯人体而在人群传播。疠气致病，可以散在发生，也可以形成瘟疫流行。

3. 疫疠发生与流行的相关因素

（1）气候因素　自然界气候的反常变化，如久旱、酷热、湿雾瘴气等，都易生疫疠之气。

（2）环境和饮食因素　如空气、水源、食物受到污染，接触者可发生疫病。

（3）未及时做好预防隔离工作　预防和隔离疫疠病的措施不得力，往往可使疫病流行。

（4）社会因素影响　疫疠的发生和流行与社会状态密切相关，战乱和灾荒往往易造成疫疠的流行。若国家安定，注意卫生防疫工作，相关措施得力，疫疠就易有效控制。

二、内伤病因

（一）内伤七情

七情，即喜、怒、忧、思、悲、恐、惊七种情志变化，是人体对客观事物的不同反应，是人体的生理本能。在正常的情况下，七情一般不会致病。只有突然、强烈或持久的情志刺激，超过了人体正常的生理活动范围，使人体气机紊乱，脏腑阴阳气血失调，才会导致疾病的发生。七情致病与否还与机体的心理承受、调节能力、脏腑气血阴阳及身体素质密切相关。由于它是造成内伤病的主要致病因素之一，又称“内伤七情”。

1. 七情与脏腑气血的关系 客观事物的刺激只有通过脏腑功能活动才能反映出七情之应，人体的情志活动是以脏腑气血阴阳精津等为物质基础的，故七情又是脏腑气血盛衰及功能活动在精神情志方面的外在表现。所以，《素问·阴阳应象大论》说：“人有五脏化五气，以生喜怒思忧恐。”

七情太过，可损伤相应的内脏；而脏腑气血失调，亦可继发产生异常情志，如肝疏泄功能失职，患者常可出现情绪抑郁不乐、多疑善虑或心烦易怒；心藏神功能失职，患者常可出现心悸不安、哭笑无常或精神情绪异常等症。

2. 七情的致病特点

（1）直接伤及内脏　七情过激过久，可以直接损伤内脏。情志伤脏，可表现为伤及“本脏”，呈现出相应脏腑气机紊乱的病变规律。

情志活动以五脏精气作为物质基础，其对应关系是：怒为肝之志，喜为心之志，悲（忧）为肺之志，思为脾之志，恐（惊）为肾之志。外界刺激而产生的过强或过久的七情活动作用于相应的内脏，就可表现出特定的病理变化，其伤“本脏”的基本规律是：怒伤肝、喜伤心、思伤脾、悲伤肺、恐伤肾。

五脏之中，尤以心、肝、脾三脏与情志活动关系密切。心主血藏神，肝主疏泄而调情志，脾为气机升降之枢纽，故情志所伤病证，以心、肝、脾三脏为多见。七情损伤五脏，既可单独致病，亦可相兼为病。如大惊卒恐，损伤心肾等；忧思郁结，易伤肺脾肝等。

（2）影响脏腑气机　七情致病伤及内脏，主要是影响脏腑的气机，使脏腑气机升降失常，气血运行紊乱。不同的情志刺激，对气机的影响也有所不同。《素问·举痛论》概括为：“怒则气上，喜则气缓，悲则气消，恐则气下……惊则气乱……思则气结。”

怒则气上：是指过度愤怒可使肝气逆而上冲，血随气逆，并走于上。临床可见面红目赤，或呕血，甚则昏厥猝倒等。

喜则气缓：气缓包括生理上的紧张情绪缓解和病理上的心气涣散两个方面。在正常情况下，喜能缓和紧张情绪，使营卫通利，心情舒畅。《素问》说：“喜则气和志达，营卫通利，故气缓矣。”但暴喜过度，又可使心气涣散，神不守舍，出现精神不能集中，甚则失神狂乱等症。故《灵枢·本神》说：“喜乐者，神惮散而不藏。”

悲则气消：是指过度悲忧，可使肺气抑郁，意志消沉，肺气耗伤。临床见心情沉重、闷闷不乐、胸闷、气短等症。

恐则气下：是指恐惧过度，可使肾气不固，气泄于下，临床可见二便失禁；或恐惧不解则伤精，发生男子骨酸痿厥、遗精，或妇女滑胎等症。

惊则气乱：是指突然受惊，以致心无所倚，神无所归，虑无所定，而见惊慌失措、心悸心慌等症。

思则气结：是指思虑劳神过度，伤神损脾，可导致脾气郁结，而见纳呆、脘腹胀满、便溏、神疲乏力、消瘦等症。

（3）使病情加重或迅速恶化　根据临床观察，在许多疾病的过程中，若患者有较剧烈的情志波动，往往会使病情加重，或急剧恶化。如有高血压病史的患者，若遇事恼怒，肝阳暴涨，血压可以迅速升高，发生眩晕，甚至突然昏厥，或昏仆不语、半身不遂、口眼歪斜。心脏病患者，亦常因情志波动而使病情加重或迅速恶化。

（4）多发为情志病　七情致病常可导致癫狂、惊悸等以精神异常为主要表现的情志类疾病，这是因为心为五脏六腑之大主，主宰人体精神意识思维活动，而七情致病最易损伤心神，影响心藏神的功能，从而导致人体精神意识思维活动紊乱，出现情志类疾病。

（二）饮食失宜

通过饮食能摄取营养，转化为维持人体生命活动所不可缺少的物资。健康的饮食要有一定的规律和节制，饮食结构合理，五味均衡。饮食失宜常可导致疾病发生而成为致病原因。由于饮食物靠脾胃消化，饮食不节主要损伤脾胃，导致脾胃升降失常，又可聚湿、生痰、化热或变生他病。

1. 饥饱失常　过饥则气血生化之源缺乏，气血得不到足够的补充，久之则气血衰少而为病；过饱则食物阻滞，脾胃损伤，出现脘腹胀满、嗳腐泛酸、厌食、吐泻等食伤脾胃病证。

2. 饮食不洁　可致多种胃肠道疾病，引起胃肠紊乱，出现腹痛、吐泻、痢疾等病证；或引起寄生虫病，如蛔虫病、蛲虫病、寸白虫病等；若进食腐败变质有毒食物，则可出现剧烈腹痛、吐泻等中毒症状，重者可出现昏迷或死亡。

3. 饮食偏嗜　饮食寒热有偏则易成寒热内生，导致阴阳失调；饮食五味偏嗜则因五味与五脏各有其亲和性，使脏腑功能或亢或衰而失调；偏嗜饮酒或肥甘可损伤脾胃，内生湿热或痰湿，引发多种病证。

（三）劳逸失度

人体需要适度的劳动和休息，故劳逸需要合理安排，过劳或过逸则可导致疾病的发生。

1. 过劳　是指过度劳累，包括劳力过度、劳神过度和房劳过度三个方面。

（1）劳力过度　是指较长时间的过度用力而积劳成疾。《素问·举痛论》说："劳则气耗。"劳力过度则伤气，久之则气少力衰，症见喘息气短、汗出、神疲消瘦。此外，过度劳形，必然伤筋动骨，损伤关节，所以《素问·宣明五气论》说："久坐伤肉，久立伤骨，久行伤筋。"

（2）劳神过度　是指思虑太过，劳伤心脾。"脾在志为思"，血是神志活动的物质基础，而心主血藏神，所以思虑劳神过度，则耗伤心血，损伤脾气，可出现心神失养所致的心悸、健忘、失眠、多梦及脾不健运的纳呆、腹胀、便溏等症。

（3）房劳过度　是指性生活不节，房事过度，包括早婚、性交过频、手淫、妇女早孕多育等。肾藏精，主封藏。肾精不宜过度耗泄，若房事过频肾精耗伤，临床常出现腰膝酸软、眩晕耳鸣、精神萎靡、性功能减退，或遗精、早泄、阳痿等病证。

2. 过逸　是指过度安逸，不参加劳动，又不参加体育锻炼。人体每天需要适当的活动，气血才能流畅，过度安逸或好逸恶劳，日久均可导致疾病。活动不足可致气血运行不畅而聚湿生痰，或成气滞血瘀之证，即《素问·宣明五气论》所说"久卧伤气"；还可使脾胃功能减弱，气血化生不足，出现食少乏力、精神不振、肢体软弱、动则心悸、气喘以及汗出等症，而人体气血不足，正气减弱还可继发他病。

三、病理产物

水湿痰饮和瘀血是人体受某些致病因素作用后在疾病过程中所形成的病理产物，其形成后，又可作用于人体而产生疾病，故又属致病因素。

（一）水湿痰饮

水湿痰饮是机体水液代谢障碍所形成的病理产物。

1. 水湿痰饮的异同

（1）相同点　四者皆为阴邪，都是津液代谢障碍停留于体内的病理产物。

（2）不同点　水湿痰饮同源而异流，分之为四，一般认为湿聚为水，积水成饮，饮凝成痰。

湿：多呈弥散状态布散全身，以重浊、黏滞、趋下为致病特点。

水：质地清稀，多溢于体表肌肤，以头面、四肢或全身水肿为特点。

饮：质地较清稀，水液停留于人体局部者，因其所停留的部位及症状不同而有不同的名称，《金匮要略》中有“痰饮”“悬饮”“溢饮”“支饮”等区分。

痰：质地较稠浊，可随气流行，外而皮肉筋骨，内而经络脏腑，故致病范围广泛，症状变化多端。痰有有形与无形、广义与狭义之分。有形之痰，一是指视之可见，闻之有声的痰液，如咳吐而出之痰液，此为狭义之痰；二是指触之可及的有形痰结，如体表可触之瘰疬、瘿瘤、痰核等。无形之痰，属广义之痰，是指水液代谢障碍所形成的病理产物及其临床表现，虽无形质可见，却可通过临床表现与痰的致病特点相较而确定，而且采用祛痰的方法治疗能够取得较好效果，如梅核气及迷阻心窍之痰等。

（思考：*有形之痰与无形之痰有何区别?*）

2. 水湿痰饮的形成　多由外感六淫、饮食所伤或七情内伤等，使肺、脾、肾及三焦等脏腑气化功能失常，津液代谢障碍，以致水液停滞而成。

3. 水湿痰饮的致病特点

（1）阻滞气机，阻碍气血　水湿痰饮为有形之邪，易阻滞于经脉，可影响气血运行和经络的生理功能。痰在经络筋骨，则可致瘰疬痰核、肢体麻木或半身不遂等症；停滞于脏腑，则可影响脏腑功能和气机升降。如痰滞在肺，可见喘咳咳痰、胸闷；痰阻于心，心血不畅，可见胸闷、心悸；痰停于胃，胃失和降，可见恶心、呕吐、胃脘痞满；痰浊上犯于头，阻滞清阳，可见眩晕、昏冒、头重头胀；痰气凝结咽喉，则可出现咽中梗阻、吞之不下、吐之不出之梅核气。

（2）致病广泛、变化多端　水湿痰饮停留于体内，可以产生多种多样的病证，尤其是痰造成的病证更为广泛，主要是由于痰可随气升降，无处不到，影响多个脏腑组织，症状表现各异，故有“百病多由痰作祟”的说法。此外，痰饮致病不仅病证广泛，而且变化多端，如痫证，因痰而发，平时如常人，发作时突然晕倒、四肢抽搐、牙关紧闭、口吐涎沫，故古人有“怪病多痰”的说法。

（3）病势缠绵，病程较长　水湿痰饮作为有形之阴邪，易阻滞气机，具有黏滞重着的特性，因而表现为病势缠绵，病程较长，如湿温病、湿疹、阴疽流注、癫痫等，多反复发作，缠绵难愈，治疗困难。

（4）易扰乱神明　痰浊之邪易上扰神明，影响心藏神的功能，出现一系列心神失常的病证，如痰迷心窍，则可见神昏、痴呆；痰火扰心，则发为狂病；痰蒙清窍，可见头昏头重、精神不振。

（5）舌苔滑腻　中医认识痰饮病证，除根据临床病证特点外，还常结合舌苔滑腻、脉滑或弦等全面综合分析，以进行判断。

（二）瘀血

瘀血是指体内有血液停滞，包括离经之血积存体内，或血运不畅，阻滞于经脉及脏腑内的血液。

1. 瘀血的形成　感受外邪，如寒邪，寒性凝滞，可使气血凝滞而成瘀；情志内伤，如郁怒刺激，肝气郁结，致气滞血瘀；饮食起居失宜，气血运行紊乱，可导致血瘀；外伤亦可致瘀。概而言之，除外伤外，瘀血的形成机制主要有以下五个方面。

（1）气虚血瘀　气虚无力推动血行，血行迟缓可致瘀；或气虚统摄无力，血液离经，停滞于体内成瘀。

（2）气滞血瘀　气机郁滞，无法正常推动血液运行而成瘀。

（3）血寒致瘀　寒邪凝滞，血液凝闭不通则成瘀。

（4）血热成瘀　热入营血，热邪伤津，血液黏滞不行可成瘀；或热灼伤脉络，迫血妄行，血液溢出脉外，积而成瘀。

（5）邪阻成瘀　痰浊、结石等久阻脉道，血行受阻可成瘀。

2. 瘀血的致病特点　瘀血的病证虽然繁多，但其临床表现归纳起来则有如下几个共同的特点。

（1）疼痛　多为刺痛，痛处固定不移，拒按，夜间痛甚。

（2）肿块　外伤肌肤局部，见青紫肿胀；瘀积于体内，久聚不散，则可形成癥积，按之有积块，固定不移。

（3）出血　其血色多呈紫暗色，并伴有血块。

（4）望诊　久瘀则面色黧黑，肌肤甲错，唇、甲青紫，舌质暗紫，或有瘀点、瘀斑，舌下经脉曲张等征象。

（5）脉象　脉多见细涩、沉弦或结代。

重点小结

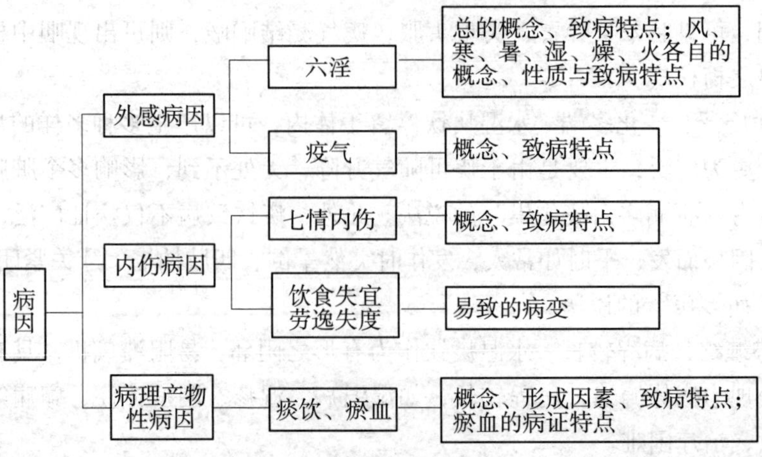

学习方法

病因是指导致人体发生疾病的原因。中医探求病因的过程中，辨证求因是特色方法，需认真领会。对各类病因，学习之要在于把握其致病特点。某些病因与非病因之间具有相对性，如六气与六淫；七情与七情内伤，宜加区别。

扫码“学一学”

第二节　发病原理

发病，即疾病的发生过程，是机体处于病邪的损害和正气抗损害之间的矛盾斗争过程。中医学常从正邪相搏与邪正盛衰的角度来认识发病的原理。

一、邪正与发病

邪气，泛指各种致病因素。正气，是与邪气相对而言，既包括构成和维持人体生命活动的精微物质，又包括机体的生理功能和对外界环境的适应能力、抗病祛邪能力和康复自愈能力。疾病的发生与发展即在一定条件下是邪正斗争的反映。

（一）正气不足是疾病发生的内部因素

中医发病学非常重视人体的正气，认为正气强弱是决定疾病发生与否的内部因素。正气能抵御外邪，防止病邪侵入，并具有驱邪外出的功能，所以正气旺盛时，卫外固密，病邪难于侵入，疾病就难以发生，《素问》说：“正气存内，邪不可干。”

只有在人体正气相对虚弱，卫外不固，抗邪无力的情况下，邪气方能乘虚而入，使人体阴阳失调，脏腑经络功能紊乱，从而导致疾病的发生。正如《素问》所说：“邪之所凑，其气必虚。”

所以，人体是否受邪，受邪后是否发病，以及发病的轻浅深重、发病的病变反应，在一定程度上系正气盛衰所决定。

（二）邪气是发病的重要条件

中医学既重视正气，强调正气在发病中的重要作用，也不排除邪气在发病中的重要作用。尤其是在某些特殊情况下，邪气对疾病的发生，常起决定性作用，如人受到高温、高压、电流、化学毒剂、枪弹、冻伤、虫兽或疫疠之邪等的侵入，即使正气强盛，也难免被损伤而发病。

（三）正邪相搏，决定疾病发生与否

正邪斗争贯穿了整个疾病的全过程，反映了疾病发生、发展变化过程中正气抗邪和邪气损正的矛盾关系。

正气抗邪的作用，主要体现于抵御外邪入侵、驱邪外出、疾病不药而愈以及可影响证候类型等方面。

邪气对机体正气的损害，主要体现在直接造成形质的损害、扰乱人体的功能活动、改变个体的体质特点等方面。

所以，发病与否与正邪相搏的胜负有关：正能胜邪则不发病，反之，邪胜正负则发病。

（思考：正气与邪气在发病中各起什么作用?）

二、影响发病的主要因素

影响发病的因素很多，除正气与邪气外，自然与社会环境因素、体质因素、情志因素等均与发病有密切关系。

（一）外界环境与发病

外界环境是指自然与社会环境，主要包括气候因素、地域因素、生活与工作环境等。

1. 气候因素 外感疾病的发病具有一定的季节倾向，如六淫致病表现出一定的季节性。气候反常与发病有密切的关系，一年中某种气候因素太过或不及，也会使人体容易发生某种相应的疾病。同时，气候的异常变化还常诱发或加重旧疾。

2. 地域因素 由于地壳元素分布不均衡，形成不同地域的地质、水土特点，以及不同地域人们的生活饮食习惯的差异，使人群中有不同的常见病和多发病。一般来说，我国东南地势低下，气候炎热潮湿，人之腠理疏松，故多湿邪或湿热病；西北地势高峻，气候干燥寒凉多风，人之腠理致密，故多风寒或燥邪为病。此外，某些地域水土地质成分中某些物质的不足或缺乏，也是诱发地方病的主要因素，如瘿病的发生与地域有密切关系。

3. 生活与工作环境 人们所处的生活环境，如居住地的水质、大气、噪声等环境因素与发病的关系密切。生活居住环境阴暗潮湿或干燥闷热，卫生差，蚊蝇滋生，空气、水源或食物等受到污染，均是导致疾病发生与流行的条件。此外，有些职业由于工作环境存在粉尘或有毒物质，或放射性物质，可以使人发生职业病。

（二）体质因素与发病

体质与机体正气的关系密切，若体质强壮，则脏腑功能活动旺盛，精、气、血、津液充足，正气充足；若体质虚弱，则脏腑功能减退，精、气、血、津液不足，正气也减弱。所以，人体体质之偏往往决定人体对某种致病因素的易感性、疾病发生及证候类型的易感性。

1. 体质决定对某种病邪的易感性 不同体质的个体，对某些致病因素有不同的易感性，而形成对某些疾病有不同的易发性。如阳盛阴虚体质，对暑、燥、热邪易感性较强；而阴盛阳虚体质，则易感受寒邪和湿邪；脾虚则易伤食、易感湿邪；肝旺者易怒；肾虚者善恐等。

2. 体质决定发病倾向 人体体质的差异性，对于发病具有一定的影响。虽然同样感邪，却有发病与不发病之分。如体质强者一般不发病，即使发病也以实证居多；体质弱者则发病，发则多为虚证或虚实夹杂证。

3. 体质影响证型类型 同病异证的基础是同病异质，感受相同的致病因素，因个体体质因素不同，可表现出不同的证型。如同是外感风寒，体质壮实者，则出现恶寒发热、头项强痛、无汗、脉浮紧的表实证；而体虚气弱者，则见头痛、发热、汗出、恶风、脉浮缓的表虚证。同样，异病同证的基础是异病同质，若病因不同，而体质因素相同，也可表现为相同或相似的证型，如阳热体质者，感受暑热之邪而出现热证，然而感受风寒邪气，亦可郁而化热，表现为热性证候。因而体质因素在一定程度上可以决定某些疾病的证候类型。

扫码“学一学”

第三节　病　机

病机，即疾病发生、发展与变化的机制。诚如《类经·疾病类》所说：“机者，要也、变也，病变所由出也。”病因作用于人体，正气奋起抗邪，邪正相争过程可使机体某一部位或层次的生理状态遭到破坏，使人体阴阳失去平衡，脏腑、经络功能失常，产生形态、功能或代谢等方面的失调、障碍或损害，形成各种病理变化。病机，是疾病的临床表现、发展转归和诊断治疗的内在根据与理论基础。

临床上疾病多种多样，不同的疾病和不同的证候，均有其特殊的病理机制，同时又存在某些共性的病理发展过程，总体来说离不开邪正盛衰、阴阳失调、气血失常、津液代谢失常等病机变化的一般规律。

一、邪正盛衰

邪正盛衰，就是指在疾病发生、发展、变化过程中，机体正气与致病邪气之间相互斗争所发生的盛衰变化。邪正斗争中邪正的盛衰变化，不仅关系疾病的发生发展与转归，也决定疾病病证的虚实变化。因此，疾病的发生、发展过程，也是邪正的斗争及其盛衰变化的过程。

（一）邪正盛衰与虚实变化

在疾病发展过程中，邪气和正气双方力量不是固定不变的，而是不断地发生着消长盛衰的变化。而邪正的消长盛衰变化，可使疾病出现虚实的病机变化。因而，《素问·通评虚实论》中有“邪气盛则实，精气夺则虚”之说。

1. 实性病机　实，是指以邪气盛为矛盾主要方面的病理状态。实性病机，是邪气亢盛有余，而正气未衰，与致病邪气相抗争，正邪相搏，斗争剧烈，反应明显，因而表现出一系列亢盛有余的证候。因此，实证即指邪气亢盛，邪正相争剧烈，临床表现为剧烈有余的证候。

实证的形成，多为外邪侵袭，六淫为病，或痰、食、血、水等滞留于体内所致。多见于外感六淫初、中期，或痰、食、血、水滞留体内的内伤病。其临床表现多为精神亢奋或狂躁易怒、声高气粗、局部疼痛拒按、二便不通、舌质苍老、脉实有力等症状。

2. 虚性病机　虚，是指以正气虚损为矛盾主要方面的病理状态。虚性病机，是机体精、气、血、津液亏乏，脏腑经络的相关生理功能减退，正气不足，抗病能力低下，机体反应较弱，因而表现出一系列虚弱、衰退和不足的证候。因此，虚证即是因正气虚损而出现的虚弱不足的证候。

虚证形成的基础是正气虚，邪亦不盛，或纯虚无邪。虚证可为邪气侵害机体，损伤正气而致；亦可为大汗、吐利、大出血或久病等耗伤人体阴阳气血津液；或先天禀赋不足，机体功能低下，脏腑气血津液功能减弱；或年老体弱、劳逸不当等而致。虚有阴、阳、气、血、精、津的不足，因而其临床表现各异。常见为身体瘦弱、面容憔悴、声低气微、神疲乏力、四肢懈怠、自汗、盗汗、二便失禁、疼痛隐隐而喜按、五心烦热，或畏寒肢冷、舌嫩、脉虚无力等症。

3. 虚实变化病机　邪正的消长盛衰，除可产生单纯的虚证或实证的病机变化外，在某些长期、复杂的疾病发展过程中，还会出现虚实之间多种变化，主要有虚实错杂、虚实转化及虚实真假等方面。

（1）虚实错杂　是指在疾病过程中，正邪相争，邪盛和正衰并存的病理状态。邪盛的实性病变失治或治疗不当，病邪久留，损伤人体正气，而邪气仍存，就可形成邪实正虚的虚实错杂病变；若人体正气不足，无力驱邪外出，邪气羁留而伤正；或机体正虚，功能低下，形成水湿痰饮、瘀血等病理产物阻滞于内，则形成正虚邪实的虚实错杂病变。

（2）虚实转化　是指在疾病过程中，邪正双方相互斗争，力量对比不断变化，实邪久留则会损伤正气，正气不足则会导致实邪积聚，由此所形成的虚实病理的转化过程。主要有由实转虚和因虚致实两种情况。

（3）虚实真假　是指在疾病的某些特殊情况下，疾病的表现与疾病病机不完全一致的病理状态。由于表现的假象与病机的实质相反，而有真虚假实和真实假虚的病机病证。真虚假实，是指病机变化属虚，但外在症状却有似“实”的表现。“虚”为病机的本质，而其似“实”之象则是表现在外的假象，古称之“至虚有盛候”；真实假虚，是指实性的病机变化中，却时有似“虚”症状的表现。“实”是病机的本质，而似“虚”之象则是其表现在外的假象，古称之“大实有羸状”。

因此，分析病机的虚与实，必须透过现象看本质，了解邪正盛衰所反映的真正虚实的病机变化，切不可被假象所惑，才能把握病变发展过程的本质。

（**思考：**邪正盛衰所致疾病之虚实可产生哪些变化?）

（二）邪正盛衰与疾病转归

在疾病的发生、发展过程中，邪正双方的力量是在不断变化、不断消长的盛衰过程中，这种变化决定疾病发展的趋势与转归。常见具体形式有以下几种。

1. 正胜邪退　是疾病向好转或痊愈方向发展的一种转归。正气奋起抗邪，正邪相争，正气日趋强盛或战胜邪气，邪气日益衰减或被驱除，是许多疾病最常见的一种结局。如外感六淫，邪气由肌表侵入机体，因邪尚在表，机体正气强盛，可以抗邪，则不日而愈；或虽正气不甚强盛，但治疗得法，及时用药，亦很快驱邪外出，邪去而正安。

2. 邪去正虚　是指正邪相争过程中，邪气虽被驱除，病邪对机体的病理损害虽已停止，但正气在疾病过程中已被耗伤而处在虚弱的病理状态。

3. 邪盛正虚　是指邪气亢盛，正气虚弱，机体抗邪无力，病势迅猛发展的病理过程。多向恶化或危重发展，甚至导致患者死亡。

4. 邪正相持　是指在疾病发展过程中，机体正气不甚虚弱，而邪气也不太盛，则邪正双方势均力敌，相持不下，致使病势处于迁延状态的一种病理过程。此时，正气不能完全驱邪外出，或化邪于内，而邪气也无力进一步深入或扩展，则邪气可稽留于一定部位，称为“邪留”或“邪结”。

5. 正虚邪恋　是指正气大虚而余邪未尽，正气一时难复而又无力驱邪，使疾病处于缠绵难愈的病理过程。往往见于由急性转为慢性的疾病后期，或慢性病经久不愈，也是产生后遗症的原因之一。

二、阴阳失调

整体或局部的阴阳之间失去平衡协调，即为阴阳失调。

疾病的发生、发展始终处于邪正相争的过程中，基于阴阳的分类，正气可分为阳气与阴气，而邪气也可据其致病特性分为阳邪和阴邪。在邪正相争中，正气与邪气的阴阳就会相互作用，导致机体阴阳失去相对的协调与平衡，形成了阴阳偏盛、偏衰、互损、格拒，或亡失等病理状态。

（一）阴阳偏胜

阴阳偏胜即阴或阳的偏胜，主要见于阴邪或阳邪侵袭机体所致的以邪气盛为主的实证，即属“邪气盛则实”的实证。

不同阴阳属性的病邪侵入人体，产生病理变化的阴阳性质多与病邪的阴阳属性一致，即阳邪侵袭人体可形成机体阳偏胜；阴邪侵袭人体可形成机体阴偏胜。诚如《素问·阴阳应象大论》所说：“阳胜则热，阴胜则寒。”

由于阴阳相互制约、此长则彼消，阳偏胜必然会制约阴，而导致阴偏衰；阴偏胜也必然会制约阳，而导致阳偏衰。《素问·阴阳应象大论》中“阴胜则阳病，阳胜则阴病”指出了阴阳偏胜病机发展的可能趋势与结果。

1. 阳偏胜　即阳盛，是指机体在疾病过程中所出现的一种阳盛有余，脏腑功能亢奋，代谢亢进，阳热过剩的病理状态。多因感受六淫之温热阳邪；或六气化火；或内伤七情，五志过极而化火；或气滞、血瘀、痰浊、食积等郁久而化热。其病机特点为阳盛而阴未虚的实热证。

“阳胜则热”，是指阳盛病机易于出现化热、化火等病理变化而表现为实热证。由于阳以热、燥、动为其特点，临床上常表现出热象，如壮热或恶热、面红、目赤、烦渴、舌红、脉数有力等；动象则主要表现为躁动不安，甚则抽搐等；燥象则有尿黄短、便干、口渴欲饮等表现。

“阳胜则阴病”，即在实热病机中阳盛伤阴，其病变矛盾一般仍以阳盛为主。若此过程久不得解，可导致人体津液大伤，阴液亏损，则会转化成实热兼阴亏病证或虚热病证。

2. 阴偏胜　即阴盛，是指在疾病过程中机体所出现的一种阴气过盛，功能障碍或减退，热量不足，以及阴寒性病理代谢产物积聚的病理状态。多因感受寒湿阴邪；或过食生冷，寒滞脾胃而成。其病机特点为阴盛而阳未虚的实寒证。

“阴胜则寒”，是指阴气过盛可抑制脏腑组织功能或产生障碍，温煦气化作用不足，加之阴以寒、湿、静为特点，故临床上表现为寒象，如形寒肢冷、舌淡、苔白、脉迟；阴盛则损伤阳气，气化不足，则有泄泻、水肿、水液清冷等寒湿之象；阴性主静，则少动多静。

“阴胜则阳病”，阴寒内盛，久必损阳气，故阴盛实寒病证，常可伴有机体生理功能减退、阳热不足等阳虚表现。但其病机表现仍以阴偏盛的实寒为主。当阳气受损较重时，也可出现实寒与虚寒并存的病理状态。

（二）阴阳偏衰

阴阳偏衰是指人体阴精或阳气亏虚不足引起以正气亏损为主的病理变化。主要见于“精气夺则虚”的病机和病证。

机体内之“精气”，按属性及功能可分为阴、阳两类。阴或阳某一方面的物质减少或功能减退，不能制约对方引起对方的相对亢盛，形成了“阳虚则阴盛”“阳虚则寒”或“阴虚则阳亢”“阴虚则热”等病理现象。

1. 阳偏衰　即阳虚，是指机体阳气虚损，功能减退或衰弱，代谢活动减退，热量不足的病理状态。多因先天禀赋不足，或后天饮食失养，或劳倦内伤，或久病耗损阳气而成。其病机特点为阳气不足，阳不制阴，阴相对偏盛的虚寒证。

“阳虚则寒”，是指人体阳气虚衰，温煦作用减弱，热量不足时，会出现寒象：如畏寒喜暖、全身清冷、四肢逆冷，或局部冷感或冷痛而喜按、舌淡、脉迟无力等症；阳虚气化或运化功能减弱可使津液停聚而成水湿痰饮；加上寒性凝滞、收引，血行不畅或脉络挛缩则可成瘀；兴奋作用减弱，则精神不振、喜静。以上是阳虚则寒的主要机制及表现。

阳气不足，以脾肾阳虚为多见，其中尤以肾阳虚衰最为重要，因肾阳为一身阳气之根本、生命活动之源，肾阳不足，则诸脏阳气皆不足。

须注意阳虚则寒与阴盛则寒在病机上的区别，阳虚则寒是虚而有寒，病势缓；阴盛则寒则是以寒为主，虚象不甚明显，病势较急。

2. 阴偏衰 即阴虚，是指机体精、血、津液亏损，阴液不足，其滋润、宁静和制约阳热的功能减退，以及阴不制阳，阳气相对偏亢的病理状态。多因阳邪伤阴，或五志化火伤阴，或久病伤阴而成。其病机特点为滋养、内守、宁静功能减退，阴不制阳，阳相对偏亢的虚热证。

“阴虚则热”，是指人体阴液不足，不能制约阳气，致使阳气相对亢盛，可出现五心烦热、骨蒸潮热、盗汗；宁静功能减退则见烦躁不安；阴液不足，滋养功能减退则见口干、消瘦、舌红少津、脉细数等。

五脏虽皆可发生阴虚，但仍以肺、肝、肾之阴虚为主，临床上以肺肾阴虚或肝肾阴虚为多见。其中肾阴不足在阴虚的病机中又占有极其重要的地位，皆因肾阴为诸阴之本。

须注意阴虚则热与阳盛则热在病机上的区别，阴虚则热是虚而有热，病势缓；阳盛则热则是以热为主，虚象不甚明显，病势较急。

（三）阴阳互损

阴阳互损是指阴或阳任何一方虚损到一定程度时，病变发展影响相对的一方，从而形成阴阳两虚的病理状态。

生理上，阴阳互为根本，相互为用。病理上，基于互根原理，一方的不足就易导致另一方的虚损，出现“阴损及阳”或“阳损及阴”的病理状态。

1. 阴损及阳 即阴虚到一定程度，阴液、精血等物质的亏耗影响及阳气的化生，形成以阴虚为主的阴阳两虚病理状态。如热性病伤津，可见口干舌红、皮肤干燥、肌肉消瘦等阴液亏伤的证候；病至后期，累及阳气化生不足，又可出现畏寒肢冷、神疲乏力、少气懒言、脉弱无力等阳虚症状，即为阴损及阳之证。

2. 阳损及阴 即阳气虚衰太过，阳虚则阴化生不足，从而导致阴虚，形成阳虚为主的阴阳两虚的病理状态。如肾阳亏虚之证，可因温煦不足而见形寒肢冷、腰膝酸冷；或气化功能减弱而见小便短少、水肿；由于阳不能化生阴精，则阴精日渐亏耗，形成阳损及阴证，在原证基础上又见皮肤干燥、烦热、口干，脉细弱等阴液亏损的症状。

（四）阴阳格拒

阴阳格拒是指某些原因使阴或阳中的一方偏盛至极，或一方极端虚弱，双方盛衰悬殊，盛者踞于内，将另一方格拒于外，阴阳之间不相维系，阴阳之气不能顺接，从而出现真寒假热、真热假寒等复杂的病理现象。

1. 阴盛格阳 又称格阳，是指阳气极端虚弱，阳不制阴，而偏盛之阴壅盛于内，逼迫虚阳浮越于外，使阴阳不相维系，相互格拒的一种病理状态。其病机特点为阴盛于内而阳浮于外的真寒假热证，本质为危重之虚寒证。

多见于极度虚寒的患者，原本表为面色苍白、精神萎靡、四肢逆冷、畏寒喜静、脉微细欲绝等症状，当病变发展至阳气被格浮越于外时，突然出现面色泛红如妆、多语、烦热、口渴、脉大而无根等假热之象。其内寒之象是真，而浮阳被格于外之象则假，是阴阳离决的危证。

2. 阳盛格阴　又称格阴，是指邪热极盛，深伏于里，阳气郁结于内，不能外达四肢，而格阴于外的一种病理状态。其病机特点为邪热深伏，阳郁不能外达的真热假寒证，本质上是危重之实热证。

常见于外感温热病，邪热炽盛，本来表现为壮热、面红、目赤、烦躁、气粗、舌红、脉数大有力等，当热越盛而阳越郁时，会出现四肢不温、脉象沉伏等格阴的“寒象”。这就是阳盛于内，格阴于外的真热假寒证。

（**思考：**阴阳格拒是如何形成的？）

（五）阴阳亡失

阴阳亡失是指机体内的阴液或阳气突然大量亡失而导致全身功能严重衰竭，生命垂危的病理状态，包括亡阴、亡阳两类，是阴阳失调中较为严重的病机变化。

1. 亡阳　是指机体的阳气突然亡失，导致全身属阳的功能严重衰竭，生命垂危的一种病理状态。多为邪气过盛，正不敌邪；或大量汗出，或吐泻过剧，或失血过多，或过用汗、吐、下法等，导致阳随津泄，骤然外脱；或素体阳虚发展而来。

亡阳时，机体凡属于阳的功能都会衰竭，尤以温煦、推动、兴奋、固摄等功能的衰竭最为突出。故亡阳患者临床表现为冷汗淋漓、面色苍白、精神萎靡、四肢逆冷、畏寒静卧、呼吸微弱、脉微欲绝等严重虚寒的危象。

（**思考：**格阳与亡阳有何区别？）

2. 亡阴　是指机体精血津液等阴液突然大量亡失，阴气衰竭，导致全身属阴的功能严重衰竭，生命垂危的一种病理状态。多为邪热炽盛，或邪热久留，严重耗伤阴液；或大量出血不止，血失而亡阴；或剧烈吐泻，体内阴液瞬时大量丢失；或长期慢性消耗，使阴液逐渐耗竭，日久形成亡阴。

亡阴时，机体宁静、滋润、内守与制约阳热等功能均会衰竭，患者会出现烦躁不安、口渴欲饮、气喘、手足虽温但大汗欲脱、脉数疾等危证。

亡阳与亡阴的关系：由于阴阳之间存在互根互用的关系，阴亡则阳无以生，阳气无所依附而耗散；阳亡则阴无以化，阴液无以生化而衰竭。所以亡阴可迅速导致亡阳；亡阳也会很快引起亡阴，终因“阴阳离决”而死亡。

三、气血失常

气血失常，是指气或血亏损不足，或代谢、运动失常，生理功能异常，以及气血互根互用功能失调等病理变化。

脏腑经络等组织器官进行功能活动，主要依靠气血的营养、推动和气化作用，故而气血是脏腑经络等组织器官功能活动的物质基础。病理上，气血失常必然会影响脏腑经络等组织器官生理功能，从而导致疾病的发生。同时，气与血又是脏腑气化活动的产物，故脏腑发生病变，亦会引起气血失常。所以，气血失常与邪正盛衰、阴阳失调一样，也是病机发展的一般规律。

（一）气的失常

气的失常主要包括两方面：一是气虚，即气的生化不足或耗损过多形成的病理状态。二是气机失调，即气的运动失常或紊乱，表现为气滞、气逆、气陷、气闭或气脱等病理状态。

1. 气虚 即气之不足，是指气的生化不足或耗散太过，导致脏腑组织功能低下或衰退，抗病能力下降的病理状态。多因先天禀赋不足、脾胃虚弱或肺虚而致气的化生不足；或劳倦过度、热病耗气、久病耗气而致气消耗过多而成。病机特点为气虚推动无力，防御功能减退，固摄失职，气化不足。

临床表现为神疲乏力、声低懒言、易感邪、自汗、心悸、舌淡、脉弱等。

2. 气机失调 即气的升降出入运动功能失去平衡协调的病理变化。气机失调病机可概括为气滞、气逆、气陷、气闭、气脱等方面。

（1）气滞 即气的运行不畅而阻滞，导致某些脏腑、经络功能障碍的病理状态。多因情志内伤而抑郁不舒，痰、湿、食积、瘀血等有形之邪阻碍气机，外邪侵犯抑遏气机，脏腑功能失调引起气机郁滞，气虚运行无力而滞。病机特点为气的运行不畅而郁滞。

闷、胀、痛、气行则舒是气滞病变共同的临床表现。

（2）气逆 即气机升降失常，上升太过或下降不及的病理状态。多为情志内伤，饮食不节，外邪侵犯，痰浊壅滞等所致。病机特点为气的上升太过或下降不及。

气逆以肺、肝、胃等脏腑病变为多见。若肺气上逆，则见咳嗽、气喘；胃气上逆，则见恶心、呕吐、呃逆、嗳气；肝气上逆，则见头胀痛、面红目赤、易怒；肝气暴张，血随气逆，则见咯血、吐血、昏厥等表现。

（3）气陷 即在气虚病变的基础上，以气的升清功能不足或无力升举为主要特征的病理状态。脾胃位居中焦，脾升而胃降，为全身气机升降之枢纽，因而气陷病机与脾气虚的关系最为密切。多为素体虚弱，久病耗气，劳倦气虚，致脾气不升。病机特点为气虚清气不升，升举无力。

脾气虚亏，升清无力，水谷精微不能上输头目，可致头目失养，而见头晕、目眩、耳鸣、疲倦乏力等症；脾气虚亏，升举脏腑之力减弱，可导致脏腑组织器官下垂，形成胃下垂、肾下垂、子宫下垂、脱肛等病证。

气陷病变大多是在气虚病证基础上发展而来，故又多兼见气虚表现，如疲乏无力、气短声低、面色不华、脉弱无力等症状。

（思考：气虚与气陷有何关系？又有何不同？）

（4）气闭 属气之出入异常，主要是指气阻于内，上壅心胸，清窍受阻；或浊邪闭塞气道，肺气郁闭的病理状态。可因触秽浊之气而致闭厥，因强烈的精神创伤而致气厥，因剧痛引起昏厥，或痰浊内阻而致痰厥。病机特点为气的外出与纳入障碍，气闭于内。

气机不利，阻郁于心胸，蒙闭清窍，可见昏厥、不省人事；阳气郁于内，不能外达，则见四肢冰冷、重则拘急；若为痰浊内阻，肺失肃降，气道受阻，则见呼吸困难、鼻翼煽动、面唇青紫等症。

（5）气脱 指气不内守而大量向外脱逸，导致气的功能严重衰竭的病理状态。多为正邪相争，正不敌邪，正气骤伤；久病耗伤，正气衰竭；大出血、大汗出、频繁吐下等，致气随血脱或气随津泄。病机特点为气的大量外散脱失而使气的功能突然衰竭。

气脱则推动功能衰竭，可见目闭口开、呼吸微弱、全身软瘫、手撒、脉微欲绝；固摄功能衰竭，则见汗出不止、二便失禁；温煦功能衰竭，则见四肢厥冷。

（二）血的失常

血的失常主要有两种情况：其一，因血的生成不足或出血，久病耗伤血液，或血的濡养功能减退，形成血虚；其二，血的运行失常，表现为血行迟缓，或加速，或逆乱，或血液妄行等病理变化。

1. 血虚　是指血液不足，血的营养和滋润功能减退，以致脏腑经络、形体器官等失养的病理状态。其成因，一是血的生成不足，如气虚不能生血，脾失健运，难以化生成血液，或来源不足，则血液生化乏源；二是失血过多过快，新生之血来不及补充；三是久病不愈，慢性消耗，或劳神太过，耗伤精血。其病机特点为血液不足，或血的营养和滋润功能减退，机体失养。

血虚不荣肌肤、唇舌，则表现为面色淡白或萎黄、皮肤粗糙、毛发不泽、唇舌淡白；血不上荣则头晕目涩。由于心主血脉而肝藏血，故血虚病变与此两脏关系密切，影响肝系统，如血虚不能养目，则视物昏花、夜盲；不能养筋，则手足麻木，或运动无力，肢节屈伸不利，甚至抽搐；血不荣爪，则爪甲淡白，脆薄易裂。影响心系统，血虚不能养心则心悸怔忡；神失所养，则思维活动衰退或紊乱而见心烦、多梦、失眠、健忘、注意力难以集中、不耐长时间脑力劳动，甚则精神恍惚、惊悸不安、痴呆等。

2. 血瘀　是指血液运行迟缓，循行不畅，或离经之血积于体内，以致血液瘀结停滞的病理状态。多因气机郁滞，气滞血停成瘀；或气虚推动无力，血行不畅而成瘀；或痰浊、结石等阻滞脉道，血行受阻而成瘀；或寒邪入血，寒性凝滞，血寒凝滞而成瘀；或邪热入血，煎熬血液而致瘀，或迫血妄行，积于体内而成瘀；或用力不慎挫伤脉络，气血阻滞局部而成瘀。病机特点为血行不畅而留滞。

瘀阻于局部，不通则痛，可见疼痛、痛有定处、拒按、固定不移。夜属阴，入夜则血行减慢，其瘀更甚，故疼痛夜间加剧。瘀留局部，可形成肿块；血液瘀滞，机体失养可见面色黧黑、肌肤甲错、唇舌紫暗，或舌见瘀斑、舌下静脉曲张等。此外，血停则气阻，则可见局部胀闷、肢体麻木；血瘀则津停，又可见局部组织肿胀等症。

3. 血热　是指血分有热，使血液运行加速，或血液妄行而出血的病理状态。多为邪热入于血分所致。外感温热病邪入血，或六气化火入里，伤及血分；或情志抑郁，五志过极化火伤及血分。病机特点为血分有热，血行加速，血液妄行。

血热病变，临床以既有热象，又有动血、出血等为其特征。热象多见身热以夜间为甚、舌质红绛、心烦，或躁扰发狂、谵语，甚则昏迷；血液妄行则见各类出血，如吐血、尿血、月经提前量多等症；血行加速则见脉细数。

（三）气血关系失调

气为血之帅，血为气之母，气与血之间存在相互资生、相互依存、相互为用的关系。故生理上气血二者相互为用，病理上亦相互影响。临床上气血失调，主要表现为气滞血瘀、气虚血瘀、气不摄血、气随血脱以及气血两虚等。

1. 气滞血瘀　是指气的运行郁滞不畅，导致血液运行障碍而出现血瘀的病理状态。病机特点为气滞与血瘀的病理状态同时存在。临床往往局部胀满疼痛，每随情绪而变化，局部刺痛、积聚、出血色紫暗、舌见瘀斑、脉涩等气滞与血瘀表现共见。

2. 气虚血瘀　是指气虚推动血液运行功能减弱，致血行滞涩不畅而出现血瘀的病理状态。病机特点为气虚与血瘀的病理状态同时存在。如心肺气虚，行血无力，除神疲乏力、少气懒言等气虚的见证外，还可见心前区刺痛、唇舌青紫、脉涩等瘀血之象。

3. 气不摄血 是指气虚统摄无权，致血不循经，溢出于脉外而出血的病理状态。病机特点为气虚统血无权而致出血。该证与脾的关系密切。气不摄血即脾不统血，气不摄血而出血者，多发生在气虚的基础上，多在面色不华、疲乏倦怠、脉无力、舌淡等气虚表现的基础上而见各种出血。

4. 气随血脱 指大量出血时，气随血液快速流失而脱散，从而形成气血两虚或气血并脱的病理状态。病机特点为大出血致气无所附载而暴脱亡失。

血能载气，血液脱失则气无所依附而随之暴脱散亡。阳气脱失，不能温煦肌体，可见四肢厥冷；阳气脱失，不能固摄，则冷汗淋漓；气虚衰而不能荣养头目，清窍失养，则见昏厥；血脱不能充盈血脉，故脉芤，或微欲绝。

5. 气血两虚 是指气虚和血虚并存，导致人体功能衰退的病理状态。病机特点为气虚和血虚并存。临床可见面色淡白或萎黄、少气懒言、神疲乏力、形体瘦弱、心悸失眠、肌肤干燥、肢体麻木等气血不足的症状。

四、津液代谢失常

津液代谢，包括津液的生成、输布与排泄过程，是由多个脏腑相互配合协调共同完成的一个复杂的生理过程，其中肺、脾、肾、膀胱、三焦及肝等脏腑起重要的作用。同时，津液的生成、输布和排泄过程，也离不开气的气化功能和升降出入运动。正常的津液输布必须畅通，生成与排泄必须保持相对的平衡，才能维持机体新陈代谢的正常进行。

津液代谢失常，是指全身或某一环节的津液代谢发生异常，导致津液的生成、输布或排泄功能紊乱的病理过程。主要表现在津液亏损不足或输布、排泄障碍等方面。

（一）津液不足

津液不足，是指机体津液亏少，致使脏腑、形体、皮毛、官窍等得不到充分的濡润、滋养而产生一系列的干燥枯涩的病理状态。其成因有三：一是热盛伤津，如燥热之邪、五气化火，灼伤津液；或因五志化火，邪郁日久化热化火；或阴虚内热，耗伤津液；二是津液丢失过多，如大吐、大泻、大汗，以及大面积的烧伤等，耗损津液；三是慢性疾病耗损津液；或久病体弱，津液生成不足。病机特点为津液亏少，机体失润。

由于津与液在性状、分布部位和功能等方面不尽相同，临床可有伤津、伤液与脱液之分。

引起伤津的最常见原因是吐泻、实热或燥邪。实热灼津，或汗出津伤，可见口干喜冷饮、大便干燥秘结、小便短少而黄；气候干燥，则肌表官窍之津易于干涩，可见皮肤干裂、毛发不泽、鼻燥咽干、干咳等症；若吐泻损失大量津液，则可出现目眶内陷、十指螺瘪、小便减少、口干舌燥、皮肤失去弹性或粗糙等症状；严重者，则可见目眶深陷、啼哭无泪、小便全无，甚至血中津液亦渗出脉外，血液亏少而见面色苍白、脉微欲绝等危候。

伤液大抵属于阴虚范畴。脱液常见于严重热病的后期，或慢性消耗性疾病，如恶性肿瘤晚期，以及大面积烧伤，严重灼损阴液。可见形体消瘦、大肉尽脱、皮肤干燥、毛发枯槁、舌光红无苔或少苔，甚至龟裂，若液不养筋，可出现手足震颤、蠕动，或肌肉颤动等症状。

伤津与伤液、脱液之间，有区别亦有关联。伤津主要是水分的丧失，其他精微物质损失不多，所以伤津者不一定有伤液或脱液，其证较轻；而伤液与脱液，则在水分丢失减少的同时，亦丢失体内许多精微物质，所以伤液或脱液者多伴有伤津，其证较重。尤其是脱液，本质上属阴虚重症。

（二）津液的输布、排泄障碍

津液的输布与排泄障碍，主要与脾、肺、肾、三焦的功能失常有关，肝失疏泄亦对其有一定的影响。

津液的输布障碍，是指津液不能正常的转输和布散，在体内环流迟缓。主要责之于肺失宣降，脾失健运，肝失疏泄，气滞而水停；或三焦水道不利，津液环流障碍等。其中最主要的还是脾的运化功能障碍，故《素问·至真要大论》有“诸湿肿满，皆属于脾”之说。

津液的排泄障碍，主要是指津液宣发或气化不利，转化成汗液或尿液的功能减退，导致水液潴留的病理状态。主要与肺肾两脏有关，其中肾的蒸腾气化在津液排泄过程中起重要作用。

津液的输布与排泄障碍，主要可产生湿浊困阻、痰饮凝聚及水液潴留等病理改变。

1. 湿浊内困　脾虚失于健运，不能运化水液，津液不能转输布散，久之聚积而成湿浊，形成湿浊内困病变。湿性重着、黏滞，易于阻遏气机，临床可见头身困重如裹、胸闷呕恶、脘腹痞满、口腻不渴、腹泻便溏、苔腻等症。

2. 痰饮凝聚　痰与饮，均是水湿停聚凝结于机体某些部位而成的病理产物。

痰较稠厚，分有形与无形，有形为咳呕而出可见者，无形者主要依辨证求因或临床反证而得。痰之为患，致病广泛，变化多端，可随气升降累及不同的脏腑经络或滞留于机体的某些部位形成不同病变。

饮较清稀，饮之为病，随其停聚部位不同而有不同的名称，饮停胸胁，为“悬饮”；饮停胸膈，为“支饮”；饮留胃肠，为狭义的“痰饮”；饮溢四肢，为“溢饮”。

3. 水液潴留　多因肺、脾、肾等脏腑功能失调，水液输布、排泄障碍，潴留体内，发为水肿等病变。若水邪泛滥于肌肤，则发为头面、眼睑、四肢等部位水肿，甚则遍及全身；若水潴留于腹腔，则脘腹胀大，形成水臌。

（三）津液与气血的关系失调

津液与气血之间有着密切的联系，三者功能的协调与否是保证人体生理活动正常的重要方面。任何一方失常，都会对另外二者产生影响，导致其功能失去协调，临床常见主要为津停气阻、气随液脱、津枯血燥及津亏血瘀等。

1. 水停气阻　是指津液代谢障碍，停贮体内，导致气机阻滞的病理状态。若水饮阻肺，肺气壅滞，宣降失常，则见胸部满闷、咳喘气促不能平卧、痰多等症；水饮凌心，心气被遏，可见心悸、心前区憋闷疼痛；水停中焦，湿浊困脾，脾胃气机壅滞，清气不升，浊气不降，可见脘腹痞满、恶心呕吐、不思饮食等症；水停四肢，经脉气血的流通受碍，可见肢体沉重或胀痛、四肢浮肿。

2. 气随液脱　是指津液丢失太过，气无所依附而随津液外泄，导致阳气暴脱亡失的病理状态。临床表现为严重的汗、下、吐后出现冷汗淋漓、呼吸微弱、四肢厥冷、口开目合、手撒、脉微欲绝等气脱的症状。

3. 津枯血燥　主要指津液亏乏枯竭，导致血燥虚热内生，或血燥生风的病理状态。临床可见心烦躁扰、鼻燥咽干、口渴喜饮、肌肉消瘦、小便短少、舌上少津、脉细等津血不足，机体失润的表现；若津亏血燥不能制阳，则虚热内生，可见五心烦热、低热等症；若津枯血燥，肌肤失养，则表现为皮肤干燥、瘙痒落屑、肌肤甲错等。

4. 津亏血瘀 主要指津液不足致血液运行涩滞不畅的病理状态。其表现往往在原有津亏表现如口干、小便黄短、舌上少津的基础上，出现舌质紫暗，或见瘀点、瘀斑等症。

重点小结

病机归纳	
邪正盛衰	虚实变化各模式的概念、内涵，疾病转归的各种形式
阴阳失调	阴/阳偏盛、阴/阳偏衰、阴/阳互损、阴阳格拒、阴/阳亡失的概念及病机特点
气血失调	气虚、气机失调（气滞、气逆、气陷、气闭、气脱）的概念及病机特点；血虚、血瘀、血热的概念及病机特点
津液代谢失常	津液不足、津液输布排泄障碍各模式的概念及病机特点

学习方法

扫码“练一练”

就病机而言，邪正盛衰多涉及虚实性病证的机制，阴阳失调则侧重寒热性病证的机制，气血津液失常多表现为不足和运行障碍的病理状态，学习时要注意这几方面基本病机的相互启发与联合运用，为疾病辨证和防治内容的理解奠定基础。

第四章　诊　　法

学习目标

掌握　1. 神旺衰的不同表现及临床意义，常色、病色的特征及临床意义，正常舌象的表现、病理舌质、舌苔变化的表现及临床意义。

2. 病变声音的变化及临床意义。

3. 问现在症状中各症的临床意义。

4. 正常脉象表现及特点，常见病脉的脉象与临床意义。

熟悉　1. 常见病理舌形、舌态的表现及临床意义。

2. 病体之气及病室气味的变化及临床意义。

3. 望形体、望姿态、望头面五官、望皮肤、望排出物的基本内容。

4. 寸口诊法的部位与方法。

5. 相兼脉概念与主病规律。

了解　1. 询问既往史、个人生活史、家族史的内容及意义。

2. 真脏脉的临床意义及按诊的内容。

诊法是中医诊察疾病、收集临床资料的基本方法。包括望、闻、问、切四法，简称“四诊”。医生运用视觉观察患者全身或局部的神色形态等的变化，为望诊；凭听觉和嗅觉测知患者声音和气味的变化，为闻诊；仔细询问患者或家属，了解疾病发生发展的结果、现在症状及与疾病有关的情况，为问诊；切按患者脉搏和按抚患者脘腹、手足以及其他部位，了解有无异常变化，为切诊。

人体是一个有机的整体。《丹溪心法》指出：“欲知其内者，当以观乎外；诊于外者，斯以知其内。盖有诸内者，必形诸外。”所以，通过望、闻、问、切等诊断方法，诊察疾病显现在各个方面的症状和体征，可以了解疾病的原因、性质、部位及脏腑的盛衰变化等，从而为辨证论治提供依据。

第一节　望　　诊

扫码“学一学”

望诊，是对患者的神、色、形、态、舌象以及分泌物、排泄物色质的异常变化进行有目的地观察，以测知病情、了解健康状况的一种诊断方法。

望诊在四诊中占有重要地位，前人有“望而知之谓之神”之说。因为人的精神状态、形体强弱、面部色泽、舌象变化等重要生命信息，主要通过视觉来获取。但是在临床应用时，还要注意与其他诊法密切配合，四诊合参，才能全面系统地了解病情，做出正确的诊断。

望诊的内容包括望神、望色、望形态、望头面五官、望舌、望皮肤、望二阴和望排出物等。

一、望神

神，广义之神是指人体生命活动的整体外在表现，狭义之神是指精神、意识、思维活动。望神，是通过观察人体生命活动的整体表现来判断病情的方法，包括观察精神表情、意识思维、面色眼神、语言呼吸、动作体态、舌苔等方面的变化，以判断阴阳气血的盛衰和疾病的轻重预后。望神时观察的重点是神情、两目。

神的表现，按照神的旺衰、病情的轻重可分为得神、少神、失神、神乱、假神五种。

（一）得神

得神又称“有神”，是精充神旺的表现。主要临床表现为：神志清楚，语言清晰；目光明亮，两眼灵动；面色红润，表情自然；肌肉不削，体态自如；动作灵活，反应灵敏；呼吸均匀。得神反映脏腑精气充盛，正气充足，健康无病；或即使有病，也提示精气未伤，正气未衰，病势轻浅，预后良好。

（二）少神

少神又称“神气不足”，是精气不足、神气不旺的表现。主要临床表现为：精神不振，声低懒言，思维迟钝，面色少华，两眼乏神，双目少动；肌肉松弛，倦怠乏力，动作迟缓等。少神提示正气不足，精气轻度损伤，常见于素体虚弱之人，或病情较轻，或病后恢复期而正气未复者。

（三）失神

失神又称“无神”，主要临床表现为：神志昏迷，或烦躁狂乱，或精神萎靡；目光呆滞或晦暗无光，反应迟钝，呼吸气微，甚至目闭口开，手撒尿遗，或搓空理线、循衣摸床等。提示正气大伤，脏腑功能虚衰，病情严重，预后较差。

（四）假神

假神，是指久病、重病患者，突然出现某些症状短暂“好转”的现象。主要临床表现为：久病、重病患者，本已神识不清，却突然精神转佳，神志清楚；或目无光彩，突然目光转亮；或久病面色无华，突然两颧泛红如妆等。除这些望诊所见之外，假神者也可在饮食、语言等方面出现假象，如久病懒言少语，却突然言语不休，或久病脾胃功能衰竭，本无食欲，而突然欲进饮食等。假神者提示脏腑精气耗竭，正气将绝，阴阳即将离决，俗称“回光返照”“残灯复明”，属病危或临终的预兆。

（五）神乱

神乱，是精神意识失常的表现。按其临床特点可分为神志不宁、精神抑郁、精神狂躁和意识障碍。

1. 神志不宁 具有精神易于激动、兴奋的临床特点。常表现为烦躁易怒，坐卧不安，失眠惊悸，多言喜动等。多为里热较盛或阴虚火旺，热扰心神所致。常见于五志过极或食积化火、外感热病或久病阴虚之人。

2. 精神抑郁 具有精神过度抑制的临床特点。常表现为情绪低落，表情淡漠，默默无语，反应迟钝；或哭笑无常，焦虑恐惧，不敢独处；或愚笨痴呆，喃喃自语，妄见妄闻等。多由情志内伤，气郁痰凝，蒙闭心神，或先天不足、脑神虚损、渐积而发。常见于郁病、癫病。

3. 精神狂躁　具有精神过度兴奋乃至狂乱的临床特点。常表现为狂躁乱动，言行越常，打人毁物，登高而歌，弃衣而走，逾垣跃屋，力逾常人等。多为暴怒伤肝，气郁化火生痰，痰火扰乱心神，或心肝火盛、形神失控所致。常见于狂病、热病极期患者。

4. 意识障碍　以昏迷或昏睡为主要临床表现，或伴有猝然昏倒，四肢抽搐，目睛上视，口吐白沫，口中如作猪羊叫声，醒后如常；或昏迷不醒，目闭口开，手撒遗尿等。多为脏气失调，肝风夹痰，蒙闭神窍，或颅脑外伤，神机受损，或先天遗传、胎气不足所致。常见于痫病、中风等患者。

（**思考：**得神、少神、失神、神乱在神志表现上有何区别?）

二、望色

望色是指通过观察面部皮肤色泽变化以了解病情的方法。

皮肤色泽，是脏腑气血之外荣，因而望色能了解脏腑功能状态和气血盛衰情况。望色以望面部气色为主，兼望肤色、目睛、爪甲等部位。根据五行学说和藏象理论，五色配五脏，故五色变化能反映相应脏腑精气血的盈亏。此外，病邪性质、邪气部位等，也会通过色泽变化而有所反映。

（一）常色

常色，即健康人面部的常见色泽。中国人属黄种人，正常面色是红黄隐隐，明润含蓄，是人体精充神旺、气血津液充足、脏腑功能正常的表现。

常色因人而异，由于先天禀赋以及四时、气候、环境、职业等不同，常色又有主色、客色之分。

1. 主色　是个体一生基本不变的面色，也称正色或本色。主色具有种族特征，我国正常人的面色为红黄隐隐、明润含蓄，但因禀赋等原因可形成偏白、偏黑、偏黄、偏红，或偏青等差异。

2. 客色　是指由于各种非疾病因素的影响，面部发生的正常范围内的色泽变化。常见因素包括气候、昼夜、四时、情绪、劳作、饮食饥饱、地域环境、职业、年龄等。

（二）病色

病色，即人体在疾病状态下面部色泽的异常变化。病色的特征是色泽晦暗枯槁或显露，或独见一色而失红润。反映机体脏腑功能失常，或气血阴阳失调，或精气外泄，或邪气内阻等病理变化。观察病色关键在于辨别五色善恶及五色主病。

1. 五色善恶　凡五色光明润泽者为善色，说明虽病而脏腑精气血未衰，预后良好；凡五色枯槁晦暗者为恶色，提示病情深重，脏腑精气衰败，气血阴阳亏虚，胃气已竭，多预后不佳。察五色善恶时，不论何色，皆以病色明润含蓄还是晦暗暴露为区分要点。

2. 五色主病　病色大致可分为青、赤、黄、白、黑五种，分别提示不同脏腑和不同性质的疾病。

（1）青色　主寒证、痛证、瘀血和惊风，为气血不通、经脉瘀阻的气色。盖寒主收引，经脉拘急，阻碍气血运行，或气滞血瘀，都可使面色发青。小儿高热，面色青紫，以鼻柱、两眉间及口唇四周最易察见，往往是惊风的先兆。

（2）赤色　主热证，为血液充盈于脉络之色。赤甚者，多实热；微热者，多虚热。赤为血色，热甚而致脉络血液充盈则面色红赤，故面赤多见于热证。若满面通红，多属外感发热，或脏腑阳盛的实热证；仅颧部潮红，则多属阴虚阳亢的虚热证；久病、重病面色苍白却时而泛红如妆，多属戴阳证，是危重证候。

（思考：赤色主热证有虚实之分，如何辨别？）

（3）黄色　主虚证、湿证，为脾虚、湿蕴之色。脾胃虚弱，气血生化乏源，不能上荣于面，面色淡黄，枯槁无泽，称为萎黄；脾气虚衰，不能运化水湿，湿邪内阻，则面色黄而虚浮，称为黄胖。如面、目、身俱黄，称为黄疸，其中黄而鲜明如橘者，为阳黄，多属湿热所致；黄而晦暗如烟熏者，为阴黄，多属寒湿所致。

（4）白色　主虚证、寒证、脱血、夺气，为气血不荣、脉络空虚之色。凡阳气虚衰，气血运行无力；或耗气失血，致使气血不充，颜面俱呈白色。若㿠白而虚浮，多属阳气不足；淡白而消瘦，多为营血亏损。若急性病突然面色苍白，常属阳气暴脱的证候。里寒证剧烈腹痛，或虚寒战栗时，也可见面色苍白，则为阴寒凝滞、经脉拘急所致。

（5）黑色　主肾虚、寒证、瘀血和水饮证，为阳虚寒盛、气血凝滞或水饮停留之色。肾为主水之脏、阳气之根。阳虚则水寒内盛，血失温养，经脉拘急，血行不畅，故面色黧黑。若黑而干焦，则多为肾精久耗；目眶周围见黑色，多见于肾虚水泛的水饮证，或寒湿下注的带下证；黑而肌肤甲错，状如鱼鳞，则为瘀血。

三、望形体

望形体主要是观察患者体型的强弱、胖瘦及体质类型等情况，以了解病情的诊察方法。体型的强弱与胖瘦、体质类型反映脏腑精气的盛衰及气血运行的状况，提示某些疾病发病的倾向性和证候类型的特异性。

（一）强弱胖瘦

1. 体强　即形体强壮，表现为筋骨强健、胸廓宽厚、肌肉丰满、皮肤润泽、精力充沛等，是内脏坚实、气血充盈、阴阳调和之象。提示抗病力强而少病，即使患病也易治疗，预后较好。

2. 体弱　即形体虚弱，表现为筋骨不坚、胸廓狭窄、肌肉瘦削、皮肤不荣、疲惫乏力等，是内脏虚弱、气血不足、阴阳失衡之象。提示抗病力弱而易病，或病多虚证难治，预后较差。

3. 体胖　即形体肥胖，有常态与病态之分。若体胖能食、肌肉坚实有力、动作灵活，为形气俱盛、身体健康的表现；若体胖超常、肌肉松弛、神疲乏力、动作笨拙，为形盛气衰，是阳虚、多痰多湿的表现，易致中风或胸痹等病。

4. 体瘦　即形体瘦削，有常态与病态之分。虽体瘦，但筋骨肌肉坚实、精力充沛、食欲旺盛，属健康之象；若体瘦无力、神疲倦怠，是形气俱虚，多为脾胃虚弱、后天不充所致。形瘦而多食易饥，是中焦有热；形瘦颧红皮肤干枯，多属阴血不足，虚火内生；久病极度消瘦、骨瘦如柴，即“大肉尽脱”，是气虚至极、津液干枯、脏腑衰败、神气欲脱之危候。

（二）体质类型

见第二章第四节。

四、望姿态

望姿态，是通过观察患者的动静状态及肢体动作和体位，了解病情、诊察疾病的方法。

望姿态主要观察患者的行、坐、卧、立时的动作与体态，借以判断疾病的性质和邪正的虚实。

1. 行　行走时以手护腹、身体前倾，多为腹痛；以手护腰、曲背弯腰、步履艰难，多为腰腿病；行走身体震颤，或步态蹒跚，多为肝风内动，或筋骨受损。

2. 坐　坐而仰首、胸满气急，多为痰壅气逆的肺实证；坐而俯首、气短懒言，多为肾虚或肾不纳气；坐而不得卧，卧则气逆，多为心阳不足，水气凌心；坐则昏眩，不耐久坐，多为肝风内动，或气血俱虚；坐时以手抱头为头痛。

3. 卧　卧时身重不能转侧、常面向里，多为阴证、虚证；卧时身轻自能转侧、面常向外，多为阳证、实证、热证。卧时蜷缩，多为阳虚恶寒；喜加衣被，多为寒证；仰面伸肢，常欲揭衣被，多为阳盛实热证。咳逆倚息不得卧，好发于冬季，多为痰饮。

4. 站　站立不稳，其态似醉，并见眩晕者，多属肝风内动，或痰饮上扰清窍；不耐久站，站立时常需他物支撑，多属气血阴阳虚衰。

5. 其他　眼睑、口唇或手指、足趾不时颤动，多见于急性热病之动风先兆，或虚损久病，气血不足，经脉失养；四肢抽搐，多为痫病、破伤风，或小儿急慢惊风；手足拘挛、屈伸不利，多为肝血亏虚，或寒滞经脉；手足软弱无力，行动不灵而无疼痛，多属痿证；半身不遂，或麻木不仁，多为中风；关节肿痛，肢体运动困难，多为痹证。

五、望头面五官

望头面五官，是通过观察患者头面及五官的外形、动态，或色泽等，了解病情、诊察疾病的方法。

（一）望头与发

望头与发可以了解肾和气血的盛衰情况。

1. 望头　主要观察头的形态及动态。如小儿头形过大，伴智力低下，为先天不足，水液停聚所致；头形过小，伴智力低下者，为先天不足，肾精亏损。囟门下陷，多属虚证；囟门高突，多为热证；囟门迟闭，头项软弱不能竖立者，称为“解颅”，多为肾气不足。头摇不能自主者，多为风证。

2. 望发　主要观察发的色泽和生长状况。头发稀疏，或干枯不荣，多为精血不足；头发易落，头皮瘙痒，多屑、多脂，多为血热化燥，或兼痰湿；突然片状脱发，多属血虚受风；年少落发，属肾虚，或血热；青少年白发，伴腰酸、耳鸣、眩晕、健忘者，多为肾虚。

（二）望目

望目，主要观察眼神及两目的色泽、形态和动态变化，不仅是望神的重点，而且对于眼科疾病乃至内科疾病的诊断均具有见微知著的重要作用。目赤肿痛，多属实热证；白睛发黄，多为湿热蕴结；目眦淡白，多属血虚；目胞色黑而晦暗，多属肾精亏虚，或阳虚水泛；目胞浮肿，如卧蚕状，多为水肿；眼胞红肿，多为肝经风热；眼眶凹陷，属伤津脱液，或久病重病之脏腑精气衰竭；眼球突出，多属肺胀，或瘿病；瞳孔缩小，多属中毒，或中风；瞳孔散大，是为脏腑精气衰竭；两目上视或斜视、直视，多见于肝风内动。

（三）望耳

望耳，主要观察耳的色泽与形态变化及耳内情况。耳轮淡白，多属气血亏虚；耳轮色黑，多是肾精亏虚；耳轮红肿，多为肝胆湿热，或热毒上攻；小儿耳背有红疹，耳根发凉，多为麻疹先兆；耳郭瘦薄，多是肾气不足；耳轮焦黑干枯，多属肾精耗竭；耳内流脓，多为肝胆湿热之脓耳。

（四）望鼻

望鼻，主要观察鼻的色、形、态及鼻道和鼻内分泌物的变化。鼻头红肿，或生红色丘疹，多属肺胃湿热。鼻柱溃陷，多见于梅毒、麻风。鼻翼煽动，初病气喘者，多见于肺热；久病鼻煽，喘而汗出者，多是肺肾精气衰竭。鼻流清涕，多为外感风寒，或肺虚不摄；鼻流浊涕，多属外感风热；久流浊涕而气味腥臭者，为鼻渊；鼻腔出血，多为肺胃蕴热，或阴虚肺燥。

（五）望唇、齿、咽喉

1. 望唇 主要观察唇的颜色、润燥和形态的变化。唇色淡白，多属气血两虚；唇色青紫，多为寒凝，或血瘀；唇色深红，多属热入营血。口唇干枯皱裂，多属外感燥邪，或热盛伤津；口角流涎，或睡时流涎，多属脾虚湿盛、胃中有热，或虫积；口唇糜烂，多为脾胃蕴热；口角歪斜，多属中风；撮口或抽搐不停，多为肝风内动，或脾虚生风；口开不闭，常见于脱证。

2. 望齿、龈 主要观察其色泽、润燥、形态及齿脱落的变化。牙齿干燥，多是胃热炽盛、津液大伤；牙齿干燥如枯骨，多为肾精枯竭；牙齿松动稀疏，且齿根外露者，多属肾虚，或虚火上炎；牙龈淡白，多为血虚；齿龈红肿者，多是胃火亢盛；齿龈出血者，多是胃火伤络；齿龈不红而微肿者，多属气虚，或虚火上炎。

3. 望咽喉 主要观察其色泽及形态的变化。咽喉红肿疼痛，多属肺胃积热；咽喉红肿溃烂，有白黄腐点，为肺胃热毒壅盛；若色红娇嫩，疼痛不甚，多属阴虚火旺；色淡红不肿，久久不愈，是为虚火上浮；如有白色假膜，擦之不去，重擦出血，随即复生者，是“白喉”，为疫疠毒邪蕴积肺胃，上蒸咽喉所致。

六、望舌

望舌，又称舌诊，是望诊的重要组成部分，也是中医诊断疾病的重要依据之一。舌为心之苗，又为脾之外候。舌通过经络，直接或间接地与脏腑相联系。舌面上一定部位与一定的脏腑相应，以五脏划分，舌尖属心与肺，舌边属肝与胆，舌中属脾与胃，舌根属肾。脏腑病变也可从舌象上反映出来。望舌对了解疾病的本质，指导辨证论治有重要意义。

望舌主要是观察舌质与舌苔的变化。舌质又称舌体，是舌的肌肉、脉络组织。舌苔，是舌体上附着的一层苔状物，由胃气上蒸而成。病苔由胃气夹邪气上蒸而成。正常舌象，是舌体柔软，活动自如，颜色淡红，舌面附有薄薄的、颗粒均匀、干湿适中的白苔，称为“淡红舌、薄白苔”。

（一）望舌质

望舌质，主要观察其颜色及形态的异常变化。通过望舌质了解疾病的性质，诊察脏腑精气盛衰存亡，判断疾病的预后转归。

1. 望舌色

（1）淡白舌 是较正常舌色浅淡的舌象，主阳虚、寒证、气血两虚证。舌淡白而舌体瘦薄，多属气血不足；舌淡白而舌体胖嫩，多属阳虚寒证。

（2）红舌 是舌色深于正常的舌象，呈鲜红色、正红色，主热证，有虚实之分。舌红而苔黄，是为实热证；舌红而苔少，甚至光剥无苔者，多为虚热证。

（3）绛舌　是较红舌更深或略呈暗红色的舌象，主热证或瘀血。舌绛，舌面有红点，或生芒刺者，多为实热证之热入营血；舌绛少苔或无苔，或有裂纹者，多为阴虚火旺；舌绛少苔而润，或见瘀斑、瘀点，属血瘀。

（4）紫舌　是全舌呈紫色，或色紫带绛晦然不泽，或紫中带青的舌象。主病有寒热之分，或为热极，或为寒盛，又可主瘀血。舌绛紫而干燥，甚至燥裂起刺，为热邪炽盛；舌淡紫或青紫而湿润，多属寒证之阴寒内盛；舌上有瘀斑瘀点，属血瘀证。

（5）青舌　舌色呈青色，缺少血色，如牛之舌，主寒凝、瘀血。舌青紫而润滑，舌体胖嫩，多属阳虚寒凝；舌青而见瘀点、瘀斑，属瘀血。

（**思考**：红舌与绛舌在主病上有何异同?）

2. 望舌形　主要观察舌质的荣枯老嫩以及形体的异常变化。舌体明润为荣，说明津血充足；舌体干瘪者为枯，说明津液已伤；舌质纹理粗糙，形体坚敛苍老者，多属实证；纹理细腻，形色浮胖娇嫩者为嫩，多属虚证、寒证。还要观察舌体的胖瘦、大小、有无裂纹、齿痕、芒刺等情况。

（1）胖大舌　是较正常舌体胖大的舌象。主水湿痰饮证。舌体胖嫩，色淡，多属脾肾阳虚、津液不化、水饮痰湿阻滞。

（2）瘦薄舌　是舌体瘦小而薄的舌象。主气血两虚、阴虚火旺。舌体瘦薄而舌色淡白，多属气血两虚；舌体瘦薄而舌色红绛，舌干少苔，或无苔，多属于阴虚火旺。

（3）齿痕舌　是舌体的边缘见牙齿痕迹的舌象。主脾虚湿盛。大多舌质淡白而湿润，常与胖大舌同见。

（4）裂纹舌　是舌面有明显裂纹的舌象。多主热证。舌裂无苔，舌质深绛光红，多属阴虚内热、阴液枯涸；舌裂苔厚而干，多属邪热炽盛、热盛伤津。

（5）芒刺舌　舌面乳头增生、肥大，高起如刺，摸之棘手。主热证。热愈盛芒刺愈多。根据芒刺所生部位，可辨邪热所在脏腑，如舌尖有芒刺，为心火亢盛；舌边有芒刺，为肝胆火盛；舌中有芒刺，为胃火炽盛。

3. 望舌态　主要是观察舌体动态的变化。

（1）强硬舌　是指舌体板硬强直，运动不灵，屈伸不便，致使语言謇涩。主热入心包，高热伤津，或风痰阻络。舌体强硬，舌色红绛，多为外感热病之热入心包，热盛伤津；突然舌强，伴肢麻、眩晕者，多为中风先兆；舌体强硬，伴口眼歪斜、半身不遂者，多为风痰阻络之中风。

（2）痿软舌　是指舌体软弱，伸卷无力，转动不便。主阴液亏损，或气血虚极。舌淡而痿，多为久病气血虚极；舌绛而痿，多属邪热伤阴，或内伤阴虚火旺，致阴液亏损。

（3）颤动舌　是指伸舌时舌体震颤不定，不能自主。主肝风内动。舌淡白而颤动，多为气血两虚；舌红少苔而颤动，多为肝肾阴虚；舌红绛而颤动，伴眩晕肢麻，是为肝阳化风；舌绛紫而颤动，伴高热者，为热极生风。

（4）吐弄舌　舌伸长，吐露于口外者为吐舌；舌时时微出口外，立即收回口内，或舌舔口唇上下或口角左右，称为弄舌。二者都属心脾有热。吐舌可见于疫毒攻心，或正气已绝，往往全舌色紫；弄舌多为动风先兆，或小儿智力发育不全。

（5）歪斜舌　是指张口或伸舌时舌体不自主地歪向一侧。主中风，或中风先兆。

（6）短缩舌　是指舌体紧缩，不能伸出，甚则舌不抵齿。多为危重证候，主寒凝筋脉，或气血虚衰，或热极生风，或风痰阻络。舌淡青而湿润短缩，多属寒凝筋脉；舌质淡嫩而短缩，多属气血虚衰；舌绛干而短缩，多为热极生风；舌体胖而短缩，多为风痰阻络。

（二）望舌苔

望舌苔，是通过观察舌苔的颜色、质地，了解病情、诊察疾病的方法。观察舌苔的变化对判断病因、推测病位、确定病性及预后转归等，都具有重要意义。

1. 望苔色 苔色一般有白苔、黄苔、灰黑苔三类，临床上可单独出现，也可相兼出现。

（1）白苔 指舌面附着白色的苔状物。主表证、寒证。薄白苔本是正常的舌苔。感受外邪病仍在表、尚未传里的时候，舌苔往往无明显变化，故仍见薄白苔；舌淡苔白，多属里寒证；苔薄色白，舌面湿润水滑者，多见于痰饮水湿上溢。

（2）黄苔 指舌面附着黄色的苔状物。主里证、热证。外感病中，舌苔由白转黄者，为表邪入里化热的征象；淡黄者为热轻，深黄者为热重，焦黄者为热结；若苔黄滑润，舌质淡胖，则多属阳虚水湿不化。

（3）灰黑苔 灰苔与黑苔同类，灰苔即浅黑苔。黑苔多在久病而病情较重时出现。灰黑苔可由白苔或黄苔转变而来。主里证，热极或寒盛。若苔灰黑而燥裂，甚则生芒刺，多为热极津枯；苔灰黑而润滑，多属阳虚寒盛。可见灰黑苔之辨寒热，关键视苔之干燥与润滑。

2. 望苔质 主要观察舌苔的厚薄、润燥、腻腐、剥落、有根无根等。

（1）厚薄苔 苔质的厚薄以“见底”和“不见底”为标准，透过舌苔能隐约见到舌体为薄苔，不能见到舌体为厚苔。舌苔的厚薄，反映病邪的轻重和病情的进退。疾病初起，病邪在表，病情较轻者，舌苔多薄；病邪入里，病情较重，或内有饮食痰湿积滞者，舌苔多厚。舌苔由薄增厚，多为病邪由表入里，病情由轻转重，属病进；舌苔由厚变薄，则多为邪气得以内消外达，病情由重变轻，属病退。

（2）润燥苔 舌苔的润燥，反映津液盈亏变化等情况。舌苔润泽有津，干湿适中，不滑不燥，称为润苔，主津液未伤。舌面干燥，望之枯涸，扪之无津，称为燥苔，更甚有粗糙刺手之感者，称为糙苔，多属热盛津伤或阴液亏耗之证。舌面水分过多，伸之欲滴，扪之湿而滑者，称为滑苔，多为水湿内停之征。

（3）腐腻苔 腐苔是苔质颗粒较大，松软而厚，形如豆腐渣堆积舌面，刮之易脱。主食积、痰浊，为食积、痰浊久积不化，胃气大伤所致。腻苔是舌面覆盖一层浊而滑腻的苔垢，颗粒细腻致密，刮之难去。主湿浊、痰饮。

（4）剥落苔 舌苔部分脱落，脱落处光滑无苔者，称为剥苔。舌苔的剥落，反映胃气、胃阴的存亡，察之有助于判别疾病的预后。舌苔骤然退去，不复再生，以致舌面光洁如镜者，为光剥舌，又称镜面舌，多属胃阴枯竭、胃气大伤。舌苔剥落不全，剥落处光滑无苔者，称为花剥苔，多属胃之气阴两虚。花剥而兼有腻苔者，说明痰浊未化，正气已伤，证情较为复杂。

（5）有根无根苔 舌苔坚敛而着实，紧贴舌面，不易脱落，脱后新苔渐生者，为有根苔，又称真苔；舌苔疏松，浮于舌面，刮之易去，不易复生，或舌面广剥如镜者，称为无根苔，又称假苔。察舌苔之有根无根，对辨邪正虚实和胃气的有无有重要意义。

病之初期、中期，见有根苔且厚，为胃气壅实，病较深重；久病见有根苔，说明胃气尚存。新病出现无根苔，乃邪浊渐聚，病情较轻；久病出现无根苔，是胃气匮乏，不能上朝，病情危重。

七、望皮肤

望皮肤，主要通过观察皮肤色泽、形态变化以及皮肤特有病证，了解病情、诊察疾病的方法。

（一）望皮肤色泽与形态

1. **皮肤发赤**　主热证。皮肤发赤，色如涂丹者，多为丹毒；发于头面者，多属抱头火丹；发于小腿者，称为流火；发于全身、游走不定者，称为赤游丹。

2. **皮肤发黄**　主脾虚、湿证。面、目、皮肤、小便俱黄者，为黄疸。阳黄为湿热；阴黄多属寒湿。

3. **皮肤发黑**　主肾阳虚衰、肾精亏损。皮肤色黑而晦暗，多属肾阳虚衰；皮肤色黑而干枯，多属肾精亏损。

4. **皮肤白斑**　皮肤局部明显变白，斑片大小不等，与正常皮肤界限清楚，且无异常感觉者，称为白癜风，多属风湿侵袭、气血不荣。

5. **皮肤虚浮肿胀**　主水湿为病。

6. **皮肤干燥枯槁**　主津液亏损。

（二）望皮肤病证

1. **斑疹**　凡点大成片，或红或紫，平铺于皮下，摸之不碍手者，谓之斑；色红点小如粟，高出皮肤，摸之碍手者，称为疹。主热入营血、气不摄血，或瘀阻脉络。望斑疹，主要观察其色泽与形态的变化。斑疹的色泽，以红活润泽为顺。若深红如鸡冠，多为热毒炽盛；色紫暗者，多属热毒盛极，阴液大伤；色淡红或淡紫者，为气血不足，或阳气衰微。斑疹的形态，以分布均匀，疏密适中为顺。如稀疏浮松，为病邪轻浅；稠密紧束，压之不褪色，多为热毒深重；疹点疏密不均，或先后不齐，或见而即陷者，多为正气不足，病邪内陷之危候。

2. **水疱**　即皮肤出现成簇或散在性小水疱，有水痘、热气疮、湿疮等不同类型。水痘主外感湿热时邪；热气疮主外感风热，或肺胃蕴热；湿疹主湿热蕴结，复感风邪。

3. **疮疡**　是指发于皮肉、筋骨之间的化脓性外科疾病。望疮疡主要观察其形色特点，并结合其他兼证，以辨别其阴阳、寒热、虚实。常见类型有痈、疽、疔、疖。其中，发病局部范围较大，红、肿、热、痛，根盘紧束者为痈，主湿热火毒，属阳证；漫肿无头，部位较深，皮色不变者为疽，主气血亏虚、阴寒凝滞，属阴证；范围较小，初起如粟，根脚坚硬，或麻或痒或木，顶白而痛者为疔，主外感风热，或内生火毒；起于浅表，形圆而红、肿、热、痛，化脓即软者为疖，主外感热毒，或内生火毒。

八、望排出物

望排出物，是通过望排出物的色、质、量及其有关变化情况，了解病情、诊察疾病的方法。排出物是排泄物、分泌物及排出的病理产物的总称，包括痰涎、呕吐物、大便、小便等。

排出物望诊的总规律是：凡排出物色白、清稀者，多属虚证、寒证；色黄、稠浊者，多属实证、热证。

（一）望痰涎

痰色白而清稀者，主寒证；痰色黄或白而黏稠者，主热证；痰少而黏，难以排出者，主燥痰；痰白、易咳、量多者，主湿痰。咳吐脓血如米粥状，主肺痈，多属热毒蕴肺；痰中带血，或咳吐鲜血，多属热伤肺络。

（二）望呕吐物

呕吐痰涎，其质清稀者，主寒饮内停；呕吐物清稀而夹有食物、无酸臭味者，主胃气虚寒；呕吐物色黄、味苦，主肝胆有热，肝胃不和；呕吐物秽浊酸臭，主胃热或食积；吐血鲜红或暗红，夹有食物残渣，主肝火犯胃，或瘀血内停；呕吐脓血，味腥臭者，多主内痈。

（三）望大便

大便稀溏如糜，色深黄而黏者，主肠道湿热；大便稀薄如水样，夹有不消化食物者，多主寒湿。便如黏冻，夹有脓血，是为痢疾，色白者为病在气分，色赤者为病在血分，赤白相杂者多属气血俱病。先便后血，其色黑褐者为远血；先血后便，其色鲜红者为近血。

（四）望小便

小便清澈而量多者，多属虚寒；小便量少而黄赤者，多属热证；小便混浊不清，多为湿浊下注，或为脾肾气虚；尿血者，多属热伤血络；尿有砂石者，主石淋，多为湿热；尿如膏脂者，主膏淋，多为下焦湿热，或肾气亏虚。

第二节　闻　　诊

扫码"学一学"

闻诊是通过听声音和嗅气味来诊断疾病的方法。由于声音和气味都是在脏腑生理活动和病理变化中产生的，所以通过闻声音与嗅气味的异常变化可诊察病情。

一、听声音

听声音是指听辨患者言语气息的高低、强弱、清浊、缓急变化以及咳嗽、呕吐等脏腑病理变化所发出的异常声响，来判断疾病寒热、虚实性质的诊病方法。听声音的内容，包括听辨患者的声音、语言、呼吸、咳嗽、呕吐、呃逆、嗳气、太息、喷嚏、呵欠、肠鸣等。

（一）正常声音

正常语声，发声自然，声调和谐，柔和圆润，语言流畅，应答自如，言与意符，无其他病理声音，是宗气充沛、气机调畅的表现。由于性别、年龄和禀赋等个体的差异，正常人的语言声音亦各有不同。一般来说，男性多声低而浊，女性多声高而清，儿童声尖利而清脆，老年人多声厚而低沉。

此外，语言的多寡缓急，与性情有关。语声的变化亦与情志变化有关。如喜时发声多欢悦，怒时发声多急厉，悲时发声多悲惨而断续，快乐时发声多舒畅而缓和，敬则发声多正直而严肃，爱则发声多温柔等。这些因一时感情触发的语声，一般与疾病无关，属正常语声。

（二）病变声音

病变声音是指疾病反映于语言、声音上的变化。除正常生理变化和个体差异之外的声音，均属病变声音。

1. 声音　主要是辨别患者的语声、呻吟、惊呼等异常声响。通过声音变化来判断正气的盛衰、邪气的性质及病情的轻重。声音的辨别要注意语声的有无，语调的高低、强弱、清浊、钝锐，以及有无异常声响，以供辨证参考。通常语声高亢洪亮有力、声音连续者，多属阳证、实证、热证，是阳盛气实、功能亢奋的表现；语声低微细弱、懒言、声音断续，或前重后轻，多属阴证、虚证、寒证，多为禀赋不足、气血虚损所致。实证和热证，声音重浊而粗、高亢洪亮、烦躁多言；虚证和寒证，声音轻清、细小低弱、静默懒言。声音重浊，或声音嘶哑，见于新病骤起，多为外感风寒或风热犯肺；见于久病形瘦体弱者，多为肺肾阴亏，或虚劳之证。神昏不醒，鼾声作响，手撒尿遗，多见于中风危候。小儿惊呼阵发，尖利高亢，多见惊风；阵哭拒食，辗转不安，多因腹痛；小儿夜啼，可为惊恐、虫积、饥饱不调而致。呻吟不已、哀号啼叫，多为剧烈疼痛。

2. 语言

（1）谵语　神志不清，语无伦次，声高有力者，多为热扰心神之实证。

（2）郑声　神志不清，语多重复，时断时续，声音低弱者，为心气大伤、精神散乱之虚证。

（3）独语　喃喃自语，喋喋不休，逢人则止，属心气不足之虚证，或痰气郁结、清窍阻闭所致。

（4）狂语　精神错乱，语无伦次，不避亲疏，多为痰火扰心所致。

（**思考**：谵语和郑声在症状上有何异同?）

3. 呼吸　呼吸主要与肺肾病变有关。呼吸声高气粗而促，多为实证和热证；呼吸声低气微而慢，多为虚证和寒证；呼吸急促而气息微弱，为元气大伤的危重证候。久病肺肾之气欲绝，可见虽气粗但呼吸不匀，或时断时续。

（1）气喘　是指呼吸急促，甚则鼻翼煽动，张口抬肩，难以平卧。实喘者，发作较急，呼吸喘促，胸满声高气粗，呼出为快，多为病邪壅塞肺气；虚喘者，来势较缓，呼吸喘促，气怯声低，呼多吸少，气不得续，吸入为快，动则喘甚，为肾不纳气或肺气虚衰。

（2）哮　是指呼吸时喉中有哮鸣音。哮证有冷热之别，多时发时止，反复难愈。喘不一定兼哮，但哮必兼喘。喘以气息而言，呼吸困难为主；哮以喉中痰鸣为特点。

（3）上气　是指气促咳嗽，气逆喉间，多为痰饮内停，或阴虚火旺、气道壅塞而致。

（**思考**：如何区别喘、哮、短气的临床表现?）

4. 咳嗽　是肺失肃降，肺气上逆的一种症状。有声无痰谓之咳，有痰无声谓之嗽，有痰有声谓之咳嗽。多见于肺脏疾病，但其他脏腑病证亦可出现咳嗽。可因外邪侵袭直接犯肺，也可因脏腑内伤累及肺脏而致咳嗽。故有“咳嗽不止于肺，而不离乎肺”之说。

暴咳声哑为肺实；咳声低弱而少气，或久咳音哑，多为虚证；外感病多咳声重浊；咳嗽阵发，连声不绝，终止时作鸾鹭叫声，为百日咳；小儿咳声嘶哑，如犬吠，可见于白喉。

5. 呕吐　是指饮食物、痰涎从胃中上涌，由口中吐出的症状。有物有声为呕吐；有物无声为吐；有声无物为干呕。呕、吐、干呕皆为胃失和降所致。临床可根据呕吐的声响强弱、吐势缓急、呕吐物的性状、气味及兼症来判断病证的寒热、虚实。

吐势徐缓，声音微弱，吐物清稀者，多属虚寒证。吐势较猛，声音壮厉，吐出黏痰黄水，或酸腐或苦者，多属实热证。重证热扰神明，呕吐呈喷射状。呕吐者，暴病多实，久病多虚。

有些呕吐还需结合望、问、切诊综合分析，才能准确判断。如因进餐多发吐泻者，应查明饮食的卫生质量，可能为食物中毒；霍乱、类霍乱则吐利并作；朝食暮吐或暮食朝吐，多属脾阳虚；食入即吐多为胃热；水逆证则口干欲饮，饮后则呕等。

6. 呃逆　是胃气上逆，从咽喉部发出的一种不由自主的冲击声，声短而频，呃逆作响。唐代以前称为哕，俗称打呃。临床根据呃声的高低强弱、间歇时间的长短不同，来判断病证的虚实、寒热性质。

呃声频作，高亢而短，其声有力者，多属实证、热证。呃声低沉，声弱无力，多属虚证、寒证。新病呃逆，其声有力，多属寒邪或热邪客于胃；久病、重病呃逆不止，声低气怯无力者，属胃气衰败之危候。突发呃逆，呃声不高不低，无其他病史及兼症者，多属饮食刺激，或偶感风寒，一时胃气上逆动膈所致，一般是短暂呃逆，不治自愈。

7. 嗳气 是胃中气体上出咽喉所发出的声响，其声长而缓，古称噫气。亦属胃气失和而上逆的一种表现。与短促冲击有声的呃逆不同。饱食之后，偶有嗳气，无其他兼症，不属病态，多可自愈。临床根据嗳声和气味的不同，以辨证之虚实。

嗳气酸腐，兼脘腹胀满者，多为宿食停滞，属实证。嗳声频作而响亮，嗳气后脘腹胀减，嗳气发作因情志变化而增减者，多为肝气犯胃，属实证。嗳声低沉断续，无酸腐气味，兼见纳呆食少者，多为胃虚气逆，常见于老年人或久病体虚之人，属虚证。嗳气频作，无酸腐气味，兼见脘痛者，多为寒邪客胃，属寒证。

（**思考**：*呃逆和嗳气在症状上有何异同?*）

8. 太息 又名叹息，是指情志抑郁、胸闷不畅时发出的长吁或短叹声。太息之后自觉宽舒，是情志不遂、肝气郁结之象。

9. 喷嚏 是指肺气上冲于鼻而发出的声响。应注意喷嚏的次数及有无兼症。偶发喷嚏，不属病态。若喷嚏频作，须视病之久暂，新病喷嚏，兼有恶寒发热、鼻流清涕等症状者，多为外感风寒、刺激鼻道之故，属表寒证。若遇冷则喷嚏不止，鼻流清涕，为“鼻鼽”，多为肺气亏虚，风寒乘虚外袭所致。久病阳虚之人，突然出现喷嚏，多为阳气回复，病有好转趋势。

10. 肠鸣 是腹中胃肠蠕动作响的症状。在正常情况下，肠鸣声低弱而和缓，一般难以闻及。当肠道传导失常或阻塞不通时，则肠鸣声高亢而频急。临床根据作响的部位及声音来判断病位和病性。

胃脘部鸣响如囊裹浆，振动有声，立行或推抚脘部，其声漉漉下行者，多为水饮留聚于胃；鸣响在脘腹，如饥肠辘辘，得温、得食则减，饥寒则重者，为中气不足，胃肠虚寒，多为感受风、寒、湿邪以致胃肠气机紊乱所致。腹内微有肠鸣之声，腹胀、食少纳呆者，多属胃肠气虚、传导功能减弱所致。肠鸣音完全消失，腹部胀满疼痛者，多属胃肠气滞不通之重证。

二、嗅气味

嗅气味，是指嗅辨与疾病有关的气味，包括病室、病体、分泌物、排出物，如口气、汗、痰、涕、二便、经、带、恶露、呕吐物等的异常气味。嗅气味可以了解疾病情况，一般气味酸腐、臭秽者，多属实热；微有腥臭者，多属虚寒。

（一）病体之气

1. 口气 指从口中散发出的异常气味。正常人呼吸或说话时，口中无异常气味散出，口中散发臭气者，称为口臭，多与口腔不洁、龋齿或消化不良有关。口出酸臭气，并伴食欲不振，脘腹胀满者，多属胃肠积滞；口出臭秽气者，多属胃热；口气腐臭，或兼咳吐脓血者，多是内有溃腐脓疡；臭秽难闻，牙龈腐烂者为牙疳。

2. 汗气 是指汗液所散发出的气味。患者身有汗气味，可知曾有汗出。汗出腥膻，是风湿热邪久蕴皮肤，津液受到熏蒸所致，多见于风温、湿温、热病，或汗后衣物不洁所致。汗出臭秽，可见于瘟疫或暑热火毒炽盛之证。腋下随汗散发阵阵臊臭气味者，是湿热内蕴所致，可见于狐臭病。

3. 痰涕气味 正常状态下，人体排出少量痰和涕，无异常气味。若病者咳吐浊痰脓血，腥臭异常，多是肺痈，为热毒炽盛所致。咳痰黄稠味腥者，是肺热壅盛所致。咳吐痰涎清稀味咸，无特异气味者，属寒证。鼻流浊涕腥秽如鱼脑者，为鼻渊；鼻流清涕无气味者，为外感风寒。

4. 二便气味 二便闻诊除注意了解特殊臊臭气味外，要结合望诊综合分析判断。如大便酸臭难闻者，多属肠有郁热。大便溏泻而腥者，多属脾胃虚寒。大便泄泻臭如败卵，甚则夹有未尽消化食物，矢气酸臭者，是宿食停滞、消化不良。小便黄赤混浊，有臊臭味者，多属膀胱湿热。尿甜并散发苹果样气味者为消渴病。

5. 经带气味 经带闻诊主要是了解有无特异气味。月经臭秽者，多属热证；月经气腥者，多属寒证。带下黄稠而臭秽者，多属湿热；带下白稀而腥臭者，多属寒湿；崩漏或带下奇臭，并杂见异常颜色，常见于癌病，多属危重病证。产后恶露臭秽者，多属湿热下注。

6. 呕吐物之气 指通过嗅觉辨呕吐物气味，判断病证的寒热性质。呕吐物清稀无臭味者，多属胃寒；气味酸臭秽浊者，多属胃热。呕吐未消化食物，气味酸腐者，为食积。呕吐物无酸腐味者，多属气滞。呕吐脓血而腥臭者，为内有溃疡。

（二）病室之气

病室气味是由病体本身或排出物所散发的。气味从病体发展到充斥病室，说明病情重笃。临床上嗅病室气味可作为推断病情及诊断特殊疾病的参考。

若病室充有血腥味，病者多患失血证。病室散有腐臭气，病者多患溃腐疮疡。病室尸臭，多为病者脏腑衰败、病情重笃。病室尿臊气（氨气味），见于水肿病晚期（尿毒症）。病室有烂苹果气味（酮体气味），多为消渴病，亦属危重。

第三节 问 诊

扫码“学一学”

问诊，是医生通过对患者或陪诊者进行有目的地询问，了解疾病的起始、发展及治疗经过、现在症状和其他与疾病有关的情况，以诊察疾病的方法。在四诊中占有重要地位。

问诊涉及的内容较为广泛，自明代张景岳以后，一般认为《十问歌》是比较全面而重点突出的问诊方法。“十问歌”的内容是：“一问寒热二问汗，三问头身四问便，五问饮食六胸腹，七聋八渴俱当辨，九问旧病十问因，再兼服药参机变。妇女尤必问经期，迟速闭崩皆可见。再添片语告儿科，天花麻疹全占验。”

一、一般问诊

目前，临床上多以以上十问为基础，详细问清一般情况、主诉、现病史、既往史、个人生活史、家族史等，其中尤其应注重围绕主诉询问现病史。问诊的内容主要包括一般情况、主诉、现病史、既往史、个人生活史、家族史等。询问时，应根据就诊对象，如初诊或复诊、门诊或住院等实际情况，有针对性地进行询问。

（一）一般情况

一般情况包括姓名、性别、年龄、婚否、民族、职业、籍贯、工作单位、现住址等。

询问一般情况，有两方面临床意义：一方面便于与患者或家属进行联系和随访，对患者的诊断和治疗负责；另一方面可使医生获得与疾病有关的资料，为诊断治疗提供一定依据。年龄、性别、职业、籍贯等不同，则有不同的多发病。如水痘、麻疹、顿咳等病，多见于小儿；青壮年气血充盛，抗病力强，患病多属实证；老年人气血已衰，抗病力弱，患病虚证居多；癌病、胸痹、中风等病，多见于中老年患者。妇女有月经、带下、妊娠、产育等疾病；男子可有遗精、滑精、阳痿等病变。长期从事水中作业者，易患寒湿痹证；硅沉着病、汞中毒、铅中毒等病，常与所从事的职业有关。某些地区因水土因素而使人易患瘿瘤病，疟疾在岭南等地发病率较高，血吸虫病常见于长江中下游一带等。

（二）主诉

主诉是患者就诊时最感痛苦的症状、体征及持续时间。主诉往往是疾病的主要矛盾所在，一般只有一两个症状，即是主症。通过主诉常可初步估计疾病的范畴和类别，以及病势的轻重缓急。因此，主诉具有重要的诊断价值，是调查、认识、分析和处理疾病的重要线索。

询问时，医生首先要善于抓住主诉。如患者叙述有眩晕、汗出、心悸、胸痛、神疲、乏力等，在这众多症状中，如其主要症状是心悸、胸痛，医生根据心悸、胸痛这两个主症，可初步考虑为心病。这就抓住了病变所在部位，然后围绕主症，进一步深入询问有关兼症和病史，再结合其他三诊全面诊察，做出正确诊断。

问诊时还要将主诉所述症状或体征的部位、性质、程度、时间等询问清楚，不能笼统、含糊，医生要善于抓住主诉问深问透、问准问清，这对病证诊断极其有益。

（三）现病史

现病史是指围绕主诉从起病到此次就诊时疾病的发生、发展和变化及治疗经过。现病史应从发病情况、发病过程、治疗经过三个方面进行询问。

1. 发病情况　主要包括发病的新久、发病原因或诱因，最初的症状及其性质、部位，曾做何处理等。

一般起病急、时间短者，多为外感病，多属实证；患病已久、反复发作、经久不愈者，多为内伤病，多属虚证，或属虚实夹杂证。如情志不舒而致胁肋胀痛，急躁易怒者，多属肝气郁结；如暴饮暴食而致胃脘胀满疼痛者，多属胃有积滞等。综上可见，医生通过询问患者的发病情况，对辨别疾病的病因、病位、病性有重要作用。

2. 病变过程　医生了解患者的病变过程，一般可按疾病时间先后顺序进行询问。如某一阶段出现哪些症状，症状的性质、程度有何变化，何时好转或加重，何时出现新的病情，病情有无变化规律等。询问病变过程，对了解疾病邪正斗争情况以及病情发展趋势有重要的临床意义。

3. 诊治经过　有些患者，尤其是患病较久者，在就诊前已经其他医院诊断和治疗。所以对初诊者，很有必要询问曾做过哪些检查，结果如何；做过何种诊断，诊断的依据是什么；经过哪些治疗，治疗的效果及反应如何等。了解既往诊断和治疗的情况，可作为当前诊断与治疗的参考。

此外，问现在症状虽也属问现病史范畴，但因其包括的内容较多，是问诊的主要内容，将在后文专门讨论。

（四）既往史

既往史又称过去病史，主要包括患者平素身体健康状况，以及曾患疾病的情况。问既往史应注意从以下两方面进行询问。

1. 既往健康状况 患者素日健康状况，可能与其现患疾病有一定关系，故可作为分析、判断病情的依据。如素体健壮，现患疾病多为实证；素体衰弱，现患疾病多为虚证；素体阴虚，易感温燥之邪，多为热证；素体阳虚，易受寒湿之邪，多为寒证。

2. 既往患病情况 患者曾患过何种其他疾病，如痢疾、疟疾、白喉、麻疹等传染病以及肝病、痹病等。是否接受过预防接种，有无药物或其他物品的过敏史，做过何种手术治疗等，都应加以询问。

患者既往所患某些疾病，可能与现患病证有密切关系。如哮证、痛证、中风等病，经治疗之后，症状虽已消失，但尚未根除，某些诱因常可导致旧病复发。正值麻疹流行之季，患儿又出现类似将出麻疹现象，通过询问既往是否出过麻疹，即可做出判断。由此可见，询问既往病史，对诊断现患疾病有一定作用。

（五）个人生活史

个人生活史，主要包括生活经历、精神情志、生活起居、饮食嗜好、婚姻生育等。

1. 生活经历 医生询问患者的出生地、居住地及经历地，应注意某些地方病或传染病的流行区域，以便判断所患疾病是否与此相关。

2. 精神情志 人生活在社会之中，不可避免有外界因素的刺激，使精神、情志产生变化，以致脏腑气血功能紊乱，引起疾病的发生。同时，人的精神、情志变化，对某些疾病的发展与变化亦有一定影响。因此，了解患者的性格特征、当前精神情志状况及其与疾病的关系等，有助于对病情的诊断，并可提示医生对精神、情志刺激所导致的疾病，在药物治疗的同时，辅以思想上的开导，有助于治疗。

3. 饮食起居 饮食嗜好、生活起居如有不当，对身体健康影响很大，甚至引起疾病。如素嗜肥甘，多病痰湿；偏食辛辣者，易患热证；贪食生冷者，易患寒证。素日喜热恶凉者，多为素体阴气偏盛；素日喜凉恶热者，反映素体阳气偏盛。好逸恶劳，脾失健运，易生痰湿；劳倦过度，耗伤精气，易患诸虚劳损；起居无常、饮食无节，易患胃病等。通过了解饮食嗜好、生活起居情况，对分析、判断病情有一定意义。

4. 婚姻生育 对成年男女患者，应注意询问其是否已婚、结婚年龄、配偶的健康状况以及有无传染病或遗传病。

育龄期女性应询问初潮年龄或绝经年龄，月经周期，行经天数和带下的量、色、质等变化。已婚女性还应询问妊娠次数，生产胎数，以及有无流产、早产、难产等。

（六）家族史

家族史包括询问与患者长期生活相处的父母、兄弟姐妹、配偶、子女等及其他接触密切的人的健康和患病情况，必要时注意询问直系亲属的死亡原因。这是由于某些遗传性疾病常与血缘关系密切，有些传染病与生活接触有关。因而询问其家族病史，对诊断现患疾病极有帮助。

二、问现在症状

（一）问寒热

问寒热是指询问患者有无怕冷或发热的感觉。寒与热是疾病常见症状之一，是辨别病邪性质和机体阴阳盛衰的重要依据，是问诊的重点内容。

寒热即怕冷、发热。怕冷是患者的主观感觉，细辨又有恶寒和畏寒之别。凡患者自觉怕冷，多加衣被，或近火取暖，仍感寒冷不缓解，称为恶寒；若患者身寒怕冷，加衣添被，或近火取暖寒冷能缓解，称为畏寒。发热，除指体温高于正常者外，还包括患者虽体温正常，但自觉全身或某一局部发热，如五心发热等。

寒与热的产生，主要取决于病邪性质和机体阴阳盛衰两个方面。一般来说，寒为阴邪，其性清冷，故寒邪致病，多见恶寒证；热为阳邪，其性炎热，故热邪致病，多见发热证。在机体阴阳失调时，阳盛则热，阴盛则寒，阴虚则热，阳虚则寒。由此可见，寒热是阴阳盛衰的表现，即寒为阴象，热为阳征。诚如张景岳所说："阴阳不可见，寒热见之。"所以，通过询问患者恶寒与发热情况，可辨别病变的性质和阴阳盛衰的变化。

了解寒热情况，首先问患者有无怕冷或发热的症状。如有寒热症状，必须询问怕冷与发热是否同时出现，还应注意问清寒热的轻重、出现的时间、持续的长短及其兼症等。临床常见的寒热症状有恶寒发热、但寒不热、但热不寒、寒热往来四个类型。

1. 恶寒发热　是指患者恶寒与发热同时出现，多见于外感病的表证阶段。其机制是外邪侵袭肌表，影响卫阳"温分肉"的功能，肌腠失煦则恶寒，邪气外束，玄府闭塞，卫阳失于宣发则郁而发热。所以，恶寒与发热并见是诊断表证的重要依据。外邪侵袭肌表，无论是否发热，恶寒为必有之症，故有"有一分恶寒便有一分表证"的说法。

由于感受外邪的性质不同，所以寒热症状又有轻重的区别，可分为以下三种类型。

（1）恶寒重发热轻　即患者感觉恶寒明显，并有轻微发热，是外感风寒的特征，主风寒表证。寒为阴邪，寒邪袭表伤阳，故恶寒明显；又寒性凝滞，致使卫阳郁闭失宣，故同时出现轻微发热。

（2）发热重恶寒轻　即患者感觉发热明显，并有轻微恶寒，是外感风热的特征，主风热表证。风热为阳邪，阳邪致病则阳盛，阳盛则热，所以发热较重；又风热袭表，使腠理开泄，所以同时有轻微恶寒。

（3）发热轻而恶风　即患者感觉有轻微发热，并有遇风觉冷、避之可缓的症状，称为恶风，比恶寒轻。为外感风邪所致，属伤风表证。风性开泄，腠理疏松，阳气郁遏不甚，所以发热、恶风皆轻。

外感表证的寒热轻重，不仅与病邪性质有关，而且与邪正盛衰有密切关系。如邪正俱盛者，恶寒发热皆较重；邪轻正衰者，恶寒发热皆较轻；邪盛正衰者，多为恶寒重而发热轻。

（**思考：**在均有恶风寒这一症状的基础上，如何辨别风寒表证、风热表证与伤风表证?）

2. 但寒不热　是指患者只感怕冷而不觉发热的症状。根据发病急缓、病程长短，可分为两种类型。

（1）新病畏寒　多见于寒邪直接侵袭脏腑，阳气被遏，机体失煦。如患者突感怕冷，伴脘腹冷痛，喜温拒按，或咳喘痰鸣，脉沉迟有力等，为里实寒证。

（2）久病畏寒　多为阳气虚衰，形体失于温煦所致。患者经常畏寒肢冷，得温可缓，舌淡嫩、脉沉迟无力等，为里虚寒证。

3. 但热不寒　患者只发热，不觉寒冷，或反恶热，多属阳盛或阴虚的里热证。根据发热的轻重、时间、特点等不同可分为壮热、潮热、微热三种类型。

（1）壮热　患者高热（体温39℃以上）持续不退，不恶寒而恶热，称为壮热。多为风热内传，或风寒入里化热，邪正相搏，阳热内盛，蒸达于外所致。多见于外感温热病气分阶段，属里实热证。常兼面赤、汗多、烦渴饮冷等热盛症状。

（2）潮热　发热如潮汐之有定时，即按时发热，或按时热更甚者，称为潮热。临床常见的类型有三种。

1）阴虚潮热　患者午后或入夜出现低热或五心烦热的症状。多为阴虚不能制阳，机体虚阳偏亢所致。若患者自觉热气自骨内向外透发，又称"骨蒸潮热"。

2）日晡潮热　患者常于日晡时（下午3～5时）出现热势加重的症状。多为邪热侵入胃肠，燥热内结所致。由于阳明气旺于此时，又称"阳明潮热"。

3）湿温潮热　患者午后热势加重，但身热不扬（即肌肤初扪之不觉很热，扪之稍久则灼手的感觉）的症状。多见于湿热邪气困遏的湿温病。此系湿邪遏伏，热难透达，湿郁热蒸所致。湿为阴邪，午后湿盛，阳气被遏加重，湿郁热蒸较著，故午后热甚。

（3）微热　发热不高，一般不超过38℃，或仅自觉发热，称为微热。微热大多发病时间较长，病因与病证较复杂，如阴虚潮热多为长期微热；气虚清阳被郁，亦可导致长期微热，称为气虚发热；情志不舒，气郁化火，亦可表现为时有微热，称为郁热。

4. 寒热往来　是指恶寒与发热交替发作，又称往来寒热，是邪正相争、互为进退的病理表现，为半表半里证的特征，可见于少阳病和疟疾。临床上有以下两种类型。

（1）寒热往来，发无定时　即患者时冷时热，一日发作多次，无时间规律，可见于少阳病，主半表半里证。其病理机制是：外感病邪达半表半里阶段时，邪正相争，相持不下，邪胜则恶寒，正胜则发热，所以恶寒与发热交替发作。

（2）寒热往来，发有定时　即寒战与高热交替发作，发有定时，每日发作一次，或二三日发作一次，并兼头痛剧烈、口渴、多汗等症，常见于疟疾。其病理机制是：疟邪侵入人体，伏藏于半表半里之间，入与阴争则寒，出与阳争则热，故寒战与高热交替出现，休作有时。

（二）问汗

《素问·阴阳别论》说："阳加于阴谓之汗。"故汗是由阳气蒸化津液从玄府达于体表而成。汗由津液所化，正常汗出有调和营卫、滋润皮肤等作用。正常人在体力活动、进食辛辣、气候炎热、衣被过厚、情绪激动等情况下可见汗出，属生理现象。

若当汗出而无汗，不当汗出而汗多，或仅见身体的某一局部汗出，属病理现象。病理性无汗或有汗，与正气不足和病邪侵扰等因素有密切关系。由于病邪的性质，或正气亏损的程度不同，可出现不同情况的病理性汗出。

所以，询问了解患者汗出的异常情况，对判断病邪的性质及人体阴阳盛衰有重要的意义。询问时，应注意了解患者有汗无汗，出汗的时间、多少、部位及其主要兼症等。

1. 有汗无汗　在疾病过程中，尤其对外感患者，询问汗的有无，是判断感受外邪的性质和卫阳盛衰的重要依据。

（1）表证有汗　多属外感风邪所致的中风表虚证，或为外感风热所致的表热证。风性开泄，热性升散，风热袭表，腠理疏松，故见汗出。如卫阳素虚，肌表不固，则更易汗出。

（2）表证无汗　多属外感寒邪所致的伤寒表实证。寒性收引，腠理致密，玄府闭塞，因而无汗。

（3）里热汗出　外邪入里，成为里热证，或因其他原因导致里热炽盛，阳气过亢，迫使津液外出，则见汗多，并常伴发热、口渴等症。

（4）里证无汗　新病里证无汗，多为阴寒内盛，阻遏阳气，蒸化功能失常所致；久病里证无汗，多属阳气虚衰，蒸化无力，或津血亏虚，生化乏源所致。

2. 特殊汗出 是指具有某些特征（出汗的时间、出汗的状况等）的病理性汗出。主要有以下列四种类型。

（1）自汗 经常日间汗出，活动之后更甚，称为自汗。常见于气虚、阳虚证。阳气亏虚，不能固护肌表，玄府不密，津液外泄，故见自汗。每当活动则更加耗伤阳气，因而汗出尤甚。

（2）盗汗 入睡之后汗出，醒后则汗止，称为盗汗。多见于阴虚内热证，或气阴两虚证。入睡之时，卫阳入里，肌表不固，虚热蒸津外泄，故睡时汗出，醒后卫阳复归于表，肌表固密，虽阴虚内热，也不能蒸津外出，故醒后汗止。若气阴两虚，临床常自汗、盗汗并见。

（3）绝汗 是指在病情危重的情况下，出现大汗不止，每可导致亡阴或亡阳，又称脱汗。如病势危重，在高热烦渴、脉细数疾的情况下，而见汗出如油、热而黏手，为亡阴之汗。若病势危重，在身凉肢厥、脉微欲绝的情况下，而见大汗淋漓、汗稀而凉，属亡阳所致。

（4）战汗 在病势沉重之时，先见全身战栗抖动，而后汗出，称为战汗。战汗是邪正相争、病变发展的转折点，应注意观察病情的变化。如汗出热退、脉静身凉，是邪去正复之佳象；若汗出而身热不减，仍烦躁不安、脉来疾急，为邪胜正衰之危候。

3. 局部汗出 身体的某一部位是否出汗，也是体内病变的反映，其病理有虚实、寒热之别，应注意询问了解具体部位及伴随症状，以审证求因。临床常见的局部汗出有以下几种。

（1）头汗 又称但头汗出。导致头汗的原因常见有四种：一是上焦热盛，迫津外泄，故见头汗，多兼面赤、烦渴、舌尖红苔薄黄、脉数等；二是中焦湿热蕴结，湿郁热蒸，逼津上越而致头汗，常兼肢体困重、身热不扬、苔黄腻；三是由于阴寒内盛，元气将脱，虚阳上越，津随阳泄，则见头额冷汗不止、面色苍白、四肢厥冷、脉微欲绝，是亡阳之象；四是在进食辛辣、热汤、饮酒之时，阳气旺盛，热蒸于上，故见头汗，若素体阳气偏盛，则尤为常见。

（2）半身汗 指身体一半出汗，另一半无汗，或左侧，或右侧，或上半身，或下半身。病变部位往往是无汗的半身，多为风痰、瘀痰或风湿之邪阻滞经络，气血运行失调所致，多见于中风病、痿证或截瘫者。

（3）手足心汗 手足心微汗出者，一般为生理现象。若汗出过多，伴口咽干燥、五心烦热、脉细数，多为阴虚内热所致；手若足心汗，连绵不断，兼烦渴冷饮、尿赤便秘、脉洪数，多属阳明热盛之故；若汗出过多，伴头身困重、身热不扬、苔黄腻，多为中焦湿热郁蒸所引起。

（4）心胸汗 是指心胸部易汗出或汗出过多。多见于虚证，如见神疲倦怠、纳呆食少、心悸失眠等症，多属心脾两虚；心悸心烦、失眠多梦、腰膝酸软等症，多属心肾不交。

临床上除应辨别以上各种汗症外，还需注意了解汗的冷热、色泽等。如冷汗多为阳气虚衰所引起，热汗多为外感风热或内热蒸迫所致。汗出黏衣、色黄如黄柏汁者，谓之黄汗，多因风湿热邪交争使然。

（三）问疼痛

1. 疼痛的性质和特点 导致疼痛的病因、病机不同，疼痛的性质及特点各异。胀痛者，多为气滞所致；痛如针刺刀割者，多为瘀血所致；走窜痛者痛处走窜，病位游移，或为气滞，或为风邪侵袭；冷痛者，常为寒邪阻络或阳虚所致；灼痛者，多因邪热亢盛；绞痛者，或有形实邪阻滞气机，或阴寒之邪凝滞气机；隐痛者，多为精血亏虚，或阳虚有寒；重痛者，常为湿邪困阻，气机不畅所致；酸痛，见于肢体多为湿阻，见于腰膝多属肾虚。

2. 疼痛的部位

（1）头痛　头后痛连项背，属太阳经病；痛在前额连及眉棱骨，属阳明经病；头两侧痛，以太阳穴附近为甚者，属少阳经病；巅顶作痛，牵引头角，气逆上冲，甚则作呕，属厥阴经病；头痛而重，腹满自汗，属太阴病变；头痛连齿，属少阴病变。

（2）胸痛　多为心肺之病。常见于热邪壅肺、痰浊阻肺、气滞血瘀、肺阴不足、邪阻心脉等。

（3）胁痛　多与肝胆病关系密切，可见于肝郁气滞、肝胆湿热、肝胆火盛、瘀血阻络及水饮内停等病证。

（4）脘腹痛　病多在脾胃。有寒热虚实之分，一般喜暖为寒，喜凉为热，拒按为实，喜按为虚。既可因寒凝、热结、气滞、血瘀、食积、虫积而发，也可为气虚、阴虚、阳虚所致。

（5）腰痛　为寒湿痹证，或湿热阻络，或瘀血阻络，或肾虚所致。

（6）四肢痛　多见于痹证。疼痛游走者，为风邪偏盛之行痹；冷痛喜暖者，为寒邪偏盛之痛痹；重着而痛者，为湿邪偏盛之湿痹；红肿疼痛者，为热邪偏盛之热痹。足跟痛者，多为肾虚。

（7）周身痛　新病乍起者，多为实证，以感受风寒湿邪者居多；久病不愈者，多为虚证，以气血亏虚，经气不利常见。

一般而言，新病剧痛属实，久痛时缓属虚；痛而拒按属实，痛而喜按属虚；红肿灼痛为实热，沉重冷痛为湿寒；刺痛固定为瘀血，走窜胀痛为气滞或风邪。

（四）问睡眠

睡眠异常主要有失眠与嗜睡。不易入睡，或醒后难眠，或睡而不酣、易于惊醒，甚至彻夜不眠者为失眠，为阳不入阴、神不守舍所致。虚者或因心脾两虚而心神失养，或因心肾不交，水不济火而内扰心神；实证可为痰火内扰，或饮食积滞等所致。时时欲睡、眠而不醒、精神不振、头沉困倦者为嗜睡，实证多见于痰湿内盛，困阻清阳；虚证多见于阳虚或气血不足。

（五）问饮食口味

主要问食欲、食量、口渴与否、口味偏嗜、冷热喜恶、呕吐与否等情况，以判断胃气有无及脏腑虚实寒热。

1. 食欲与食量　食少纳呆者，或为脾胃气虚，或为内伤食滞，或为湿邪困脾；厌食脘胀、嗳腐吞酸，多为食停胃脘；喜热食或食后常感饱胀，多是脾胃虚寒；厌食油腻，胁胀呕恶，可见于肝胆湿热，横逆犯胃；消谷善饥，多为胃火炽盛，若伴有多饮多尿，可见于消渴；饥不欲食者，常为胃阴不足所致；食入即吐，其势较猛，多属胃中实火上逆；朝食暮吐、暮食朝吐，多因脾胃虚寒；吞咽艰涩、哽噎不顺、胸膈阻塞者，可见于噎隔证；久病重病，厌食日久，突然思食、索食、多食，多为脾胃之气将绝之“除中”证，属“回光返照”之象。小儿嗜食异物，如泥土、纸张、生米等，可见于虫积、疳积证。

2. 口渴与饮水 口渴可见于津液已伤，或水湿内停，津气不运；渴喜冷饮为热盛伤津；喜热饮者为寒湿内停，气化受阻；渴不多饮，或水入即吐者，可见于痰饮水湿内停，或湿热内困，水津不能上承；口干但欲漱水不欲咽者，多为瘀血之象，若伴多饮多尿，可见于消渴。

3. 口味 口苦多见于肝胆火旺；口淡乏味多见于脾胃虚寒；口甜而腻多见于脾胃湿热；口酸多见于肝胃不和；口咸多见于肾病或寒水上泛；口臭多见于胃火炽盛，或肠胃积滞；口腥多见于肺胃血络损伤、咯血、呕血；口有尿味可见于尿毒攻心。

（六）问二便

询问患者二便次数、便量、性状、颜色、气味以及便时有无疼痛、出血症状，以了解患者食物消化、水液代谢的情况。

1. 问小便 小便色黄赤而短少者，多属热证；小便色白而清长者，多属寒证；多尿且多饮而消瘦者，多为消渴；尿频量多而色白，为下焦虚寒；尿频、尿急而色赤，甚至尿血、尿痛，多为膀胱湿热；夜间遗尿或尿失禁，多为肾气不固，膀胱失约；尿频数而不畅，或尿流中断，有砂石排出者为石淋；老人膀胱胀满、小便不利或癃闭，多为肾气虚弱，或血瘀湿热所致；产妇尿闭，常为血瘀或胞宫膨大压迫膀胱所致。重病之中癃闭无尿，或神昏遗尿，为阳气外脱、精气衰败之凶兆。

2. 问大便 主要询问便次、便质、便感等不同异常情况。

便秘以大便次数减少，质硬便难，或排便时间延长为特征。便秘有寒热虚实之分。实热者，多腹胀满闷、痛而拒按，苔黄燥裂，为热邪炽盛，腑气不通；实寒者，多腹痛拒按、苔白身冷，为寒邪阻遏阳气，腑气不通；大便燥结，硬如羊粪、排便困难，常见于病久不愈、年老体弱、产后，乃气血不足、无水行舟所致。

泄泻以大便次数增加，一日数次或更多，便质溏稀或稀水状为特征。泄泻有寒热虚实之别。湿热泄泻，可见暴发泄泻、大便臭秽、腹痛肠鸣、肛门灼热；寒湿泄泻，可见泻如稀水、色淡黄而味腥臭；食滞泄泻，可见吐泻交作，吐物酸臭、泻下臭秽；脾虚泄泻，可见完谷不化、便稀溏薄、迁延日久；大便脓血，下利赤白，多为痢疾；先便后血，血色暗红或紫黑稀薄，脘腹疼痛，为远血，多为胃脘出血或内有瘀血；先血后便，血色鲜红者，为近血，常见于热伤脉络；大便时干时稀，多为肝郁脾虚，肝脾不调；大便先干后稀，多属脾胃虚弱；肛门灼热者，多为大肠湿热；里急后重者，多为湿热痢疾，或肠道气滞；排便不爽，或因湿热内蕴，或为饮食积滞；每日黎明前腹痛泄泻，泄后则安，多为肾阳虚泄泻，又称“五更泄泻”；肛门气坠，甚则脱肛，多为中气下陷。

（七）问经带

由于女性有月经、带下、妊娠、产育等生理病理特点，对女性的问诊，除上述内容外，还应注意询问月经、带下、妊娠、产育等情况有无异常。

女性月经、带下异常，不仅是妇科常见疾病，也是全身病理变化的反映，因而即使一般疾病也应询问月经、带下情况，作为诊断妇科或其他疾病的依据。

问妊娠、产育的意义在于考虑其他疾病对妊娠、产育的影响，也要考虑妊娠、产育对其他疾病的影响，以便正确地指导诊断治疗。妇女在非妊娠期、产育期患病，对于妊娠、产育的情况，一般作为个人生活史询问。

1. 月经 是指有规律的、周期性的子宫出血。一般每月一次，信而有期，故又称月汛、月水或月信。健康女子，一般14岁左右月经开始来潮，称为初潮。到49岁左右，月经停止，称为绝经。问月经应注意了解月经的周期，行经的天数，月经的量、色、质，有无闭经或行经腹痛等表现。必要时可询问末次月经日期，以及初潮或绝经年龄。

（1）经期异常　正常月经周期，约28天左右行经一次，行经期一般3~5天。

1）月经先期　连续2个月经周期提前八九天以上，称月经先期。多为气虚，统摄无权，冲任不固所致；或为阳盛血热、肝郁血热、阴虚火旺，热扰冲任，血海不宁而致。

2）月经后期　连续2个月经周期错后八九天以上，称月经后期。其病机有虚有实。属虚者多为阳气虚衰，或营血亏损，血源不足，使血海不能按时满蓄。属实者或因气滞血瘀，冲任不畅；或因寒凝血瘀，冲任受阻，因而经期错后。

3）经期错乱　月经或前或后，经期不定，称经期错乱，又称月经先后不定期。多为肝气郁滞，气机不调，或脾肾虚损，或瘀血阻滞，使血海蓄溢失常，以致月经错乱。

（2）经量异常　主要有量多和量少两类。

1）月经过多　月经量较以往明显增多，周期基本正常者，称为月经过多。多为血热，冲任受损；或气虚，冲任不固，经血失约；或瘀阻胞络，络伤血溢等所致。

2）崩漏　不在行经期间，阴道内大量出血，或持续下血，淋漓不止者，称为崩漏。一般来势急，出血量多者称崩，或称崩中；来势缓，出血量少者称漏，或称漏下。崩与漏在病势上虽有缓急之分，但发病机制基本相同，在疾病演变过程中，又常互相转化，相兼出现，故统称为崩漏。为热伤冲任，迫血妄行；或脾肾气虚，冲任不固，不能约制经血；或瘀阻冲任，血不归经所致。

3）月经过少　月经周期基本正常，经量明显减少，甚或点滴即净，称为月经过少。其病机有虚有实。属虚者，或为营血衰少，血海亏虚；或为肾气亏虚，精血不足，血海不盈所致。属实者多为寒凝、血瘀或痰湿阻滞引起。

4）闭经　女子年逾18周岁，月经尚未来潮，或月经曾来而中断，停经超过3个月以上者，称为闭经。气虚血亏，血海空虚所致者，属虚证；气滞血瘀，或寒凝痰阻，胞脉不通而致者，为实证。问诊时应与妊娠期、哺乳期、绝经期的停经及暗经相鉴别。

（3）经色、经质异常　经色是指月经的颜色，正常月经色正红。经质是指月经性状，正常经质不稀不稠，不夹杂血块。若色淡红质稀，为血虚不荣；经色深红质稠，乃血热内炽；经色紫暗，夹有血块，兼小腹冷痛，属寒凝血瘀。

（4）痛经　正值经期或行经前后，出现周期性小腹疼痛，或痛引腰骶，甚至剧痛不能忍受，称为痛经，又称经行腹痛。经前或经期小腹胀痛或刺痛，多属气滞或血瘀；小腹冷痛，遇温则减轻者，多属寒凝或阳虚；经期或经后小腹隐痛，多属气血两虚、胞脉失养所致。

2. 带下　是指妇女阴道内的一种少量乳白色、无臭的黏液，具有润泽阴道的作用。若带下过多，淋漓不断，或有色、质的改变，或有臭味，即为病理性带下。问带下，应注意量的多少、色质和气味等。因带下颜色的不同，而有白带、黄带、赤带、青带、黑带、赤白带及五色带等名称，临床以白带、黄带、赤白带较为多见。

（1）白带　带下色白量多，质稀如涕，淋漓不绝，多属脾肾阳虚、寒湿下注所致。

（2）黄带　带下色黄，质黏臭秽，多属湿热下注所致。

（3）赤白带　即白带中混有血液，赤白杂见，多属肝经郁热，或因湿热下注而成。

扫码“学一学”

第四节 切 诊

切诊分为脉诊和按诊。脉诊是指通过医生用手切按患者脉搏，根据脉动应指的形象，了解病情、辨别病证的诊察方法。按诊是指医生用手触摸或按压患者的某些部位，以了解局部冷热、润燥、软硬、压痛、肿块或其他异常变化，从而推断疾病部位、性质和病情轻重的一种诊病方法。

一、脉诊

（一）脉诊的部位和方法

脉诊常用“寸口诊法”。部位在手腕部的寸口，此处为手太阴肺经的原穴所在，是脉之大会，脏腑的生理和病理变化均在此处有所反映。寸口脉分为寸、关、尺三部，通常以腕后高骨处（桡骨茎突）为标记，其内侧为关，关前一指（腕侧）为寸，关后一指（肘侧）为尺。

寸口脉三部常用的配属脏腑法为：左手寸部候心，关部候肝，尺部候肾；右手寸部候肺、关部候脾胃，尺部候命门（肾）。

脉诊时以环境安静，医患双方气血平和为佳。患者将前臂平伸，掌心向上，腕下垫脉枕。医生脉诊时，用左手按诊患者的右手，用右手按患者的左手。布指时，以中指定关位，示指切寸位，无名指切尺位，三指呈弓形，指头平齐，以指腹切按脉体，布指疏密，应根据患者手臂长短而调整。

举按寻，是采用三种不同的指力进行切脉的方法：轻指力按在皮肤上（浮取）为举，重指力按在筋骨间（沉取）为按，不轻不重的中度指力（中取）为寻。

（二）正常脉象

健康人在生理条件下出现的脉象为正常脉象，又称平脉、常脉。切脉时首先必须掌握正常脉象的形象特点及其变异因素，才能以常衡变，辨别形态多端的病脉。

1. 平脉的形象 脉势和缓，往来从容，节律均匀，柔和有力，一息四五至。

2. 平脉的特点 平脉具有胃、神、根三个特点。脉象从容和缓，节律一致，称为脉有胃气；脉象柔和有力，形体指下分明，称为脉有神气；沉取尺部，脉应指有力，称为脉有根基。

3. 平脉的变异因素 在人体内外因素的影响下，平脉会发生相应的生理性变化。如受气候的影响，平脉有春弦、夏洪、秋浮、冬沉的变化。受地理环境的影响，居住在南方的人，脉多不实；居住在北方的人，脉多沉实。受年龄的影响，小儿脉快，青壮年脉实，老年人脉多无力。因性别而异，女子脉偏濡或弱而略快，男子脉偏沉实有力。有的人因桡动脉异位，脉不见于寸口，而从尺部斜向手背，称为“斜飞脉”，若脉出现在寸口背部，称为“反关脉”，二者均不属病脉。

（三）常见病脉和主病

在历代文献中，关于脉象的论述很多，《诊家正眼》为二十八脉，现将其中常用脉象分述如下。

1. 浮脉

脉象：轻取即得，重按反减；举之有余，按之稍弱而不空。

主病：主表证。为卫阳与邪气交争，脉气鼓动于外而致。也见于虚证，多为精血亏损、阴不敛阳或气虚不能内守，脉气浮散于外而致。内伤里虚见浮脉，为虚象严重。

2. 沉脉

脉象：轻取不应，重按始得。

主病：主里证。所主里实证可见于气滞血瘀、积聚等，为邪气内郁，气血困阻，阳气被遏，不能浮应于外而致，多脉沉而有力，按之不衰。所主里虚证，为气血不足、阳气衰微，不能运行营气于脉外而致，多脉沉而无力，愈按愈弱。

3. 迟脉

脉象：脉来缓慢，一息脉动不足四至（每分钟少于60次）。

主病：主寒证。里虚寒者，多因阳气衰微，脉迟而无力；里实寒者，多因阴寒积冷，凝滞阻闭，脉迟而有力。此外，若邪热内结，脉气郁闭，亦见迟脉，但脉迟而有力且伴有热结之象。久经体力锻炼者，脉象迟来而和缓有力，为健康之象。

4. 数脉

脉象：脉来急促，一息脉来五至以上（每分钟90次以上）。

主病：主热证。数而有力，为邪热鼓动，气盛血涌，血行加速而致。数而无力，甚则数大而空，多为精血不足、虚阳外越所致。

5. 虚脉

脉象：举之无力，按之空虚，应指软弱。

主病：主虚证。多见于气血两虚。为气虚血行无力，血少脉道空虚而致。

6. 实脉

脉象：脉来坚实，三部有力，来去俱盛。

主病：主实证。乃邪气亢盛，正气不衰，正邪剧烈交争，气血涌盛，脉道坚满而致。若虚证见实脉则为真气外越之险候。

7. 弦脉

脉象：形直体长，如按琴弦。

主病：主肝胆病、诸痛、痰饮、疟疾。弦为肝脉，以上诸因致使肝失疏泄，气机失常，经脉拘急而致；老年人脉象多弦硬，为精血亏虚，脉失濡养而致。此外，春令平脉亦见弦脉。

8. 滑脉

脉象：往来流利，应指圆滑，如盘走珠。

主病：主痰饮、食积、实热。为邪正交争，气血涌盛，脉行通畅所致。脉滑和缓者，可见于青壮年的常脉和妇人的孕脉。

（**思考：**弦脉与滑脉在脉象和主病方面有何区别?）

9. 洪脉

脉象：脉形宽大，状如波涛，来盛去衰。

主病：主气分热盛。证属实证，乃邪热炽盛，正气抗邪有力，气盛血涌、脉道扩张而致。

10. 紧脉

脉象：脉来绷紧有力弹指，状如牵绳转索。

主病：主寒证、痛证、宿食。乃邪气内扰，气机阻滞，脉道拘急紧张而致。

11. 濡脉

脉象：浮而细软。

主病：主诸虚。气血亏虚则脉浮而软，阴血不足则脉形细小。又主湿，湿邪内侵，机体抗邪，气血趋于肌表则脉浮；湿邪压抑脉道，则脉细而软。

12. 细脉

脉象：脉细如线，应指明显，按之不绝。

主病：主气血两虚、诸虚劳损，又主湿证。虚证为营血亏虚，脉道不充，血运无力而致。实证因湿邪阻遏脉道则见脉象细缓。

13. 涩脉

脉象：脉细行迟，往来艰涩不畅，如轻刀刮竹。

主病：主气滞血瘀、伤精血少、痰食内停。实证脉涩有力，多为有形之邪闭阻气机，脉道不畅而致；虚证脉涩无力，多为阴血亏虚，脉道不充而致。

14. 结脉

脉象：脉来缓中时止，止无定数。

主病：主阴盛气结、寒痰瘀血、气血虚衰。实证者脉实有力，迟中有止，为实邪郁遏，心阳被抑，脉气阻滞而致。虚证者脉虚无力，迟中有止，为气虚血衰，脉气不相顺接所致。

15. 代脉

脉象：脉来迟缓力弱，时发歇止，止有定数。

主病：虚证者多脉代而无力，良久不能自还，为脏气衰微，脉气不复所致；实证者多脉代而有力，多为痹证、痛证，或七情内伤、跌打损伤等邪气阻碍脉气所致。

16. 促脉

脉象：往来急促，数而时止，止无定数。

主病：促而有力主阳热亢盛、气血壅滞、痰食停滞等实证；促而无力多为脏腑虚衰。阳盛实热，阴不和阳，故脉来急数有力；气血痰食停滞，脉气接续不及而时见歇止。脏气虚弱，阴血衰少，致脉气不相接续，则脉见脉促而无力。

（思考：结脉、代脉和促脉在脉象和主病方面有何区别？）

（四）相兼脉、真脏脉及主病

1. 相兼脉 疾病常为多种病因相兼而致，因而脉象也常两种以上兼夹出现。凡脉象由两种或两种以上复合构成者称为相兼脉或复合脉。

相兼脉象的主病，往往就是脉象主病的综合，如浮紧脉多主外感风寒表实证，或风寒痹证；浮缓脉主外感风寒表虚证；浮数脉主表热证；浮滑脉多见于表证夹痰；沉迟脉多主里寒证；沉涩脉多主阳虚寒凝血瘀证；沉缓脉主脾肾阳虚，水湿内停证；沉细数脉多主阴虚内热或血虚证；弦紧脉常见于寒滞肝脉，或肝郁气滞证；弦数脉多主肝郁化火夹痰，或肝胆湿热等证；弦细脉多主肝肾阴虚或血虚肝郁，或肝郁脾虚诸证；滑数脉多主痰热、湿热或食积内热证；洪数脉主气分热盛证等。

总之，每种脉象均通过脉位、脉率、脉形、脉势体现出来，并因某一方面异常突出而命名。诊脉时必须综合考察其变化，从而确认相兼脉象及主病。

2. 真脏脉 是指疾病危重期出现的脉象，以无胃、无神、无根为特点，又称败脉、死脉、绝脉等。根据其主要形态特征，大致可分成三类。

（1）无胃之脉　以无冲和之意，应指坚搏为主要特征。提示邪盛正衰，心、肝、肾等脏气外现，是病情危重之兆。

（2）无神之脉　以脉率无序，脉形散涩滞为主要特征。提示脾胃或肾阳衰败，神气耗散，生命将绝。

（3）无根之脉　以虚大无根或微弱不应指为主要特征。均为三阴寒极，亡阳于外，虚阳外越之象。

二、按诊

按诊是医生用手直接触摸或按压患者某些部位，以了解局部冷热、润燥、软硬、压痛、肿块或其他异常变化，从而推断疾病部位、性质和病情轻重等情况的一种诊病方法。

按诊是切诊的重要组成部分，在辨证中起着至关重要的作用。其手法主要是触、摸、按、叩法。临床上多先触摸，后按压，由轻到重，由浅入深，先远后近，先上后下地进行诊察。

（一）按肌肤

按肌肤主要了解寒热、润燥、肿胀等内容。肌肤灼热为热证；清冷为寒证。湿润多为汗出或津液未伤；干燥者多为无汗或津液已伤。肌肤甲错，为内有瘀血。按之凹陷，应手而起者为气胀，不能即起者为水肿。

（二）按手足

按手足诊手足的冷暖，可判断阳气的盛衰。手足冷凉者属寒证，多为阳虚或阴盛；手足俱热者属热证，多为阴虚或阳盛。手足心热甚于手足背者，多为内伤发热。

（三）按脘腹

按脘腹主要审察有无压痛及包块。腹部疼痛，按之痛减，局部柔软者为虚证；按之痛剧，局部坚硬者为实证。右少腹疼痛拒按为肠痈。腹中包块固定不移，痛有定处，按之有形者，称为积，病在血分；包块往来不定，痛无定处，聚散无常者，称为聚，病属气分；脐腹包块，起伏聚散，往来不定，按之指下蠕动者多为虫积。

重点小结

四诊	分类	具体内容
望诊	望神	得神、少神、失神、假神、神乱的临床意义
	望色	五色主病的内容及意义
	望形体	强弱胖瘦、体质类型的临床意义
	望姿态	行、坐、卧、站异常的临床意义
	望头面五官	头与发、目、耳、鼻、唇、齿、咽喉异常的临床意义
	望舌	舌质（舌色、舌形、舌态）的内容及意义；舌苔（苔色、苔质）的内容及意义
	望皮肤	皮肤色泽与形态变化、皮肤病证的临床意义
	望排出物	痰涎、呕吐物、大便、小便变化的内容及意义

续表

四诊	分类	具体内容
闻诊	听声音	声音、语言、呼吸、咳嗽、呕吐、呃逆、嗳气、太息、喷嚏、肠鸣的临床意义
	嗅气味	嗅病体之气（口气、汗气、痰涕气味、二便气味、经带气味、呕吐物气味）的临床意义；嗅病室之气的临床意义
问诊	问寒热	恶寒发热、但寒不热、但热不寒、寒热往来的临床意义
	问汗	有汗无汗、特殊汗出、局部汗出的临床意义
	问疼痛	疼痛的性质、特点和部位的临床意义
	问睡眠	失眠、嗜睡的临床意义
	问饮食口味	食欲与食量、口渴与饮水、口味变化的临床意义
	问二便	问小便、问大便的临床意义
	问经带	月经、带下的临床意义
切诊	脉诊	脉诊的部位和方法、正常的脉象、常见病脉及其主病
	按诊	按肌肤、按手足、按脘腹的内容及意义

学习方法

学习中医诊法的要点，就在于结合阴阳、五行、气血津液、脏腑、病因病机等理论，融会贯通，以中医学整体观念为指导思想，通过诊察疾病显现于外部的各种征象，运用中医学理论，分析疾病的原因、病位、性质与邪正盛衰，进一步归纳病机，从而了解人体各种失调状况，为诊断疾病与辨证论治提供依据。

要学会望、闻、问、切四诊并用，不能片面夸大某一诊法的作用。尽可能全面地搜集各种临床资料，“四诊合参”，进行综合分析，去伪存真，才能做到正确诊断与辨证。

扫码“练一练”

第五章　辨　　证

学习目标

掌握　1. 八纲的概念及意义。

2. 脏腑病各证候的主要临床表现；脏腑辨证的理论依据。

3. 气病、血病、津液病、阴阳病的辨证方法与主要内容。

熟悉　各证候的辨证要点及意义。

了解　卫气营血辨证、三焦辨证、六经辨证的辨证要点与理论依据。

第一节　八纲辨证

扫码“学一学”

八纲，即阴、阳、表、里、寒、热、虚、实。八纲辨证是指将四诊所收集的资料，进行分析和综合，以概括病变的类别、部位、性质以及邪正盛衰等方面情况，从而归纳为阴证、阳证、表证、里证、寒证、热证、虚证、实证八类基本证候的过程。

八纲辨证是概括性的辨证纲领，它是根据患者的整体证候表现概括出来的规律。任何一种疾病，从类别上可分为阴证和阳证；从病位上可分为表证和里证；从病性上可分为寒证和热证；从邪正盛衰又可分为实证和虚证。尽管疾病的临床表现错综复杂，但基本上都可以用八纲加以归纳，找出疾病之关键，掌握要领，从而确立治疗原则。因此，八纲为各种辨证方法的总纲，广泛运用于中医临床各科。所以，运用八纲辨证可以起到执简驭繁的作用。

一、表里辨证

表里是辨别病变部位、病情轻重和病势趋向的两个纲领。人体的皮毛、肌腠、经络在外，属表；五脏六腑在内，属里。外邪犯表，多在疾病初起，一般比较轻浅，属表证；脏腑受病，多为病邪入里，一般比较深重，属里证。

（一）表证

1. 临床表现　表证以发热恶寒或恶风、舌苔薄白、脉浮为主，常兼见头身痛、鼻塞、咳嗽等症状。

2. 辨证要点　表证多具有起病急、病程短、病位浅的特点。

3. 证候简析　诸证均为外邪客于皮毛肌腠，阻遏肺气宣发所致。

（二）里证

1. 临床表现　里证包括的证候范围很广，临床表现多种多样，概括起来以脏腑的证候为主。

2. 辨证要点　里证病程长，不恶风寒，脉象不浮，可与表证相鉴别。

3. **证候简析** 里证表示病变部位在脏腑。里证可由表邪不解，内传入里，侵入脏腑而产生；或邪气直接侵入脏腑而发病；或其他原因导致脏腑功能失调而产生。

（三）半表半里证

1. **临床表现** 以往来寒热、胸胁苦满等为特征性表现。在六经辨证中通常称为少阳病证。

2. **辨证要点** 往来寒热，胸胁苦满。

3. **证候简析** 是外感病邪由表及里的过程中，邪正分争，少阳枢机不利，病位位于表里进退变化之中所表现的证候。

（**思考**：表证与里证的鉴别要点是什么？）

二、寒热辨证

寒热是辨别疾病性质的两个纲领，寒热是阴阳偏盛、偏衰的具体表现。辨寒热就是辨阴阳之盛衰。

（一）寒证

1. **临床表现** 可见恶寒或畏寒喜暖，口淡不渴，面色苍白，肢冷蜷卧，小便清长，大便稀溏，舌淡苔白而润滑，脉迟。

2. **辨证要点** 寒证是感受寒邪或阳虚阴盛，表现为机体功能活动抑制或衰减的证候。

3. **证候简析** 多为外感寒邪，或内伤久病，耗伤阳气，阴寒偏盛所致。

（二）热证

1. **临床表现** 可见发热喜凉，口渴喜冷饮，面红目赤，烦躁不宁，痰涕黄稠，大便秘结，小便短赤，舌红苔黄而干，脉数等。

2. **辨证要点** 是感受热邪或阳盛阴伤，表现为机体功能活动亢进的证候。

3. **证候简析** 多为外感热邪，或素体阳盛，或寒邪入里化热，或情志内伤，郁而化火，或过食辛辣，蓄积为热，使体内阳热过盛所致。

（三）寒证与热证的关系

寒证与热证虽然有着阴阳盛衰的本质区别，但又互相联系，它们既可以同时出现，表现为寒热错杂的证候，在一定条件下又可互相转化。在疾病的危重阶段，还可出现假象。

1. **寒热错杂** 是指寒证和热证同时存在。临床上所见上热下寒、表寒里热、表热里寒等皆属此类。如患者在同一时间内，既可见胸中烦热、频频呕吐的上热证，又可见腹痛喜暖喜按、大便稀溏的下寒证。

2. **寒热转化** 临床上先出现寒证，后出现热证，当热证出现，寒证消失，此为寒证转化为热证；临床上先见热证，后见寒证，而当寒证出现时，热证消失，此为热证转化为寒证。寒热转化是病情进一步发展的表现。如某些温热病，在危重阶段，由于热毒极重，大量耗伤机体的元阳，阳气骤虚，可由原来的壮热、目赤突然转化为面色苍白、四肢厥冷、大汗淋漓等一派阳气暴脱所致的阴寒危象，由热证转化为寒证。又如，风寒束肺证，初起表现咳嗽、痰涎清稀、苔白滑，但由于失治、误治，寒邪郁久从阳化热而见发热、咳黄稠痰、胸痛、苔黄、脉洪大而数等痰热壅肺的症状，属于由阴转阳，由寒证转化为热证。

3. **寒热真假** 在疾病过程中，一般情况下，疾病的本质与其所反映的现象是一致的，即热证见热象，寒证见寒象。但在疾病的危重阶段，有时会出现真热假寒、真寒假热的证候，即寒证见热象，热证见寒象。因其临床症状与疾病的本质不一致，需要细心辨别。

(1) 真热假寒　又称阳盛格阴。由于内热过盛，深伏于里，阳气被郁而不能外达四肢，就会出现格阴于外的一些假寒的现象。如四肢厥冷、脉沉等，似属寒证，但其身寒而不喜加衣被，脉沉而有力，又可见口渴喜冷饮、咽干口臭、谵语、小便短赤、大便燥结等热象。这些说明内热炽盛是真，而外呈之寒象则是假。

(2) 真寒假热　又称阴盛格阳。由于阴寒内盛，阳气虚弱已极，阳不制阴，虚阳浮越于外，使阴阳不相顺接。临床上表现身热、面红、口渴、脉大等，似为热证，但见其身热而欲加衣被，面红而四肢寒冷，口渴而又喜热饮，饮而不多，脉大但无力，又见小便清长、大便稀、舌淡、苔白等寒象。这些说明阴寒内盛是真，外呈之热象则是假。

（思考：寒证与热证的鉴别要点是什么？）

三、虚实辨证

虚实是用以概括和辨别正气强弱和邪气盛衰的两个纲领。实证以邪气盛为主要方面，而虚证则以正气虚为主要方面。

（一）虚证

虚证是指人体的正气不足，脏腑功能衰退所表现的证候。多见于素体虚弱，后天失调，或久病、重病之后，但因气血阴阳虚损的不同，临床上又有气虚、血虚、阴虚、阳虚的区别。

1. 血虚证　是指血液不足，不能濡养脏腑、经脉、组织、器官而出现的证候。临床表现为面色苍白或萎黄无华，唇色淡白，头晕目眩，心悸失眠，手足麻木，妇人月经量少、愆期或经闭，舌质淡，脉细无力。

2. 气虚证　为全身或某一脏腑功能减退而产生的证候。临床表现为面色无华，少气懒言，语声低微，疲倦乏力，自汗，动则诸症加重，舌淡，脉虚弱。

3. 阴虚证　是由于体内阴液亏损所出现的证候。临床表现为午后潮热，盗汗，颧红，咽干，手足心热，小便短黄，舌红少苔，脉细数。

4. 阳虚证　由于体内阳气不足所出现的证候。临床表现为形寒肢冷，面色㿠白，神疲乏力，自汗，口淡不渴，小便清长，大便稀溏，舌淡苔白，脉弱。

（二）实证

1. 临床表现　发热，形体壮实，声高气粗，精神烦躁，胸胁脘腹胀满，疼痛拒按，大便秘结或热痢下重，小便短赤，舌苔厚腻，脉实有力等。

2. 辨证要点　是邪气过盛、脏腑功能亢盛所表现出的证候。

3. 证候简析　是由于感受外邪或疾病过程中阴阳、气血失调而以阳、热、滞、闭为主要表现。

（三）虚证与实证的关系

疾病的变化是一个复杂的过程，由于体质、治疗、护理等各种因素的影响，虚证和实证之间常发生虚实夹杂、虚实转化等相关变化。

1. 虚实夹杂　是指虚证和实证同时出现。虚实夹杂的证候，有的是以实证为主而夹有虚证；有的以虚证为主而夹有实证；还有虚实证并见、并重者。如臌胀患者，见腹部膨隆、青筋暴露、二便不利等实象，但又见形体消瘦、气弱乏力、脉沉细弦的虚象。

2. 虚实转化 在疾病发展过程中，由于邪正相争，在一定条件下，虚证和实证还可以相互转化。实证转化成为虚证，多因实证失治或误治，或邪气过盛伤及正气而成，出现低热、无力、面色苍白、脉细无力等虚证表现。虚证转化为实证，在临床上比较少见，临证中多见先为虚证，后转化为虚实夹杂证。如脾虚食滞证，见食少、纳呆、身倦乏力等脾虚症状；由于脾失健运，继而会出现脘腹痞满、嗳腐吞酸、大便臭秽、舌苔厚腻等虚实夹杂证。

（**思考**：虚证与实证的鉴别要点是什么？）

四、阴阳辨证

阴、阳代表事物相互对立的两个方面，疾病的性质、临床的证候，一般可归属于阴或阳的范畴，因而阴阳辨证是基本的辨证大法。《素问·阴阳应象大论》说："善诊者，察色按脉，先别阴阳。"足见古人对阴阳辨证的重视。根据阴阳学说中阴与阳的基本属性，临床上凡见兴奋、躁动、亢进、明亮等表现的表证、热证、实证；以及症状表现于外的、向上的、容易发现的；病邪性质为阳邪致病，病情变化较快等，一般可归属为阳证。凡见抑制、沉静、衰退、晦暗等表现的里证、寒证、虚证；以及症状表现于内的、向下的、不易发现的；病邪性质为阴邪致病，病情变化较慢等，可归属为阴证。

由于阴阳是对各种病情从整体上做出最基本的概括，八纲中的阴阳两纲又可以概括其余六纲，所以阴阳是证候分类的总纲，是辨证归类的最基本纲领。中医学中的阴阳不仅是抽象的哲学概念，已经有了许多具体的医学内容，如阳气、阴液、心阴、脾阳等，都是有实际内容的医学概念。所以，阴阳辨证又包含具体的辨证内容，主要有阳证、阴证以及亡阳证、亡阴证等。此外，阳亢证、虚阳浮越证等，亦是阴阳失调的病理变化。所谓阴盛证实际是指实寒证，阳盛证实际是指实热证。

（一）阴证

1. 临床表现 精神萎靡，面色苍白，畏寒肢冷，气短声低，口不渴，便溏，尿清长，舌淡胖嫩，苔白，脉迟弱等。

2. 辨证要点 体内阳气虚衰或寒邪凝滞的证候，属寒、属虚。

3. 证候简析 为机体功能衰退的表现。

（二）阳证

1. 临床表现 身热面赤，精神烦躁，气壮声高，口渴喜饮，呼吸气粗，大便秘结，小便短赤，舌红绛，苔黄，脉洪滑实等。

2. 辨证要点 体内热邪壅盛或阳气亢盛的证候，属热、属实。

3. 证候简析 为机体功能亢盛的表现。

（三）亡阴证与亡阳证

亡阴证和亡阳证是疾病过程中出现的危重证候。一般在高热、大汗或发汗过多，或剧烈吐泻、失血过多等阴液或阳气迅速亡失的情况下出现。

1. 亡阴证 是指体内阴液大量消耗或丢失而表现出的阴液衰竭的病变和证候。主要症见汗出而黏，呼吸短促，身热，手足温，烦躁不安，渴喜冷饮，面色潮红，舌红而干，脉细数无力。

2. **亡阳证**　是指体内阳气严重耗损而表现出的阳气虚脱的病变和证候。主要症见大汗淋漓，面色苍白，精神淡漠，身畏寒，手足厥逆，气息微弱，口不渴或渴喜热饮，舌淡，脉微欲绝。

亡阴可迅速导致亡阳，亡阳后亦可出现亡阴，只不过先后、主次不同而已。

（**思考**：*为什么说阴阳辨证是八纲的总纲？*）

五、八纲之间的相互关系

在临床应用八纲辨证过程中，虽然每一纲都有其独特的内容，但它们之间又相互关联，不能截然分割。如辨别表里应与寒热、虚实相联系，辨别虚实又必须与表里、寒热相联系。表证有表寒、表热、表虚、表实之区别，还有表寒里热、表实里虚等错综复杂的病理变化。表证如此，其他里证、寒证、热证、虚证、实证也基本一样。在一定的条件下，表里、寒热、虚实是可以互相转化的。如由表入里，由里出表，寒证化热，热证化寒，虚证转实，实证转虚等。有的病情发展到严重阶段，病势趋于寒极和热极的时候，往往出现与疾病本质相反的假象。因此，在运用八纲辨证时，既要掌握八纲各自的辨证、证候特点，又要注意八纲之间的相兼、转化、夹杂、真假，这样才能对疾病做出全面正确的判断。

八纲中表里、寒热、虚实、阴阳各自概括某一方面的病理本质。然而病理本质的各个方面是互相联系的，即寒热病性、邪正相争不能离开表里病位而存在；反之，也没有可以离开寒热、虚实等病性而独立存在的表证或里证。因此，用八纲来分析、判断、归类证候，并不是彼此孤立、绝对对立、静止不变的，而是相互间可有兼夹、错杂，可有中间状态，并随病变发展而不断变化。临床辨证时，不仅要注意八纲基本证候的识别，更应把握八纲证候之间的相互关系，只有将八纲联系起来对病情进行综合性的分析考察，才能对证候有比较全面、正确的认识。八纲证候间的相互关系，主要可归纳为证候相兼、证候错杂、证候真假、证候转化四个方面。

（一）证候相兼

广义的证候相兼，是指各种证候相兼存在；狭义的证候相兼，是指在疾病某一阶段，其病位无论是在表、在里，但病情性质上没有寒与热、虚与实相反的证候存在。表里、寒热、虚实是从不同的侧面反映疾病某一方面的本质，故不能互相概括、替代，而临床上的证候，又不可能只涉及病位或病因、病性的某一方面。因而在辨证时，论病位之在表、在里，必然要区分其寒热、虚实性质；论病性之属寒、属热，必然要辨别病位在表或在里、邪盛或正虚；论病情之虚实，必察其病位之表里、病性之寒热。证候相兼，是从表里病位、寒热病性、虚实病性等不同角度，对病情进行综合辨别。

八纲辨证在临床上常见的相兼证候有表实寒证、表实热证、里实寒证、里实热证、里虚寒证、里虚热证等，其临床表现一般是有关纲领证候的相加。按理尚应有表虚寒证、表虚热证、表里虚寒证、表里虚热证。但所谓表虚，除卫表不固证（卫阳不固，偏于虚寒）外，以往常将表证有汗出者称为“表虚”，表证无汗者称为“表实”。其实表证的有无汗出，只是在外邪的作用下，毛窍的闭与未闭、邪正相争的不同反应而已，毛窍未闭、肤表疏松而有汗出，不等于疾病的本质属虚。所以，表虚寒证、表虚热证、表里虚寒证、表里虚热证，实际上是阳气虚衰所致的里虚寒证和阴液亏少所致的里虚热证等。

（二）证候错杂

证候错杂是指疾病某一阶段的证候，不仅表现为表里同时受病，而且呈现寒、热、虚、实的性质相反，因而证候显得相互矛盾、错杂。八纲中的表里、寒热、虚实的错杂关系，表现为表里同病、寒热错杂、虚实夹杂，临床辨证应对其进行综合考察。证候间的错杂组合关系主要有四种情况。①表里同病而寒热、虚实性质并无矛盾，如表里实寒证、表里实热证等。②表里同病且寒热性质相同，但虚实性质相反的证候。如表实寒里虚寒证、表实热里虚热证。③表里同病且虚实性质相同，但寒热性质相反的证候。如表实寒里实热证，即“寒包火”证。④表里同病且寒与热、虚与实的性质均相反的证候。临床除表实寒里虚热证外，其余组合极少见。在表里同病的情况下，疾病的证候一般由内在的病理本质所决定，如内有积热或阳气偏亢，其外感表证多从热化。内在阳气不足者，犯外感病时，很少见表热证候。所以，表里、寒热、虚实的错杂证候，虽然从理论上尚可组合为表虚寒里实寒证、表虚热里实热证、表实热里实寒证、表虚热里虚寒证、表虚寒里虚热证、表实热里虚寒证、表虚热里实寒证、表虚寒里实热证等，但临床实践中很少真正见到这种的证候。此外，里证的范围极广，故里证可有脏腑病位之别，可表现为寒热、虚实证候错杂。因此，临床上的证候是极其错综复杂的。证候错杂，势必给辨证与治疗带来困难，因此临床应当认真辨析。同时应认识到错杂的证候中存在矛盾的两个方面，都反映疾病的本质，因而不可忽略。临床辨证当辨析表里病位的缓急、寒热虚实病性的主次，以便采取正确的治疗。

（三）证候真假

某些疾病的病情危重阶段可以出现一些与疾病性质相反的“假象”，掩盖病情的真象。所谓“真”，是指与疾病的内在本质相符的证候；所谓“假”，是指疾病表现的某些不符合常规认识的所谓假象，即与病理本质所反映的常规证候不相符的某些表现。对于证候的真假，必须认真辨别，才能去伪存真，抓住疾病的本质，对病情做出准确的判断，否则往往造成误诊。当病情发展到寒极或热极的时候，有时会出现一些与其病理本质相反的“假象”症状与体征，如“寒极似热”“热极似寒”，即真寒假热、真热假寒。

虚证与实证，都有真假疑似的情况。《内经知要》所谓“至虚有盛候”“大实有羸状”就是指证候的虚实真假。

1. 真实假虚 是指疾病的本质是实证，反而见某些虚证现象。如热结肠胃、痰食壅积、湿热内蕴，由于大积大聚，经脉阻滞，气血不能畅达，因而表现出一些类似虚证的假象，如神情默默、倦怠懒言、脉象沉细等。但仔细观察则可见，虽默默不语却语时声高气粗，虽倦怠却动之觉舒，脉沉细而按之有力，故知病变的本质属实。

2. 真虚假实 是指疾病的本质为虚证，反见某些实盛现象。如脏腑虚衰、气血不足、运化无力，因而出现腹部胀满、呼吸喘促、二便闭塞等症。但仔细观察则可发现，虽腹部胀满而有时缓解，或内无肿块而喜按，虽喘促而气短息弱，大便虽闭而腹部不甚硬满，且脉虚无力，舌体淡胖，并有疲乏、面色萎黄或苍白等症，故知本质属虚，实只是假象。虚实真假之辨，关键在于脉象的有力无力、有神无神，其中尤以沉取之象为真谛；其次是舌质的嫩胖与苍老，言语呼吸的高亢粗壮与低怯微弱，患者整个体质状况、病之新久、治疗经过等，也是辨析的依据。此外，还要注意证候中的可疑之处。应当指出，临床上反映于虚实方面的证候，往往虚实夹杂者更为常见，既有正气虚的方面，又有邪气实的方面。病性的虚实夹杂与虚实真假是难以截然区分的。临床辨证时，应区分虚实的孰轻孰重，并分析其间的因果关系。

（四）证候转化

八纲中相互对立的证候之间，在一定条件下，可以发生相互转化。证候转化，大多是指一种证候转化为另一种证候，本质与现象均已变换，因此它与证候相兼、错杂、真假的变化不同。但在这种质变之前，往往有一个量变的过程，因而在真正的转化之前，可以呈现出相兼、夹杂之类的证候关系。

1. 表里出入　疾病在发展过程中，由于正邪相争表证不解，可以内传而变成里证，称为表证入里；某些里证，其病邪可以从里透达向外，称为里邪出表。掌握病势的表里出入变化，对于预测疾病的发展与转归，及时改变治法，及时截断、扭转病势，或因势利导，均具有重要意义。

（1）表证入里　是指先有表证，后出现里证，然后表证随之消失，即表证转化为里证，其病机为外邪入里。如外感风热之邪，形成表热证，若表邪不解，向里而成里热证。表证入里一般见于外感病的初、中期阶段，是病情由浅入深，病势发展的反映。

（2）里邪出表　是指在里之病邪，有向外透达之势，是邪有出路的好趋势，一般对病情向愈有利。如高热烦渴之里热证随汗出而热退身凉；热入营血，随斑疹的出现而身热、谵语、烦躁减轻；病位深的痈疽，向外溃破而脓出毒泄等，一般可认为是在里之邪毒有向外透达之机，但并非里证转化成表证。

2. 寒热转化　寒证与热证有着本质的区别，但在一定的条件下，寒证可以化热，热证可以转寒。

（1）寒证化热　是指原为寒证，后出现热证，而寒证随之消失的病变。常见于外感寒邪未及时发散，而机体阳气偏盛，阳热内郁到一定程度，于是寒证转化成热证；或使用温燥之品太过，也可使寒证转化成热证。如寒湿痹病，初为关节冷痛、重着、麻木，病程日久或温燥太过，而变成患处红肿灼痛；痰湿凝聚的阴疽冷疮，其形漫肿无头，皮色不变，以后转为红肿热痛而成脓等，均是寒证转化为热证的表现。

（2）热证转寒　是指原为热证，后出现寒证，而热证随之消失的病变。常见于邪热毒气严重的情况下，或失治、误治，以致邪气过盛，耗伤正气，正不胜邪，功能衰败，阳气散失，故而转化为虚寒证，甚至表现为亡阳的证候。

寒证与热证的相互转化，是由邪正力量的对比所决定，其关键又在于机体阳气盛衰。寒证转化为热证，是人体正气尚强，阳气较为旺盛，邪气才会从阳化热，提示人体正气尚能抗御邪气。热证转化为寒证，是邪气衰而正气不支，阳气耗伤并处于衰败状态，提示正不胜邪，病情险恶。

3. 虚实转化　在疾病发展过程中，由于正邪力量对比的变化，实证可以转变为虚证，虚证亦可转化为实证。临床常见实证转虚，基本上是病情转变的一般规律；虚证转实临床少见，实际上常是因虚而致实，形成虚实夹杂证。

（1）实证转虚　是病情先表现为实证，由于失治、误治以及邪正斗争的必然趋势等原因，病邪耗伤正气或病程迁延，邪气渐却，阳气或阴血已伤，渐由实证变成虚证。

（2）虚证转实　是指病情本为虚证，由于积极治疗、休养、锻炼等，正气逐渐来复，与邪气相争并驱邪外出，故表现为属实的证候。如腹痛加剧，或出现发热汗出，或咳嗽而咳吐痰涎等，此时虽然症状反应激烈、亢奋，实为正气奋起欲驱邪外出，故脉象较前有力，于病情有利。还有一种情况，患者素有虚证，复新感外邪或伤食、外伤等，以致当前病情表现以实为主，虚证暂时不够明显，辨证诊断为实证。这虽然不是直接由虚证转化为实证，但从虚实证候之间的关系来说，亦可视作是一种虚证转实。另外，本为虚证，由于正气不足，气化失常，以致病理产物等停积体内，表现某些实的证候者，一般不能理解为是虚证转实，应属于虚实夹杂的范畴。

重点小结

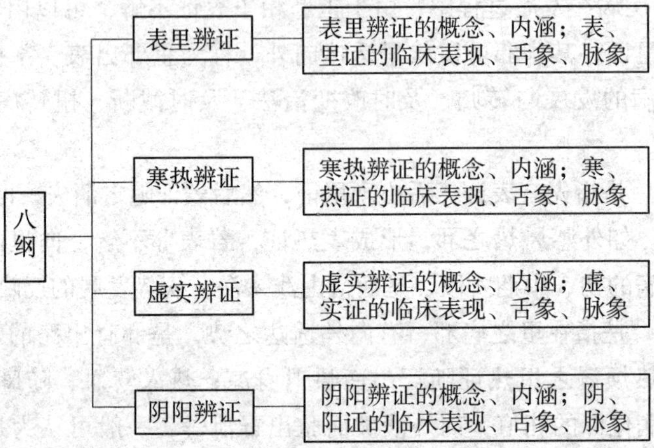

学习方法

八纲辨证是辨证的总纲，表里辨别病位浅深和病势趋向，虚实辨别邪正盛衰，寒热辨别疾病性质，阴阳辨别证候类别。首先要掌握八纲辨证，然后再熟悉其他辨证则比较容易。

八纲辨证中的各个证候，都不是孤立出现的，而是相互交错、互相联系，宜从相互关系上加以把握。掌握八纲辨证，是学习其他辨证方法的基础。

扫码“学一学”

第二节　脏腑辨证

脏腑辨证是根据脏腑的生理功能、病理表现，结合八纲、病因、气血等理论，通过四诊收集的病情资料，对疾病的证候进行分析和归纳，借以推究其病机，判断病位、病性以及正邪盛衰状况的一种辨证方法，是中医临床辨证方法中的一个重要组成部分。

一、心与小肠病辨证

心的病证有虚有实。虚证为气、血、阴、阳之不足；实证多为火、热、痰、瘀等邪气的侵犯而致。

小肠病有小肠实热、小肠虚寒等。小肠实热是心火下移，肠内积热所致；小肠虚寒多由脾阳受损而累。

（一）心气（阳）虚证

心气虚和心阳虚，是指心气不足，心之阳气虚衰所表现出的证候。

1. 临床表现　心悸，气短，活动时加重，自汗，脉细弱或结代为其共有症状。若兼见面白无华，体倦乏力，舌淡苔白，此属心气虚；若兼见形寒肢冷，心胸憋闷，舌淡胖，苔白滑，此为心阳虚。

2. 辨证要点　心悸及气虚证为辨证要点。临床诊断本证；若见心之常见症状，又兼气虚证者，为心气虚证；若见心之常见症状，又兼阳虚证者，为心阳虚证。

3. 证候简析　由于心气不足，胸中宗气运转无力，心脏鼓动乏力，心脉失充，气血运行不畅，不能温煦周身，出现心悸和气虚等的表现。

（二）心血（阴）虚证

心血虚证，是由于心血亏虚，心失濡养所表现出的证候；心阴虚证，是由于心阴亏损，虚热内扰所表现出的证候。

1. 临床表现　心悸、失眠、健忘多梦为二者共有症状。若见面白无华，眩晕，唇舌色淡，脉细，此为心血虚证；若兼见心烦，颧红，潮热，五心烦热，盗汗，舌红少津，脉细数，此为心阴虚证。

2. 辨证要点　心悸、失眠、健忘多梦。临床诊断本证，若见心的常见症状，又兼血虚证者，属心血虚证；若见以心的常见症状，又兼阴虚证者，则属心阴虚证。

3. 证候简析　此证常为久病耗伤阴血或失血过多，或阴血不足、情志不遂，耗伤心血或心阴，心失所养，心阳偏亢，虚火内扰所致。

（三）心火亢盛证

心火亢盛证，是指由于心火炽盛所表现出的实热证候。

1. 临床表现　心胸烦热，失眠，面赤口渴，舌尖红赤，苔黄，脉数；或见口舌生疮，舌体糜烂疼痛；或吐血衄血，甚或狂躁、谵语等。

2. 辨证要点　以神志症状以及舌脉的火热之象为辨证要点。

3. 证候简析　本证常为七情郁久化火或六淫内郁化火，内扰心神，心火炽盛，灼伤络脉所致。

（四）痰迷心窍证

痰迷心窍证，是指由于情志不遂，气结痰凝，痰浊蒙闭心神所表现出的证候。

1. 临床表现　面色晦滞，脘闷作恶，意识模糊，语言不清，呕吐痰涎或喉中痰鸣，甚则昏迷不省人事，苔白腻，脉滑；或有精神抑郁，表情淡漠，痴呆，喃喃自语，举止失常。

2. 辨证要点　脘闷作恶，意识模糊等神志异常及喉中痰鸣等痰浊内盛之证为辨证要点。

3. 证候简析　本证多为外感热病或其他疾病恶化所致，或七情所伤，肝气郁结，气郁生痰，痰浊阻闭于心神所致。

（五）痰火扰心证

痰火扰心证，是指由于火热、痰浊之邪，侵扰心神所表现出的证候。

1. 临床表现　发热，面赤气粗，口苦，痰黄，喉间痰鸣，狂躁谵语，舌质红苔黄腻，脉滑数；或失眠心烦；或神志错乱，哭笑无常，狂躁妄动，甚则打人骂人。

2. 辨证要点　发热，喉间痰鸣，狂躁谵语等神志异常及痰火内盛之证为辨证要点。外感热病是以高热、痰盛、神志不清为其辨证要点；内伤杂病中，轻者见失眠心烦，重者以神志狂乱为其辨证要点。

3. **证候简析** 多为情志不遂，气机不舒，郁而化火，灼津成痰，内扰心神，阻滞气机所致。

（六）心血瘀阻证

心血瘀阻证，是指由于瘀血、痰浊阻滞心脉所表现出的证候。

1. **临床表现** 心悸，怔忡，心胸憋闷或刺痛，痛引肩背内臂，时发时止，舌质紫暗或见瘀点瘀斑，脉细涩或结代；重者暴痛欲绝，口唇青紫，肢厥神昏，脉微欲绝。

2. **辨证要点** 心悸，怔忡，心胸憋闷或刺痛为辨证要点。

3. **证候简析** 本证多继发于心气虚或心阳虚。阳气不足，血液运行无力，使瘀血内阻或痰浊停聚，致心脉痹阻。

（七）小肠实热证

小肠实热证，是指由于心火下移，小肠里热炽盛所表现出的证候。

1. **临床表现** 心中烦热，口渴喜凉饮，口舌生疮，小便赤涩，尿道灼痛，尿血，舌质红苔黄，脉数。

2. **辨证要点** 以小便赤涩，尿道灼痛，尿血为辨证要点。

3. **证候简析** 本证多为心热之邪，下移小肠，热盛灼伤血络，内扰心神所致。

（思考：心气虚证与心血虚证临床表现的异同点是什么？）

二、肺与大肠病辨证

肺的病证有虚有实，虚证多见气虚和阴虚；实证则为风、寒、燥、热等邪气侵袭或痰湿阻肺所致。

大肠病变常见于饮食不节或热病后津液耗亏，常见大肠实热、大肠液亏和大肠热结证。

（一）肺气虚证

肺气虚证，是指肺气不足所表现出的证候。

1. **临床表现** 咳喘无力，动则气短，面白无华，体倦乏力，声音低微，痰清稀，或有自汗畏风，易于感冒，舌淡，脉虚弱。

2. **辨证要点** 咳喘无力，咳痰清稀及气虚表现为主要辨证要点。

3. **证候简析** 本证多为久咳、久喘，或禀赋不足，或由他脏变化影响及肺，致使肺气虚全身功能活动减弱所致。

（二）肺阴虚证

肺阴虚证，是指肺阴不足，虚热内生所表现出的证候。

1. **临床表现** 干咳无痰或痰少而黏稠、咳痰带血，口干咽燥，声音嘶哑，形体消瘦，潮热，颧红，五心烦热，盗汗，舌红少津，脉细数。

2. **辨证要点** 干咳无痰，潮热盗汗等阴虚表现为主要辨证要点。

3. **证候简析** 本证为久咳伤阴或邪热恋肺，耗伤肺阴，虚火内灼，肺为热蒸，气机上逆所致。

（三）风寒束肺证

风寒束肺证，是指感受风寒，肺卫失宣所表现出的证候。

1. **临床表现** 咳嗽气喘，痰稀色白，鼻塞流清涕，或恶寒发热，无汗，头身疼痛，舌苔薄白，脉浮紧。

2. 辨证要点　以咳嗽，痰液清稀和风寒表证为主要辨证要点。

3. 证候简析　本证是外感风寒，肺卫失宣，肺气上逆所致。

（四）风热犯肺证

风热犯肺证，是指风热之邪侵犯肺卫所表现出的证候。

1. 临床表现　咳嗽，咳吐黄稠痰而不爽，恶风发热，口渴咽干痛，目赤头痛，鼻流黄涕，舌尖红，苔薄黄，脉浮数。

2. 辨证要点　咳嗽，咳吐黄痰和风热表证为主要辨证要点。

3. 证候简析　本证是外感风热之邪犯肺，肺失清肃宣降之功所致。

（五）痰浊阻肺证

痰浊阻肺证，是指痰湿阻滞于肺所表现出的证候。

1. 临床表现　咳嗽痰多，色白而黏容易咳出，胸部满闷或见气喘，喉中痰鸣，舌淡苔白腻，脉滑。

2. 辨证要点　咳嗽痰多、喉中痰鸣为主要辨证要点。

3. 证候简析　本证多因久咳伤肺，肺不布津，水湿停聚而成为痰湿；或由脾虚生湿，输布失常，水湿凝聚为痰，上渍于肺；或感受寒邪，肺失宣降，水液停聚而为痰湿，痰湿阻滞，肺气不利所致。

（六）大肠实热证

大肠实热证，是指邪热结于大肠所表现出的实热证候。

1. 临床表现　大便干结，身热口渴，腹部胀满，拒按疼痛，日晡热甚，口舌生疮，尿赤，舌红苔黄而干起芒刺，脉沉实兼滑。

2. 辨证要点　腹部胀满拒按，大便干结为主要辨证要点。

3. 证候简析　本证多为邪热炽盛于胃，胃肠热结里实，大肠传导难行，里热蒸腾，热盛津伤所致。

（七）大肠液亏证

大肠液亏证，是指大肠津亏液少所表现出的证候。

1. 临床表现　大便干燥难于排出，舌唇干燥，咽干口臭，头晕，舌红少津，脉细。

2. 辨证要点　大便干燥难于排出，舌唇干燥为主要辨证要点。

3. 证候简析　本证多为热病或汗吐下后，肠道无津以润而浊气不下，虚火上扰所致。

（思考：风寒束肺证与风热犯肺证临床表现的异同点是什么？）

三、脾与胃病辨证

脾胃病证，皆有寒热、虚实之不同。脾病多虚证，以脾阳虚衰，运化失调，水湿痰饮内生及气虚下陷为常见。胃病多实证，以受纳、腐熟功能障碍，胃气上逆为其主要的病理改变。

（一）脾气虚证

脾气虚证，是指脾气不足，失其健运，或脾虚不举，或脾虚失统所表现出的证候。

1. 临床表现　食少纳呆，口淡无味，脘腹胀满，便溏，面色萎黄，少气懒言，四肢倦怠，消瘦，舌淡边有齿痕，苔白，脉缓弱。

2. 辨证要点 以食少腹胀、便溏以及气虚证为主要辨证要点。若脘腹坠胀，甚则脱肛，或内脏下垂，或小便混浊如米泔，为脾气下陷证；若便血、尿血、鼻出血、齿出血或妇人月经过多、崩漏，伴有食少便溏、神疲懒言，为脾不统血证。

3. 证候简析 本证多为饮食不节或饮食失调，或过度劳倦，或其他疾病影响，损伤脾气，致使脾虚失运，气血不充；或脾气虚弱，升举功能失常；或脾气虚不能统摄血液所表现出的一系列证候。

（二）脾阳虚证

脾阳虚证，是指脾阳虚衰，阴寒内盛所表现出的证候。

1. 临床表现 纳呆食少，脘腹胀满冷痛，喜温喜按，畏寒肢冷，面色萎黄，口淡不渴，或肢体困重、周身浮肿，大便溏薄清稀、白带量多质稀，舌质淡胖，苔白滑，脉沉迟无力。

2. 辨证要点 以脘腹胀满冷痛、喜温喜按，或大便溏薄清稀等中焦虚寒之象为主要辨证要点。

3. 证候简析 本证多为脾气虚日久，损伤脾阳所致；或过食生冷、过用寒凉药物；或命门火衰，火不暖土，脾虚失运，运化功能减弱所致。

（三）寒湿困脾证

寒湿困脾证，是指寒湿内盛，脾阳受困所表现出的证候。

1. 临床表现 脘腹痞闷，食少便溏，泛恶欲吐，口黏乏味，头身沉重，面色晦黄或肢体浮肿，小便短少，妇人白带过多，舌淡胖，苔白腻，脉濡缓。

2. 辨证要点 以食少便溏，口黏乏味，身重或浮肿等脾胃纳运功能障碍及寒湿内盛的表现为主要辨证要点。

3. 证候简析 本证多为因贪凉饮冷，过食生冷瓜果，或居处潮湿，或内湿素盛，中阳被困，不能温化水湿所致。

（四）脾胃湿热证

脾胃湿热证，是指湿热蕴结脾胃所表现出的证候。

1. 临床表现 脘腹痞闷，纳呆呕恶，口黏而甜，肢体困重，便溏尿黄，身目发黄或皮肤发痒，或身热起伏，汗出热不解，舌红苔黄腻，脉濡数或滑数。

2. 辨证要点 以脘腹痞闷，口黏而甜，身目发黄或皮肤发痒，或身热起伏等脾胃运化功能障碍及湿热内蕴的表现为主要辨证要点。

3. 证候简析 本证多为感受湿热之邪或饮食不节，或过食肥甘酒酪，酿成湿热，内蕴脾胃，湿热蕴结，熏蒸肌肤所致。

（五）胃火炽盛证

胃火炽盛证，是指胃中火热炽盛所表现出的证候。

1. 临床表现 胃脘灼热疼痛，吞酸嘈杂，或食入即吐，渴喜冷饮，消谷善饥，或牙龈肿痛溃烂，口臭，小便短黄，大便秘结，舌红苔黄，脉滑数。

2. 辨证要点 以胃脘灼热疼痛，消谷善饥，渴喜冷饮及实火内炽为主要辨证要点。

3. 证候简析 本证多为平素过食辛辣、化热生火或邪热犯胃，或情志不遂、气郁化火，胃火内炽，煎灼津液所致。

（六）胃阴虚证

胃阴虚证，是指胃阴亏虚，虚热内生所表现出的证候。

1. 临床表现 胃脘隐痛，饥不欲食，口燥咽干，或脘痞不舒，干呕呃逆，形瘦便干，舌红少津，脉细数。

2. 辨证要点 以胃脘隐痛，饥不欲食，口燥咽干等为主要辨证要点。

3. 证候简析 本证多为湿热病后，热盛伤津，阴虚燥热，津不下润所致。

（七）食滞胃脘证

食滞胃脘证，是指食物停滞胃脘所表现出的证候。

1. 临床表现 脘腹胀满或疼痛，嗳腐吞酸，或呕吐酸腐饮食，吐后腹痛得减，厌食，矢气酸臭，大便溏泄，泄下物酸腐臭秽，舌苔厚腻，脉滑。

2. 辨证要点 以脘腹胀满或疼痛，呕吐酸腐饮食，矢气酸臭为主要辨证要点。

3. 证候简析 本证多为饮食不节，暴饮暴食，或脾胃素虚，食滞于胃脘，阻滞气机所致。

（思考：脾气虚、脾阳虚、脾气下陷、脾不统血四证有何不同？）

四、肝与胆病辨证

肝的病证有虚有实。虚证多见肝阴、肝血不足；实证多见气郁火盛及寒滞肝脉、肝胆湿热，甚至肝阳上亢、肝风内动等，多为虚实夹杂之证。

（一）肝气郁结证

肝气郁结证，是指肝失疏泄，气机郁滞所表现出的证候。

1. 临床表现 情志抑郁或易怒，善太息，胸胁或少腹胀痛，或咽有梗塞感，或胁下痞块；妇人见乳房胀痛，痛经，月经不调，甚至闭经；舌质紫或边有瘀斑，脉沉弦涩。

2. 辨证要点 以情志抑郁，胸胁或少腹胀痛，或妇女月经失调为主要辨证要点。

3. 证候简析 本证多为情志不遂，肝疏泄失常，肝气郁结，气滞血瘀所致。

（二）肝火上炎证

肝火上炎证，是指肝经气火上逆所表现出的证候。

1. 临床表现 头胀痛，眩晕，面红目赤，急躁易怒，口苦咽干，不眠或噩梦纷纭，胁肋灼痛，耳鸣耳聋，尿黄便秘，或吐血，或目赤肿痛，舌红苔黄，脉弦数。

2. 辨证要点 以急躁易怒，口苦咽干等肝经实火炽盛症状为主要辨证要点。

3. 证候简析 本证多为情志不遂，肝郁化火，肝火循经上扰，或过食肥腻烟酒，或外感火热之邪所致。

（三）肝阳上亢证

肝阳上亢证，是指肝气亢奋，或肝肾阴虚，阴不潜阳，肝阳上扰头目所表现出的证候。

1. 临床表现 急躁易怒，头胀痛，眩晕目胀，或面部烘热，口苦咽干，小便黄，大便秘结，舌红苔黄，脉弦数。

2. 辨证要点 以眩晕耳鸣，头目胀痛为主要辨证要点。

3. 证候简析 本证多为素体阳旺或七情内伤，肝失疏泄，气郁化火，上扰于头目，内耗阴血所致。

（四）肝风内动证

肝风内动证，是指肝阳化风、热极生风、血虚生风所表现出的证候。

1. 肝阳化风 是指肝阳亢逆无制所表现出的风动证候。

（1）临床表现 眩晕欲仆，头痛而摇，项强肢麻，肢体震颤，语言不利，步履不稳，舌红，脉弦细；若见猝然昏倒，不省人事，口眼歪斜，半身不遂，舌强语謇，喉中痰鸣，则为中风。

（2）辨证要点 以眩晕欲仆、肢体震颤为辨证要点。

（3）证候简析 本证多为肝阳上亢发展而致。阳亢于上，阴亏于下，则风自内生。

2. 热极生风 是指热邪亢盛引起抽搐等动风的证候。

（1）临床表现 高热，烦渴，躁扰不安，抽搐，两目上翻，甚见角弓反张，神志昏迷，舌红苔黄，脉弦数。

（2）辨证要点 以高热，手足抽搐，甚见角弓反张为辨证要点。

（3）证候简析 本证多因外感温热袭人，邪热炽盛，灼伤肝经，筋脉失养而动风。

3. 血虚生风 是指血虚、筋脉失养所表现出的证候。

（1）临床表现 手足震颤，肌肉瞤动，关节拘急不利，肢体麻木，眩晕耳鸣，面色无华，爪甲不荣，舌质淡，苔白，脉细。

（2）辨证要点 以手足震颤，眩晕耳鸣，面色无华，爪甲不荣为辨证要点。

（3）证候简析 本证多为急、慢性失血过多，或久病血虚，肝血不足，经脉失养，血虚动风所致。

（五）肝血（阴）虚证

1. 肝血虚证 是指肝藏血不足，导致肝血亏虚所表现出的证候。

（1）临床表现 眩晕耳鸣，面白无华，爪甲不荣，两目干涩，视物模糊，夜盲，肢体麻木，筋脉拘挛，月经量少或闭经，舌质淡，脉细。

（2）辨证要点 以眩晕耳鸣，肢体麻木，爪甲不荣为辨证要点。

（3）证候简析 本证多为生血不足或失血过多，肝血亏虚，血不荣筋所致。

2. 肝阴虚证 是指肝阴不足，虚热内扰所表现出的证候。

（1）临床表现 头晕，头痛，耳鸣，胁肋隐痛，两目干涩，视物模糊，烦躁失眠，五心烦热，潮热盗汗，咽干口燥，舌红少津，脉弦细数。

（2）辨证要点 以头晕，胁肋隐痛，两目干涩，潮热盗汗为辨证要点。

（3）证候简析 本证多为情志不遂，气郁化火，灼伤阴液，致肝阴不足，阴虚内热，热扰心神所致。

（六）寒凝肝脉证

寒凝肝脉证，是指寒邪凝滞于肝脉所表现出的证候。

1. 临床表现 少腹胀痛，睾丸坠胀遇寒加重；或见阴囊内缩，痛引少腹，面色白，形寒肢冷，口唇青紫，小便清长，舌淡苔白，脉沉弦。

2. 辨证要点 以少腹冷痛，睾丸坠胀，或见阴囊内缩为主要辨证要点。

3. 证候简析 本证多为外感寒邪侵袭于肝脉，使气血凝滞，寒凝肝脉，阻遏阳气，不能化气行水而致。

（七）肝胆湿热证

肝胆湿热证，是指湿热蕴结肝胆所表现出的证候。

1. 临床表现　胁肋胀痛，口苦纳呆，呕恶腹胀，小便短黄，大便不调，苔黄腻，脉弦数；或兼见身目发黄，发热；或见阴囊湿疹，睾丸肿大热痛，外阴瘙痒，带下黄臭等症。

2. 辨证要点　以胁肋胀痛，呕恶腹胀，口苦纳呆，小便短黄为主要辨证要点。

3. 证候简析　本证多为感受湿热之邪，或嗜酒肥甘，酿生湿热，湿热郁阻，脾胃升降失常所致。

（**思考：**肝火上炎证与肝阳上亢证临床表现的异同点是什么？）

五、肾与膀胱病辨证

肾为先天之本，藏真阴而寓元阳，宜固藏而不宜泄。任何疾病发展到严重阶段，都可累及肾，故肾病多虚证。

（一）肾精亏虚证

肾精亏虚证，是指肾精不足所表现出的证候。

1. 临床表现　男子精少不育，女子经闭不孕，性功能减退；小儿发育迟缓，体型矮小，智力低下，动作迟钝，囟门迟闭，骨骼萎软；成人可见早衰，发脱齿摇，耳鸣耳聋，健忘恍惚等症。

2. 辨证要点　以各种性功能衰退及发育迟缓、衰老等表现为主要辨证要点。

3. 证候简析　本证多为禀赋不足，先天元气不充或后天失养，使肾精亏虚，精亏则髓少，髓少不能充骨养脑而致。

（二）肾气不固证

肾气不固证，是指肾气亏虚，固摄无权所表现出的证候。

1. 临床表现　腰膝酸软，耳鸣耳聋，小便频数清长，遗尿，小便失禁或余沥不尽，夜尿多，滑精早泄，白带清稀，胎动易滑，舌淡苔白，脉沉弱。

2. 辨证要点　以腰膝酸软，遗尿，小便失禁或余沥不尽，滑精早泄为主要辨证要点。

3. 证候简析　本证多为年高肾气衰弱，或年幼肾气不充，或久病、劳损而伤肾，使肾气亏损，失去封藏固摄之权所致。

（三）肾不纳气证

肾不纳气证，是指肾气虚衰，气不归元所表现出的证候。

1. 临床表现　喘促气短，呼多吸少，气不得续，动则喘息益甚，自汗神疲，声音低怯，腰膝酸软，舌淡苔白，脉沉细无力。

2. 辨证要点　以喘促气短，呼多吸少，气不得续，腰膝酸软为主要辨证要点。

3. 证候简析　本证多为久病咳喘，肺虚及肾，或年老体衰肾气虚弱，肾虚下元不固，摄纳无权，气不归元所致。

（四）肾阳虚证

肾阳虚证，是指肾脏阳气虚衰所表现出的证候。

1. 临床表现　腰膝酸软，形寒肢冷（以下肢为甚），头晕耳鸣，神疲乏力，阳痿，不孕，尿少，浮肿或五更泄泻，面色白，舌质淡胖，脉沉弱。

2. 辨证要点 以腰膝酸软，形寒肢冷，阳痿，不孕为主要辨证要点。

3. 证候简析 本证多为素体阳虚或年高肾亏，肾阳不足，命门火衰所致。

（五）肾阴虚证

肾阴虚证，是指肾阴亏虚，虚热内扰所表现出的证候。

1. 临床表现 眩晕，耳鸣耳聋，失眠多梦，咽干舌燥，腰膝酸软，形瘦，五心烦热，潮热盗汗，男子遗精，女子经闭，不孕或见崩漏，舌红苔少而干，脉细数。

2. 辨证要点 以眩晕，腰膝酸软，潮热盗汗，形瘦等为主要辨证要点。

3. 证候简析 本证多为久病伤肾、房事过度、患急性热病，或情志内伤，耗伤肾阴，肾阴虚不能生髓充骨养脑，且阴虚而相火妄动所致。

（六）膀胱湿热证

膀胱湿热证，是指湿热蕴结于膀胱所表现出的证候。

1. 临床表现 尿频，尿急，排尿灼热疼痛，小便短赤涩少或尿血，或尿有砂石，尿浊，或腰痛，少腹拘急胀痛，发热，舌红苔黄腻，脉濡数。

2. 辨证要点 以尿频且短赤涩少，排尿灼热疼痛为主要辨证要点。

3. 证候简析 本证多为外感湿热之邪蕴结膀胱，或饮食不节，湿热内生，下注于膀胱所致。

（思考：肾阳虚证与肾阴虚证临床表现的异同点是什么？）

六、脏腑兼病辨证

人体各脏腑之间，生理上密切相关，发生病变时亦常相互影响。两个及两个以上脏腑相继或同时发病者，即为脏腑兼病。

（一）心脾两虚证

心脾两虚证，是指心血亏虚，脾气虚弱所表现出的证候。

1. 临床表现 心悸健忘，失眠多梦，饮食减少，腹胀便溏，倦怠乏力，面色萎黄，或皮下出血，妇人月经量多色淡，或崩漏或经少、经闭，舌淡，脉细弱。

2. 辨证要点 以心悸健忘，失眠多梦，腹胀便溏为主要辨证要点。

3. 证候简析 本证多为久病失调、慢性出血或思虑过度，致心血耗伤，脾气受损。脾气虚弱，则生血不足或统摄无权；心血不足，则无以化气而致诸证。

（二）心肾不交证

心肾不交证，是指心肾水火既济失调所表现出的证候。

1. 临床表现 心烦失眠，心悸健忘，头晕耳鸣，咽干，腰膝酸软，多梦遗精，潮热盗汗，小便短赤，舌红少苔，脉细数。

2. 辨证要点 以心悸、失眠、健忘、腰膝酸软、遗精为主要辨证要点。

3. 证候简析 久病伤阴、房事过度，或思虑太过，内耗阴精，使肾水不足，不能上滋心阴，心阳偏亢，而心火也不能下暖肾阴，就形成了心肾不交。临床表现为心火亢于上，肾阴亏于下的证候。

（三）肺肾阴虚证

肺肾阴虚证，是指肺肾两脏阴亏所表现出的证候。

1. 临床表现　咳嗽痰少，间或咯血，消瘦，腰膝酸软，骨蒸潮热，颧红，口干咽燥或声音嘶哑，盗汗，遗精，舌红少苔，脉细数。

2. 辨证要点　以咳嗽痰少，腰膝酸软，潮热盗汗为主要辨证要点。

3. 证候简析　本证多因久咳耗伤肺阴，进而耗伤肾阴，遂致肺肾阴虚。

（四）肝脾不调证

肝脾不调证，是指肝失疏泄，脾失健运所表现出的证候。

1. 临床表现　胁肋胀闷疼痛，善太息，情志抑郁或急躁易怒，纳呆腹胀，便溏，或腹痛欲泻，泻后痛减，苔白腻，脉弦。

2. 辨证要点　以胸胁胀满，腹痛肠鸣，纳呆便溏为主要辨证要点。

3. 证候简析　本证乃肝失疏泄，气机不利，以致脾失健运，形成肝脾不调。

（五）肝肾阴虚证

肝肾阴虚证，是指肝肾两脏阴液亏损所表现出的证候。

1. 临床表现　头晕目眩，视物模糊，耳鸣，胁痛，腰膝酸软，咽干，颧红盗汗，五心烦热，遗精，月经不调，舌红少苔，脉细数。

2. 辨证要点　以腰膝酸软，眩晕耳鸣，胁痛，视物模糊等为主要辨证要点。

3. 证候简析　本证多由久病失调、房事过度、情志内伤等导致肝肾阴虚，虚火上扰，扰动精室。

（六）肺脾气虚证

肺脾气虚证，是肺脾两脏气虚所表现出的证候。

1. 临床表现　久咳不止，气短而喘，痰多稀白，食欲不振，腹胀便溏，甚则面浮足肿，舌淡苔白，脉细弱。

2. 辨证要点　以食少便溏，咳喘短气，伴见气虚之象为主要辨证要点。

3. 证候简析　本证多为久病咳喘，肺虚累及于脾，或饮食不节，劳倦伤脾，不能输精于肺所致。

（七）脾肾阳虚证

脾肾阳虚证，是指脾肾阳气亏虚所表现出的证候。

1. 临床表现　形寒肢冷，面色白，腰膝或下腹冷痛，下利清谷，或五更泄泻，或面浮肢肿，小便不利，甚则出现腹水，舌淡胖大，脉沉弱。

2. 辨证要点　以下腹冷痛，下利清谷，或五更泄泻伴见虚寒之象为主要辨证要点。

3. 证候简析　本证多为脾、肾两脏久病耗气伤阳所致。肾阳不能正常温煦腰膝，脾阳失于运化、吸收水谷精微。

（八）肝胃不和证

肝胃不和证，是指肝失疏泄、胃失和降所表现出的证候。

1. 临床表现　胸胁、胃脘胀满疼痛，呃逆嗳气，吞酸嘈杂，郁闷或烦躁易怒，苔薄黄，脉弦。

2. 辨证要点　以胸胁、胃脘胀满疼痛，呃逆嗳气为主要辨证要点。

3. 证候简析　本证多为情志不遂，肝失条达，肝气横逆犯胃，胃失和降所致。

（**思考**：脏腑虚证所表现的兼证如何掌握？）

重点小结

- 脏腑辨证
  - 心与小肠病辨证——心与小肠各证的辨证要点；心与小肠各证的临床表现、舌象、脉象
  - 肺与大肠病辨证——肺与大肠各证的辨证要点；肺与大肠各证的临床表现、舌象、脉象
  - 脾与胃病辨证——脾与胃各证的辨证要点；脾与胃各证的临床表现、舌象、脉象
  - 肝与胆病辨证——肝与胆各证的辨证要点；肝与胆各证的临床表现、舌象、脉象
  - 肾与膀胱病辨证——肾与膀胱各证的辨证要点；肾与膀胱各证的临床表现、舌象、脉象
  - 脏腑兼病辨证——脏腑兼病各证的辨证要点；脏腑兼病各证的临床表现、舌象、脉象

学习方法

脏腑的生理功能及其病理变化是脏腑辨证的理论依据，病因病性辨证是基础，脏腑辨证的关键是以整体观念为中心，运用藏象理论来分析脏腑病变所属证候。脏腑辨证是临床辨证的基本方法，也是整个辨证体系中重要的组成部分。

脏腑辨证的一般规律：找出特征性症状和体征（定位）以及确定八纲辨证的类别（定性）；脏腑推动功能低下为气虚，脏腑濡养功能低下为血虚，气虚复合寒象为阳虚征象，血虚复合热象为阴虚征象。

第三节　气血津液辨证

扫码“学一学”

气血津液辨证可分为气血辨证和津液辨证。气血辨证是分析、判断疾病中有无气血亏损和运行障碍的证候存在；津液辨证即分析、判断疾病中有无津液亏虚或水液停聚的证候存在。

一、气病辨证

（一）气虚类证

气虚类证包括气虚、气陷、气不固、气脱。

1. 气虚证　是指元气不足，气的推动、温煦、固摄、防御、气化等功能减退，或脏腑组织的功能活动减退所表现的虚弱证候。

（1）临床表现　少气懒言，声音低微，呼吸气短，神疲乏力，或头晕目眩、自汗，活动后诸症加重，舌质淡嫩，脉虚等。

（2）辨证要点　以少气懒言，声音低微为辨证要点。

（3）证候简析　气虚证常为久病、重病或劳累过度，而使元气耗损；或先天不足、后天饮食失调，而使元气生成匮乏；或年老体弱，脏腑功能衰退而元气自衰等导致。

2. 气陷证　是指气虚无力升举，清阳之气不升反而下陷，内脏位置不能维固而下垂所表现的虚弱证候。

（1）临床表现　头晕目眩，耳鸣，疲乏气短，自觉气下坠感，或内脏位置下垂，或有脱肛、阴挺等。

（2）辨证要点　以头晕目眩，自觉气下坠感，或内脏位置下垂为辨证要点。

（3）证候简析　中焦脾虚气陷，托举无力而形成上述各种证候。

3. 气不固证　是指气虚而失其固摄之能所表现的虚弱证候。

（1）临床表现　自汗、各种出血、二便失禁、遗精、滑胎等。

（2）辨证要点　以各种失于固摄之能所表现的虚弱证候为辨证要点。

（3）证候简析　皆为脏腑气虚而不能固摄所致。

4. 气脱证　是指元气亏虚已极，气息奄奄欲脱的危重证候。

（1）临床表现　呼吸微弱而不规则，或见昏迷，汗出不止，面色苍白，口开目合，手撒身软，二便失禁，脉微欲绝，舌质淡白，苔白润等症。

（2）辨证要点　以呼吸微弱而不规则甚至昏迷为辨证要点。

（3）证候简析　气脱一般是由气虚或气不固进一步发展而来。

（二）气滞类证

气滞类证包括气滞、气逆、气闭。

1. 气滞证　又称气郁证、气结证，是指人体某一部位或某一脏腑、经络的气机阻滞、运行不畅所表现出的证候。

（1）临床表现　胸胁脘腹等处胀闷甚或疼痛，症状时轻时重，部位不固定，按之一般无形，疼痛性质可以为窜痛、胀痛、攻痛等，痛胀常伴随嗳气、肠鸣、矢气后减轻，或随情绪波动而加重或减轻，脉象多弦，可无明显舌象变化。

（2）辨证要点　以胸胁脘腹等处胀闷疼痛为辨证要点。

（3）证候简析　情志不舒、饮食失调、感受外邪或外伤闪挫等，均可引起气机阻滞。

2. 气逆证　是指气机升降失调，气上冲逆而不调所表现的症状变化。

（1）临床表现　咳嗽、喘息，或呃逆、嗳气、恶心，或头痛、眩晕、气从少腹上冲胸咽。

（2）辨证要点　以各脏腑气上冲逆的表现为辨证要点。

（3）证候简析　按发生脏腑不同可以分为肺气上逆、胃气上逆和肝气上逆。

3. 气闭证　又称神气郁闭证，是指大怒、暴惊、忧思过极等致使气机闭塞，可出现神昏或晕厥、肢厥等症。

（1）临床表现　阻塞部位绞痛，或昏迷、昏厥，或脏器绞痛、大小便闭，并有呼吸气粗、声高、脉沉实有力等症。

（2）辨证要点　以阻塞部位绞痛为辨证要点。

（3）证候简析　瘀血、砂石、蛔虫、痰浊等阻塞脉络、管腔等处，亦可导致气机阻闭。

（思考：气虚证、气陷证、气滞证、气逆证四证的临床表现特征是什么？）

二、血病辨证

（一）血虚类证

血虚类证包括血虚和血脱。

1. 血虚证 是指血液亏少，不能濡养脏腑、经络、组织所表现的虚弱证候。

（1）临床表现 面色淡白或萎黄，口唇、眼睑、爪甲色淡白，头晕目眩，心悸多梦，手足发麻，妇女经血量少色淡、愆期甚或经闭，舌质淡，脉细无力。

（2）辨证要点 以面色淡白，口唇、眼睑、爪甲色淡白为辨证要点。

（3）证候简析 引起血虚的原因，一是失血过多，新血未及时补充；二是生血不足；三是思虑劳神太过，以致阴血暗耗；四是瘀血阻滞脉络，引起新血生化障碍，或造成某些局部供血不足；五是久病、大病等，伤精耗气，化血之源枯竭。

2. 血脱证 是指血液突然大量耗失，或长期失血、血虚进一步发展所表现出的证候。

（1）临床表现 面色苍白、眩晕、心悸、舌淡、脉微欲绝等。

（2）辨证要点 以大出血证候为辨证要点。

（3）证候简析 由呕血、便血、崩漏、外伤失血等，以致血液突然大量耗失，或长期失血、血虚进一步发展而来。

（二）血瘀证

凡离经之血，未能及时排出或消散，停留于某一处，或血液运行受阻，壅积于经脉或器官之内，呈凝滞状态，失却生理功能者，均属瘀血。由瘀血内阻而产生的证候，是谓血瘀证。

1. 临床表现 主要为疼痛、肿块、出血、色脉改变等。

2. 辨证要点 以疼痛部位刺痛不移、有肿块为辨证要点。

3. 证候简析 形成瘀血的原因很多，一是外伤、跌仆及其他原因造成的体内出血，离经之血未能及时排出或消散，蓄积而为瘀血；二是气滞而血行不畅或气虚而推运血行无力，以致血脉瘀滞，形成瘀血；三是血寒使血脉凝滞，或血热使血行壅聚或血液受煎熬，以及湿热、痰火阻遏，脉络不通，导致血液运行不畅而形成瘀血。

（三）血热证

血热证，是指脏腑火热炽盛，热迫血分所表现的实热证候，即血分的热证。

1. 临床表现 咯血、吐血、尿血、月经量过多、崩漏等；或可见皮肤、肌腠等组织的疮疖疔痈及内脏的痈肿等。

2. 辨证要点 以各种出血及疮痈等，以及热证、舌质绛、脉滑数或弦滑为辨证要点。

3. 证候简析 热在血分，迫血妄行或使血行壅滞，伤阴耗液，表现为热盛动血或局部血行壅滞的证候特点。

（四）血寒证

血寒证，是指寒邪客于血脉，凝滞气机，血液运行不畅所表现的实寒证候，即血分的寒证。

1. 临床表现 手足冷痛，肤色紫暗发凉，或少腹拘急疼痛，或月经愆期、经色紫暗、夹有血块等。

2. 辨证要点 以局部拘急剧痛、得温痛减，舌淡紫、舌苔白，脉沉迟弦涩为辨证要点。

3. 证候简析 是寒在血脉，阻滞血液运行而致。

（思考：何谓血瘀证，其临床表现有何特点?）

三、津液病辨证

津液辨证就是分析、判断疾病中有无津液亏虚或水液停聚的证候存在及其性质。

津液的病变，可以为各种病因的直接侵扰而致，亦可间接由脏腑功能的失常而形成。津液的生成不足或丧失过多，就会出现津液亏虚的证候，不能起到滋养濡润和调控阳气的作用，而外燥为病与津液亏虚的病理密切相关。津液输布、排泄障碍就会导致水液停聚，表现为湿、水、饮、痰等病理变化，进而影响脏腑功能。

（一）痰证

“痰”是由水液内停而凝聚所形成的病理性产物，其质稠黏。痰浊停阻于脏器组织之间，或见于局部或流窜全身而表现的证候，是为痰证。

1. 临床表现 咳嗽咳痰，痰质黏稠，胸脘痞闷，恶心纳呆，呕吐痰涎，头晕目眩，形体多肥胖，或神昏而喉中痰鸣，或神志错乱而为癫、狂、痴、痫，或某些部位出现圆滑柔韧的瘰疬、瘿瘤、乳癖、核块的症状和体征，舌苔腻，脉滑。

2. 辨证要点 以咳嗽咳痰，胸脘痞闷，恶心纳呆为辨证要点。

3. 证候简析 痰是诸种因素（如外感六淫、饮食不当、情志刺激、过劳体虚、过逸少动等）影响肺、脾、肾的气化功能，以致水液未能输布而停聚，被寒凝、火煎凝结浓缩而成。

（二）饮证

病理性的“饮”是指体内水液停聚而转化成的病理产物，其质地较痰清稀。饮邪停聚于胃肠、心肺、胸胁等处所致的证候，即为饮证。

1. 临床表现 脘腹痞胀，水声漉漉，泛吐稀涎或清水，或见咳嗽气喘，咳痰多而质稀色白，胸闷心悸，甚至喉中哮鸣有声，或胸胁饱满，支撑胀痛，随呼吸、咳嗽、转侧而痛增，并可见眩晕、舌淡嫩、苔白滑、脉弦等症。

2. 辨证要点 以脘腹痞胀，水声漉漉，泛吐稀涎或清水为辨证要点。

3. 证候简析 饮可直接由外邪侵袭，影响脏腑对水液的气化，以致水液停聚而产生；或中阳素虚，复饮食不慎、外邪内侵，以致水液转输、敷布发生障碍，从而停聚为病。

（三）水停证

病理性的“水”，又称“水气”，是肺、脾、肾等脏腑输布水液的功能失常，以致水液停聚而形成的病理产物，其质地较痰、饮更为清稀。水的流动性大，可泛溢于肌肤，并可随体位改变而变动。

1. 临床表现 水肿，或见于下肢，或见于面睑，甚或全身皆肿，按之凹陷而不易起，水亦可停于腹腔而见腹满如鼓，叩之声浊。水液停聚，多随体位改变而流动，并往往可见小便短少或不利，舌苔润滑，脉象多濡缓。

2. 辨证要点 以水肿、按之凹陷不易起等为辨证要点。

3. 证候简析 可以由于外邪侵袭，也可因于正气亏虚而形成各种水停症状。

湿、水、饮、痰，皆为水液潴留体内所形成的病理产物，一般可在理解其形态有差异、流动性有大小的基础上，结合临床表现而加以区别。但因四者的病理本质均属于水液停聚，且既可相互转化，又可合并为病，故临床上难以截然划分，以致常并称，如痰饮、痰湿、水饮、水湿、湿饮、湿痰等。

（四）津液亏虚证

津液亏虚证，是指体内津液不足，脏腑组织、官窍失却津液的滋润濡养和充盈所表现的证候。津液亏损程度较轻，主要是水分丢失者，一般称为伤津、津亏；津液亏损程度较重，不仅水分丢失且机体的某些精微物质亦受损者，一般称为液耗、液脱。津液不足，脏腑组织失却滋润，则必从燥化，故津液亏虚可属燥（内燥）的范畴。津液是体内阴液的主要组成部分，津液不足可演变成阴虚，故又可将其归属于阴虚之内。

1. 临床表现 口燥咽干，唇焦或裂，眼球深陷，皮肤干燥甚或枯瘪，渴欲饮水，小便短少而黄，大便干结难解，舌红少津，脉细而数等症。

2. 辨证要点 以口燥咽干，皮肤干燥甚或枯瘪，渴欲饮水为辨证要点。津液亏虚，据其所反映的主要脏器部位的不同，可区分为肺燥津伤证、胃燥津亏证、肠燥津亏证。

3. 证候简析 津液亏虚多为高热、大汗、大吐、大泻、多尿、烧伤等，使津液耗损过多，以及阳气偏亢，暗耗津液所致；亦可因饮水过少，脏气虚衰，津液生化不足而形成。

（**思考**：津液亏虚证的临床表现及审证要点是什么？）

重点小结

- 气血津液辨证
  - 气病辨证 — 气虚证、气滞证的特点；气虚各证、气滞各证的临床表现
  - 血病辨证 — 血虚证、血瘀证、血热证、血寒证的特点；血虚各证、血瘀证、血热证、血寒证的临床表现
  - 津液病辨证 — 痰证、饮证、水停证、津液亏虚证的特点；痰证、饮证、水停证、津液亏虚证的临床表现

学习方法

气血津液病变与脏腑病变相互影响，故学习气血津液辨证应与脏腑辨证互参。

扫码“学一学”

第四节 其他辨证

一、六经辨证

六经辨证，是《伤寒论》辨证论治的纲领，为东汉张仲景所创立，是用于对外感伤寒发生、发展过程中所表现出的证候进行分类归纳的一种辨证方法。六经，是指太阳、阳明、少阳、太阴、少阴、厥阴六条经脉。张仲景在《内经》的基础上，总结前人的经验，依据

机体抗病的强弱、病邪的盛衰及病势的进展、缓急，结合八纲，联系经络、脏腑、气血，对外感伤寒演变过程中所表现的各种证候，进行分类、归纳，概括为太阳病、阳明病、少阳病、太阴病、少阴病、厥阴病，用以说明病变的部位、性质、正邪斗争的消长盛衰、病势趋向和六类病证之间的传变关系。

六经辨证是以六经为纲，将外感病在发生、发展过程中表现出的不同证候，归纳为三阳病和三阴病两大类，即将太阳病、阳明病、少阳病称为三阳病；太阴病、少阴病、厥阴病称为三阴病。一般说来，三阳病多属阳证、热证、实证，三阴病多属阴证、寒证、虚证。就表里而言，太阳属表，其余各经病变属里，但表里的概念又是相对的。如三阳属表、三阴属里，阳明属表、太阴病属里等。根据经络、脏腑相关理论，每条经脉在体内都与一定的脏腑相联系。六经病证是经络、脏腑病理变化的反映，其中三阳病证是以六腑病变为基础，三阴病证是以五脏病变为基础，故六经辨证实际上基本概括了脏腑十二经的病变。

六经辨证是《伤寒论》辨证论治的纲领，八纲辨证是对一切疾病的病位和证候性质的总概括，二者相互补充，不可分割。因为疾病是在外邪的作用下，正邪斗争的临床反映，而正邪的消长、盛衰，决定疾病的发展变化，关系疾病的证候性质，所以六经辨证的具体运用，无不贯穿阴阳、表里、寒热、虚实等内容。后世所说的八纲辨证，就是从《伤寒论》中得到启发而加以系统化的。由此可见，六经辨证与八纲辨证的关系是相辅相成的，明确这一点，才能有效地用于临床辨证和治疗。

六经辨证按病变部位划分，太阳病主表，阳明病主里，少阳病主半表半里，三阴病则统属于里。按病变性质及正邪关系划分，凡正盛邪实，抗病能力强，病势亢奋，表现为热、为实者，多属三阳病证，治疗当以祛邪为主；凡抗病能力衰减，病势虚衰，表现为寒、为虚者，多属三阴病证，治疗当以扶正为主。

（**思考：**六经辨证的适用范围是什么？）

二、三焦辨证

三焦辨证，是清代吴鞠通根据《内经》关于三焦所属部位的概念，将外感温热病的证候归纳为上、中、下三焦病证，用以阐明三焦所属脏腑在温热病过程中的病理变化、证候表现及其传变规律，并指导治疗的一种辨证方法。

三焦所属脏腑的病理变化和临床表现，标志温热病发展过程中的不同病理阶段。上焦病证主要包括手太阴肺经和手厥阴心包经的病变，其中手太阴肺经的证候多为温病的初起阶段。中焦主要包括手阳明大肠经、足阳明胃经和足太阴脾经的病变，脾胃同属中焦，阳明主燥，太阴主湿，邪入阳明而从燥化，则多呈现里热燥实证；邪入太阴而从湿化，则多为湿温病证。下焦病证主要包括足少阴肾经和足厥阴肝经的病变，多为肝肾阴虚之候，属温病的末期阶段。

三焦病证的传变，一般由上焦手太阴肺经开始，传入中焦，进而传入下焦，此为“顺传”，标志病情由浅入深、由轻到重的病理进程。若病邪从肺卫而传入心包，称为“逆传”，说明邪热炽盛，病情重笃。

三焦病证自上而下的传变，是一般的规律。临床有邪犯上焦，经治而愈，并不传变者；亦有上焦病证未罢而又见中焦病证者；有的又可自上焦径传下焦；亦有中焦病证未除而又出现下焦病证者；亦有起病即见下焦病证者；更有两焦病证错综互见和病邪弥漫三焦者。因此，对三焦病势的判断，应综合临床资料全面与综合地分析。

（思考：三焦病证各包括哪些脏腑病变，各有何辨证要点？）

三、卫气营血辨证

卫气营血辨证，是将外感温热病在病程发展过程中所表现出的证候，进行分析、归纳、概括为卫、气、营、血四个不同阶段的证候类型，用以说明其病位深浅、病情轻重以及各阶段的病理变化及其传变规律，为临床提供依据。

温热病是温热病邪所引起的急性发热病的总称，一般称为“温病”。卫气营血辨证是针对温病而创立的辨证方法。温病的特点是发病急速，病情多变，具有传染性、流行性、季节性、地域性等。温热病多起于卫分，逐渐转入气分、营分、血分，这是病情发展的一般规律。但是，这种传变规律并不是一成不变的。由于患者的体质有强弱之分、感邪有轻重之别，临床上也有起病即从营分或气分开始者；也有病虽入气分，而卫分之邪仍未解除者；还有不仅气分有热，血分也同时受热灼者，从而酿成气血两燔。为此，临床上应根据病情的具体情况进行具体的分析，加以灵活运用。

（思考：什么是卫气营血辨证，其适用范围是什么，在临床上有何意义？）

学习方法

六经辨证、三焦辨证、卫气营血辨证这三种辨证方法都是外感热病辨证常用的辨证方法，六经辨证是将外感疾病演变过程中的各种证候，归纳其病变部位，寒热趋向，邪正盛衰，区分为太阳、阳明、少阳、太阴、厥阴少阴六经；三角辨证是根据温病发生、发展的一般规律及症状变化的特点，以上焦、中焦、下焦为纲，对温病过程中的各种临床表现进行综合分析和概括，以区分病程阶段、识别病情传变、明确病变部位、归纳证候类型、分析病机特点；卫气营血辨证也是外感热病辨证常用的一种辨证方法，它代表病证浅深的四个不同的层次或阶段，用以说明某些温热病发展过程中的病情轻重、病变部位、各阶段病理变化和疾病的变化规律。所以学习上要循序渐进，按部就班，遵循前后联系的特点，做到知常达变，适时归纳总结，才能学好这部分辨证内容。

扫码“练一练”

第六章　防治原则

学习目标

掌握　1. 治则与治病求本的概念。

　　　　2. 治标与治本、扶正祛邪、调整阴阳和三因制宜等治疗原则。

熟悉　预防的基本概念和基本原则。

了解　1. 调理气血的治则内容。

　　　　2. 治法与治则的区别。

扫码"学一学"

第一节　预　防

预防，就是采取一定的措施，防止疾病的发生与发展。中医学历来注重预防，早在《黄帝内经》就提出了"治未病"的预防思想。《素问·四气调神大论》指出："圣人不治已病治未病，不治已乱治未乱……夫病已成而后药之，乱已成而后治之，譬犹渴而穿井，斗而铸锥，不亦晚乎。"对于健康人来说，可增强体质，预防疾病的发生；对于病者而言，可防止疾病的进一步发展与传变。预防包括未病先防和既病防变两个方面。

一、未病先防

未病先防是指在未病之时，采取各种措施，做好预防工作，以防止疾病的发生。疾病的发生，主要与邪正盛衰相关，其中正气不足是疾病发生的内在因素，邪气是发病的重要条件。因此，未病先防就须从增强人体正气、提高抗病能力，防止病邪侵害方面入手。

（一）养生以增强正气

养生，主要是未病时的一种自身预防保健活动，从预防的角度看，可增强自身体质，提高人体正气，从而增强机体的抗病能力，起到未病先防的作用。增强体质、提高正气要注意从以下几方面着手。①顺四时而适寒暑，根据自然变化规律，做到食饮有节、起居有常、劳逸有度，则易保持健康。②调畅情志，经常保持乐观的情绪，开朗的性格，或有意识地陶冶自身性情，由是"心平则气和"，使气机调畅、气血和平，正气因而存内。③加强形神锻炼，各种传统健身术如太极拳、八段锦等可以促进气血流畅，使人体肌肉、筋骨强健，脏腑功能旺盛。炼意、炼气、炼形等更可使体内气血和调，阴阳相协，达到增强体质、防病益寿的目的。④通过针灸、推拿、药物调养等方法调节机体的生理或病理状态，扶助正气，平调体内阴阳，从而达到健身、防病、延年的目的。

（二）防止病邪侵害

1. 避其邪气　邪气是导致疾病发生的重要条件，故未病先防除了养生以增强正气、提高抗病能力之外，还要注意避免病邪的侵害，包括顺应四时，防六淫之邪的侵害；避疫毒，防疠气之染易；注意环境，防止外伤与虫兽伤；讲究卫生，防止环境、水源和食物的污染等。

2. 药物预防 事先服食某些药物，可提高机体的抗邪能力，有效地防止病邪的侵袭，从而起到预防疾病的作用。这在预防疠气的流行方面尤有意义。对此，古代医家积累了很多成功的经验。《素问遗篇·刺法论》有“小金丹……服几粒，无疫干也”的记载。我国早在16世纪就发明了人痘接种预防天花，开人工免疫之先河，为后世的预防接种免疫学的发展做出了极大的贡献。近年来，在中医预防理论的指导下，用中草药预防疾病也取得了良好的效果。如用马齿苋防治细菌性痢疾，用茵陈、贯众防治肝炎等，均行之有效。

二、既病防变

既病防变是指在疾病发生的初始阶段，力求做到早期诊断、早期治疗，以防止疾病的发展及传变。

（一）早期诊治

在疾病过程中，由于邪正斗争的消长，疾病的发展，可能会出现由浅入深、由轻到重、由单纯到复杂的变化。早期诊治，意义就在于疾病的初期，病位较浅，病情多轻，正气未衰，病较易治，因而传变较少。诊治越早，疗效越好，如不及时诊治，病邪就有可能步步深入，使病情越趋复杂、深重，治疗也就越加困难。

早期诊治的时机在于掌握不同疾病的发生、发展变化过程及其传变的规律，病初即能及时做出正确的诊断，从而进行及时、有效和彻底的治疗。

（二）防止传变

防止传变，是指在掌握疾病的发生、发展规律及其传变途径的基础上，早期诊断与治疗以防止疾病的发展。防止传变包括阻截病传途径与先安未受邪之地两个方面。

1. 阻截病传途径 不少疾病，其传变有一定的规律和途径。如伤寒病的六经传变，病初多在肌表的太阳经，病变发展则易向他经传变，因此，太阳病阶段就是伤寒病早期诊治的关键，在此阶段正确、有效地治疗，是防止伤寒病病势发展的最好措施。因此，邪气侵犯人体后，根据其传变规律，早期诊治，阻截其病传途径，可以防止疾病的深化与恶化。

2. 先安未受邪之地 可以五行的生克乘侮规律、五脏的整体规律及经络相传规律等为指导。如脏腑有病，可因病变性质差异而有及子、犯母、乘、侮等传变，因此，根据不同病变的传变规律，实施预见性治疗，可控制其病理传变，正如《金匮要略·脏腑经络先后病脉证第一》所言：“见肝之病，知肝传脾，当先实脾。”临床上在治疗肝气郁结证时，常配以调理脾胃的药物，使脾气旺盛而不易受邪，确可收到良效。又如，温热病伤及胃阴时，其病变发展每易耗及肾阴，据此，清代医家叶天士提出了“务在先安未受邪之地”的防治原则，主张在养胃阴的同时，加入滋肾阴之品。这些都是既病防变原则的有效应用。

第二节 治 则

扫码“学一学”

治则，是治疗疾病时所必须遵循的基本原则。它是在整体观念和辨证论治的指导下，针对疾病的共性病机如邪正盛衰、阴阳失调、气血及津液代谢失常等确立的治疗疾病的准绳，对临床立法、处方、用药、行针等具有普遍的指导意义。

治法与治则有别，治法是在一定治则指导下制订的针对疾病与证候的具体治疗方法。如发汗解表、平肝息风、行气健脾等，它可以决定选用何种治疗措施。治疗措施则是在治法指导下对病证进行治疗的具体方式与途径，包括药治、针灸、按摩、导引、熏洗等。

治则与治法既有区别，又有联系，治则是治疗疾病时指导治法的总原则，具有原则性和普遍性意义；而治法则从属于一定的治疗原则，其针对性及可操作性较强，较为具体而灵活。如从邪正关系来探讨疾病，则不外乎邪正消长，因此，治疗上扶正祛邪就成为治疗的基本原则。在这一总的原则指导下，根据不同的虚证而采取的补气、养血、滋阴、扶阳等治法就是扶正这一治则的具体体现；根据不同实证而用发汗、清热、祛湿、活血等治法就是祛邪这一治则的具体体现。治则与治法在运用上实际上体现出了原则性与灵活性的结合。

治病求本是指在治疗疾病时，必须辨析疾病的病因病机，抓住疾病的本质，并针对疾病的本质进行治疗。在错综复杂的疾病过程中，病有标本、缓急不同，就须分清标本、缓急而治；病有本质与征象一致者，有本质与征象不一致者，故有正治与反治的不同；疾病的过程无非是邪正相搏、消长盛衰的动态过程，据此采取的相应措施即扶正与祛邪；机体的阴阳失去平衡协调是疾病发生、发展的根本原因，对此加以调治即为调整阴阳；病在气血津液时，又当调理气血津液；疾病因四时气候、地域环境和患者的年龄、性别、体质等而有差异，故又应因时、因地、因人制宜。

一、治标与治本

“标”和“本”是相对而言的，“标”是指现象、次要因素，“本”则是根本、本质。标本一般用来概括说明事物的现象与本质，在中医学中常用来概括病变过程中矛盾的主次关系。但在疾病的发展过程中，标与本在一定条件下可以相互变化。

作为对举的概念，在不同情况下“本”和“标”所指不同。如就邪正而言，正气为本，邪气为标；就病机与症状而言，病机为本，症状是标；就疾病先后言，旧病、原发病多为本，新病、继发病多为标；就病位而言，脏腑气血病多为本，肌表经络病多为标等。

掌握疾病的标本，就能分清主次，抓住治疗的关键，有利于从复杂的疾病矛盾中找出和处理其主要矛盾或矛盾的主要方面。一般情况下是“治病必求于本”，但在复杂多变的疾病过程中，常有标本主次的不同或转换，因而治疗上就有先后缓急之分。

（一）缓则治本

缓则治其本，多用在病情缓和，病势迁延，暂无急重病状的情况下。此时必须着眼于疾病本质的治疗。因标病产生于本病，本病得治，标病自然也随之而去。如痨病肺肾阴虚之咳嗽，肺肾阴虚是本，咳嗽是标。此时标病不至于危及生命，故治疗不用单纯止咳法来治标，而应滋养肺肾以治本，本病得愈，咳嗽也自然消除。

（二）急则治标

病证急重时的标本取舍原则是，标病急重则当先治、急治其标。标急多见于在疾病过程中出现急重甚至危重证候时，或卒病而病情非常严重时。如水臌（腹水）患者，就原发病与继发病而言，腹水多是在肝血瘀阻基础上形成，则肝血瘀阻为本，腹水为标，如腹水不重，则宜化瘀为主，兼以利水；但腹水严重，腹部胀满，呼吸急促，二便不利时，则为标急，此时当先治标病之腹水，待腹水减退，病情稳定后，再治其肝病。又如大出血患者，由于大出血会危及生命，故不论何种原因引起的出血，均应紧急止血以治标，待血止，病情缓和后再治其病本。

（三）标本兼治

当标本并重或标本均不太急时，当标本兼治。如素体气虚，抗病力低下，反复感冒，如单补气则易留邪，纯发汗解表则易伤正，此时治宜益气解表。又如，在热性病过程中，阴液受伤而致大便燥结不通，此时邪热内结为本，阴液受伤为标，治当泻热攻下与滋阴通便同用。这些均属标本兼治。

总之，病证之变化，有轻重缓急、先后主次之不同，因而标本的治法运用也就有先后与缓急、单用或兼用的区别，这体现了治疗中既有原则性，又有灵活性。

二、正治与反治

正治与反治，是指所用药物性质的寒热、补泻效用与疾病的本质、现象之间的从逆关系，即《素问·至真要大论》所言：“逆者正治，从者反治。”

（一）正治

正治，是指使用与疾病证候性质相反的药物治疗疾病的治疗原则。由于使用方药的性质与疾病证候性质相逆，如热证用寒药，故又称“逆治”。

据疾病性质的寒热虚实而分别采取“寒者热之”“热者寒之”“虚则补之”“实则泻之”方法即属正治。正治法适用于疾病的征象与疾病的本质一致的病证。临床上大多数疾病的外在征象与其病变本质是一致的，如热证见热象、寒证见寒象等，故这一治则最为常用。

（二）反治

反治，是指顺从病证的外在假象治疗疾病的治疗法则。由于使用方药的性质与病证假象的性质相同，如假热证用热药，即顺从疾病的假象而用药，故又称“从治”。

反治法适用于疾病的征象与其本质不完全吻合的病证。究其实质，用药虽然是顺从病证的假象，却是逆病证的本质，故仍然是在治病求本观念指导下，在特殊情况下针对疾病的本质而进行的治疗。反治法主要包括以下四种。

1. 热因热用 是指用热性药物来治疗具有假热征象的病证。适用于阴盛格阳所致的真寒假热证。又称以热治热。在格阳证中，由于阴寒充塞于内，逼迫阳气浮越于外，故可见身反不恶寒、面赤如妆等假热之象，但阴寒内盛是病本，故同时可见下利清谷、四肢厥逆、脉微欲绝、舌淡苔白等内真寒的表现。因此，当用温热方药以治其内真寒之本。

2. 寒因寒用 是指用寒性药物来治疗具有假寒征象的病证。适用于阳盛格阴所致的真热假寒证。又称以寒治寒。如热厥证中，由于里热盛极，阳气郁阻于内，不能外达于肢体起温煦作用，可见手足厥冷、脉沉伏之假寒之象。但细究之，患者手足虽冷，但躯干部却壮热而欲掀衣揭被，或见恶热、烦渴饮冷、小便短赤、舌红绛、苔黄等里真热的征象。此时寒象是假，内热盛才是病之本质，故须用寒凉药清其内热以治本。

3. 塞因塞用　是指用补虚药物来治疗具有闭塞不通症状的虚证。适用于脏腑虚弱、气血功能减退所致的闭塞不通的真虚假实证。又称以补开塞。如血虚而致经闭者，血源不足，故当补益气血而充其源，则无须用通药而经自来；又如肾阳虚衰，气化无力而致的尿少，如单用利水药则由于气化无力而无尿可利，此时当补其肾阳，气化行则小便自然通利。因此，以补开塞主要针对病证虚损不足的本质而治。

4. 通因通用　是指用通利的药物来治疗具有通泻症状的实证。适用于实邪内阻而致通泄症状的真实假虚证。又称以通治通。一般情况下，对泄泻、崩漏、尿频等症，多用止泻、固冲、缩尿等法，但如出现的是实性通泄症状时，则当以通治通。如食滞内停，阻滞胃肠，致腹痛泄泻时，则不仅不能止泄，相反当消食或导滞攻下，推荡积滞，使食积去而泄自止；又如瘀血内阻，血不循经所致的崩漏，如用止血药，则瘀阻更甚而血难循其经，致出血难止，此时当活血而化其瘀，瘀去则血自归经而血自止；再如湿热下注而致的淋证，见尿频、尿急、尿痛，以利尿通淋而清其湿热，则症自消。这些，都是针对邪实的本质而治。

正治与反治相同之处，都是针对疾病的真象、本质而治，故同属于治病求本的范畴；不同之处在于正治法适用于病变本质与其外在表现相一致者，而反治法则适用于病变本质与临床征象不完全一致者。

（**思考**：*正治与反治有何异同？反治有没有违背治病求本的原则？*）

三、扶正与祛邪

由于邪正斗争中双方的消长、盛衰决定疾病的发生、发展与转归，正能胜邪则病退，邪能胜正则病进，因此，治疗疾病的一个基本原则，就是扶助正气，祛除邪气，改变邪正力量的对比，使疾病早日向好转、痊愈的方向转化。

（一）扶正与祛邪的概念

1. 扶正　即扶助正气，增强体质，提高机体抗邪及康复能力。适用于各种虚证，即“虚则补之”。益气、养血、滋阴、温阳、填精以及补益脏腑等，均是扶正治则下确立的具体治疗方法。

2. 祛邪　即祛除邪气，消解病邪的侵袭和损害，抑制亢奋的病理反应。适用于各种实证，即“实则泻之”。发汗、涌吐、攻下、消导、化痰、活血、散寒、清热以及祛湿等，均属祛邪治则下确立的具体治疗方法。

在贯彻治疗方法时，具体使用的手段也是丰富多样的。

（二）运用原则

扶正祛邪在运用上要掌握好以下原则：一是扶正用于虚证，祛邪用于实证；二是正虚邪实的虚实错杂证，应根据虚实的主次与缓急，决定扶正祛邪运用的先后与主次；三是注意扶正不留邪，祛邪不伤正。具体运用如下。

1. 单独运用　是指单纯扶正或单纯用祛邪。

（1）扶正　适用于虚证或真虚假实证。虚证宜缓图，少用峻补，免成药害。

（2）祛邪　适用于实证或真实假虚证。祛邪应注意中病则止，以免药过病所而伤正。

2. 合并运用 是指扶正与祛邪同时使用，即攻补兼施，适用于虚实夹杂的病证。由于虚实有主次之分，因而二者在同时使用时亦有主次之别。

（1）扶正兼祛邪 即扶正为主，祛邪为辅。适用于以正虚为主的虚实夹杂证。

（2）祛邪兼扶正 即祛邪为主，扶正为辅。适用于以邪实为主的虚实夹杂证。

3. 先后运用 是指扶正与祛邪先后运用，也适用于虚实夹杂证。主要是根据虚实的轻重、缓急、先后而变通使用。

（1）先扶正后祛邪 即先补后攻。适用于正虚为主，机体不能耐受攻伐者。此时先扶正以助正气，正气能耐受攻伐时再予以祛邪，则可免“贼去城空”之虞。

（2）先祛邪后扶正 即先攻后补。适用于以下两种情况：一是邪盛为主，兼扶正反会助邪；二是正虚不甚，邪势方张，正气尚能耐攻者。此时先行祛邪，邪气速去则正亦易复，再以补虚以收全功。

总之，扶正祛邪的应用，应知常达变，灵活运用，据具体情况而选择不同的用法。

四、调整阴阳

调整阴阳，即指用损其有余、补其不足等原则纠正阴阳偏盛、偏衰的病理状态，恢复人体阴阳的相对平衡。

（一）损其有余

损其有余，即“实则泻之”，适用于有余的实证，即阴或阳任何一方偏盛有余的病证。

1. 泻其阳盛 阳胜则热的实热证，宜泻其偏盛之阳，即清泻阳热，此即“热者寒之”之意。阳偏盛时，由于“阳胜则阴病”，每易导致阴液的亏减，此时，不宜单纯地清其阳热，还须兼顾阴液的不足，即祛邪为主兼以扶正。

2. 损其阴盛 阴胜则寒的寒实证，宜损其偏盛之阴，即驱散阴寒，此即“寒者热之”之意。阴偏盛时，由于“阴胜则阳病”，每易导致阳气的不足，此时，不宜单纯地温散其寒，还须兼顾阳气的不足，亦为祛邪为主兼以扶正之法。

（二）补其不足

补其不足，即“虚则补之”，适用于不足的虚证，即阴与阳任何一方虚损不足，或阴阳两虚的病证。

1. 阴阳互制之补虚 阴虚则热的虚热证，其病机为阴虚不足以制阳而致阳的相对偏亢。治宜滋阴以抑阳，即“壮水之主，以制阳光”，《内经》称为“阳病治阴”。

阳虚则寒的虚寒证，其病机为阳虚不足以制阴而致阴的相对偏盛。治宜扶阳以抑阴，即“益火之源，以消阴翳”，《内经》称为“阴病治阳”。

2. 阴阳互济之补虚 对于阴阳偏衰的治疗，张景岳还提出了阴中求阳、阳中求阴的治法，《景岳全书·新方八阵》说：“善补阳者，必于阴中求阳，则阳得阴助而生化无穷；善补阴者，必于阳中求阴，则阴得阳升而泉源不竭。”据阴阳互根的原理，补阳时适当佐以补阴药，谓之阴中求阳；补阴时适当佐以补阳药，谓之阳中求阴。其意是阴阳可互生互济，不但能增强疗效，亦能限制纯补阳或纯补阴时药物的偏性及副作用。

3. 阴阳并补 对阴阳两虚则可采用阴阳并补之法，但须分清主次而补。

此外，对于阴阳格拒的治疗，则以寒因寒用、热因热用之法治之。亡阳者，当回阳以固脱；亡阴者，当救阴以固脱。

总之，运用阴阳学说指导治疗原则的确定，最终目的在于使阴阳失调的异常情况复归于协调平衡的正常状态。

（**思考**：阴阳互制之补虚与阴阳互济之补虚有何不同？二者如何相互协调？）

五、调理气血

气血津液是脏腑组织功能活动的物质基础，生理上各有功用，又相互为用；病理上也有气血津液各自的失调及互用功能失调。调理气血则是针对以上病机而设的治疗原则。

（一）调气

调气用于气虚及气机失调之证。其中补气用于气虚证；调理气机则用于气机失调诸证，如气行不畅的气滞，以及气机升降失常而致的气逆、气陷、气闭、气脱等。治疗时气滞者宜行气，气逆者宜降气，气陷者宜补气升气，气闭者宜顺气开窍通闭，气脱者则宜益气固脱。

（二）调血

调血用于血虚及血运失常之证。其中补血用于血虚证；调理血运则用于血运失常的病变，如血瘀、出血、血寒而凝、血热加速等，治疗分别为血瘀者宜活血化瘀，血寒者宜温经散寒行血，血热者宜清热凉血，出血者宜止血，还须据出血的不同病机而施以清热、补气、活血等法。

（三）调理气血关系

由于气血之间互根互用，故病理上常相互影响而有气病及血或血病及气的病变，结果是气血同病，故需调理二者的关系，如补气生血、补气活血、气血双补、补气摄血或补血以益气等。

六、三因制宜

“人以天地之气生”，是自然界的产物，自然界天地阴阳之气的运动变化与人体息息相通，因此人的生理、病理变化必然受时令气候节律、地域环境等因素的影响；同时，患者的性别、年龄、体质等个体差异，也对疾病的发生、发展与转归产生一定的影响。因此，在治疗疾病时，就必须根据这些具体因素做出分析，区别对待，从而制订适宜的治法与方药，即因时、因地和因人制宜。这实质上是一种知常达变的观念与操作。

（一）因时制宜

根据时令气候节律特点，制订适宜的治疗原则，称为“因时制宜”。

因时之“时”，一是指自然界的时令气候特点，二是指年、月、日的时间变化规律。《灵枢·岁露论》说：“人与天地相参也，与日月相应也。”因而年月季节、昼夜晨昏等时间因素，既可影响自然界而形成不同的气候特点和物候特点，也对人体的生理活动与病理变化带来一定影响，因此要注意在不同的天时气候及时间节律条件下的治疗宜忌。

以季节而言，如夏季炎热，机体当此阳盛之时，腠理疏松开泄，则易于汗出，即使感受风寒而致病，辛温发散之品亦不宜过用，免致伤津耗气或助热生变；至于寒冬时节，人体阴盛而阳气内敛，腠理致密，同是感受风寒，则辛温发表之剂用之无碍。但此时若病热证，则当慎用过于寒凉之品，以防损伤阳气，正如《素问·六元正纪大论》所说：“用寒远寒，用凉远凉，用温远温，用热远热，食宜同法。”

以月令而言，《素问·八正神明论》说："月始生，则血气始精，卫气始行；月郭满，则血气实，肌肉坚；月郭空，则肌肉减，经络虚，卫气虚，形独居。"并据此提出"月生无泻，月满无补，月郭空无治，是谓得时而调之"的治疗原则，提示治疗疾病时须考虑每月的月相盈亏圆缺变化规律，这在针灸及妇科的月经病治疗中较为常用。

以昼夜而言，日夜阴阳之气比例不同，人亦应之，所以一些疾病，如阴虚午后潮热，湿温身热不扬、午后加重，阳虚之五更泄泻等也具有日夜的时相特征，亦当考虑在不同的时间治疗。

（二）因地制宜

根据不同的地域环境特点，制订适宜的治疗原则，称为"因地制宜"。

不同的地域，地势有高低，气候有寒热湿燥，水土性质亦各异。因此在不同地域长期生活的人就易产生体质差异，更兼其生活、工作环境，生活习惯与方式各不相同，则其生理活动与病理变化亦不尽相同，因地制宜就是考虑这些差异而治疗。如我国东南一带，气候温暖潮湿，阳气容易外泄，人们腠理较疏松，易感外邪而致感冒，而且以风热居多，故常用桑叶、菊花、薄荷一类辛凉解表之剂；即使外感风寒，也少用麻黄、桂枝等温性较大的解表药，而多用荆芥、防风等温性较小的药物，而且分量宜轻。西北地区，气候寒燥，阳气内敛，人们腠理闭塞，感邪则以风寒居多，用麻黄、桂枝之类辛温解表多见，而且分量也较重。也有一些疾病的发生与不同地域的地质水土状况密切相关，如地方性甲状腺肿、大骨节病、克山病等地方性疾病。因此，在治疗时就必须针对疾病发生的不同地域背景而实施适宜的方法与治疗手段。

（三）因人制宜

根据患者的年龄、性别、体质等不同特点，制订适宜的治疗原则，称为"因人制宜"。

1. 年龄 年龄不同，则生理功能、病理反应各异，治宜区别对待。如小儿生机旺盛，发病则每见病情变化较快，因而治疗小儿疾病，药量宜轻，疗程一般较短；青壮年则体质壮实，病发多表现为实证，可侧重于攻邪泻实，药量亦可稍重；而老年人生机减退，气血日衰，病多表现为虚证，或虚中夹实，因而多用补虚之法，或攻补兼施。

2. 性别 性别不同，各有其生理、病理特点。女性生理上以血为本，以肝为先天，病理上有经、带、胎、产诸疾及乳房、胞宫之病。月经期、妊娠期用药时当慎用或禁用峻下、破血、重坠、开窍、滑利、走窜及有毒等药物。男子生理上则以气为主，以肾为先天，病理上精气易亏而有精室疾病及性功能障碍等特有病证，宜在调肾基础上结合具体病机而治。

3. 体质 因先天禀赋与后天生活环境不同，存在个体体质差异，一方面，不同体质有不同的病邪易感性；另一方面，患病之后，由于机体的体质差异与反应性不同，病证就有寒热虚实之别或"从化"的倾向。因而治法方药也有所不同。偏阳盛或阴虚之体，当慎用温热之剂；偏阴盛或阳虚之体，则慎用寒凉之品；体质壮实者，攻伐之药量可稍重；体质偏弱者，则应采用补益之剂。

三因制宜的原则，体现了中医治疗的整体观念以及辨证论治在应用中的原则性与灵活性，只有对疾病与天时气候、地域环境、患者个体诸因素等加以全面的考虑，才能使疗效得以提高。

（**思考：**三因制宜有何意义？）

重点小结

治则归纳		
治标与治本	缓则治本、急则治标、标本兼治的内涵	
正治与反治	正治的概念	寒者热之、热者寒之、虚则补之、实则泻之的内涵
	反治的概念	热因热用、寒因寒用、塞因塞用、通因通用的概念及内涵
扶正与祛邪	运用原则	单独运用、合并运用、先后运用的运用对象
调整阴阳	损其有余	泻其阳盛、损其阴盛的内涵
	补其不足	阴阳互制之补虚、阴阳互济之补虚、阴阳并补的内涵
调理气血	调气、调血、调理气血关系	
三因制宜	因时制宜、因地制宜、因人制宜的概念及内涵	

学习方法

预防疾病的发生、发展与传变，关注重点在未病先防和既病防变两个方面。

治则是治病必须遵循的总原则，学习之要在于把握“治病求本”的观念，再据疾病的不同具体情况，采用治标与治本、正治与反治、扶正与祛邪、调整阴阳、三因制宜等原则。在治疗原则确定以后，再据疾病的具体证候制订相应的治法，指导临床用药。

扫码“练一练”

中 篇

中药学和方剂学知识

第七章　中药学基本知识

学习目标

掌握　中药的四气、五味、归经、性能。

熟悉　中药的配伍、用药禁忌、用量、煎服法。

了解　1. 中药的产地与采集。

　　　2. 中药炮制目的及方法。

中药学是专门研究中药基本理论与中药的产地、采集、炮制、性能及应用规律的一门学科。是中医药学知识体系中的重要组成部分。

中药学的发展与应用在我国有着悠久的历史，具有独特的理论体系与应用方式。药物知识起源于原始社会时期人类在生活、生产、劳动过程中实践与经验的总结，在夏商周时期逐渐发展起来，到秦汉时期《神农本草经》的成书为中药学发展奠定了理论基石。随后中药学在各朝代和时期中不断发展完善，《新修本草》《证类本草》《本草纲目》《炮炙大法》等巨作的著成，标志着中药学知识不断丰富与增长。民国时期的《中国药学大辞典》及新中国成立后的《中华人民共和国药典》更是标志着中药学发展的完善与成熟，在一定程度上反映当代药学水平。随着现代自然科学的发展及中药事业的自身发展，中药的现代研究在深度和广度上不断推进，促使中药学成为一门具有完善的知识体系的学科。

扫码“学一学”

第一节　中药的产地与采集

中药的来源，除部分人工制品外，主要是天然的动物、植物和矿物。这些药物的生长和形成取决于其所处的自然环境条件，因此中药的产地与采集等过程是否适宜，直接影响药品的质量。

一、中药的产地

同一种药物由于产地不同，其质量存在显著差异，这是由于各地区的土质、水质、气候、日照、雨量、温差、湿度等自然条件不同。自古以来，医药学家都非常重视“道地药材”，道地药材是指历史悠久、产地适宜、品种优良、产量宏丰、炮制考究、疗效显著、带有地域特点的药材，是优质纯真药材的专用名词。如广东的陈皮、木香；四川的黄连、贝母；江苏的薄荷、芡实；内蒙古的甘草、黄芪；宁夏的枸杞子；山东的阿胶；广西的肉桂等。道地药材的产量有限，为满足用药需求，可通过研究道地药材的生态环境、栽培技术，创造适合药材生产的特定条件，发展优质药材的生产。如三七原产广西，称为广三七或田七；云南产者后来居上，称为滇三七，因而成为三七新的道地产区。因此，应以疗效为标准来认识“道地药材”的真正含义。

（**思考：**什么是道地药材?）

二、中药的采集

中药大多为植物药，植物在生长发育的各个时期，根、茎、叶、花、果实等各个部分，由于有效成分的含量各有不同，药性强弱差异较大。因此，中药的采收应该在药材产量最高、有效成分含量最多的时候进行。如果产量与有效成分含量发生矛盾时，应该综合考虑，以确定每味药的具体最佳采集时间。通常以入药部分的成熟程度作为依据。一般可按药用部位归纳为以下几方面。

1. 全草　大多在植株充分成长或开花时采集。如荆芥、薄荷、紫苏、车前草、益母草等。

2. 花类　一般在花开放时，依被采花朵开放次第，分次采摘，如菊花、旋覆花、洋金花等。部分花类药材，须采花蕾，如金银花、槐花、辛夷。花粉类则在花朵完全开放后采收。

3. 叶类　大多在花蕾将开放或花朵盛开时采集，如荷叶、番泻叶、大青叶、艾叶等。某些特定中药品种，如霜桑叶，则须在深秋或初冬经霜后采摘。少数叶类采摘无定期，如侧柏叶全年均可。

4. 果实与种子类　大多在其成熟或即将成熟时采集。如苍耳子、蔓荆子、马兜铃等成熟时采摘；急性子、茴香、豆蔻等成熟后会很快离枝脱落、果壳崩裂、种子散失，所以应在即将成熟时采摘。少数品种在其未成熟时采收，如青皮、枳实、乌梅等。

5. 根与根茎类　最好在早春或深秋时节采收，如天麻、葛根、苍术、桔梗等。少数品种在夏季采收为好，如半夏、延胡索等。

6. 树皮与根皮类　通常在春夏时节，植物生长旺盛、体内浆液充足时采剥，此时，药材易剥离、质量好，如黄柏、杜仲、厚朴等。个别药材如肉桂应在大暑前将树皮剥裂，于立秋后剥离。部分品种在秋后采摘，如牡丹皮、地骨皮、桑白皮等。

除植物药外，动物及矿物类药物也应合理采收，以确保药材质量。动物类药材的采集，应以保证药效、保护资源为前提，根据其生长和活动季节捕捉；因药材品种不同，采集时间各异，没有明确的规律。矿物药大部分可随时采集。

第二节　中药的炮制

扫码“学一学”

炮制是药物在临床使用前或制成各种剂型之前必要的药物加工过程，包括一般修治整理和药材的特殊处理。炮制是否得当，对临床疗效及用药安全等方面影响甚大。

一、炮制目的

根据药物特性以及临床安全、有效用药原则，不同药物通过不同的炮制方法可达到不同的目的。同一药物，即使采用同一炮制方法，有时也可达到几种目的。中药炮制目的可归纳如下。

1. 减轻或消除药物的毒性、烈性和不良反应　川乌、草乌生用时有大毒，与黑豆、甘草等加水共煮后，有毒成分（乌头碱）则被去除或分解，从而保证了用药安全；生半夏、生南星常用明矾、生姜等制其毒性；常山酒炒后可减缓催吐的不良反应。

2. 加强药物疗效　醋延胡索可提高其止痛效能；地榆炒炭能增强其收敛止血作用；蜜炙冬花能提高其润肺止咳功效。

3. 改变药物性能 生首乌能解毒通便，制首乌则能补肾益精、养血乌发；生地黄清热凉血，熟地黄则滋阴补血。

4. 利于保管贮藏 发霉、走油或虫蛀，会严重影响药品质量。加工炮制可使药物干燥、清洁，利于保存。如槐花、白芥子经过炒制，既可保持干燥，又能破坏药品内含的使其有效成分分解的酶，从而保存了药效。

5. 便于调配制剂 一般饮片的切片，矿物、动物甲壳、贝壳及某些种子类药物粉碎处理，能使有效成分易于溶出，便于制成各种剂型。

6. 去除杂质和非药用部分 如麻黄去节、杏仁去皮、远志去心、枇杷叶去毛等。

7. 矫味除臭，便于服用 有些动物药、动物粪便及有特殊臭味的药物，经炮制后矫味除臭，可避免服药引起恶心、呕吐而利于服用，如醋炒五灵脂、麸炒白僵蚕等。

二、炮制方法

炮制是一项实际操作技术，历代记述方法较多，常用方法大体可归纳为五类。

（一）修制

1. 纯净处理 采用挑、拣、簸、筛、刮、刷等方法，目的在于去除杂质、灰屑及非药用部分。

2. 粉碎处理 采用碾、磨、捣、砸、锉等方法，使药材符合制剂或其他炮制方法的需要。

3. 切制处理 按照饮片要求，采用切、铡的方法，使药材成片、段、丝、块等规格。目的在于使药物有效成分易于溶出，或便于进行其他炮制方法的处理，也利于干燥、贮藏以及调剂时称量和识别。

（二）水制

用水或其他液体辅料处理药材的方法称为水制法。水制的目的主要是清洁、软化药物以及调整药性。

1. 淋洗 是用水短暂接触药物，随后尽快干燥。目的是清洁药材。

2. 润 又称闷或伏。用水或其他液体辅料湿润药材，使水分缓慢渗入药材之内以软化药材，便于切制饮片。

3. 漂 是将药材置于宽水或长流水中浸渍一段时间，并反复换水。目的是去除盐分、腥臭味及毒性成分。

4. 泡 是用水或加辅料较长时间浸泡药材，目的是减轻药物毒性。

5. 水飞 是借助药物在水中的沉降性质分取药材极细粉末的方法。将不溶于水的药材粉碎后置研钵内或用球磨机合水研磨，细粉混悬于水中，倾出沉淀并分出干燥后获得极细粉末。

（三）火制

直接用火加热药物，或将药物与辅料拌炒的加工方法称为火制法。火制的目的主要是增效、减毒、改变药物性能、缓和药性及便于制剂。

1. 炒 有炒黄、炒焦、炒炭等程度不同的清炒法。炒黄、炒焦使药物易于粉碎加工，并缓和药性；种子类药物炒后易于煎出有效成分；炒炭能缓和药物的烈性、不良反应，或增强其收敛止血的功效。还有拌固体辅料如土、麸、米炒制者，可减轻药物的刺激性或增强疗效。

2. 煅　将药物用猛火直接或间接煅烧。目的是使其质地松脆，易于粉碎，易于煎出有效成分，以充分发挥疗效。

3. 煨　利用湿面粉或湿纸包裹药物，置热火灰中加热至面或纸焦黑为度。目的是减轻药物的烈性和副作用。

4. 炙　用液体辅料拌炒药物，使辅料渗入药物组织内部或附着于药物表面。目的是改变药性，增强疗效或减少副作用。炙分酒炙、蜜炙、醋炙、姜汁炙等。

（四）水火共制

利用水或液体辅料与火共同对药材进行加工的方法称为水火共制法。水火共制的目的是增效、减毒及改变药性等。

1. 蒸　利用水蒸气或隔水加热药物。目的是缓和药性及改变药物性能。

2. 煮　将药物置清水或液体辅料中共同加热。目的是减轻毒性或增强药效。

3. 淬　将火煅烧至红热的药物，迅速投入冷水或液体辅料中，使其酥脆。目的是使药物易于粉碎，易于煎煮溶出有效成分；同时辅料被其吸收，可发挥预期疗效。

4. 潦　将药物迅速放入沸水中短暂潦过，立即取出。目的是去除非药用部分（如种子去皮）或便于干燥贮存。

（五）其他制法

常用的方法有制霜、发酵、发芽及精制等，目的在于改变药物性能、增加新的疗效、减轻毒性或副作用，或使药物更趋质纯高效。

1. 制霜　是将种子类药材压榨去油或将某些矿物药材重结晶的加工方法。

2. 发酵　是将药材与辅料和拌后，置于一定温度和湿度的条件下，使药物发酵以改变性能的方法。

3. 发芽　是将种子类药材用水浸泡，置于一定温度和湿度的条件下，使其萌发幼芽的方法。

4. 精制　是将水溶性天然药，经水溶过滤去除杂质，再经浓缩结晶，以达到精制目的的方法。

第三节　中药的性能

中药的性能是药物在防治疾病过程中体现的性质和功能，主要包括性、味、归经、升降沉浮及有毒、无毒等方面，是中药药性理论的主要组成部分。

扫码“学一学”

一、四气

四气是指药物具有寒、热、温、凉四种药性，又称四性。四气实际上可分为两类：寒与凉为同类，凉次于寒；温与热同类，温次于热。由于寒热程度的差异，在药物中还有大热、微温、大寒、微寒等区别。此外，还有一些寒、热之性不甚明显，作用平和的药物，称为平性药。

四气是根据药物作用于机体所发生的反应概括出来的，是与所治疾病的寒热性质相对而言。能够减轻或消除热证的药物，一般属于寒性或凉性，称为寒凉药；能够减轻或消除寒证的药物，一般属于温性或热性，称为温热药。根据药物清热或散寒作用的强弱，又有一些区分。清热作用强者，为大寒或寒性；清热作用较弱者，称微寒或凉性。散寒作用强者，为大热或热性；散寒作用弱者，称温或微温。通常寒凉药具有清热、解毒、泻火、攻下、平肝等功效；温热药具有温里散寒、发散风寒、补阳、祛风湿等功效。也有一些药物在四气方面无明显规律，如祛虫药、收涩药及部分外用药。

（**思考**：中药四气确定的依据是什么？）

二、五味

五味是指辛、甘、酸、苦、咸五种药味。药味的确定，最早是由口尝而得，之后逐渐发现各种药物所具不同滋味与疗效之间的若干规律性联系。因此，味的概念，不仅表示味觉感知的真实滋味，也反映药物的实际性能。药物除五味外，还有淡味、涩味。前人认为淡味是甘味的余味，故附于甘味；涩味是酸味的变味，故附于酸味。受五行学说的影响，一直称为五味。不同的味有不同的作用，味相同的药物，其作用有相近或相同之处。

1. 辛 “能散、能行”，即具有发散、行气、活血等作用。如解表药、理气药、活血药大多有辛味，因此辛味药多用于治疗表证、气滞及血瘀等病证。此外，一些气味芳香辛辣的药物，如化湿药、开窍药、祛风湿药、温里药等，也具有“行”“散”的特性，一般也标以辛味。

2. 甘 “能补、能和、能缓”，即具有补益、和中、调和、缓急等作用。如补虚药、调和药及止痛药多具有甘味，故甘味药多用于虚证、脏腑不和、拘挛疼痛等病证以及缓和药物的毒性烈性。

3. 酸（涩） “能收、能涩”，即具有收敛、固涩等作用。如固表止汗药、敛肺止咳、涩肠止泻、涩精缩尿、固崩止带的药物多具有酸味，故酸味药大多用于体虚多汗、肺虚久咳、久泻滑脱、遗精遗尿、崩漏带下等病证。

4. 苦 “能泄、能燥”，即具有通泄、清泄、降泄、燥湿等作用。如清热燥湿药大多具有苦味，能泄热燥湿，常用于实热证、湿热证等病证。

5. 咸 “能下、能软”，即具有泻下通便、软坚散结等作用。如泻下药、软坚药大多具有咸味，故咸味药常用于治疗大便秘结、瘰疬、瘿核、痞块、癥积等病证。

此外，还有“淡”味药，“淡”则“能渗、能利”，即具有渗湿、利尿作用。常用于水肿、小便不利等病证。

由于每一种药物都具有气和味，气与味的综合是论述药性和临床应用中药的主要理论依据。一般来说，气味相同的药物，通常具有类似的作用；气味不同的药物，其功效也各异。药物之间，有气同而味异者，或有气异而味同者，其作用多有差异。有一药兼有数味者，则说明其作用范围广泛。综上所述，气味的关系是多方面的，这是决定药物具有多种作用的关键。

三、归经

归经是指药物对机体某个或某些部位（脏腑或经络）的选择性作用，用以表示药物作用部位、作用范围的一种性能。中药的归经理论，是以中医学藏象学说和经络学说为理论基础，以药物所治病证的疗效为依据加以判定的，即将药物的具体功效与脏腑、经络病证相结合，用以说明某些药物对某个或某些脏腑、经络病变所发挥的主要作用。一味药物主要对某脏腑或某经络的病变能发挥明显的治疗作用，而对其他部位作用不明显或没有作用。

归经是对药物性能的进一步分析归纳，具体指出药效之所在，直接指导临床用药。如热证用寒凉药，但热证有心火、肝火、胃火等不同；寒证应用温热药，但寒证有脾胃虚寒、肾寒等区别，因此，选药时就必须结合药物归经综合考虑。如石膏、知母、芦根等清胃火；莲子心、黄连等泻心火；夏枯草、龙胆草等泻肝火；丁香、吴茱萸温脾胃；附子、肉桂温肾阳等。另外，同一药物可归多经，故一种中药往往具有多种功效，对数经的病变皆能发挥作用。这类药物适用范围广，可选择的余地宽。如黄芩归肺、脾、胆、大肠、小肠经等。

四、升降浮沉

升降浮沉是指药物作用于人体的四种趋向。升与降、沉与浮是相对的。升，即上升提举，表示作用趋向于上；降，即下达降逆，表示作用趋向于下；浮，即发散，表示作用趋向于外；沉，即向内收敛，作用趋向于内。由于药物在治疗疾病时对人体的作用有不同的趋向性，临床用药可利用药物的升降浮沉性能，纠正人体气机升降出入失调，使其恢复正常的生理功能，或因势利导、驱邪外出，达到治病的目的。

升浮的药物主上行而向外，有升阳、发表、祛风、发散、涌吐、开窍等作用；沉降的药物主下行而向内，有清热、泻下、利水、降逆、潜阳、收敛、重镇、导滞等作用。

药物的升降浮沉受多种因素的影响，大致有以下几方面。

1. 药物的性味　凡味辛、甘，性温、热之品，大多为升浮药；味酸、苦、咸、涩，性凉、寒之品，大多为沉降药。

2. 药物的质地　凡花、叶以及质轻的药物，大多为升浮药；种子、果实、矿石以及质重的药物，大多为沉降药。但也有例外，如旋覆花、苍耳子等。

3. 炮制　药物经炮制后可以改变对机体的作用趋向，酒炒则升、姜炙则散、醋炒则敛等。

4. 配伍　复方中，性质升浮的药物在与较多的沉降性质药物配伍时，其升浮之性可受到一定的制约；反之，性属沉降的药物与较多的升浮性质药物配伍后，其沉降之性也被一定程度的制约。另外，与某些引经药配伍，药物作用趋向也可发生改变。

五、中药毒性

本草书籍中，常在每一味药物的性味之下，标明“有毒”“无毒”等字样。古代“毒”的概念是广义的。“毒药”一词，在古代医药文献中常是药物的总称。古代医家多把药物的偏性看作是“毒”。药物之所以能治病就是利用了药物的这种偏性，即“以偏纠偏”“以毒攻毒”，这在一定的程度上说明了药物治病的原理。后世医家缩小了“毒药”的范围，认为主要是指对机体有损害性的药物。

毒性是指药物对机体的损害性，是反映药物安全程度的一种性能。毒性反应会引起功能障碍、脏腑组织器官损伤，导致机体发生病理变化，甚至死亡。为了确保用药安全，许多本草书籍在药物性味之下标注“有毒”“大毒”“小毒”“无毒”。

（**思考**：中药“毒”的含义有哪些?）

（一）毒性分级

根据中毒表现的严重程度，有毒中药分为三级，即大毒、有毒及小毒。但是对大毒、有毒、小毒的表述系沿用历代本草的记载，此项内容作为临床用药的警示性参考。

（二）中毒原因

1. 剂量过大　中药用量是否得当是影响临床安全、有效用药的重要因素。超过常规剂量或超大量服用是引起中毒的重要原因之一，如一次大量服用川乌、草乌、马钱子、蜈蚣、白花蛇等；或大面积、大量外用某些药物如轻粉、砒霜等。

2. 长期用药　用药时间长短应根据药物自身的特性、临床用药需要及患者的具体情况而定。超疗程长期内服或外用某些药物，易导致蓄积中毒。内服如雷公藤、关木通、朱砂等；外用如轻粉、砒霜等。

3. 炮制不当　一些毒性反应较大或药性峻猛之药，须经炮制以降低或缓和药物毒性或副作用。使用此类未经炮制或炮制不当的药物易导致中毒，如川乌、草乌、附子、半夏、天南星等。

4. 制剂不当　药物因制剂不同，药效、毒性也不同。制剂辅料、煎煮时间等因素掌握不当都会引起中毒。如川乌、草乌浸酒服用，或在汤剂中煎煮时间太短均易致中毒。

5. 配伍失误　违反配伍禁忌如“十八反”“十九畏”，或配伍不当导致中毒。

6. 误食误服　民间常因自采、自购、自用而误服、误食；医药界可因错收、错买、错发而误用。

扫码“学一学”

第四节　中药的应用

一、配伍

根据病情的需要和临床辨证的结果，按照一定的法则，有选择地将两种或两种以上药物配合应用，称为药物的配伍。前人把单味药的应用以及药物的配伍关系总结为七个方面，即《神农本草经》中所指的“七情”。其中单味药应用以治疗疾病的称“单行”。当病情比较单纯，选用一种针对性较强的药物即能获得疗效，如“单方”治病。但若病情复杂，使用单味药难以达到分清主次、全面兼顾的要求时，就必须同时组合配伍使用多种药物。“七情”中除单行外，其余六个方面皆指配伍关系，现分述如下。

1. 相须　即性能功效相类似的药物配合应用，可以明显地增强药物原有疗效。如石膏与知母配合，能明显增强清热泻火功效；大黄与芒硝合用，能明显增强攻下泻热的功能。

2. 相使　即性能功效方面有某种共性的药物配合应用，以一种药物为主，另一种药物为辅，能提高主药的疗效。如补气利水之黄芪与利水健脾的茯苓配合，茯苓能提高黄芪补气利水的治疗效果；清热泻火的黄芩与攻下泻热的大黄配合时，大黄能提高黄芩清热泻火的治疗效果。

3. 相畏　即一种药物的毒性或副作用，能被另一种药物减轻或消除。如生半夏和生南星的毒性能被生姜减轻或消除，故生半夏、生南星畏生姜。

4. 相杀　即一种药物能减轻或消除另一种药物的毒性或副作用。如金钱草杀雷公藤毒，绿豆杀巴豆毒，麝香杀杏仁毒等。相畏、相杀实际是同一配伍关系的两种提法。

5. 相恶　即两种药物合用，能相互牵制而使作用降低，甚至丧失药效。如生姜恶黄芩，黄芩能削弱生姜的温胃止呕作用；人参恶莱菔子，莱菔子能削弱人参的补气作用。

6. 相反　即两种药物合用，能增强或产生毒性反应。如贝母反乌头、甘草反甘遂等，详见用药禁忌“十八反”“十九畏”中的若干药物配伍。

以上配伍关系，是前人在长期的医疗实践过程中逐步认识和积累起来的，药物的配伍应用是中医用药的主要形式。在临床应用时，应充分利用相须、相使的配伍关系，发挥药物之间的协同作用以提高疗效；利用相畏、相杀的配伍关系，制其反应，降低或消除药物的毒性、烈性；避免相恶、相反的配伍，以防止降低药效和可能产生的毒性反应。

中药配伍在某些情况下，可以利用药性相反，起到相成之效，这种配伍实质上是在某方面两药起拮抗作用，而在另一方面又起着良好的协同作用，如麻黄配黄芩，二者寒热之性相互拮抗，而止咳平喘作用得到加强。又如，补药与泻药同用、散药与收药配伍等，既相反又相成，获得良好的疗效。药物配伍以后，在体内相互作用的机制极为复杂。虽不外是协同和拮抗两方面，但还存在七情中尚未包含的内容，如药物配伍后产生的原有药物所不具有的新药效。

（思考：相须和相使关系如何区分？）

二、用药禁忌

为了保证临床安全、有效用药，必须注意用药禁忌。用药禁忌包括配伍禁忌、妊娠用药禁忌、证候禁忌及服药时的饮食禁忌等内容，现分述如下。

1. 配伍禁忌　是指药物在配伍使用时，某些药物可因相互作用产生或增强不良反应；某些药物可能相互拮抗而抵消或削弱原有功效，原则上不能合用，属配伍禁忌。中药配伍禁忌的范围主要包括药物七情中的相反、相恶两方面的内容。金元以来，医家将配伍禁忌概括为“十八反”“十九畏”。“十八反”即甘草反甘遂、大戟、芫花、海藻；乌头反半夏、瓜蒌、贝母、白蔹、白及；藜芦反人参、丹参、沙参、玄参、苦参、细辛、芍药。“十九畏”即硫黄畏朴硝，水银畏砒霜，狼毒畏密陀僧，巴豆畏牵牛，丁香畏郁金，牙硝畏三棱，川乌、草乌畏犀角，人参畏五灵脂，官桂畏赤石脂。

“十八反”“十九畏”诸药，有一部分与实际应用有些出入，历代医家也有所论及，并引古方为据，证明某些药物仍然可以合用。如感应丸中巴豆与牵牛合用；甘遂半夏汤中以甘草与甘遂并列；散肿溃坚汤、海藻玉壶汤等均合用甘草和海藻；十香返魂丹是将丁香、郁金同用；大活络丹中乌头与犀角同用等。现代实验研究表明，甘草、甘遂两种药物合用时，毒性大小主要取决于甘草的用量比例，甘草的剂量若相等或大于甘遂，毒性较大；又如，贝母和半夏分别与乌头配伍，未见明显的增强毒性；而细辛配伍藜芦，则可导致实验动物中毒死亡。由此可见，对“十八反”“十九畏”的研究，还有待进一步的实验和观察。在药物配伍使用时，若无充分根据和应用经验，原则上仍然视为配伍禁忌。

2. 妊娠用药禁忌　使用某些药物可能损害妊娠母体，或损害胎元，甚至堕胎，故妊娠期间禁用此类药物。根据药物作用的强弱不同，一般分为禁用和慎用两类。禁用类大多为毒性强、药性峻猛之药及堕胎药，如朱砂、雄黄、马钱子、麝香、牵牛、大戟、三棱、莪术、水蛭、虻虫等；慎用药包括通经祛瘀、行气破滞、攻下通便及大辛大热之品，如桃仁、红花、川芎、乳香、没药、王不留行、牛膝、大黄、芒硝、枳实、枳壳、番泻叶、附子、肉桂等。

3. 证候禁忌　由于药物具有寒热温凉及归经等特点，一种药物只适用于某种或几种特定的证候，而对其他证候无效，甚至出现反作用。凡是药不对证，其功效不为病情所需，或可能导致病情加重恶化者，皆属禁忌。如寒证忌用寒凉药，热证忌用温热药等。又如便秘有热结、阴虚等不同，大黄苦寒泻下，可用于热结便秘；但苦寒易伤阴，故阴虚便秘者则忌用大黄。

4. 服药时的饮食禁忌 简称食忌，即通常所说的忌口，就是在服药期间，忌食某些食物，避免这些食物加重病情或对药效产生不利影响。食忌可分为以下三类。①一般忌口：即服药期间，凡属生冷、油腻、腥臭不易消化及有特殊刺激性的食物，都应避免。②因药忌口：即服用某些药物时，不能同食某些食物，如甘草、黄连、桔梗和乌梅忌猪肉，薄荷忌鳖肉，茯苓忌醋，常山忌葱等。③因病忌口：寒性病不宜食生冷或油腻之品；热性病不宜食辛辣或油炸之物；疮疡皮肤病忌食“发物”等。

三、中药的用量

中药的用量即剂量，是指为了安全、有效用药，单味药物所应用的剂量。中药书籍中所标注的药物用量，除特殊注明的以外，均指干燥后的中药饮片在汤剂中的成人一日内服量。丸剂、散剂或鲜品的用量，一般要特别标示。

中药用量的正确与否是影响临床安全、有效用药的重要因素之一。中药项下标示的剂量，为临床用药时的参考剂量。中药用量的安全范围一般比较大，但某些有毒药物仍需特别注意，切忌过量。用量的多少应根据药物的性质、剂型、配伍的不同以及患者体质强弱、病情轻重等情况全面考虑。现分述如下。

1. 药物性质与用量 凡毒性大、性峻猛的药物，用量宜小，并从小剂量开始，逐渐增加至安全的有效量，以免中毒，如马钱子、砒霜等；质坚体重的药物，如矿物、贝壳类，若无毒性，用量宜大；质松量轻的药物，如花、叶、皮等，用量宜小；鲜品药物含水分较多，用量宜大；干品用量宜小。

2. 药物剂型与用量 不同剂型，药物用量也不相同。汤剂中药物用量相对较大，丸剂、散剂以及丹剂中药物用量相对较小。

3. 药物配伍与用量 单用一味药，用量宜重；复方配伍，用量宜轻。在一个处方中，一般主药用量较辅助药重。如厚朴三物汤和小承气汤，均由大黄、厚朴、枳实组成。由于药量不同，其名称和用途都有所区别。厚朴三物汤重用厚朴，主要作用在于行气；而小承气汤重用大黄，主要作用在于攻下。

4. 季节气候及地域与用量 根据药物的不同性能，结合不同地域、季节气候特点，选择适当的用量。在寒冷地区、寒冷季节辛温发散药与温里助阳药用量宜大，温热地区、温热季节辛温发散与温里助阳药用量宜小。苦寒泻火药在夏季及南方用量宜大，冬季及北方用量宜小。

5. 病情与用量 一般病轻者用量宜小，病重者用量适当增加；久病者应低于新病者的用量。若病轻药重，药力太过，反伤正气；病重药轻，药力不足，会贻误病机。若因病情需要，也可改变用量。如红花用小量可养血，改用大量则可破血。

6. 体质、年龄、性别与用量 不同体质、年龄、性别的人，对药物作用的反应及耐受程度也各有差异。使用发汗、泻下、逐水、清热、消导、破气、活血祛瘀等祛邪药时，体质强者，用量宜大；体质弱者，用量宜小。老年和儿童用量应适当低于一般成人量；小儿五岁以下通常用量是成人量的1/4，五六岁以上可按成人用量减半使用。老年及体质极度虚弱者，使用补虚药时，用量可加大，但开始使用时用量宜小，之后逐步增加，防止药力过强而患者虚不受补。女性用药量应根据经、带、胎、产等不同情况，在不同时期选用不同性能的药物，掌握不同的用量。

四、中药煎服法

中药的煎服法正确与否，直接关系到药效。中药汤剂是古今临床最常用的口服剂型，中药大部分是以方剂的形式应用于临床，因此中药的煎服法与方剂的煎服法基本相同，详见第九章第四节。

重点小结

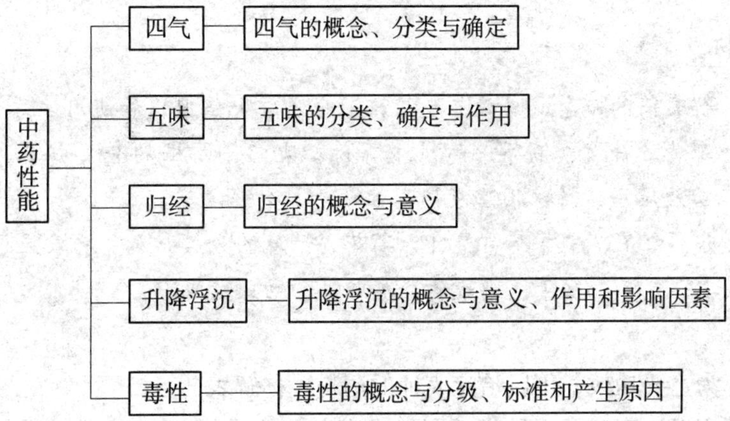

学习方法

中药学基本知识学习要点在于把握中药的四气、五味、归经、升降浮沉、毒性等中药的性能。

关于中药基本知识还需掌握三方面内容：中药的产地、中药的炮制和中药的应用。中药的产地影响中药的生长和形成，中药的产地、采集时间和炮制影响药品的质量。学习这些之后，再学习中药的配伍、用药禁忌、剂量和服法，用来指导临床合理用药。

扫码“练一练”

第八章　常用中药各论

扫码“学一学”

第一节　解表药

学习目标

掌握　1. 解表药的概念、功效、适应证、分类、配伍应用和使用注意。

2. 麻黄、桂枝、荆芥、防风、薄荷、柴胡、葛根的分类归属、性味归经、功效应用、特殊用法及使用注意。

熟悉　紫苏、白芷、牛蒡子、桑叶、菊花、升麻的分类归属、功效应用。

了解　生姜、羌活、细辛、蝉蜕的分类归属、功效特点。

以发散表邪为主要功效，用以治疗表证的药物，称解表药。

解表药主要用以治疗表邪（即六淫邪气或疫疠之气）引起的表证，症见发热、恶风寒、脉浮等。本类药能促使表邪由汗出而解或从外而散，治愈表证，防止疾病传变。由于表证在临床上一般分为风寒表证和风热表证，故根据解表药药性和功效主治的特点，习惯上将针对风寒表证、风热表证的解表药分别称为发散风寒药（辛温解表药）和发散风热药（辛凉解表药）两大类。

解表药轻宣疏散，气味大多芳香，具有向外驱邪的作用特点，根据“辛能散”的五味理论，一般为辛味。发散风寒药主要用以治疗表寒证，故药性偏温；发散风热药主要用以治疗表热证，多偏于寒凉。以脏腑辨证而言，解表药主治之表证，其病位在肺，故各药主要归肺经。此外，解表药能针对表邪由外犯内的病势趋向而驱邪外出，故其作用趋向以升浮为主。

使用解表药，须区分表证的寒热病性，结合其兼见症状，依据因人、因时、因地制宜的治疗原则，选用相宜的解表药并行适当的配伍。应用时，要注意中病即止，尤其是发汗之力较强的解表药，服用量不可过大，发汗不可太过，以免伤及阳气和津液。又因津血同源，故平素津、血亏耗之人慎用。如多汗、久患疮疡、淋证、失血及孕妇、产后、年老体虚等，虽有表证，亦应慎用或配伍使用。解表药多为芳香质轻之物，一般不宜久煎，以免挥发性有效成分逸散而使药效降低。

一、发散风寒药

发散风寒药亦称辛温解表药，性味多辛温，以发散风寒为主要功效，主治风寒表证。多数药物还分别兼有止咳、平喘、祛风湿、止痛、利尿等不同功效，又可主治肺寒咳喘、风寒头痛、风湿痹证、水肿初起等证，但仍以兼有风寒表证者最为适宜。本类药物性偏温燥，多数有较明显的发汗作用，故凡平素津血亏耗之人慎用。此外，发散风寒药多宜饭后热服，服药后温覆其体，可助散寒解表之力，取微汗中病即止。

麻黄

《神农本草经》

为麻黄科植物草麻黄 *Ephedra sinica* Stapf、中麻黄 *Ephedra intermedia* Schrenk et C. A. Mey. 或木贼麻黄 *Ephedra equisetina* Bge. 的干燥草质茎。生用、蜜炙或捣绒用。

【性味归经】辛、微苦，温。归肺、膀胱经。

【功效】发汗散寒，宣肺平喘，利水消肿。

【应用】

1. 风寒表证 本品辛温浮散，具有较强的发汗作用，故主要用于风寒表证表实无汗者，常与桂枝配伍，以增强发汗解表，温散寒凝之力，如麻黄汤。

2. 喘咳证 本品可开宣肺气，有良好的平喘作用，亦能止咳，为主治肺气壅遏之实证喘咳的要药。对各种原因引起的喘咳气急病证，均可配伍应用。因本品长于祛风散寒、发汗解表，对外感风寒表实无汗而兼有喘逆咳嗽者，有标本兼顾之效而尤为适宜，常与杏仁同用。治疗喘咳，还需根据证候的寒热行相应的配伍。如治疗肺寒喘咳，需与温肺祛寒之品配伍，如小青龙汤；治疗肺热喘咳，则需与清肺泻热之品配伍，如麻黄杏仁甘草石膏汤。因本品祛痰作用不强，故喘咳而痰多者，又需配伍化痰之药。

3. 水肿、小便不利 本品还能利水消肿，但作用不强。因其又能祛风散寒、发汗解表，可促使肌肤之水湿随汗外泄，还能开泄肺气，通调水道，下输膀胱，有助于利水消肿，故较适宜用于风邪遏肺之水肿初起而有表证者。

【用法用量】煎服，2～10g。本品生用发汗力较强；蜜炙麻黄长于平喘；麻黄绒则作用缓和。

【现代研究】本品有发汗、解热、平喘、镇咳、抗炎、抗病原微生物、利尿、兴奋中枢、升高血压等药理作用。

【使用注意】本品发汗力强，自汗、盗汗者忌用。因含麻黄碱，对中枢神经系统有明显兴奋作用，并可使血压上升，高血压及失眠患者慎用。

（**思考：**为什么说麻黄是治疗肺气壅遏所致喘咳的要药？）

桂枝

《神农本草经》

为樟科植物肉桂 *Cinnamomum cassia* Presl 的干燥嫩枝。生用。

【性味归经】辛、甘，温。归肺、心、膀胱经。

【功效】发汗解肌，温通经脉，助阳化气。

【应用】

1. 风寒表证 本品发汗解表之力较麻黄温和，常与麻黄相须为用，善于宣阳气于卫分、畅营血于肌表。对于外感风寒，不论表实无汗、表虚有汗及阳虚受寒者，均可使用。如外感风寒表实无汗者，多配伍麻黄，如麻黄汤；对外感风寒表虚有汗者，多配伍白芍，以调和营卫、发汗解肌，如桂枝汤；若素体阳虚外感风寒者，则需配伍温里助阳之品。

2. 寒凝血滞诸痛证 本品辛散温通，善于温散阻滞于经脉的寒邪而收通络止痛之效，对于胸痹疼痛、脘腹冷痛、妇女经闭痛经、风湿痹痛等寒凝血滞诸痛证，皆可配伍应用。

3. 阳虚证 本品甘温，可温助心、肾、脾之阳气，常用于以上三脏的阳虚证。如用治心阳不振、心脉瘀阻、胸痹疼痛，或心失温养、心动悸、脉结代之证，可根据其气滞、血瘀、痰凝及正气的虚衰，进行相应的配伍。治疗脾阳不运，水湿内停之痰饮、水肿、眩晕等，常与补脾、除湿、化痰药同用，如苓桂术甘汤。治疗肾与膀胱阳虚寒凝，气化不行之小便不利、水肿，常与利水渗湿药配伍，如五苓散。

【用法用量】 煎服，3～10g。

【现代研究】 本品有抗病原微生物、解热、抗炎、镇静、镇痛、抗惊厥、抗过敏、扩血管、强心、利尿等药理作用。

【使用注意】 本品辛温，易助热、伤阴、动血，凡温热病、阴虚火旺、血热妄行等证及孕妇均当慎用。

（思考：麻黄与桂枝功能主治的异同点是什么？）

紫苏叶

《名医别录》

为唇形科植物紫苏 *Perilla frutescens*（L.）Britt. 的干燥叶。生用。

【性味归经】 辛，温。归肺、脾经。

【功效】 解表散寒，行气和胃，止呕。

【应用】

1. 风寒表证 本品发汗之力较弱，因其外能解表散寒、内能行气宽中，而且略兼化痰止咳之功，故风寒表证而兼气滞、胸脘满闷、恶心呕逆或咳喘痰多者，较为适宜，多与理气宽中或化痰止咳药同用。

2. 脾胃气滞、胸闷呕吐 本品味辛能行，能行气以消除胀满，还能和胃止呕，可用治气机郁滞之胸脘胀满、恶心呕吐。

此外，紫苏叶能解鱼蟹毒，对于进食鱼蟹而致腹痛吐泻者，可单用本品煎汤服，或配伍其他药物。

【用法用量】 煎服，5～10g。

【现代研究】 本品有解热、抗病原微生物、抗炎、促进消化液分泌、促进肠蠕动、缩短凝血时间、缓解支气管痉挛、降血脂、抗氧化、抗肿瘤等药理作用。

生姜

《名医别录》

为姜科植物姜 *Zingiber officinale* Rosc. 的新鲜根茎。生用。

【性味归经】 辛，微温。归肺、脾、胃经。

【功效】 解表散寒，温中止呕，化痰止咳，解鱼蟹毒。

【应用】

1. 风寒表证 本品发汗解表作用缓和，对于风寒表证之轻证，可单用或配红糖煎服。治疗风寒表证，本品多为辅助之品，常与其他辛温解表药同用，以增强发汗解表之力。

2. 脾胃寒证及呕吐 本品能温中散寒，可用于寒犯中焦或脾胃虚寒之胃脘冷痛、食少、呕吐者。本品止呕作用较强，素有“呕家圣药”之称，可治疗多种呕吐。又因其为温胃之品，故对胃寒呕吐最为适合。

3. 肺寒咳嗽　本品辛温发散，能温肺散寒、止咳，对于肺寒咳嗽，不论有无外感风寒、痰多痰少，皆可选用。

此外，本品有一定的解毒作用。可解生半夏、生南星等药物之毒，以及鱼蟹等食物中毒。

【用法用量】煎服，3～10g。

【现代研究】本品有促进消化液分泌、保护胃黏膜、抗溃疡、保肝、利胆、抗炎、解热、抗菌、镇痛、镇吐、抗凝、抗肿瘤等药理作用。

【使用注意】本品助火伤阴，故阴虚内热者忌服。

荆芥

《神农本草经》

为唇形科植物荆芥 *Schizonepeta tenuifolia* Briq. 的干燥地上部分。生用或炒炭用。

【性味归经】辛，微温。归肺、肝经。

【功效】解表散风，透疹，消疮，炒炭止血。

【应用】

1. 外感表证　本品发汗力不强，长于祛风以解表，因其药性和缓，微温不烈，对于外感表证，无论风寒、风热或寒热不明显者，均可广泛使用。若治风寒表证，常与其他发散风寒药配伍，如荆防败毒散；若治疗风热表证之发热头痛，每与辛凉解表药同用，如银翘散。

2. 麻疹不透、风疹瘙痒　本品质轻透散，能宣散疹毒，又可祛风止痒，可用治风疹、疮疡初起、疹出不畅，亦常用治风疹瘙痒。

3. 吐衄下血　本品炒炭，其性味由辛温变为苦涩平和，长于止血，可用于吐血、衄血、便血、崩漏等多种出血证。

【用法用量】煎服，5～10g；不宜久煎。

【现代研究】本品有解热、抗炎、抗病原微生物、抗氧化、镇静、镇痛、平喘、缩短出凝血时间等药理作用。

防风

《神农本草经》

为伞形科植物防风 *Saposhnikovia divaricata*（Turcz.）Schischk. 的干燥根。生用或炒炭用。

【性味归经】辛、甘，微温。归膀胱、肝、脾经。

【功效】祛风解表，胜湿止痛，止痉。

【应用】

1. 外感表证　本品甘缓微温不峻烈，不长于散寒，而长于祛风邪，又能胜湿，故外感风寒、风湿、风热表证均可配伍使用。又因其发散作用温和，对卫气不足、肌表不固而感冒风邪者，常与黄芪、白术配伍，如玉屏风散。

2. 风疹瘙痒 本品辛温发散，以祛风见长，并能止痒，风邪所致瘾疹瘙痒尤为常用。因其药性平和，无论风寒、风热所致者皆可配伍使用。

3. 风湿痹痛 本品为祛风湿止痛药，较常用于治疗风湿痹证之关节疼痛，因其力不强，多作辅助之品。

4. 破伤风 本品既能辛散外风，又能息内风以止痉。传统上认为可用治风毒内侵，贯于经络，引动内风而致的破伤风，但作用不强。

【用法用量】 煎服，5～10g。

【现代研究】 本品有解热、抗菌、抗炎、镇静、镇痛、抗惊厥、抗过敏、抗凝、抗疲劳、抗肿瘤、抗氧化等药理作用。

【使用注意】 本品药性偏温，阴血亏虚、热病动风者不宜使用。

羌活

《神农本草经》

为伞形科植物羌活 *Notopterygium incisum* Ting ex H. T. Chang 或宽叶羌活 *Notopterygium franchetii* H. de Boiss. 的干燥根茎和根。生用。

【性味归经】 辛、苦，温。归膀胱、肾经。

【功效】 解表散寒，祛风除湿，止痛。

【应用】

1. 风寒表证 本品善于升散发表，有较强的发汗解表散寒作用，还能除湿止痛。故尤其适宜于外感风寒夹湿而见恶寒无汗、头痛项强、肢体酸痛者，常与祛风解表、除湿止痛药同用，如九味羌活汤。

2. 风寒湿痹 本品有较强的祛风湿、止痛作用，为治风寒湿痹之关节疼痛的常用药。因其善入足太阳膀胱经，以除头项肩背之痛见长，故上半身风寒湿痹、肩背肢节疼痛者尤为多用，如羌活胜湿汤。

【用法用量】 煎服，3～10g。

【现代研究】 本品有解热、抗炎、抗病原微生物、镇痛、抗休克、抗过敏、调节免疫等药理作用。

【使用注意】 本品辛香温燥之性较烈，故阴血亏虚者慎用。

白芷

《神农本草经》

为伞形科植物白芷 *Angelica dahurica*（Fisch. ex Hoffm.）Benth. et Hook. f. 或杭白芷 *Angelica dahuriea*（Fisch. ex Hoffm.）Benth. et Hook. f. var. *formosana*（Boiss.）Shan et Yuan 的干燥根。生用。

【性味归经】 辛，温。归肺、胃、大肠经。

【功效】 解表散寒，祛风止痛，宣通鼻窍，燥湿止带，消肿排脓。

【应用】

1. 风寒表证 本品发散风寒之力较弱，而以止痛、通鼻窍见长，故多用于外感风寒而兼头身疼痛或鼻塞流涕者。

2. **头痛、牙痛、痹痛等多种疼痛证** 本品有较为明显的止痛作用，通过配伍，可用于风湿痹痛等多种疼痛证。因善入足阳明胃经，故阳明头痛以及牙龈肿痛尤为多用。

3. **鼻渊等多种鼻病** 本品能通鼻窍，止疼痛，又能祛风散寒燥湿，用治鼻渊症见鼻塞不通、浊涕不止、前额疼痛等，既可缓解症状，亦能消除病因，为临床常用之品。其他鼻科疾病见鼻塞、流涕、头痛者，亦常用之。

4. **带下证** 本品辛温香燥，善除阳明经湿邪而燥湿止带，对于寒湿、湿热下注致白带过多者，均可配伍相应药物使用。

5. **疮痈肿毒** 本品辛散温通，消肿排脓。对于疮疡初起红肿热痛或后期脓成难溃者，皆可配伍相应药物使用。

【用法用量】 煎服，3～10g。

【现代研究】 本品有解热、抗炎、抗病原微生物、抗过敏、镇痛、解痉、抗氧化、保肝、抗肿瘤等药理作用。

【使用注意】 本品辛香温燥，阴虚血热者忌服。

细辛

《神农本草经》

为马兜铃科植物北细辛 *Asarum heterotropoides* Fr. Schmidt var. *mandshuricum* (Maxim.) Kitag. 、汉城细辛 *Asarum sieboldii* Miq. var. *seoulense* Nakai 或华细辛 *Asarum sieboldii* Miq. 的干燥根和根茎。生用。

【性味归经】 辛，温。有小毒。归肺、肾、心经。

【功效】 解表散寒，祛风止痛，通窍，温肺化饮。

【应用】

1. **风寒表证** 本品不长于发散，而长于止痛，又能通鼻窍，故多用于外感风寒而兼头身疼痛或鼻塞流涕者；因其温性较强，亦可与温助阳气之品配伍，治阳虚外感。

2. **头痛、牙痛、痹痛等多种疼痛证** 本品止痛之力颇强，多种疼痛证皆可应用。因温性明显，尤宜于风寒性头痛、牙痛、痹痛等多种寒痛证。

3. **鼻渊等多种鼻病** 本品辛散温通，能通鼻窍、止痛，常用治鼻渊等鼻科疾病之鼻塞、流涕、头痛者。

4. **肺寒咳喘** 本品外能发散风寒以利肺气，内能温散肺中寒邪、止咳平喘，常与散寒宣肺、温化痰饮药同用，以主治风寒咳喘证或寒饮咳喘证。

【用法用量】 煎服，1～3g；散剂0.5～1g。外用适量。

【现代研究】 本品有解热、抗炎、镇静、镇痛、催眠、抗惊厥、抗衰老、局部麻醉、免疫抑制等药理作用。

【使用注意】 阴虚阳亢头痛、肺燥伤阴干咳者忌用。不宜与藜芦同用（十八反）。由于含马兜铃酸，对于其潜在肾毒性应予充分考虑，不宜久用。

二、发散风热药

发散风热药亦称辛凉解表药，性多寒凉而味辛，以发散风热为主要功效，主治风热表证以及温病初起邪在卫分证。

本类药发散之力较为缓和，多无明显发汗作用，部分药物还分别兼有利咽、清肺热、止咳、明目、透疹等功效，故也可用治风热犯肺或上犯清窍及郁闭肌表所致的咽喉肿痛、肺热咳嗽、头昏头痛、目赤肿痛、麻疹不透以及风疹瘙痒等症，但仍以兼有风热表证以及温热病卫分证者最为适宜。部分发散风热药除辛凉解表外，又为清热之品，同时具有清热药的性能特点及功效，还可主治相应的里热证。

薄荷

《新修本草》

为唇形科植物薄荷 *Mentha haplocalyx* Briq. 的干燥地上部分。生用。

【性味归经】辛，凉。归肺、肝经。

【功效】疏散风热，清利头目，利咽，透疹，疏肝行气。

【应用】

1. **风热表证、温病初起** 本品辛散之性较强，还有一定发汗作用，能宣散表邪，故风热表证和温病卫分证十分常用，也可配伍用于风寒表证。

2. **风热头痛、目赤多泪、咽喉肿痛** 本品除发散风热外，还可清头目、利咽喉，可用治风热上攻引起的头痛眩晕、目赤多泪、咽喉肿痛。

3. **麻疹不透、风疹瘙痒** 本品质轻宣散，可疏散风热，透疹外出，常配伍其他解表透疹药用治风热束表、麻疹不透。兼能止痒，常与其他祛风止痒药同用，治疗风疹瘙痒。

4. **肝郁气滞、胸闷胁痛** 本品兼入肝经，能疏肝行气，可治疗肝郁气滞、胸胁胀痛、月经不调等证，常配伍疏肝理气调经之品。

此外，本品芳香辟秽，兼能化湿和中，还可用治夏令感受暑湿秽浊之气、脘腹胀痛、呕吐泄泻等。

【用法用量】煎服，3～6g；后下。

【现代研究】本品有发汗、解热、抗炎、抗病原微生物、祛痰、解痉、镇痛、保肝、利胆等药理作用。

【使用注意】本品发汗耗气，故体虚多汗者不宜使用。

牛蒡子

《名医别录》

为菊科植物牛蒡 *Arctium lappa* L. 的干燥成熟果实。生用或炒用，用时捣碎。

【性味归经】辛、苦，寒。归肺、胃经。

【功效】疏散风热，清热解毒，利咽透疹。

【应用】

1. **风热表证、温病初起** 本品发散之力不及薄荷，但升散之中具有清降之性，长于清热解毒、利咽喉，故尤宜于风热表证或温病初起而见咽喉红肿疼痛者。

2. **咽喉肿痛、疮痈、丹毒、痄腮** 本品外能散风热，内可解热毒，有利咽消肿之效，故可用治咽喉肿痛、疮痈、丹毒、痄腮等热毒病证。因其性偏滑利，兼滑肠通便，故上述病证兼有大便热结不通者尤为适宜。

3. 麻疹不透　本品能疏散风热，透泄热毒而促疹透发，用治麻疹不透或透而复隐。

【用法用量】煎服，6～12g。炒用可使其苦寒及滑肠之性略减。

【现代研究】本品有抗病原微生物、调节免疫、解热、利尿、泻下、降血糖、抗肿瘤、抗突变、扩张血管等药理作用。

【使用注意】本品性寒，滑肠通便、气虚便溏者慎用。

蝉蜕

《神农本草经》

为蝉科昆虫黑蚱 *Cryptotympana pustulata* Fabricius 若虫羽化时脱落的皮壳。生用。

【性味归经】甘，寒。归肺、肝经。

【功效】疏散风热，利咽开音，透疹，明目退翳，解痉。

【应用】

1. 风热表证、温病初起、咽痛音哑　本品能疏散肺经风热，并长于利咽开音，故风热表证，温病初起，症见声音嘶哑或咽喉肿痛者，尤为适宜。

2. 风疹瘙痒、麻疹不透　本品宣散透发，长于祛风而止痒，亦可透疹。可用治风疹皮肤瘙痒或风热外束、麻疹不透。

3. 目赤翳障　本品善疏散肝经风热，有明目退翳之功，故可用治风热上攻或肝火上炎之目赤肿痛、翳膜遮睛。

4. 急慢惊风、破伤风　本品甘寒，既能疏散肝经风热，又可凉肝息风止痉，故可用治小儿急慢惊风。传统上认为可用于破伤风。

此外，本品还常用于治疗小儿夜啼不安。现代研究证明，该药能镇静安神，故用之有效。

【现代研究】本品有抗惊厥、镇静、解热、降低毛细血管通透性等药理作用。

【用法用量】煎服，3～6g；或单味研末冲服。止痉用量宜大。

桑叶

《神农本草经》

为桑科植物桑 *Morus alba* L. 的干燥叶。生用或蜜炙用。

【性味归经】甘、苦，寒。归肺、肝经。

【功效】疏散风热，清肺润燥，清肝明目。

【应用】

1. 风热表证、温病初起　本品甘寒，疏散风热作用虽较为缓和，但能清肺热、润肺燥，故常用于风热表证，或温病初起、温热犯肺，发热、咽痒、咳嗽等症，常与其他疏散风热药同用，如桑菊饮，以之与菊花相须为用。

2. 肺热咳嗽、燥热咳嗽　本品苦寒清泄肺热、甘寒凉润肺燥，故可用于肺热或燥热伤肺，咳嗽痰少、色黄而黏稠，或干咳少痰、咽痒等症，如桑杏汤。

3. 肝阳上亢 本品入肝经，可用治肝阳上亢、头痛眩晕、头重脚轻、烦躁易怒，常与其他平抑肝阳药同用。

4. 目赤昏花 本品既能疏散风热，又苦寒入肝能清泄肝热，且甘润益阴以明目，故常用治风热上攻、肝火上炎所致的目赤、涩痛、多泪。

此外，本品尚能凉血止血，还可用治血热妄行之咯血、吐血、衄血，宜与其他凉血止血药同用。

【用法用量】 煎服，5～10g；或入丸散。外用煎水洗眼。肺燥咳嗽多用蜜炙桑叶，能增强润肺止咳的作用。

【现代研究】 本品有抗炎、抗病原微生物、降血糖、降血压、降血脂、抗动脉粥样硬化、抗衰老、抗氧化等药理作用。

菊花

《神农本草经》

为菊科植物菊 *Chrysanthemum morifolium* Ramat. 的干燥头状花序。生用。

【性味归经】 甘、苦，微寒。归肺、肝经。

【功效】 散风清热，平肝明目，清热解毒。

【应用】

1. 风热表证、温病初起 本品能疏散肺经风热，但发散表邪之力不强。常用治风热表证，或温病初起、温邪犯肺，发热、头痛、咳嗽等症，每与性能功用相似的桑叶相须为用，如桑菊饮。

2. 肝阳上亢 本品性寒，入肝经，能清肝热、平肝阳，常用治肝阳上亢之头痛眩晕，每与其他平肝潜阳药同用。

3. 目赤昏花 本品入肝经，微寒清热，既能疏散肝经风热，又能清泄肝热以明目，故可用治肝经风热，或肝火上攻所致目赤肿痛。

4. 疮痈肿毒 本品味苦性微寒，能清热解毒，可用治疮痈肿毒，常与清热解毒药同用。因其清热解毒、消散痈肿之力不及野菊花，故临床该方面功效较野菊花少用。

【用法用量】 煎服，5～10g。疏散风热宜用黄菊花，平肝、清肝明目宜用白菊花。

【现代研究】 本品有抗病原微生物、抗炎、解热、降血压、降血脂、舒张冠状血管、抗氧化、抗肿瘤等药理作用。

柴胡

《神农本草经》

为伞形科植物柴胡 *Bupleurum chinense* DC. 或狭叶柴胡 *Bupleurum scorzonerifolium* Willd. 的干燥根。生用、酒炙或醋炙用。

【性味归经】 辛、苦，微寒。归肺、肝、胆经。

【功效】 疏散退热，疏肝解郁，升举阳气。

【应用】

1. 表证发热、少阳证 本品微寒，善于疏散退热，对于外感表证发热，无论风热、风寒表证，皆可使用。治疗风寒表证，常与防风、生姜等药同用；治疗风热表证，多与葛根等配伍，如柴葛解肌汤。现代用柴胡制成单味或复方注射液，对于外感发热，有较好的解表退热作用。此外，本品长于疏散少阳半表半里之邪，为治少阳证之要药，最宜用于伤寒邪在少阳，症见寒热往来、胸胁苦满、口苦咽干、目眩者，多与黄芩配伍，以清半表半里之热，共收和解少阳之功，如小柴胡汤。

2. 肝郁气滞　本品主入肝经，善于条达肝气、疏肝解郁，为治疗肝郁气滞诸证之要药。如肝气郁阻所致的胸胁或少腹胀痛、情志抑郁、妇女月经失调、痛经等症，常配伍疏肝行气药，如柴胡疏肝散。肝郁血虚、脾失健运、妇女月经不调、乳房胀痛、胁肋作痛、神疲食少、脉弦而虚者，当配伍养血柔肝健脾药，如逍遥散。

3. 气虚下陷、脏器脱垂　本品体质轻清，气味均薄，具升发之性，能升举脾、胃清阳之气，可用治中气不足、气虚下陷所致的脘腹重坠作胀，食少倦怠，久泻脱肛，胃下垂、子宫下垂、肾下垂等脏器脱垂，常与补气升阳药配伍，如补中益气汤。

此外，本品还可退热截疟，为治疗疟疾寒热的常用药，常与黄芩、常山、草果等清热、截疟药同用。

【用法用量】煎服，3～10g。解表退热宜生用，且用量宜稍重；疏肝解郁宜醋炙，升阳可生用或酒炙，其用量均宜稍轻。

【现代研究】本品有镇静、安定、镇痛、解热、抗炎、抗病毒、镇咳、抗脂肪肝、抗肝损伤、利胆、降转氨酶、兴奋肠平滑肌、抑制胃酸分泌、抗溃疡、抑制胰蛋白酶等药理作用。

【使用注意】柴胡性升散，凡体虚气升呕吐、阴虚阳亢、肝风内动者慎用。

升麻

《神农本草经》

为毛茛科植物大三叶升麻 *Cimicifuga heracleifolia* Kom. 、兴安升麻 *Cimicifuga dahurica* (Turcz.) Maxim. 或升麻 *Cimicifuga foetida* L. 的干燥根茎。生用或蜜炙用。

【性味归经】辛、微甘，微寒。归肺、脾、胃、大肠经。

【功效】发表透疹，清热解毒，升举阳气。

【应用】

1. 外感表证　本品性升散而微寒，有发表退热之功。治疗风热表证、温病初起、发热、头痛等症，常配伍发散风热药。

2. 麻疹不透　本品能辛散发表，透发麻疹，用治麻疹初起、透发不畅，常配伍其他解表透疹药，如升麻葛根汤中与葛根相须为用。

3. 齿痛口疮、咽喉肿痛、温毒发斑　本品长于清热解毒，可用治热毒所致的多种病证。因其尤善清解阳明热毒，故胃火炽盛成毒的牙龈肿痛、口舌生疮、咽肿喉痛以及疮疡肿痛等尤为多用。

4. 气虚下陷、脏器脱垂、崩漏下血　本品气味淡薄，轻清上升，入脾胃经，为升举脾胃清阳之气的要药，其升提之力较柴胡为强。故常用治中气不足、气虚下陷所致的脘腹重坠作胀、久泻脱肛、脏器脱垂等，常与柴胡同用，如补中益气汤。

【用法用量】煎服，3～10g。发表透疹、清热解毒宜生用，升阳举陷宜炙用。

【现代研究】本品有解热、抗病原微生物、抗炎、镇静、镇痛、抗惊厥、解痉、保肝、利胆、降血脂、抗肿瘤、调节免疫等药理作用。

【使用注意】性升散，凡麻疹已透、体虚气升呕吐、阴虚阳亢者不宜用。

葛根

《神农本草经》

为豆科植物野葛 *Pueraria lobata*（Willd.）Ohwi 的干燥根。生用或煨用。

【性味归经】辛、甘，凉。归肺、脾、胃经。

【功效】解肌退热，透疹，生津止渴，升阳止泻。

【应用】

1. 表证发热、项背强痛 本品能辛散发表以退热，外感表证发热，无论风寒与风热，均可选用本品。本品又为阳明经药，长于缓解项背强痛，故仲景云："项背强几几，葛根汤主之。"

2. 麻疹不透 本品性味辛凉，有发表散邪、解肌退热、透发麻疹之功，故可用治麻疹初起、表邪外束、疹出不畅，常与其他解表透疹药配伍，如与升麻相须为用的升麻葛根汤。

3. 热病口渴、消渴证 本品甘凉，内能清阳明腑热，有生津止渴之效。常与清热除烦、生津止渴药同用，用于治疗热病口渴、内伤消渴等。

4. 脾虚泄泻、热泄热痢 本品味辛升发，能升发清阳，鼓舞脾胃清阳之气上升而奏止泻之效，常用于脾虚泄泻、热泄热痢。治脾虚泄泻，宜与补气健脾止泻药配伍。治湿热泻痢，则常与清热燥湿止泻痢药配伍，如葛根芩连汤。

此外，葛根有明显降压作用，能较好缓解高血压患者的颈项强痛，如仅用葛根一味为处方的成药愈风宁心片。

【用法用量】煎服，10～15g。解肌退热、透疹、生津宜生用，升阳止泻宜煨用。

【现代研究】本品有解热、抗菌、抗炎、降血压、降血脂、降血糖、改善微循环、抗氧化、调节免疫、解酒、保肝、解痉等药理作用。

（思考：柴胡、升麻、葛根功能主治的异同点是什么？）

其他解表药见表 8－1。

表 8－1 其他解表药

分类	药名	主要性能	功效	主治
发散风寒药	香薷	辛，微温。归肺、脾、膀胱经	发散风寒，化湿和胃，利水消肿	风寒表证，湿浊中阻，水肿等
	藁本	辛、温。归肺、膀胱经	发散风寒，祛风湿，止痛	风寒表证，风寒湿痹，风寒头痛
	苍耳子	辛、苦，温；有小毒。归肺经	发散风寒，祛风湿，止痛，通鼻窍	风寒表证，风湿痹痛，鼻渊头痛
	辛夷	辛，温。归肺经	散风寒，通鼻窍	风寒表证，鼻渊
发散风热药	蔓荆子	辛，微寒。归膀胱、肝、胃经	疏散风热，止痛	风热表证，头痛、牙痛及风湿痹痛
	淡豆豉	辛、甘，微苦。归肺、胃经	解表，除烦	风热表证及温热病卫分证，风寒表证

重点小结

药名	相同点	不同点
麻黄	发汗解表	发汗力强，用于风寒表实证；又宣肺平喘，利水消肿，用于咳嗽气喘，风水水肿
桂枝		发汗力缓，表实无汗、表虚有汗均宜；又温通经脉，助阳化气，用于寒凝诸痛及阳虚诸证
紫苏叶	发汗解表，解鱼蟹毒	外散风寒，内行气滞，又能行气安胎
生姜		解表散寒力弱，多作辅药用；温中止呕，为呕家圣药；又能温肺止咳，并解生半夏、生天南星药物之毒
荆芥	祛风解表止痒	炒炭止血，用于吐衄下血
防风		祛风湿止痛，用于风湿痹痛；止痉，用于破伤风证
羌活	发表力强，尤宜于风寒夹湿之表证；祛风湿，止痛，尤宜上半身风湿痹痛	
白芷	祛风散寒止痛通鼻窍	燥湿止带，用于带下症；消肿排脓，用于疮痈肿毒
细辛		温肺止咳，用于肺寒咳喘
薄荷	疏散风热利咽透疹	清利头目，用于风热头痛、目赤多泪；疏肝行气，用于肝气郁滞，胸闷胁痛
牛蒡子		清热解毒，用于疮痈、丹毒、痄腮等热毒证
蝉蜕		明目退翳，用于目赤翳障；息风止痉，用于急慢惊风、破伤风证
桑叶	疏散风热平抑肝阳清肝明目	清肺润燥，用于肺热咳嗽、燥热咳嗽；凉血止血，用于血热出血证
菊花		清热解毒，用于疮疡肿毒
柴胡	解表退热升阳	治少阳往来寒热；疏肝解郁，用于肝气郁滞证；升阳用于中气下陷之脏器下垂
升麻		透疹，用于麻疹不透；清热解毒，用于齿痛口疮、咽喉肿痛、温毒发斑
葛根		为阳明经药，长于缓解项背强痛；生津止渴，用于热病口渴、消渴证；升阳止泻，善治脾虚泄泻、热泄热痢

学习方法

在掌握本类药物性能一般为辛味，功效是发散表邪，主治是表证的共性的基础上，结合本类药物性能寒热和主治病证之差异，理解发散风寒药和发散风热药的分类依据。各节药物以功效为核心，采取归纳、比较等法，掌握功效共性，并着重记忆重点中药的性能功效之个性。如比较麻黄和桂枝，荆芥和防风，薄荷、牛蒡子和蝉蜕，桑叶和菊花，柴胡、升麻和葛根。

第二节 清热药

扫码“学一学”

学习目标

掌握 1. 清热药的概念、功效、适应证、分类、配伍应用和使用注意。

2. 石膏、知母、栀子、黄芩、黄连、黄柏、金银花、连翘、板蓝根、地黄、牡丹皮、青蒿的分类归属、性味归经、功效应用、特殊用法用量、使用注意和不良反应。

熟悉 芦根、夏枯草、龙胆、大青叶、鱼腥草、玄参、赤芍的分类归属、功效应用。

了解 决明子、蒲公英、白头翁、地骨皮的分类归属、功效特点。

凡以清泄里热为主要功效，用以治疗里热证的药物，称为清热药。

本类药物具有清泄里热的功效，主治各种里热证，症见身热、面红、口渴饮冷、尿赤、舌红、苔黄、脉数等。然里热证范围较宽，按八纲辨证，有实热证和虚热证之分；按卫气营血辨证，外感热病入里又有气分热证与营血分热证之别；按脏腑辨证，则有五脏六腑的热证之异。因此，根据本类药物在功效和主治病证方面的不同特点，一般分为清热泻火药、清热燥湿药、清热解毒药、清热凉血药和清虚热药五类。减轻或消除温病气分证或脏腑气分实热证的治疗作用，称为清热泻火；减轻或消除湿热病证的治疗作用，称为清热燥湿；减轻或消除热毒病证的治疗作用，称为清热解毒；减轻或消除温热病营血分热证或杂病血热证的治疗作用，称为清热凉血；减轻或消除阴虚内热证的各种虚热症状的治疗作用，称为清虚热。

清热药药性皆为寒凉。按照苦能清泄的五味理论，都可标以苦味。本类药物的归经规律性不强，其归经因主治病证不同，互不一致。清热药的作用趋向均以沉降为主。

在配伍上，本类最宜与养阴、生津药同用，因热为阳邪，最易耗伤阴津；本类药物药性寒凉，易伤脾胃，故常与健脾益胃药同用；还常与攻下药同用，达到釜底抽薪、分消热势、引热下行的目的。

清热药一般忌用于寒证。使用时应注意辨清热邪性质（如虚、实、湿、毒）、部位（如脏腑、气、血）以及有无兼证，以便选择相宜的药物并行适当的配伍。如热在气分者，宜用清热泻火药；热在营血分者，宜用清热凉血药；虚热证则首选清虚热药，并与养阴药配伍。

本类药过用易导致不良反应，如寒凉伤阳、苦寒败胃、苦燥伤阴、甘寒助湿等，在使用时须注意避免。脾胃气虚、食少、便溏者尤应慎用。

（**思考**：清热药的分类及各类适应证是什么？）

一、清热泻火药

本类药物以清热泻火为主要功效，主治温热病气分热证以及各种脏腑气分实热证，症见高热、口渴、汗出、烦躁甚至神昏谵语、舌红苔黄、脉洪数实者。此外，因各药归经的差异，还分别适用于肺热、胃热、心火、肝火等引起的脏腑火热证。

石膏

《神农本草经》

为硫酸盐类矿物硬石膏族石膏，主含含水硫酸钙（$CaSO_4 \cdot 2H_2O$）。打碎生用或煅用。

【性味归经】 辛、甘，大寒。归肺、胃经。

【功效】 清热泻火，除烦止渴，煅后外用收湿敛疮。

【应用】

1. 温热病气分实热证 本品甘辛而淡，其性大寒，能清热泻火、除烦止渴，为清泻肺胃气分实热之要药。治温热病气分实热证，症见高热、汗出、心烦、口渴、脉洪大有力者，常与知母相须为用，可明显增强清气分实热之作用，如白虎汤。

2. **肺热喘咳证**　本品善清肺经实热，但无平喘之功，对热邪壅肺之喘咳须配伍平喘之药，共收清肺平喘之效，如麻黄杏仁甘草石膏汤。

3. **胃火上炎证**　本品清泻胃火，可用治胃火上攻之牙龈肿痛或牙周出血，甚至腐臭溃烂，或口疮、口臭，或头面诸痛、咽肿、口渴等。常与黄连、升麻等配伍，如清胃散。

4. **疮疡不敛，或湿疹浸淫及水火烫伤等**　本品煅后研末外用，有收湿敛疮之功，既能收敛水湿，使创面分泌物减少，又可促进创面愈合，故多用于疮疡溃后不敛、湿疹浸淫及水火烫伤等。既可单用，也多入复方使用。

【用法用量】 煎服，15～60g，宜打碎先煎。内服宜生用；外用多火煅研末。

【现代研究】 本品有解热、镇痛、抗炎、抗病毒、利尿、利胆、增强免疫、解痉、止血、促缺损骨愈合等药理作用。

【使用注意】 虚寒证忌用。

知母

《神农本草经》

为百合科植物知母 *Anemarrhena asphodeloides* Bge. 的干燥根茎。生用或盐水炙用。

【性味归经】 苦、甘，寒。归肺、胃、肾经。

【功效】 清热泻火，滋阴润燥。

【应用】

1. **温热病气分实热证**　本品苦寒，质软性润，善入肺、胃二经以清热泻火，生津润燥止渴。其清泄气分实热的功效与石膏相似，亦为治疗温热病气分热邪亢盛、高热烦渴、汗出、脉洪大有力等症之常用药，并常与石膏相须为用以增效，如白虎汤。

2. **肺热咳嗽、阴虚燥咳**　本品性清润，主入肺经，既长于泻肺热，又可滋肺阴而除燥热。对于咳嗽证，不论是肺热引起或阴虚肺燥所致，均可使用，常与清化热痰药和止咳平喘药同用。

3. **津伤口渴等胃热证**　本品苦寒，能清胃火、存津液；其甘寒之性，又可滋养胃阴、生津止渴。故对津伤口渴之证，不论胃火内盛或阴虚燥热所致者，皆可选用。治胃中火盛伤津之烦渴，常与清胃、滋阴生津药同用。胃热所致的头痛、咽肿、牙龈肿痛及肠燥便秘，亦可使用本品。其滋养胃阴作用，还可用于内伤消渴。

4. **肾阴虚证**　本品滋肾阴、泻肾火，可用于肾阴不足、虚火内生所致的骨蒸潮热、盗汗、心烦，常配黄柏、生地黄等药，如知柏地黄丸。

【用法用量】 煎服，6～12g。

【现代研究】 本品有解热、抗炎、抗菌、保护心肌组织、调节甲状腺素、抗溃疡、祛痰、利尿、降血糖、降血压、抗衰老、抗肿瘤、抑制血小板聚集、维持皮肤与神经健康、利胆、促进消化等药理作用。

【使用注意】 虚寒证不宜用；因其性寒滋润，脾虚便溏者尤应忌用。

（思考：石膏与知母功能主治的异同点是什么？）

芦根

《名医别录》

为禾本科植物芦苇 *Phragmites communis* Trin. 的干燥根茎。生用，尤宜鲜用。

【性味归经】 甘，寒。归肺、胃经。

【功效】 清热泻火，生津止渴，除烦止呕，利尿。

【应用】

1. 温热病气分热证、表热证烦渴　本品具有清气分热邪之功，然其作用缓和，对于热入气分，症见高热、汗出、烦渴者，只宜作石膏、知母等药的辅助药。

2. 胃热口渴、呕逆　本品既能清泄胃热，又可生津止渴、和胃止呕，对于胃热伤津之口渴多饮、胃热上逆之呕逆，均可使用。治胃热呕逆，可单用本品，煎浓汁频服。

3. 肺热咳嗽痰多，肺痈咳吐脓痰　本品能清肺热，祛痰排脓。多与清化热痰药或清肺、排脓药配伍，用治肺热、痰热咳嗽、咳痰黄稠或肺痈咳吐脓痰等。

4. 湿热淋证，湿热水肿　本品有一定利尿作用，可用于湿热淋证及湿热水肿，力量不强，多与其他利尿通淋药或利水退肿药同用。

【用法用量】 煎服，15～30g，鲜品 30～60g；或捣烂取汁服。

【现代研究】 本品有解热、镇静、镇痛、抗菌、降血压、降血糖、增强免疫、抗氧化及雌性激素样作用等药理作用。

【使用注意】 虚寒证忌用。

栀子

《神农本草经》

为茜草科植物栀子 *Gardenia jasminoides* Ellis 的干燥成熟果实。生用或炒焦用。

【性味归经】 苦，寒。归心、肺、三焦经。

【功效】 泻火除烦，凉血，止血，清热解毒，清利湿热。

【应用】

1. 温热病气分热盛　本品苦寒清降之性较强，能清泻气分实热，可用于温热病气分热盛，高热不退。因其长于清解心经之热毒而除烦，故对邪郁心胸、心烦郁闷、躁扰不宁者，尤为多用。症轻者，可以本品为主而取效，如栀子豉汤。

2. 心、肝、胃等脏腑实热证　本品虽能通泻三焦之火，但尤以清泻心、肝、胃经热邪见长，故常用于心热、肝热、胃热诸证。

3. 血热出血证　本品既能清解血分之热，又有止血之功，故可用于血热妄行所致的多种出血证，如吐血、咯血、衄血、尿血，常与凉血止血药同用，如十灰散。

4. 热毒证　本品清热解毒，可用于多种热毒病证。除用治温热病、脏腑热毒证及热毒所致的咽喉肿痛等外，还可主治热毒疮痈之红肿热痛，内服、外用均可。如单用本品捣和水调敷之。

5. 湿热黄疸、湿热淋证　本品既有较强的清利肝胆湿热之功，又能利胆退黄，故宜用于肝胆湿热郁结所致的黄疸、小便短赤等症，常与利胆退黄之药同用，如茵陈蒿汤，与茵陈蒿、大黄等药同用。本品亦可清利膀胱湿热，常与利尿通淋药配伍，用于湿热淋证，如八正散，与车前子、瞿麦、木通等药同用。

此外，本品外用对跌打损伤瘀肿疼痛可收消肿止痛之效。

【用法用量】煎服，6～10g。外用适量。焦栀子多用于止血。

【现代研究】本品有抗病原微生物、抗炎、解热、镇静、镇痛、抗惊厥、保肝、利胆、抗肿瘤、止血、泻下、降血压、降血脂、抗氧化等药理作用。

【使用注意】脾虚便溏者不宜使用。

夏枯草

《神农本草经》

为唇形科植物夏枯草 *Prunella vulgaris* L. 的干燥果穗。生用。

【性味归经】苦、辛，寒。归肝、胆经。

【功效】清泻肝火，明目散结消肿。

【应用】

1. 肝火上炎　本品入肝经，能清肝经郁火，对于肝火上炎所致诸证如目赤肿痛、头痛眩晕等皆有良效。

2. 痰火郁结、热毒疮痈　本品既能清肝火，又能散郁结，常用治肝郁化火，灼津为痰，痰火郁结的瘰疬、瘿瘤、乳癖等。多与消痰散结药配伍，共收清肝火、散痰结之效。本品又有一定的清热解毒散结之功，可用于热毒壅盛而致的多种红肿疼痛，如乳痈、疮肿、痄腮及咽喉红肿疼痛等，常与清热解毒药同用，以增清热解毒、散结消肿之力。

【用法用量】煎服，9～15g。

【现代研究】本品有抗炎、抗病原微生物、降血压、降血糖、抗肿瘤、兴奋子宫、增强胃肠蠕动、调节免疫、抗突变等药理作用。

【使用注意】虚寒证慎用。

决明子

《神农本草经》

为豆科植物决明 *Cassia obtusifolia* L. 、小决明 *Cassia tora* L. 的干燥成熟种子。生用或微炒用。

【性味归经】甘、苦、咸，微寒。归肝、大肠经。

【功效】清肝明目，润肠通便。

【应用】

1. 目疾诸证　本品能入肝泻火以明目，其苦寒之性不甚，因兼甘润而无苦燥伤阴之弊，故为目疾诸证之常用药物。不论是肝火目疾，还是风热目疾以及肝虚目疾，均可使用。

2. 肠燥便秘　本品能缓下通便，又有苦寒清降之性，故多用于内热肠燥、大便秘结不通之证。

【用法用量】煎服，9～15g。入煎剂久煎可使结合性蒽醌类成分破坏而通便之力减弱，故治便秘不宜久煎，并以生品为宜；入丸、散剂更佳。

【现代研究】本品有降血压、降血脂、利尿、抗血小板聚集、保肝、抗病原微生物、致泻、抗氧化、催产、杀虫等药理作用。

【使用注意】虚寒证，尤其是脾虚便溏者忌用。

二、清热燥湿药

本类药物以清热燥湿为主要功效，主治湿热病证，多兼有泻火解毒作用，故实火、热毒之证亦可用之。性味苦寒而燥，又称苦寒燥湿药。其归经以各药主治的病证不同而有差异，但以脾、胃、肝、胆、大肠和膀胱经为主。

本类药物寒性较甚，易伤脾胃；其苦燥之性，又易伤阴。脾胃虚弱及阴津不足者皆应慎用。

黄芩

《神农本草经》

为唇形科植物黄芩 *Scutellaria baicalensis* Georgi 的干燥根。生用、炒用或酒炙用。

【性味归经】苦，寒。归肺、胆、脾、大肠、小肠经。

【功效】清热燥湿，泻火解毒，凉血止血，安胎。

【应用】

1. 湿温、暑湿、淋证、泻痢、黄疸等多种湿热病证 本品苦寒而燥，有较强的清热燥湿作用，能清泻脾、胃、肝、胆、大肠及膀胱诸经的湿热，故广泛用于多种湿热病证。因其既可清热燥湿，又善入肺、胃、胆经以清气分实热，并长于退壮热，故湿温及暑湿病、湿热郁阻气分，身热不扬、胸脘痞闷、恶心呕吐、舌苔黄腻等症，本品较其他清热燥湿药更为多用。

2. 肺热咳嗽、外感热病邪在少阳、寒热往来，气分壮热等 本品能清泻肺、胃、胆诸经实火，可用治多种脏腑实热证。因其最善清肺火，于肺热咳嗽、咳痰黄稠者尤常用之。此外，本品长于清半表半里之热，常配伍柴胡以疏透外入少阳之邪，共收和解少阳之效，治伤寒邪入少阳、寒热往来，如小柴胡汤。

3. 痈肿疮毒，咽喉肿痛等热毒证 本品能清热解毒，主治痈肿、咽痛、温热病及热毒痢等多种热毒病证。

4. 血热妄行之出血证 本品既可清热凉血以消血热，又有一定止血作用，为较常用的凉血止血药，可用治血热妄行所致的吐血、衄血、便血、尿血及崩漏等，可单用，亦常与相应的凉血止血药同用。本品有止血之功，还可与温经止血药同用，主治虚寒性出血。

此外，本品还有清热安胎之效，可用于妊娠热盛或热伤胎气而胎漏下血、胎动不安者。

【用法用量】煎服，3～10g。生用清热燥湿力强，止血、安胎多炒用。

【现代研究】本品有抗病原微生物、抗组胺、抗炎、解热、镇咳、抗变态反应、抗氧化、抗凝血、抗血栓、抗溃疡、抗辐射、抗肿瘤、增强免疫、降血脂、保肝、利胆、镇静、镇痛、降血压、利尿等药理作用。

【使用注意】虚寒证忌用。

黄连

《神农本草经》

为毛茛科植物黄连 *Coptis chinensis* Franch. 、三角叶黄连 *Coptis deltoidea* C. Y. Cheng et Hsiao 或云连 *Coptis teeta* Wall. 的干燥根茎。生用或姜汁炙、酒炙、吴茱萸水炒用。

【性味归经】 苦，寒。归心、脾、胃、肝、胆、大肠经。

【功效】 清热燥湿，泻火解毒。

【应用】

1. 胃肠湿热泻痢、呕吐等湿热病证　本品味极苦，性大寒，清热燥湿作用类似于黄芩，可广泛用于湿热蕴结脾、胃、肝、胆、膀胱所致之脘腹痞闷、恶心呕吐、黄疸、淋证及湿疹、湿疮等多种湿热病证。然其寒降苦燥之性强于黄芩，且尤长于入中焦、大肠以清泻中焦、大肠的湿热，对于湿热泻痢、呕吐之证，历代均作为最为常用之品，特别是对湿热泻痢的治疗，古今临床均视其为治痢要药。症轻者，单用即可；但更常与黄芩、黄柏、白头翁等药配伍，以增强燥湿解毒、清热止痢作用，如葛根黄芩黄连汤、白头翁汤。

2. 心、胃、肝诸经热盛证　本品可清泻多个脏腑的实热，作用广泛，然尤以清泻心、胃二经实热见长，为治心、胃二经实热证之常用药。对于心经热盛所致的多种病证，如外感热病心经热盛、壮热、烦躁甚至神昏谵语，或心火上炎，口舌生疮，或心热下移小肠之心烦、口疮、小便淋涩疼痛者，均有较好疗效。常配伍清心泻火药或清热解毒药。用于胃火炽盛所致的胃火牙痛、牙龈红肿、出血或胃热消渴等多种病证，则常配伍清胃或养胃阴之品使用。本品亦有一定清肝泻火作用，可用于肝热所致的多种病证。用治肝经火旺、肝火犯胃所致的胁肋胀痛、呕吐吞酸，常与长于止痛、止呕药配伍，如左金丸，与吴茱萸同用。

3. 热毒痈疽疔疖，烧烫伤等　本品能清解热毒，可治疗皮肤疮痈等外科热毒证，临床应用较黄芩、黄柏为多。可内服，亦多局部外用。本品的清热解毒功效还可用于烧伤烫伤、红肿灼痛者。

【用法用量】 煎服，2～5g。生用清热力较强，炒用能降低其苦寒性，姜汁炙多用于清胃止呕，酒炙多用于上焦热证。外用适量。

【现代研究】 本品有抗菌、抗病毒、抗溃疡、抗心律失常、解热、镇痛、抗炎、镇静、抑制中枢、止呕、止泻、抑制平滑肌兴奋、提高免疫、降血压、降血糖、降胆固醇、抗肿瘤、利胆、抗氧化等药理作用。

【使用注意】 脾胃虚弱、津伤阴亏者忌用。

黄柏

《神农本草经》

为芸香科植物黄皮树 *Phellodendron chinense* Schneid. 的干燥树皮。生用、盐水炙或酒炒用。

【性味归经】 苦，寒。归肾、膀胱经。

【功效】 清热燥湿，泻火除蒸，解毒疗疮。

【应用】

1. 黄疸、痢疾、淋证、带下、湿疹、湿疮等湿热病证 本品性味苦寒，亦有较强的清热燥湿作用，与黄芩、黄连相似，且常相须为用，广泛用于多种湿热病证。但本品尤善清除下焦湿热，故较多用于黄疸、痢疾、淋证、带下等下焦湿热证，亦常用于湿疹、湿疮以及湿热下注、足膝红肿热痛、下肢痿弱，或阴痒、阴肿等。本品常与健脾燥湿的苍术同用，作为临床治疗多种湿热病证的基础方，如二妙散。本品亦常外用，可研末撒敷，或作软膏外涂以及煎汤浸洗。

2. 疮痈等热毒证 本品的清热解毒功效似于黄连而稍逊，主要用于皮肤及五官的疮痈疔疖、红肿疼痛。可单用，但更宜与其他解毒消痈药配伍，以增强作用。内服或外用均可，治疗烧烫伤，本品亦较常用。

3. 阴虚火旺证 本品长于入肾经退虚热，降火以坚阴，故尤宜用于肾阴不足、虚火上炎、五心烦热、潮热盗汗、遗精等症。在退虚热、降火坚阴方面常与知母相须为用。

此外，本品具有清热泻火功效，可清泻肝、胆、胃经实火，用治多种脏腑实热证。单用本品治肝热目赤肿痛、胃热消渴、胃热口疮等。

【用法用量】 煎服，3～12g，外用适量。生用清热燥湿，解毒，泻火力强，治湿热、热毒及脏腑实热证多生用；盐水炙可降低苦燥之性，更易入肾经，治阴虚火旺证多盐水炙用。

【现代研究】 本品有抗菌、抗病毒、解热、免疫抑制、利胆、抗溃疡、健胃、降血糖、降血压、镇咳、抗滴虫等药理作用。

【使用注意】 虚寒证忌用，过用久服易伤脾胃。

（**思考**：黄芩、黄连、黄柏功能主治的异同点是什么？）

龙胆

《神农本草经》

为龙胆科植物条叶龙胆 *Gentiana manshurica* Kitag. 、龙胆 *Gentiana scabra* Bge. 、三花龙胆 *Gentiana triflora* Pall. 或坚龙胆 *Gentiana rigescens* Franch. 的干燥根及根茎。生用。

【性味归经】 苦，寒。归肝、胆经。

【功效】 清热燥湿，泻肝胆火。

【应用】

1. 肝胆、下焦湿热证 本品长入肝胆、膀胱，有良好的清热燥湿之功，主要用于黄疸、带下、阴痒阴肿、淋证等肝胆、下焦湿热病证。如龙胆泻肝汤。

2. 肝胆实热证 本品能泻肝胆实火，可用治肝火上炎的头痛、头晕、目赤、耳肿，或肝火内盛的胁痛、口苦等症。

【用法用量】 煎服，3～6g。外用适量。

【现代研究】 本品有抗菌、抗炎、解热、抗肿瘤、镇静、镇痛、保肝、利胆、降血压、降血糖、增强免疫等药理作用。

【使用注意】 虚寒证忌用。

三、清热解毒药

本类药物以清热解毒为主要功效，主要适用于热毒所致的疮痈疔疖、温热病、痢疾、咽喉肿痛等病证以及虫蛇咬伤、癌肿等。因其多兼泻火、凉血之功，亦可用于其他相应的热证。

本类药物多为苦寒之品，其归经因主治病证不同而不尽一致。主治痢疾者，归大肠经；主治咽喉肿痛者，归肺、胃经等。

金银花

《新修本草》

为忍冬科植物忍冬 *Lonicera japonica* Thund. 的干燥花蕾或初开的花。生用、炒炭或制成露剂使用。

【性味归经】 甘，寒。归肺、心、胃经。

【功效】 清热解毒，疏散风热。

【应用】

1. 温热病，外感风热　本品性寒味甘，气味芳香，具轻宣疏散之性，能清解温热疫毒之邪，可用于温热病的各个阶段。温热病初起，邪在卫分，本品能疏散风热而透邪外出，尤为多用，常与连翘相须为用，如银翘散。亦常用以治疗外感风热之证。

2. 热毒疮痈，咽痛，痢疾　本品有良好的清热解毒之效，可用于多种热毒病证。对于热毒疮痈、咽喉肿痛历代均以其为要药，尤为常用。治疮痈红肿热痛，单用有效，内服外敷均可。治热毒痢疾亦常使用，可单用本品浓煎频服，亦可配伍清热燥湿、解毒治痢之品。

此外，以蒸馏法将本品制成金银花露尚能解暑热，主治暑热烦渴等症。

【用法用量】 煎服，6～15g。疏散风热、清泄里热以生品为佳；露剂多用于暑热烦渴。

【现代研究】 本品有抗病原微生物、抗炎、解热、抗内毒素、增强免疫、降血脂、降血糖、止血、抗氧化、保肝、利胆、利尿、中枢兴奋、抗早孕、抗肿瘤等药理作用。

【使用注意】 脾胃虚作泻、无热毒者忌用。

连翘

《神农本草经》

为木犀科植物连翘 *Forsythia suspensa*（Thunb.）Vahl. 的干燥果实。生用。

【性味归经】 苦，微寒。归肺、心、小肠经。

【功效】 清热解毒，消肿散结，疏散风热。

【应用】

1. 温热病，外感风热　本品性凉味苦，轻清而浮，既可清热解毒，又能疏散风热。其功用与金银花相似，常配合应用以协同增效，用于温热病卫气营血各个阶段的多种证候，如银翘散。本品苦寒清降之性较强，轻宣疏散之力稍逊于金银花，尤长于清泻心火，治热邪内陷心包之高热、烦躁、神昏等症，较为多用。

2. 痈肿疮毒，瘰疬痰核　本品主入心经，能清心火，解热毒，为治疮之要药。治疗痈肿疮毒、红肿热痛，常与其他清热解毒消肿之品同用。治疗痰火郁结、瘰疬痰核，常与清热、化痰、散结之品同用。

此外，本品兼有利尿之功，尚可用于热淋、小便短赤、灼热涩痛，多与利尿通淋的车前子、竹叶等药同用。

【用法用量】煎服，6～15g。

【现代研究】本品有广谱抗菌、抗病毒、解热、抗炎、强心、升压、利尿、保肝、利胆、镇吐、止血、抗抑郁、抗焦虑、抗肿瘤、抗辐射等药理作用。

【使用注意】凡阴虚血热，胃虚作泻，疮痈气虚脓清者不宜用。

（**思考：**金银花与连翘性能、功能主治的异同点是什么？）

大青叶

《名医别录》

为十字花科植物菘蓝 *Isatis indigotica* Fort. 的叶。生用。

【性味归经】苦，寒。归胃、心经。

【功效】清热解毒，凉血消斑。

【应用】

1. 温热病、外感风热　本品大寒清热，味苦泄降，功善清热解毒、清热凉血。其力量较强，且有苦寒而不燥、清热不损阴之长，故常用于温热病的各个阶段以及外感风热证。治温病初起、邪在卫分或外感风热之发热头痛、口渴咽痛等，须与发散风热药同用。治温热病热入营血，或气血两燔、高热、神昏、发斑发疹等，其泻火解毒、凉血消斑之效尤佳，常与清热凉血药同用，气血两清。

2. 咽喉肿痛、热毒疮痈　本品善清肺、胃经热毒，有解毒利咽、凉血消肿之效。可用治风热或热毒郁结所致的咽喉红肿疼痛以及血热毒盛之疮痈肿痛。

此外，本品凉血之功还可用于血热妄行之出血证，清热之功又可用于肺热咳嗽及热泻等。

【用法用量】煎服，9～15g。

【现代研究】本品有抗菌、抗病毒、解热、抗炎、抗毒素、保肝、增强免疫、抗肿瘤等药理作用。

板蓝根

《新修本草》

为十字花科植物菘蓝 *Isatis indigotica* Fort. 的干燥根。切片，生用。

【性味归经】苦，寒。归胃、心经。

【功效】清热解毒，凉血，利咽。

【应用】

1. 温热病、外感风热　本品性味苦寒，能清热解毒，入血分又能清热凉血，故常用于温热病的各个阶段以及外感风热证。

2. 咽喉肿痛　本品苦寒，善清肺、胃经热毒，有解毒利咽、凉血消肿之效。治风热或热毒郁结所致的咽喉红肿疼痛等尤为常用，可单味药使用，也可与疏散风热、解毒、利咽之品同用。

【用法用量】煎服，9～15g。外用适量。

【现代研究】本品有抗菌、抗病毒、抗内毒素、抗炎、解热、增强免疫、抗肿瘤等药理作用。

蒲公英

《新修本草》

为菊科植物蒲公英 *Taraxacum mongolicum* Hand. -Mazz. 、碱地蒲公英 *Taraxacum borealisinense* Kitag. 或同属数种植物的干燥全草。生用。

【性味归经】苦、甘，寒。归肝、胃经。

【功效】清热解毒，消肿散结，利尿通淋。

【应用】

1. **热毒疮痈**　本品苦寒，能清热解毒、消痈散结，凡热毒壅盛所致之疮痈肿毒，不论内痈或外痈，皆可治之。因本品长于入肝胃二经而清热解毒，并兼能疏郁通乳，故为治热毒蕴结于肝胃而发为乳痈之要药，可单用本品浓煎内服；或以鲜品捣汁内服，渣敷患处。鲜品外敷还可用治毒蛇咬伤。

2. **湿热诸证**　本品能清利湿热、利水通淋，对多种湿热证有较好的疗效。

此外，本品尚有清肝明目的作用，以治肝火上炎引起的目赤肿痛，可单用取汁点眼，或浓煎内服，亦可配伍使用。

【用法用量】煎服，10～15g。鲜品加倍。外用鲜品适量。

【现代研究】本品有抗菌、抗内毒素、通乳、利尿、保肝、利胆、健胃、抗溃疡、轻泻、抗肿瘤等药理作用。

【使用注意】用量过大，可致缓泻。

鱼腥草

《名医别录》

为三白草科植物蕺菜 *Houttuynia cordata* Thunb. 的新鲜全草或干燥地上部分。生用。

【性味归经】辛，微寒。归肺经。

【功效】清热解毒，消痈排脓，利尿通淋。

【应用】

1. **热毒疮痈、肺热咳嗽**　本品主归肺经，尤长于清泄肺热以祛痰止咳、清热解毒以消痈排脓，故热毒壅滞于肺，发为肺痈者，本品为之要药。本品亦常用治皮肤疮痈肿痛、初起红肿热痛或热盛脓成，均可单用内服，或以其鲜品捣烂外敷。治肺热咳嗽，单用有效，亦可与其他清肺祛痰止咳药同用，以增强疗效。

2. **湿热诸证**　本品尚具有清利湿热、利水通淋之功，可用治淋证、带下、泻痢、黄疸等多种湿热病证，常分别与利尿通淋药、清热燥湿药或利湿退黄药等配伍使用。

【用法用量】煎服，15～25g，鲜品用量加倍。外用适量。

【现代研究】本品具有广谱抗菌、抗病毒、增强免疫、抗炎、利尿、镇咳、镇静、止血、抗衰老等药理作用。

【使用注意】 虚寒证及阴证疮疡忌服。

白头翁

《神农本草经》

为毛茛科植物白头翁 *Pulsatilla chinensis*（Bge.）Regel 的干燥根。生用。

【性味归经】 苦，寒。归胃、大肠经。

【功效】 清热解毒，凉血止痢。

【应用】

1. 热毒血痢 本品苦寒降泄，清热解毒，能入血分清肠热，为治痢良药，对湿热痢疾或热毒血痢均有较好疗效，故用治湿热痢疾、热毒痢疾、里急后重、下痢脓血者，常与清热燥湿止痢药配伍，与黄连、黄柏、秦皮等同用，如白头翁汤。

2. 疮痈肿毒 本品的清热解毒功效，亦可用于疮痈及痔疮肿痛等热毒证，内服或捣敷局部均效，也常与清热解毒、消痈散结药同用，如蒲公英、连翘等，共奏解毒、凉血、消肿之效。

【用法用量】 煎服，9～15g。外用适量。

【现代研究】 本品有抗阿米巴原虫、抗菌、抗病毒、抗阴道滴虫、抗肿瘤、保护肠黏膜、保肝、镇静等药理作用。

四、清热凉血药

本类药物以清热凉血为主要功效，常用于治疗营分血分热证，如温热病热入营血、身热夜甚、心烦不寐、斑疹隐隐、舌红绛、脉细数，甚则神昏谵语等；以及内科杂病中的各种血热之证。根据寒能清热、苦能清泄、咸能入血等理论，本类药物入血分以清热，多为苦寒或咸寒之品，其中兼能养阴生津者，可有甘味；兼能活血化瘀者，可有辛味。因心主血、肝藏血，所以凉血药主要归心、肝二经。

地黄

《神农本草经》

为玄参科植物地黄 *Rehmannia glutinosa* Libosch. 的新鲜或干燥块根。鲜用或生用。

【性味归经】 甘、苦，寒。归心、肝、肾经。

【功效】 清热凉血，止血，养阴。

【应用】

1. 温热病热入营血 本品味甘、苦而性寒，善清营分、血分之热邪，具有凉血、止血、养阴等多种功效，尤宜于温热病热入营血所致的营阴受损、血热动血等证。治疗营分热证、热伤营阴、身热夜甚、口渴、舌红无苔等，本品常与清气分热及清热解毒药同用，如清营汤，与金银花、连翘、竹叶等药配伍。治疗血分热证、血热毒盛、神昏舌绛、血热动血、吐衄便血、斑疹紫暗者，本品常与其他活血化瘀及清热凉血药同用，如犀角地黄汤，与水牛角、赤芍、牡丹皮等配伍。治疗热病后期、余热未尽、夜热早凉、舌红脉数者，本品既可清血中余热，又能养阴生津，常与清虚热药同用，如青蒿鳖甲汤，多与知母、青蒿等配伍，以提高疗效。

2. 血热出血证 本品既有良好的清热凉血作用，又能止血。凡脏腑热盛，以致迫血妄行的吐血、衄血、咯血、便血、尿血及崩漏等症，均宜选用。

3. 阴虚证 本品甘寒质润，为常用的养阴清热药，可用于各脏腑的阴虚燥热证，尤长于养胃阴以生津止渴、增液通便。治阴虚内热、潮热骨蒸，可与滋阴降火之品同用；治疗阴虚消渴多饮者，常与益气生津之品配伍；若治疗津伤肠燥便秘，可配伍滋阴润燥之品，共奏增液通便之效。

【用法用量】 煎服，生地黄 10～15g；鲜地黄 12～30g。

【现代研究】 本品有抗炎、抗真菌、抗过敏、止血、增加血小板、降血压、降血糖、调节免疫、镇静、强心、利尿、保肝、保护胃黏膜、抗肿瘤、抗衰老、抗骨质疏松等药理作用。

【使用注意】 脾虚湿滞，腹满便溏者不宜使用。

玄参

《神农本草经》

为玄参科植物玄参 *Scrophularia ningpoensis* Hemsl. 的干燥根。生用。

【性味归经】 苦、甘、咸，微寒。归胃、肾、肺经。

【功效】 清热凉血，解毒散结，滋阴降火。

【应用】

1. 温热病热入营血 本品咸寒入血分而能清热凉血，苦寒入肺胃又能泻火解毒，故常用于温热病热入营血及气血两燔之证。

2. 咽喉肿痛、疮痈瘰疬 本品具有泻火解毒、滋阴降火之功，有良好的利咽效果。故常用治咽喉肿痛，无论热毒壅盛，还是虚火上炎所致者，均可选用。本品能泻火解毒、凉血滋阴，亦常用于热毒疮痈肿痛和阴虚火旺、痰火郁结之瘰疬、痰核等证。

3. 阴虚津伤、骨蒸劳嗽 本品甘寒质润，略能滋养肾、肺、胃之阴，尤长于降虚火，故可用于肾、肺、胃阴液不足所致诸证，宜与相应的补阴药配伍。如用治肾阴不足、骨蒸潮热，当与滋补肾阴降火除蒸之品配伍；若用于肺阴不足、肺肾阴虚、劳嗽咯血，当与养阴润肺之品配伍；若用治阴虚胃热的消渴多饮、津伤口渴以及肠燥便秘等证，则常与滋阴润燥之品配伍，如《温病条辨》增液汤，其与生地黄等药同用，共奏生津止渴、润肠通便之效。

【用法用量】 煎服，9～15g。

【现代研究】 本品有解热、抗菌、抗炎、降血压、降血糖、扩张冠状动脉、抗缺血、抗抑郁、保肝、利胆、抗氧化、调节免疫、镇痛、镇静、抗惊厥等药理作用。

【使用注意】 脾虚便溏者忌用。反藜芦。

牡丹皮

《神农本草经》

为毛茛科植物牡丹 *Paeonia suffruticosa* Andr. 的干燥根皮。生用或酒炙用。

【性味归经】 苦、辛，微寒。归心、肝、肾经。

【功效】清热凉血，活血化瘀。

【应用】

1. **温热病热入营血** 本品苦辛寒，入心肝血分，能清解营分、血分邪热，又能辛散血中瘀滞，并有凉血而不留瘀、活血而不妄行的特点，故尤常用于温热病热入血分，症见身热夜甚、发斑发疹、吐血、衄血。

2. **瘀血证** 本品辛行苦泄，具有活血化瘀之功，可广泛用于月经不调、血瘀经闭、癥瘕积聚、疮痈肿痛及跌打损伤等多种瘀血病证，又因其性偏寒，故对血瘀而有热者尤为适宜。

3. **虚热证** 本品还能入肝肾二经清退虚热。对温热病后期、余邪未尽、阴液已伤、骨蒸无汗、夜热早凉或低热不退等症，常与补阴药及退虚热药合用。

【用法用量】煎服，6～12g。清热凉血宜生用，活血祛瘀宜酒炙用。

【现代研究】本品有抗菌、抗炎、解热、镇静、镇痛、抗变态反应、抗惊厥、调节免疫、降血压、降血糖、抗血栓、抗动脉粥样硬化、抗心律失常、抗肿瘤、保肝、利尿等药理作用。

【使用注意】月经过多不宜用，孕妇慎用。

赤芍

《神农本草经》

为毛茛科植物芍药 *Paeonia lactiflora.* Pall. 或者川赤芍 *Paeonia veitchii* Lynch 的干燥根。生用。

【性味归经】苦，微寒。归肝经。

【功效】清热凉血，散瘀止痛。

【应用】

1. **温热病热入营血** 本品苦寒入肝经血分，其清热凉血与活血化瘀之功与牡丹皮相似，常用于热入营血、温毒发斑、血分郁热、吐衄出血等证。

2. **瘀血证** 本品有较强的活血化瘀作用，长于散瘀止痛，凡肝郁血滞之胁痛、经闭痛经、癥瘕腹痛、跌损瘀痛，均可配伍活血散瘀止痛之品治之。

3. **目赤肿痛、痈肿疮疡** 本品苦寒入肝经而善于清泻肝火，可用治肝热目赤肿痛、羞明多眵，多与清肝明目药配伍使用，如菊花、决明子等。因本品具有清热凉血、散瘀消肿之功，故热毒壅盛所致之痈肿疮疡亦常用之。

【用法用量】煎服，6～12g。

【现代研究】本品有扩张冠状动脉、增加冠脉血流量、抑制血小板聚集、抗血栓形成、改善微循环、抗心肌缺血、降血压、抗炎、解热、镇静、镇痛、抗惊厥、抑菌等药理作用。

【使用注意】反藜芦。

五、清虚热药

本类药物以清退虚热为主要功效，适用于肝肾阴虚，虚热内扰所致的骨蒸潮热、手足心热、心胸烦热、盗汗、遗精、舌红少津、脉细数以及温热病后期，邪热未尽，伤阴劫液而致虚热内生，夜热早凉等症。多为苦寒或甘寒之品，主要归肝、肾经。

青蒿

《神农本草经》

为菊科植物黄花蒿 *Artemisia annua* L. 的干燥或新鲜地上部分。鲜用或生用。

【性味归经】 苦、辛，寒。归肝、胆经。

【功效】 清虚热，除骨蒸，解暑热，截疟。

【应用】

1. **虚热证**　本品苦寒而又芳香味辛，能清虚热，兼有透散之功而无伤阴之弊，以治疗温热病后期，余热未清，邪伏阴伤，虚热内生，夜热早凉，热退无汗或低热不退等为其所长，多配伍滋阴、凉血、解毒药，共收清热祛邪、复阴退热之效，如青蒿鳖甲汤。本品具有清虚热、除骨蒸之效，治疗肝肾阴虚、虚火内扰所致的阴虚发热、骨蒸潮热、五心烦热、盗汗遗精等，亦为常用，宜与滋补肝肾药配伍。

2. **暑热外感**　本品苦寒清热、辛香而散，外能解暑热、内可除湿热，治疗外感暑热、发热口渴、头痛头昏，常与辛凉解表药及清暑热药同用。

3. **疟疾寒热**　本品为古今临床常用的治疗疟疾寒热的要药，效果可靠，不良反应少，单用鲜品较大量绞汁服用即可取效，较煎服效佳。现代药理研究已证明其有良好截疟作用，以其提取物青蒿素制成片剂、胶囊剂等多种制剂内服，均有较好疗效。因其又能解暑热、清湿热，尤适宜于疟疾兼有暑热或湿热者。

【用法用量】 煎服，6～12g，后下。

【现代研究】 本品有抗病原微生物、抗内毒素、解热、抗炎、镇痛、抗血吸虫、抗疟原虫、抗肿瘤、降血压、抗心律失常、调节免疫等药理作用。

地骨皮

《神农本草经》

为茄科植物枸杞 *Lycium chinense* Mill. 或宁夏枸杞 *Lycium barbarum* L. 的干燥根皮。生用。

【性味归经】 甘，寒。归肝、肾、肺经。

【功效】 退虚热，清肺火，凉血。

【应用】

1. **阴虚发热、骨蒸盗汗**　本品甘寒清润，能泻肾火、去伏热、清骨中之热，善清虚热，可用于阴虚血热、骨蒸潮热、盗汗、小儿疳疾发热诸证。

2. **肺热咳喘**　本品善清泄肺热，除肺中伏火，故多用治肺火郁结、肺失清肃、气逆不降、咳嗽气喘、皮肤蒸热等症，常与清肺止咳药配伍，如泻白散，其与桑白皮、甘草等同用。

3. **血热出血证**　本品甘寒入血分，能清热凉血，又兼止血之效，常用治血热妄行的多种出血证。宜与相应的凉血止血药同用，以增强疗效。

此外，本品于清热除蒸之中，又兼生津止渴，尚可用治阴虚内热消渴，常与清热、养阴药同用。

【用法用量】 煎服，9～15g。

【现代研究】本品有解热、镇痛、抗菌、降血脂、降血糖、降血压、调节免疫、兴奋子宫平滑肌、抗生育等药理作用。

其他清热药见表8－2。

表8－2　其他清热药

分类	药名	性味归经	功效	主治
清热泻火药	淡竹叶	甘、辛、淡，寒。归心、胃、小肠经	清热除烦，生津，利尿	热病烦渴，口舌生疮，尿赤涩痛
	天花粉	甘、微苦，微寒。归肺、胃经	清热泻火，生津止渴，消肿排脓	热病烦渴，内热消渴，肺热燥咳；疮痈肿痛
清热燥湿药	苦参	苦，寒。归心、肝、胃、大肠、膀胱经	清热燥湿，杀虫，利尿	湿热之泻痢，黄疸，带下，阴痒阴肿，湿疮湿疹，皮肤瘙痒
	秦皮	苦、涩，寒。归肝、胆、大肠经	清热燥湿，收涩止痢，止带，明目	湿热泻痢，带下阴痒，肝热目赤肿痛，目生翳障
	白鲜皮	苦，寒。归脾、胃经	清热燥湿，解毒祛风	湿热疮毒，湿热黄疸，湿热痹痛
清热解毒药	紫花地丁	苦、辛，寒。归心、肝经	清热解毒，凉血消肿	疮痈疔肿，乳痈肠痈，毒蛇咬伤
	重楼	苦，微寒。有小毒。归肝经	清热解毒，消肿止痛，息风定惊	痈肿疮毒，毒蛇咬伤，跌打损伤，小儿惊风
	大血藤	苦，平。归大肠、肝经	清热解毒，活血，祛风止痛	肠痈腹痛，热毒疮疡，跌打损伤，经行腹痛，风湿痹痛
	绿豆	甘，寒。归心、胃经	清热解毒，消暑利尿	疮痈肿毒，药食中毒，暑热烦渴，小便短赤
	土茯苓	甘、淡，平。归肝、胃经	解毒除湿，通利关节	梅毒，湿热淋证，湿热带下，湿疹
	山慈菇	甘、微辛，凉。归肝、脾经	清热解毒，消痈散结	痈疽疔毒，发背恶疮，瘰疬痰核
	穿心莲	苦，寒。归肺、胃、大肠、膀胱经	清热解毒，泻火，燥湿	痈肿疮疡，咽喉肿痛，蛇虫咬伤，肺热咳喘，温病邪入气分，湿热病证
	青黛	咸，寒。归肝、肺、胃经	清热解毒，凉血消斑，清肝定惊	温毒发斑，血热出血，咽痛口疮，痄腮疮痈，肝热惊痫，惊风抽搐
	败酱草	辛、苦，微寒。归胃、大肠、肝经	清热解毒，消痈排脓，祛瘀止痛	肠痈，肺痈，痈肿疮毒，瘀肿腹痛
	射干	苦，寒。归肺经	清热解毒，化痰利咽	咽喉肿痛，痰热咳喘
	半边莲	辛，平。归心、小肠、肺经	清热解毒，利水消肿	疮痈肿毒，毒蛇咬伤，大腹水肿
清热凉血药	水牛角	苦，寒。归心、肝经	清热凉血，泻火解毒	温病高热神昏，惊风抽搐，血热妄行，斑疹吐衄，咽喉肿痛，疮疡肿毒
	紫草	甘、咸，寒。归心、肝经	凉血活血，解毒透疹	斑疹紫黑，麻疹不透；外用治痈疽疮疡，湿疹瘙痒
清虚热药	白薇	苦、咸，寒。归胃、肝、肾经	清虚热，清热凉血，利尿通淋，解毒疗疮	阴虚发热，产后虚热，温病热入营血，热淋、血淋，疮痈咽痛，毒蛇咬伤，肺热咳嗽
	银柴胡	甘，微寒。归肝、胃经	清虚热，除疳热	阴虚内热，疳积发热
	胡黄连	苦，寒。归心、肝、胃、大肠经	清虚热，除疳热，清湿热	阴虚发热，疳积发热，湿热泻痢，痔疮肿痛

重点小结

药名	相同点	不同点
石膏	清热泻火（清气分实热、清肺胃实热）	重在清解，为清泻肺胃气分实热之要药；煅后外用收湿敛疮
知母		重在清润，又能滋阴润燥，用于阴虚燥咳，肾阴虚证
芦根	清热生津，治温热病气分热证、表热证烦渴；清胃止呕，治胃热口渴、呕逆；清肺祛痰，排脓，用于肺热咳嗽痰多，肺痈咳吐脓痰；利尿，用于湿热淋证，湿热水肿	
栀子	泻火除烦，用于温热病气分热盛及心、肝、胃等脏腑实热证；凉血，止血，用于血热出血证；清热解毒，用于热毒证；清利湿热，用于湿热黄疸、湿热淋证	
夏枯草	清泻肝火明目	解毒散结，用于痰火郁结、热毒疮痈
决明子		润肠通便，用于肠燥便秘
黄芩	清热燥湿泻火解毒	善清上焦湿热及肺火；又能凉血止血，用于血热妄行之出血证；清热安胎，用于妊娠热盛或热伤胎气而胎漏下血、胎动不安
黄连		善清心火及中焦湿热，是治疗湿热泻痢的要药
黄柏		善清下焦湿热；又善泻肾火，退虚热，用于阴虚火旺
龙胆	清热燥湿，泻火解毒，用于肝胆湿热及实热证，下焦湿热证	
金银花	清热解毒疏散风热	疏散风热较好；解暑热，用于暑热烦渴
连翘		消肿散结，为疮家圣药
大青叶	清热解毒凉血	凉血消斑力强
板蓝根		解毒利咽力强，用于风热或热毒郁结所致的咽喉红肿疼痛
蒲公英	清热解毒消痈清利湿热	善治乳痈
鱼腥草		善治肺痈
白头翁	清热解毒，凉血止痢，用于热毒血痢，疮痈肿毒	
地黄	清热凉血养阴	止血，用于血热出血证
玄参		泻火解毒，用于咽喉肿痛、疮痈瘰疬
牡丹皮	清热凉血活血化瘀	退虚热，用于虚热证
赤芍		清泻肝火，用于目赤肿痛
青蒿	退虚热	解暑热，用于暑热外感；截疟，用于疟疾寒热
地骨皮		清肺火，用于肺热咳喘；凉血，用于血热出血证

学习方法

在掌握本节药物性能寒凉，功效清泄里热，主治里热证的基础上，结合本类中药性能特点和主治病证之差异，理解清热泻火药、清热燥湿药、清热解毒药、清热凉血药和清虚热药的分类依据。各类药物以功效为核心，采取归纳、比较、鉴别法，掌握功效共性，并着重记忆重点中药的性能功效之个性。如比较石膏和知母，夏枯草和决明子，黄芩、黄连和黄柏，金银花和连翘，大青叶和板蓝根，地黄和玄参，牡丹皮和赤芍，青蒿和地骨皮。

扫码“学一学”

第三节　泻下药

学习目标

掌握　1. 泻下药的概念、功效、适应证、分类、配伍应用和使用注意。
2. 大黄、芒硝的分类归属、性味归经、功效应用、特殊用法用量及使用注意。

熟悉　火麻仁的分类归属、功效应用。

了解　甘遂的分类归属和功效特点。

凡以泻下通便为主要功效，用以治疗里实积滞证的药物，称为泻下药。

本类药均能促使排便，可使胃肠积滞、燥屎，体内积水、停饮及有害物质（毒、瘀、虫等）从大便排出。主要适用于大便秘结、胃肠积滞、实热内结及水肿停饮等里实证。一般根据泻下药的作用强弱将其分为攻下药、润下药和峻下逐水药三类。泻下通便力强，能导致大便次数增加者，称为攻下；润滑大肠，使排便通畅而不致峻泻者，称为润下；能引起剧烈水泻者，称为峻下，因峻下能排除体内水饮，又称逐水。

各类泻下药在性能方面有明显的区别。攻下药兼能清热，其性味多苦寒；润下药兼能滋养，其性味多甘平；峻下逐水药以苦寒为主，部分辛温。因主要作用为促进排便，故主归大肠经。其作用趋向均以沉降为主。

临床应用泻下药时，须注意与行气药配伍，因其主要治疗里实积滞证，积滞内停，容易壅塞气机，配伍行气药一方面可消除气滞胀满的症状，另一方面又可增强泻下通便作用。此外，还应根据病情不同而随证配伍。如热积便秘，应配伍清热药；寒积便秘，应配伍温里药。如里实兼表邪，当先解表后攻里，必要时可与解表药同用，表里双解，以免表邪内陷；里实而正虚者，应与补虚药同用，攻补兼施，使攻邪而不伤正。

攻下药与峻下逐水药作用较强，尤以后者更为峻猛，具有毒性，易伤正气和脾胃，用之不可过剂，宜中病即止。年老体虚或脾胃虚弱者慎用，女性胎前、产后及月经期忌用。作用峻猛而有毒性者，应注意炮制，严格控制剂量，以确保用药安全。

一、攻下药

本类药具有较强的泻下通便作用，适用于便秘积滞诸证。因其药性大多苦寒沉降，多兼能清热，尤适用于实热积滞、大便秘结、燥屎坚结。此外，热病高热神昏，谵语发狂；火热上炎所致的头痛、目赤、咽喉肿痛、牙龈肿痛以及火热炽盛所致的吐血、衄血、咯血等上部出血证等，无论有无便秘，亦可用之，以“釜底抽薪”，清除实热，导热下行。现代多用于辨证治疗急性胆囊炎、胰腺炎、胆石症、胆道蛔虫症、肠梗阻等急腹症。

大黄

《神农本草经》

为蓼科植物掌叶大黄 *Rheum palmatum* L.、唐古特大黄 *Rheum tanguticum* Maxim. ex

Balf. 或药用大黄 *Rheum officinale* Baill. 的干燥根及根茎。生用，或酒炒、酒蒸、炒炭用。

【性味归经】 苦，寒。归大肠、脾、胃、肝、心包经。

【功效】 泻下攻积，清热泻火，凉血解毒，逐瘀通经，利湿退黄。

【应用】

1. 积滞便秘　本品泻下通便作用较强，具“犁庭扫穴之功”，能荡涤肠胃，推陈致新，每用为泻下攻积之主药，凡大肠积滞、大便秘结者都可应用。因其苦寒沉降，善能泻热，故热结便秘尤为适宜。可单味运用，若与芒硝相须为用，则泻下之力益彰，同时可配行气除胀之品，如大承气汤、调胃承气汤。

2. 火热上炎及上部血热出血诸证　本品不仅寒能清热，又可泻下而泄热。火势上炎致头痛目赤、咽痛、齿龈肿痛、口舌生疮等，每伴见大便秘结，服用本品可使大便通畅，热邪得以下泄。即使无便秘者，亦可赖以清热泻火。本品又入血分凉血止血，兼能化瘀，“止血而不留瘀”，血热妄行之吐血、衄血、咯血，多用之与黄芩、黄连等清热泻火、凉血止血之品相配，如泻心汤。

3. 热毒疮疡、烧烫伤　本品能清热解毒，借其泻下通便作用，还可使热毒下泄。凡热毒疮痈，无论外痈、内痈均可运用，内服外敷皆宜。治烧烫伤，可单用，或配地榆研粉，以麻油调敷患处。

4. 瘀血证　本品有较好的活血祛瘀作用，还可下瘀血、清瘀热，为治疗瘀血证的常用药物，与相应的活血祛瘀药同用，可治疗妇女产后瘀阻腹痛，恶露不尽；下焦蓄血及血瘀经闭、痛经；跌打损伤、瘀肿疼痛等瘀血阻滞引起的多种病证。

5. 湿热黄疸、淋证　本品苦寒，能清泄湿热，又可泻下通便，导湿热外出，故可用治湿热蕴结之证。如治肠道湿热积滞的痢疾，单用一味大黄即可见效，或与黄连、黄芩、白芍等同用；治湿热黄疸，常配清热利湿退黄之品，如茵陈蒿汤；治湿热淋证者，常配清热利尿通淋之品，如八正散。

【用法用量】 煎服，3～15g；入汤剂应后下，或用开水泡服。外用适量。酒炙大黄泻下力较弱，活血作用较好，宜用于瘀血证；大黄炭偏于止血，多用于出血证。

【现代研究】 本品有泻下、抗菌、抗炎、解热、镇痛、调节免疫、利尿、抗血栓、止血、降血压、保肝、利胆、抗溃疡、抑制胃排空、降血脂、抗氧化、抗肿瘤、抗衰老等药理作用。

【使用注意】 本品为峻烈攻下之品，易伤正气，若非实证，不宜妄用；脾胃虚弱者慎用；妊娠期、月经期、哺乳期忌用。

芒硝

《名医别录》

为硫酸盐类矿物芒硝族芒硝，经加工精制而成的结晶体。主含含水硫酸钠（$Na_2SO_4 \cdot 10H_2O$）。芒硝经风化干燥为玄明粉。

【性味归经】 咸、苦，寒。归胃、大肠经。

【功效】 软坚泻下，清热消肿。

【应用】

1. 积滞便秘　本品性寒味咸，能通便泻热，尤长于软化坚硬燥结之大便，对实热积滞、大便燥结者，常与大黄配合，有协同增效作用，如大承气汤、调胃承气汤。

2. 咽痛、口疮、目赤及疮疡肿痛 本品外用有清热消肿作用，可单用，或与清热解毒药配伍。如冰硼散，与硼砂、冰片、朱砂同用，治咽喉肿痛、口舌生疮。单用本品煎汤外洗，还可治痔疮肿痛。

【用法用量】 6～12g，冲入药汁内或用开水溶化后服。外用适量。

【现代研究】 本品有泻下、利尿、抗菌、抗炎、促进胃蠕动、利胆、改善微循环等药理作用。

【使用注意】 孕妇及哺乳期妇女慎用；不宜与硫黄、三棱同用。

（思考：大黄与芒硝的性能及功能主治异同点是什么？）

二、润下药

本类药物多为植物种子或种仁，味甘质润，富含油脂，能润滑大肠，促进排便。适用于年老、体弱、血少津枯所致的肠燥便秘。

火麻仁

《神农本草经》

为桑科植物大麻 *Cannabis sativa* L. 的干燥成熟种子。生用。

【性味归经】 甘，平。归大肠、脾、胃经。

【功效】 润肠通便。

【应用】

肠燥便秘 本品性润滑利，能润肠通便，适用于热病后期，或体质虚弱，以及老人、产妇之津血不足的肠燥便秘证，单用有效，或配伍其他润肠通便之品。若兼有燥热而便秘较甚，可配泻热通便、行气之品，如麻子仁丸，与大黄、厚朴等配伍。

【用法用量】 煎服，10～15g，打碎入煎。

【现代研究】 本品有泻下、抗惊厥、降血脂、降血压、扩张血管、抗生育、保护心肌、清除自由基、抗衰老、抗肿瘤、调节免疫、利胆等药理作用。

三、峻下逐水药

本类药物大多苦寒有毒，药力峻猛，能引起剧烈腹泻，有的兼能利尿，使体内水饮得以从二便排出。适用于全身水肿，脘腹胀满，以及停饮等证而正气未衰者。

本类药均为有毒之品，且攻伐力强，易伤正气，故不可久服，当中病即止。应用时常与补虚药配伍以保护正气。还要注意本类药物的炮制、剂量、用法及禁忌等，以确保用药安全、有效。久病体虚、年老体弱者慎用，女性经期、产后及孕妇忌用。

甘遂

《神农本草经》

为大戟科植物甘遂 *Euphorbia kansui* T. N. Liou ex T. P. Wang 的干燥块根。生用或醋炙用。

【性味归经】苦，寒。有毒。归肺、肾、大肠经。

【功效】泻水逐饮，消肿散结。

【应用】

1. 水肿、臌胀、胸胁停饮　本品泻下力量峻猛，药后可连续泻下，又能通利小便，可使水湿之邪从二便排除。凡水肿、大腹鼓胀、胸胁停饮、正气未衰者，均可用之。可单用研末服，或配伍其他泻水逐饮之品，如十枣汤。

2. 疮痈肿毒　本品外用能消肿散结，治疮痈肿毒，可用甘遂末水调外敷。

【用法用量】每次0.5~1.5g，入丸散服。外用适量，生用。内服醋炙用，以减低毒性。

【现代研究】本品有峻泻、利尿、镇痛、抗早孕、免疫抑制、抗肿瘤、抗病毒、利尿、抗氧化、抗疲劳等药理作用。

【使用注意】虚弱者及孕妇忌用，不宜与甘草同用（十八反）。

其他泻下药见表8-3。

表8-3　其他泻下药

分类	药名	主要性能	功效	主治
攻下药	番泻叶	甘、苦，寒。归大肠经	泻下通便，利水	热结便秘，腹水腹胀
	芦荟	苦，寒。归肝、胃、大肠经	泻下通便，清肝泻火，杀虫疗疳	热结便秘，烦躁惊痫，小儿疳积
润下药	郁李仁	辛、苦，甘，平。归脾、大肠、小肠经	润肠通便，下气利水	津枯肠燥，食积气滞，腹胀便秘，水肿，脚气，小便不利
	松子仁	甘，温。归肺、肝、大肠经	润肠通便，润肺止咳	肠燥便秘，肺燥咳嗽
峻下逐水药	京大戟	苦，寒。有毒。归肺、脾、肾经	泻水逐饮，消肿散结	水肿、膨胀、胸胁停饮，痈肿疮毒，瘰疬痰核
	芫花	苦、辛，温。有毒。归肺、脾、肾经	泻水逐饮；外用杀虫疗疮	胸胁停饮，水肿，膨胀，咳嗽痰喘，头疮、白秃、顽癣及痈肿
	牵牛子	苦，寒。有毒。归肺、肾、大肠经	泻水通便，消痰涤饮，杀虫攻积	水肿胀满，二便不通，痰饮积聚，气逆喘咳，虫积腹痛
	巴豆	辛，热；有大毒。归胃、大肠经	外用蚀疮	恶疮疥癣，疣痣
	商陆	苦，寒。有毒。归肺、脾、肾、大肠经	逐水消肿，通利二便，外用解毒散结	水肿胀满，二便不通；外治痈肿疮毒

重点小结

药名	相同点	不同点
大黄	泻下清热	攻下力强，又可凉血止血，活血祛瘀，清泄湿热；用于上部血热出血证，瘀血证，湿热黄疸，淋证
芒硝		软坚泻下，清热消肿；长于治外科及五官科疾病
火麻仁	润肠通便，用于肠燥便秘	
甘遂	泻水逐饮，消肿散结，用于水肿、膨胀、胸胁停饮，疮痈肿毒	

学习方法

在了解本类药物性能苦寒、功效泻下通便，主治里实积滞证共性的基础上，结合本类中药性能特点和主治病证之差异，理解攻下药、润下药、峻下逐水药的分类依据。各节药物以功效为核心，采取归纳、比较、鉴别法，掌握功效共性，并着重记忆重点中药的性能功效之个性，如比较大黄和芒硝。

扫码“学一学”

第四节　祛湿药

学习目标

掌握　1. 祛湿药的分类、功效、适应证、配伍应用和使用注意。

2. 独活、秦艽、桑寄生、广藿香、苍术、厚朴、茯苓、车前子、茵陈的分类归属、性味归经、功效应用、特殊用法及使用注意。

熟悉　威灵仙、五加皮、薏苡仁、泽泻、金钱草的分类归属、功效应用。

了解　木瓜、防己、滑石的分类归属、功效特点。

一、祛风湿药

凡以祛风湿为主要功效，常用于治疗风湿痹证的药物，称为祛风湿药。

本类药物主要能祛除留滞经络、肌肉、筋骨及关节的风湿之邪，以减轻或消除痹证各种症状。多数药物兼有明显的止痛、舒筋活络作用，适用于风湿痹证之肢体疼痛、关节不利和肿大、筋脉拘挛等症。部分药物尚兼有补肝肾、强筋骨等作用，适用于痹证日久而见腰膝酸软、下肢痿弱等症。

本类药物既能祛散风湿，又能燥除湿邪。多具辛、苦之味，以发挥辛散、苦燥之能，其中具补肝肾、强筋骨作用的药物还多有甘味。风湿痹证的病变部位主要在筋骨、肌肉，而肝主筋、肾主骨、脾主肌肉，故本类药物多入肝、脾、肾经。

使用祛风湿药物时，应结合疾病的性质，或配散寒药，或配清热药，并适当加入活血、通经之品，以期获得较好的疗效。

痹证多属慢性疾病，需长期用药，故本类药物宜制成便于贮存、携带及服用的剂型，也可制成外敷剂型，直接用于患处，但对皮肤过敏患者某些药物慎用。因酒剂还能增强祛风湿药的功效，故祛风湿药最宜制成酒剂。有毒的药物应特别注意炮制、配伍、剂量、剂型、煎法及给药途径等，以防中毒。

独活

《神农本草经》

为伞形科植物重齿毛当归 *Angelica pubescens* Maxim. f. *biserrata* Shan et Yuan 的干燥根。

生用。

【性味归经】辛、苦，微温。归肾、膀胱经。

【功效】祛风除湿，通痹止痛。

【应用】

1. 风寒湿痹 本品辛散苦燥，气香温通，功善祛风湿，止痹痛，为治风湿痹痛之要药，凡风寒湿邪所致之痹证，无论新久，均可应用，尤善治下半身风湿痹证，以风寒湿邪而致腰痛或腰腿疼痛、两足痿痹难以行走者为宜。但独活无补益作用，且治痹证又宜佐血药，故常与补益肝肾、养血活血药配伍，如独活寄生汤。其具止痛之力，又可治头痛、牙痛及胁痛等。

2. 风寒夹湿头痛 本品辛散温通苦燥，有似于羌活而较弱的散风寒湿邪的作用，故宜于外感风寒夹湿所致的头痛头重、一身尽痛，可与羌活、藁本等配伍，如羌活胜湿汤。

【用法用量】煎服，3～10g。外用适量。

【现代研究】本品有抗炎、镇痛、镇静、解痉、抗溃疡、抗菌、降压、抗心律失常、抑制血小板聚集、抗氧化、抗肿瘤、抗阿尔茨海默病等药理作用。

【使用注意】本品辛香苦燥，易耗伤阴液，故素体阴虚及血燥者慎用。

（思考：独活与羌活功效主治的异同点是什么？）

威灵仙

《新修本草》

为毛茛科植物威灵仙 *Clematis chinensis* Osbeck、棉团铁线莲 *Clematis hexapetala* Pall. 或东北铁线莲 *Clematis manshurica* Rupr. 的干燥根及根茎。生用。

【性味归经】辛、咸，温。归膀胱经。

【功效】祛风湿，通经络。

【应用】

风湿痹证 本品辛散温通，既能祛风湿，又能通经络，并善止痛。凡风湿痹痛、肢体麻木、筋脉拘挛、屈伸不利，无论上下皆可应用，尤宜于风邪偏盛、拘挛掣痛者。其通络止痛之功亦可用治跌打伤痛、头痛、牙痛、胃脘痛等。

【用法用量】煎服，6～10g。

【现代研究】本品有镇痛、抗利尿、抗疟、降血糖、降血压、利胆、抗炎、抗菌、增强食管蠕动节律、松弛肠平滑肌等药理作用。

【使用注意】本品辛散走窜，气血虚弱者慎服。

（思考：威灵仙治疗痹证的特点是什么？）

防己

《神农本草经》

为防己科植物粉防己 *Stephania tetrandra* S. Moore 的根。生用。

【性味归经】苦、辛，寒。归膀胱、肺经。

【功效】祛风止痛，利水消肿。

【应用】

1. **风湿痹证** 本品既能祛风湿止痛，又能清热。为治风湿热痹，肢体酸重，关节红肿疼痛及湿热身痛之要药，常与利湿、清热、通痹药配伍。

2. **水肿，小便不利，脚气** 本品能利水消肿，为治疗水肿、小便不利常用药。因其能清热利水、善下行而泄下焦膀胱湿热，尤宜于湿热壅盛所致的水肿、小便不利。

【用法用量】煎服，5～10g。

【现代研究】本品具有增加尿量、抗炎、抗过敏、扩张冠状血管、抗心律失常、抗心肌损伤、降压、抗脂质过氧化、抑制血小板聚集、抗菌、抗阿米巴原虫、镇静、镇痛、抗肿瘤、升高血糖、改善胃肠功能等药理作用。

【使用注意】本品较苦寒，易伤胃气，胃纳不佳及阴虚体弱者慎服。

（思考：防己治疗水肿的特点是什么？为什么？）

秦艽

《神农本草经》

为龙胆科植物秦艽 *Gentiana macrophylla* Pall.、麻花秦艽 *Gentiana straminea* Maxim.、粗茎秦艽 *Gentiana crassicaulis* Duthie ex Burk. 或小秦艽 *Gentiana dahurica* Fisch. 的干燥根。生用。

【性味归经】辛、苦，微寒。归胃、肝、胆经。

【功效】祛风湿，止痹痛，退虚热，清湿热。

【应用】

1. **痹证** 本品药性微寒不燥，为风药中之润剂。风湿痹痛，筋脉拘挛，骨节酸痛，无论寒热新久均可配伍应用。因其性偏寒，兼有清热作用，故对热痹尤为适宜，多与其他祛风湿、清热药同用，如防己、牡丹皮等；若治风湿寒痹，宜与祛风散寒药配伍。

2. **中风不遂** 本品能祛风邪、舒筋络，可用于中风半身不遂、口眼歪斜、四肢拘急、舌强不语等。

3. **骨蒸潮热，疳积发热** 本品能退虚热、除骨蒸，可用于骨蒸、日晡潮热、小儿疳积发热等，为治虚热之要药，常与养阴退虚热药同用。

4. **湿热黄疸** 本品能清肝胆湿热而退黄，可用于湿热黄疸。可单用或与清热利湿药同用。

【用法用量】煎服，3～10g。

【现代研究】本品有镇静、镇痛、解热、抗炎、抗菌、抗病毒、抗组胺、降压、抗肝炎、升高血糖，改善胃肠功能等药理作用。

（思考：秦艽的药性特点是什么？）

木瓜

《名医别录》

为蔷薇科植物贴梗海棠 *Chaenomeles speciosa*（Sweet）Nakai 的干燥近成熟果实。生用。

【性味归经】酸，温。归肝、脾经。

【功效】 舒筋活络，和胃化湿。

【应用】

1. 风湿痹证　本品能祛风湿，且长于舒筋，可用于寒湿痹证或湿热痹证，尤为治湿痹、筋脉拘挛之要药，亦常用于腰膝关节酸重疼痛。

2. 脚气水肿　本品温通，祛湿舒筋，为治脚气水肿常用药，常配祛湿、行气药。

3. 吐泻转筋　本品既能化湿和胃，又可舒筋而缓挛急，多用治湿阻中焦之腹痛吐泻转筋。偏寒者常配燥湿、散寒药；偏热者多与清热利湿药同用。

此外，本品尚可消食而用于消化不良；并能生津止渴，可治津伤口渴。

【用法用量】 煎服，6～9g。

【现代研究】 本品有抗炎、保肝、抑菌、镇痛、抗凝血、抗氧化、抗肿瘤、解痉、调节免疫、降血糖、降血脂、松弛胃肠道平滑肌等药理作用。

【使用注意】 胃酸过多者不宜服用。

（思考：木瓜为何主治痹证以筋脉拘急为主者？）

五加皮

《神农本草经》

为五加科植物细柱五加 *Acanthopanax gracilistylus* W. W. Smith 的根皮。生用。

【性味归经】 辛、苦，温。归肝、肾经。

【功效】 祛风湿，补肝肾，强筋骨，利水。

【应用】

1. 风湿痹证，筋骨痿软，小儿行迟　本品辛散苦燥，兼能温补，功善祛风除湿，并能补益肝肾、强健筋骨，对风寒湿痹无论虚实均可应用，尤宜于老人及久病体虚者。对于肝肾不足、筋骨痿软、小儿行迟诸证也甚相宜。可单用泡酒服，或与补肝肾、强筋骨、活血、通经络药同用。

2. 水肿，脚气　本品能利水而治水肿、小便不利，每与利水消肿药同用。亦有记载本品辛苦而温，能化痰、益精、祛风胜湿，属理脚之剂。

【用法用量】 煎服，5～10g；或酒浸、入丸散服。

【现代研究】 本品有抗炎、抗菌、镇痛、镇静、抗疲劳、抗应激、增强免疫功能、降血糖、促进性腺发育、抗肿瘤、抗诱变、抗溃疡、耐缺氧、抑制环氧化酶等药理作用。

（思考：五加皮治疗痹证的特点有哪些？）

二、化湿药

凡以化湿运脾为主要功效，常用于治疗湿阻中焦证的药物，称为化湿药。化湿药大多气味芳香，故习称芳香化湿药。

本类药物均有化湿运脾的功效，能消除湿浊，恢复脾胃运化功能，主要用于湿浊内阻、脾为湿困、运化失常所致的脘腹痞满、呕吐泛酸、大便溏薄、食少体倦、口甘多涎、舌苔白腻等。

药性多偏温，味多辛；部分药物味苦性温，能温燥除湿。主归脾胃经。

使用化湿药，应根据湿困的不同情况及兼证而进行适当的配伍。湿阻偏于寒湿者，可配伍温中祛寒药；湿热阻中证，常与清热燥湿之品同用；湿阻气滞者，常与行气药物同用；脾虚湿阻者，应配补气健脾药以培其本。此外，化湿药还常与淡渗利湿药配伍以提高疗效，正如陈无择云："治湿不利小便，非其治也。"本类药物大多含挥发油，作为散剂服用疗效较好，如入汤剂应后下，以免其挥发性有效成分逸失而降低疗效。因多属辛温香燥之品，易于伤阴耗气，故阴虚血燥及气虚者慎用。

广藿香

《名医别录》

为唇形科植物广藿香 *Pogostemon cablin*（Blanco）Benth. 的干燥地上部分。生用。

【性味归经】辛，微温。归脾、胃、肺经。

【功效】芳香化湿，和中止呕，发表解表。

【应用】

1. **湿阻中焦证** 本品气味芳香，为化湿要药。又因其性微温，故多用于湿浊中阻所致的脘腹痞闷、少食作呕、神疲体倦等症，常与燥湿、行气药配伍。

2. **呕吐** 本品既能化湿，又能和中止呕，为治呕吐之常用药。凡呕吐之证，无论寒热虚实皆可应用。因其功效主在化湿，故尤宜于湿浊中阻所致之呕吐。

3. **暑湿，湿温初起** 本品辛而芳香，性微温，外能散表邪，内能化湿浊，且辛散而不峻烈，微温而不燥热，为治暑月外感风寒、内伤生冷而致恶寒发热、头痛、脘腹痞闷、呕恶吐泻之要药，多配化湿、解表之品，如藿香正气散；若湿温初起，湿热并重，常与清热利湿药配伍，如甘露消毒丹。

【用法用量】煎服，3～10g。

【现代研究】本品有促进胃液分泌、增强消化能力、缓解胃肠平滑肌痉挛、镇吐、镇痛、抗菌、抗炎、解热、扩张血管、抗氧化、抗肿瘤等药理作用。

【使用注意】阴虚血燥者不宜用。

（思考：广藿香治疗呕吐的特点是什么？）

苍术

《神农本草经》

为菊科植物茅苍术 *Atractylodes lancea*（Thunb.）DC. 或北苍术 *Atractylodes chinensis*（DC.）Koidz. 的干燥根茎。生用、麸炒或米泔水炒用。

【性味归经】辛、苦，温。归脾、胃、肝经。

【功效】燥湿健脾，祛除风湿，明目。

【应用】

1. **湿阻中焦证** 本品辛香苦温，善燥湿浊、健脾胃。对湿阻中焦、脾失健运而致脘腹胀闷、呕恶食少、吐泻乏力、舌苔白腻等症最为适宜，为治疗湿阻中焦之要药。常与燥湿、和中、行气之品配伍，如平胃散。

2. **风湿痹证** 本品能祛风湿，因长于祛湿，故痹证湿胜者尤宜，多与祛风湿药配伍。

3. **风寒夹湿表证** 本品能祛肌表之风寒表邪，长于胜湿，故以风寒表证夹湿者最为适宜。

此外，本品能使脾胃健运、清阳上升，充养清窍而明目，用治夜盲，可单用或与羊肝、猪肝同食。

【用法用量】煎服，3～9g。

【现代研究】本品有促进胃肠运动、抗胃溃疡、镇静、镇痛、降血糖、降血压、抗菌、抗病毒、抗抑郁、抗缺氧、抗肿瘤、抗心律失常、利尿、抑制血小板聚集等药理作用。

【使用注意】阴虚内热，气虚多汗者忌用。

（**思考：**苍术为何为治疗湿阻中焦之要药？）

厚朴

《神农本草经》

为木兰科植物厚朴 *Magnolia officinalis* Rehd. et Wils. 或凹叶厚朴 *Magnolia officinalis* Rehd. et Wils. var. *biloba* Rehd. et Wils. 的干燥干皮、根皮及枝皮。姜炙用。

【性味归经】苦、辛，温。归脾、胃、肺、大肠经。

【功效】燥湿，行气，化痰，平喘。

【应用】

1. **湿阻中焦**　本品既能燥湿，又能行气，故为治湿阻、气滞胀满的要药，常与其他燥湿行气药配伍，以加强消除胀满之功。如平胃散。

2. **胃肠气滞**　本品为行气消胀要药，常与泻下攻积之品配伍以消积导滞。热结便秘者，宜以苦寒攻逐药物为主，辅以本品，以达峻下热结、消积导滞之效，如大承气汤，用其配大黄、芒硝、枳实。

3. **痰饮喘咳**　本品能燥湿化痰，下气平喘。可与化痰降气药配伍，用于痰饮阻肺、咳喘胸闷者，如苏子降气汤，以其与苏子、陈皮、半夏等同用。

此外，治疗七情郁滞，痰气互结，咽中如有物阻，咽之不下，吐之不出的梅核气，亦可用本品配伍半夏、茯苓、苏叶、生姜等化痰行气药，如半夏厚朴汤。

【用法用量】煎服，3～10g。

【现代研究】本品有抑制肠痉挛、抗菌、抗病毒、镇痛、抗胃溃疡、降血压、抗氧化、抑制血小板聚集、扩张血管、抗动脉粥样硬化、抗溶血、抗肿瘤、改善心功能、保肝、降脂等药理作用。

【使用注意】本品辛苦温燥，易耗气伤津，故气虚津亏者及孕妇慎用。

（**思考：**厚朴治疗湿阻中焦的特点是什么？）

三、利水渗湿药

凡以通利水道、渗泄水湿为主要功效，用于治疗水湿病证的药物，称为利水渗湿药。因本类药物能使小便畅通，尿量增多，故又称利尿药。

本类药物均具有渗利水湿、畅通小便的功效，故凡病因与湿邪有关者，如水湿内停所致的水肿、淋证、黄疸、泄泻、痰饮、带下、湿痹、湿温、暑温、湿疮、湿疹等证，均为利水渗湿药的适应证。

本类药物味多甘淡或苦，主归膀胱、小肠、肾、脾经，作用趋向偏于下行。

应用利湿药，须根据水湿停聚的病因、病位、兼证的不同，选用相应药物，并行适当配伍。湿热合邪者，配清热药；寒湿相并者，配温里祛寒药等。此外，气行则水行，故利湿药还常与行气药配伍，以提高疗效。

本类药物易耗伤津液，故对阴亏津少、肾虚遗精遗尿者，宜慎用或忌用。有较强通利作用的药物，孕妇慎用或忌用。

茯苓

《神农本草经》

为多孔菌科真菌茯苓 *Poria cocos*（Schw.）Wolf 的干燥菌核。生用。

【性味归经】 甘、淡，平。归脾、肾、心经。

【功效】 利水渗湿，健脾，宁心安神。

【应用】

1. 水肿，小便不利 本品药性平和，利水而不伤正气，为利水渗湿之要药。凡水肿胀满、小便不利，无论属寒属热、属虚属实，皆可应用，常与泽泻同用，以增强渗湿利水之功。并据证配伍其他药物，如治脾肾阳虚水肿的真武汤，用其配附子、生姜等。

2. 痰饮 本品善利湿健脾，使湿无所聚、痰无由生，并能宁心安神，尤宜于饮停于胸胁，症见胸胁胀满、目眩心悸、短气而咳等，常配温助阳气、健脾燥湿之品，如苓桂术甘汤，以之与桂枝、白术、甘草同用；治湿痰证，常配半夏、陈皮等，如二陈汤。治疗其他多种水湿病证亦常选用本品。

3. 脾虚证 本品具有健脾补虚的功效，但作用缓和，治疗脾虚诸证多作辅助药。

4. 心悸，失眠 本品有宁心安神的功效，用于心神不宁、心悸失眠，无论心脾不足或痰浊内阻均可应用。

【用法用量】 煎服，10～15g。

【现代研究】 本品具有利尿、镇静、抗肿瘤、降血糖、增加心肌收缩力、增强免疫功能、保肝、抗衰老、改善记忆、抗白血病等药理作用。

【使用注意】 虚寒精滑者慎服。

（**思考：**茯苓的药性特点是什么？）

薏苡仁

《神农本草经》

为禾本科植物薏苡 *Coix lacryma－jobi* L. var. *ma－yuen*（Roman.）Stapf 的干燥成熟种仁。生用或炒用。

【性味归经】 甘、淡，凉。归脾、胃、肺经。

【功效】 利水渗湿，健脾止泻，除痹，清热排脓。

【应用】

1. 水肿、小便不利、脚气 本品淡渗利湿，并能健脾，用于脾虚湿盛之水肿、小便不利、脚气等证，可起到标本兼顾之效。

2. 脾虚泄泻 本品既能健脾，又能利湿止泻，尤宜于脾虚湿盛之泄泻，但因其补益之力和缓，故常与其他补气健脾之品同用，如参苓白术散中配伍人参、茯苓、白术等。

3. 痹证　本品亦能利湿除痹痛，故湿痹而筋脉挛急疼痛者多用之。因其能清热而利湿，故又常与清热除湿之品同用，以治湿热痹证。

4. 肺痈、肠痈　本品能清热排脓，常与排脓活血之品同用以治肺痈、肠痈。如治肺痈胸痛、咳吐腥臭脓痰之苇茎汤；治肠痈已成脓的薏苡附子败酱散。

【用法用量】煎服，9～30g。清利湿热宜生用，健脾止泻宜炒用。本品力缓，用量宜大。

【现代研究】本品有抗肿瘤、降血糖、降血压、降血脂、抗菌、解热、镇痛、镇静、抗氧化、免疫调节等药理作用。

【使用注意】津液不足者慎用。

（**思考：**薏苡仁可治疗何种内痈？）

泽泻

《神农本草经》

为泽泻科植物东方泽泻 *Alisma orientalis*（Sam.）Juzep. 或泽泻 Alisma plantago－aquatica Linn. 的干燥块茎。切片，晒干，生用、麸炒或盐水炒用。

【性味归经】甘、淡，寒。归肾、膀胱经。

【功效】利水渗湿，泄热。

【应用】

1. 水肿、小便不利　本品利水作用较茯苓强，但无补益之功，常与茯苓、猪苓相须为用，用于水肿、小便不利。

2. 痰饮　本品能渗利水湿，行痰饮，常用于痰饮停聚、清阳不升之头目昏眩，可与利湿或燥湿之品同用。

3. 淋证、泄泻　本品既能渗利水湿，又能清膀胱之热，故尤宜于下焦湿热者。治湿热淋证、小便短赤、淋沥涩痛，常与木通、车前子等同用以增强清热通淋之功。本品能利小便而实大便，故对湿盛泄泻尤宜，亦可用于湿热泄泻。

【用法用量】煎服，6～10g。

【现代研究】本品有利尿、降血脂、降血糖、降血压、保肝、抗脂肪肝、抗变态反应、抗炎、抗动脉粥样硬化、调节免疫力等药理作用。

【使用注意】本品性寒通利，肾虚精滑无湿热者忌用。

（**思考：**泽泻为何主治下焦湿热证？）

车前子

《神农本草经》

为车前科植物车前 *Plantago asiatica* L. 或平车前 *Plantago depressa* Willd. 的成熟种子。生用或盐水炙用。

【性味归经】甘，寒。归肾、肝、肺、小肠经。

【功效】清热利水通淋，渗湿止泻，明目，祛痰。

【应用】

1. 淋证、水肿 本品甘寒，能利水并能清下焦湿热，适用于湿热淋证及水肿。湿热下注膀胱症见小便淋沥涩痛者，可单用本品研末吞服，亦可配伍清热利湿药，以增强利尿通淋的功效，如八正散。又常配伍白茅根以治疗血淋、砂淋、膏淋等。对于水湿停滞之水肿、小便不利，可与茯苓、泽泻等同用。

2. 泄泻 本品能渗湿止泻，可利小便以实大便，适宜于湿胜之泄泻。轻者可单用本品研末吞服；若脾虚湿胜之泄泻，则须与健脾药同用；若夏季外感于寒，内伤于湿而致暑湿泄泻，则应与化湿、利湿药配伍。

3. 目赤肿痛、目暗昏花、翳障 本品具有清肝明目之功，为治疗目疾之常用药。治肝火上炎的目赤肿痛，多与菊花、决明子等同用；治肝肾阴亏症见两目昏花者，则须配益肾养肝明目之品。

4. 痰热咳嗽 本品能清肺化痰止咳，对肺热咳嗽痰多黄稠者尤为适宜，多与清肺化痰药同用。

【用法用量】 煎服，9～15g；包煎。

【现代研究】 本品有利尿、预防肾结石形成、祛痰、止咳、保肝、抗肿瘤、降血脂、降血糖、抗血栓、缓泻、明目、抗氧化、抗衰老等药理作用。

【使用注意】 孕妇及肾虚遗精滑精者慎用。

（**思考：**车前子的止泻特点是什么？）

滑 石

《神农本草经》

为硅酸盐类矿物滑石族滑石，主含含水硅酸镁[$Mg_3(Si_4O_{10})(OH)_2$]。研粉或水飞用。

【性味归经】 甘、淡，寒。归膀胱、肺、胃经。

【功效】 利尿通淋，清热解暑，外用收湿敛疮。

【应用】

1. 淋证 本品性寒滑利，善清膀胱湿热而通利水道，为治湿热淋证常用药，常与车前子、木通等利尿通淋药同用，如八正散。

2. 暑湿、湿温 本品能清解暑湿，是治暑湿、湿温之常用药。治暑热烦渴、小便短赤，可与甘草同用，如六一散；治湿温初起及暑温夹湿者，宜与薏苡仁、白蔻仁、杏仁等化湿宣通肺气之品配伍，如三仁汤。

3. 湿疮、湿疹、痱子 本品外用能清热祛湿，敛疮止痒。治湿疮、湿疹，可单用或与枯矾、黄柏等为末，撒布患处；治痱子，可与薄荷、甘草等配合制成痱子粉外用。

【用法用量】 煎服，10～20g；先煎。外用适量。

【现代研究】 本品有止泻、镇吐、保护胃肠黏膜、保护创面、吸收分泌物、促进结痂、抗病原微生物、利尿等药理作用。

【使用注意】 脾虚、热病伤津及孕妇慎用。

（**思考：**临床如何运用滑石的清热解暑功效？）

茵陈

《神农本草经》

为菊科植物滨蒿 *Artemisia scoparia* Waldst. et Kit. 或茵陈蒿 *Artemisia capillaris* Thunb. 的干燥地上部分。生用。

【性味归经】 苦、辛，微寒。归肝、胆、脾、胃经。

【功效】 清热利湿，利胆退黄。

【应用】

1. 黄疸 本品善清热利湿、退黄，为治黄疸之要药。其性微寒，湿热之阳黄适宜，寒湿之阴黄亦可配伍而用之。治黄疸属湿热郁蒸，症见发热、黄色鲜明、小便短赤之阳黄，宜与栀子、大黄配伍，增强清热利湿之功，如茵陈蒿汤；治湿邪偏重者，可与茯苓、泽泻等利湿药同用；治寒湿郁滞之阴黄，则应与附子、干姜等温里之品配用，以温化寒湿。

2. 湿疮、湿疹瘙痒 本品既能利湿，又能清热解毒，故可用于湿热蕴结之疮疹瘙痒，常与清热、燥湿、祛风药配伍。

【用法用量】 煎服，6～15g。外用适量，煎汤熏洗。

【现代研究】 本品有显著的利胆、解热、保肝、强心、抗抑郁、抗菌、抗炎、解热、抗肿瘤、降压、抗血小板聚集等药理作用。

【使用注意】 蓄血发黄或血虚萎黄者慎用。

（**思考：** 茵陈如何配伍应用治疗黄疸？）

金钱草

《本草纲目拾遗》

为报春花科植物过路黄 *Lysimachia christinae* Hance 的干燥全草。生用。

【性味归经】 甘、咸，微寒。归肝、胆、肾、膀胱经。

【功效】 利湿退黄，利尿通淋，解毒消肿。

【应用】

1. 湿热黄疸 本品能清肝胆湿热而退黄，多用于湿热黄疸，常与茵陈、栀子等同用，以增强清利肝胆湿热之力。亦为治疗肝胆结石之要药。

2. 石淋、热淋 本品能清热利湿，利尿通淋，治石淋与热淋多用。因其善消结石，尤善治石淋，为治疗石淋之要药。治石淋，单用大剂量煎汤服或代茶饮即可取效，复方则多配伍其他利水消石药物，其效更佳。

3. 痈肿疔疮、毒蛇咬伤 本品有清热解毒消肿之效，可用于热毒所致恶疮肿毒以及毒蛇咬伤等证。可用鲜品捣汁内服并捣烂外敷，或与蒲公英、野菊花等同用，以加强清热解毒功效。

【用法用量】 煎服，15～60g；鲜品加倍。外用适量。

【现代研究】 本品有明显促进胆汁分泌、利胆、排石、抗菌、抗炎、镇痛、抑制血小板聚集、增加冠状动脉流量等药理作用。

（**思考：** 金钱草治疗石淋的特点是什么？）

其他祛湿药见表 8－4。

表 8-4　其他祛湿药

分类	药名	主要性能	功效	主治
祛风湿药	蕲蛇	甘、咸，温。有毒。归肝经	祛风，通络，止痉	风湿顽痹，中风半身不遂，小儿惊风，破伤风，麻风，疥癣等
	川乌	辛、苦，热。有大毒。归心、肝、肾、脾经	祛风湿，散寒止痛	风寒湿痹，心腹冷痛，寒疝疼痛，跌打损伤
	桑寄生	苦、甘，平。归肝、肾经	祛风湿，补肝肾，强筋骨，安胎	风湿痹证日久筋骨痿软，胎动不安
化湿药	砂仁	辛，温。归脾、胃经	化湿行气，温中止呕，止泻，安胎	脾胃湿阻气滞证，脾胃虚寒吐泻，胎动不安
	豆蔻	辛，温。归脾、胃、肺经	化湿行气，温中止呕	脾胃湿阻气滞证，湿温初起，呕吐
利水渗湿药	海金沙	甘、淡，寒。归膀胱、小肠经	利水渗湿，排石	淋证，结石
	萆薢	苦，平。归肾、胃经	利水渗湿，祛风湿	膏淋，带下，风湿痹证

重点小结

药名	相同点	不同点
独活	祛风湿，止痹痛	以下半身风寒湿痹证为宜；又解表，用于外感风寒夹湿者
威灵仙		以风邪偏盛之拘挛掣痛为宜；消骨鲠，用于诸骨鲠喉
秦艽	祛风湿、清热	尚可退虚热，清湿热，用于阴虚发热及湿热黄疸
防己		尚可利水消肿，用于湿热壅盛之水肿
木瓜	舒筋活络，化湿和中	吐泻转筋，脚气肿痛
五加皮	祛风湿，补肝肾，强筋骨	风湿日久而肝肾不足者
苍术	燥湿	长于健脾；尚可祛风湿，明目，用于风寒湿痹证
厚朴		长于行气，用于中焦湿阻兼气滞胀满；尚可平喘，用于咳喘痰多
广藿香	化湿，解表，解暑	湿阻中焦，脾胃湿浊呕吐，暑湿
茯苓	利水渗湿,健脾	为利水渗湿要药；尚可宁心安神，用于心悸失眠
薏苡仁		长于止泻，用于脾虚泄泻；尚可除痹，清热排脓，用于痹证，肺痈，肠痈
泽泻	利水渗湿,泄热	用于水肿，痰饮，淋证
车前子	利湿通淋	善渗湿止泻，用于湿盛之水泻；尚可清肝明目，清肺化痰，用于肝火目赤，肺热咳嗽
滑石		善清热解暑，用于暑热烦渴；尚可收湿敛疮，用于湿疹，湿疮
茵陈	利胆退黄	功专清利肝胆湿热而善退黄疸
金钱草		善利尿通淋而排石，为治热淋、石淋要药；尚可解毒消肿，用于痈疮肿毒

学习方法

本节药物实质上是将能祛除体内湿邪的药物进行归纳，即为祛风湿药、化湿药、利水渗湿药的综合，但本质上是不同的。祛风湿药应结合药物辛能发散、苦燥湿邪的特点，理解药物的功效主治，并结合该类药物性能寒热及病证特点，理解祛风湿药的治疗特点。化湿药应结合药物辛而芳香、药性温燥的特点，理解化湿药的性能功用。利水渗湿药应结合药物甘淡、渗利水湿的特点，理解利水渗湿药的性能功用。各类药物以功效为核心，采取归纳、比较等法，掌握功效共性，并着重记忆重点中药的性能功效之个性。如比较独活和威灵仙、苍术和厚朴、茵陈和金钱草等。注意有毒及烈性中药的使用。

第五节　温里药

扫码"学一学"

学习目标

掌握　1. 温里药的功效、适应证、配伍应用和使用注意。

2. 附子、干姜、肉桂的性味归经、功效应用、特殊用法及使用注意。

熟悉　吴茱萸的功效应用。

凡以温里祛寒为主要功效，用于治疗里寒证的药物，称为温里药。

本类药物具有温里祛寒的功效，主治外寒直中脏腑、经络，或阳气不足、阴寒内生所致的里虚寒证，亦可治疗里寒实证。寒邪致病，易致经络凝滞不通而致痛，故温里药多有温里止痛之效。个别药物尚能回阳救逆，用治亡阳厥逆症见畏寒倦卧、汗出神疲、四肢厥逆、脉微欲绝等。

本类药物均为温热之品，多为辛味。主归脾、胃经，有的兼入肝、肾、心、肺等经。使用温里药应根据不同证候行适当配伍。阴寒凝滞易使气滞血瘀，故常配行气活血之品以疏理气机、通畅血行；寒为阴邪，易伤阳气，故里寒证兼正气虚弱者较多，如脾胃虚寒、肾阳不足、心阳亏虚、亡阳气脱等，故常与补虚药配合；阳虚而水湿停留者，可配利水渗湿药；虚寒泻痢滑脱不禁者，可配收涩药。温里药辛热而燥，使用不当易助火伤阴，故热证、阴虚证忌用。部分药物孕妇慎用。附子等有毒之品应注意炮制、用法、用量，以保证用药安全。

附子

《神农本草经》

为毛茛科植物乌头 *Aconitum carmichaeli* Debx. 的子根加工品，加工炮制为盐附子、黑附片（黑顺片）、白附片、淡附片、炮附片等。

【性味归经】 辛、甘，大热。有毒。归心、肾、脾经。

【功效】回阳救逆，补火助阳，散寒止痛。

【应用】

1. 亡阳证　本品秉性纯阳，辛甘大热，走而不守，能助心阳以复脉，补命门之火以挽散失之元阳，并能散寒，以利阳气之恢复，故为“回阳救逆第一品”。用治久病伤阳，寒邪内犯或大汗、大吐、大泻所致亡阳证而症见大汗淋漓、四肢厥冷、脉微欲绝者，需与回阳之药配伍，如四逆汤，以本品与干姜同用。治亡阳兼气脱者，需与大补元气之药配伍，以奏回阳救逆、补气固脱之效，如参附汤，以本品与人参同用。

2. 阳虚证　本品辛甘大热，有峻补元阳之效，并能上助心阳、中温脾阳、下补肾阳，凡肾、脾、心诸脏阳气衰弱者均可用之。用治肾阳不足、命门火衰所致的阳痿滑精、宫寒不孕、腰膝冷痛、夜尿频多者，需与温肾助阳之品配伍，以增加疗效。用治脾肾阳虚、寒湿内盛所致的脘腹冷痛、大便溏泄者，可与补脾益气、温中散寒之品同用。用治脾肾阳虚、水气内停所致的小便不利、肢体浮肿者，常与健脾益气、利水消肿之品配伍。用治心阳衰弱，心悸气短、胸痹心痛者，可配伍温阳益气宽胸之品，以温通心阳。用治阳虚外感者，常与助阳解表药物同用。

3. 寒凝疼痛　本品能温通经络，逐经络中风寒湿邪，并有较强的止痛作用，凡寒凝疼痛者均可用之，尤善治寒痹痛剧。

【用法用量】煎服，3～15g。本品有毒，先煎0.5～1小时，至口尝无麻辣感为度。

【现代研究】本品有强心、抗休克、抗心律失常、抗心肌缺血、抗凝、抗炎、镇痛、镇静、降血糖、抗肿瘤、抗衰老等药理作用。

【使用注意】本品辛热燥烈，易伤阴动火，故热证、阴虚阳亢及孕妇忌用。不宜与半夏、瓜蒌、瓜蒌子、瓜蒌皮、天花粉、贝母、白蔹、白及同用。内服须炮制。若内服过量，或炮制、煎煮方法不当，易引起中毒。

（思考：附子的药性特点有哪些？）

干姜

《神农本草经》

为姜科植物姜 *Zingiber officinale* Rosc. 的干燥根茎。生用。

【性味归经】辛，热。归脾、胃、肾、心、肺经。

【功效】温中散寒，回阳通脉，温肺化饮。

【应用】

1. 脾胃寒证　本品性热，能走能守，可温中祛寒，且主入脾胃，为温暖中焦之主药。对于脾胃寒证，无论是外寒内侵的实寒证，还是阳气不足、寒从内生的虚寒证均可使用。用治寒邪直中所致的腹痛，可单用本品，亦可与温中散寒药物配伍，以增强散寒止痛的作用。用治胃寒呕吐，常与温中降逆止呕药物配伍，以增加散寒止呕之效。若治脾胃虚寒、脘腹冷痛、食欲不振、呕吐泄泻，常与补脾益气药物配伍，以健运脾胃功能，如理中丸，即以本品与人参、白术等同用。

2. 亡阳证　本品有回阳通脉的功效，用治心肾阳虚、阴寒内盛所致的亡阳厥逆、脉微欲绝者，每与附子相须为用，二者可协同增效，还可减附子之毒，如四逆汤。

3. 寒饮喘咳　本品辛热，入肺、脾经，上能温肺散寒以化饮，中能温脾运水以化痰。

用治寒饮喘咳、形寒背冷、痰多清稀之证，常与温肺化饮、止咳平喘药物配伍，以增其疗效，如小青龙汤，以本品与细辛、五味子、麻黄等同用。

【用法用量】煎服，3～10g。

【现代研究】本品有镇静、镇痛、抗炎、止呕、利胆、抗溃疡、抗心律失常、抑制血小板聚集、降血脂、保护胃黏膜、抗氧化、抗缺氧等药理作用。

【使用注意】本品辛热燥烈，阴虚内热、血热妄行者忌用。

（**思考**：附子与干姜功能主治的异同点是什么？）

肉桂

《神农本草经》

为樟科植物肉桂 *Cinnamomum cassia* Presl 的干燥树皮。生用。

【性味归经】辛、甘，大热。归肾、脾、心、肝经。

【功效】补火助阳，散寒止痛，温经通脉，引火归原。

【应用】

1. **阳虚证**　本品辛甘大热，有类似附子温补肾阳、温运脾阳和温助心阳的作用，为补火助阳之要药，可用于肾、脾、心等多种阳虚证。

2. **寒凝疼痛证**　本品辛热，能散寒止痛，可用于脘腹冷痛、胸痹心痛、寒疝腹痛、风寒湿痹，或寒邪偏甚的痛痹等多种寒凝疼痛证。

3. **寒凝血瘀证**　本品能温通血脉，促进血行，消散瘀滞，常与活血药配伍，用于寒邪凝滞的瘀血证。如妇人产后瘀血阻滞、恶露不尽、腹痛不止；寒凝血滞导致的月经不畅或闭经；气滞血瘀所致的癥瘕积聚；跌打损伤后受寒、瘀肿疼痛等皆可配伍相应药物使用。

此外，久病体虚气血不足者，在补气益血方中加入少量肉桂，能获鼓舞气血生长之效。

【用法用量】煎服，1～5g；宜后下或焗服。研末冲服，每次1～2g。

【现代研究】本品有扩张血管、促进血液循环、促进肠运动、缓解胃肠痉挛、降血压、增强冠状动脉及脑血流量、抗血小板聚集、镇痛、镇静、解热、抗惊厥、增强免疫力、抗肿瘤、抗氧化、保护神经、杀虫等药理作用。

【使用注意】有出血倾向及孕妇忌用。不宜与赤石脂同用。

（**思考**：肉桂的主治特点有哪些？）

吴茱萸

《神农本草经》

为芸香科植物吴茱萸 *Evodia rutaecarpa*（Juss.）Benth.、石虎 *Evodia rutaecarpa*（Juss.）Benth. var. *offcinalis*（Dode）Huang 或疏毛吴茱萸 *Evodia rutaecarpa*（Juss.）Benth. var. *bodinieri*（Dode）Huan 的近成熟果实。生用，或用甘草汤炙过用。

【性味归经】辛、苦，热。有小毒。归肝、脾、胃、肾经。

【功效】散寒止痛，降逆止呕，助阳止泻。

【应用】

1. **寒凝疼痛证**　本品性热，善入肝经，能温肝寒、疏肝气，并能止痛，为治肝寒气滞诸痛之主药。治厥阴头痛、干呕、吐涎沫、苔白脉迟等，常与温中降逆药物如生姜等配伍。治寒疝腹痛，常与温经散寒、行气止痛的药物配伍。治冲任虚寒、瘀血阻滞之痛经，常与温经散寒、活血养血的药物配伍。

2. 胃寒呕吐、寒湿泄泻 本品能散寒止痛，兼能止呕、制酸，其味苦又可燥湿。不仅能治肝之病，亦可疗脾肾之疾。用治胃寒腹痛，呕吐不止，常与温中散寒、降逆止呕的药物配伍，以增强散寒止呕作用。用治肝郁化火、肝胃不和所致的胁痛口苦、呕吐吞酸，常与清热燥湿之黄连等药物配伍，如左金丸。用治脾肾阳虚、五更泄泻，多与温补脾肾、涩肠止泻的药物配伍，如四神丸。

此外，本品外用有燥湿止痒作用。治湿疹、湿疮，可单用或与收湿止痒药物配伍。

【用法用量】煎服，2～5g。外用适量。

【现代研究】本品有抗胃溃疡、缓解胃肠痉挛、镇痛、抗菌、抗炎、止呕、抑制血小板聚集、抗血栓、抗肿瘤、抗抑郁、降血压、收缩气管平滑肌等药理作用。

【使用注意】本品辛热燥烈，阴虚有热者忌用。

（**思考：**吴茱萸对肝经有哪些治疗作用?）

其他温里药见表8－5。

表8－5　其他温里药

药名	主要性能	功效	主治
小茴香	辛，温。归肝、肾、脾、胃经	散寒止痛，理气和胃	寒疝疼痛，痛经，中焦寒凝气滞证
花椒	辛，热。归脾、胃经	温中止痛，杀虫止痒	胃寒腹痛，虫积腹痛，湿疹，阴痒

重点小结

药名	相同点	不同点
附子	回阳，温中散寒	回阳救逆之力较强，为其要药；又善补火助阳，散寒止痛，用于阳虚证，寒湿痹证；主治中下焦的寒证
干姜	回阳，温中散寒	温中之力较强，为其要药；又善温肺化饮，用于肺寒停饮之喘咳；主治上中焦的寒证
肉桂	补火助阳之力强，尤宜于下元虚冷；尚可散寒止痛，温经通脉，用于寒凝疼痛，寒凝血瘀	
吴茱萸	善散肝经寒邪而暖肝止痛，用于寒疝腹痛；善温中散寒，用于脾胃寒证；可疏肝下气降逆，善治厥阴头痛；尚可助阳止泻，用于脾肾阳虚之五更泄泻	

学习方法

结合温里药药性辛散温通的特点，理解其温里祛寒的功效，并延伸其主治病证。应以功效为核心，采取归纳、比较等法，掌握功效共性，并着重记忆重点中药的性能功效之个性。如比较附子和干姜等。对有毒性或有特殊用法及使用注意的药物，应加以注意。

扫码“学一学”

第六节　理气药

学习目标

掌握　1. 理气药的功效、适应证、配伍应用和使用注意。

2. 陈皮、枳实、香附的性味归经、功效应用、特殊用法及使用注意。

熟悉　木香、薤白的功效应用。

凡以疏理气机为主要功效，用于治疗气滞或气逆证的药物，称为理气药。其中，主要能行散滞气，治疗气滞证的药物，称为行气药。行气作用较峻者，习称破气药。

本类药物均有行气作用，可用于气滞证。如脾胃气滞证症见脘腹胀痛、嗳气吞酸、恶心呕吐、腹泻或便秘等；肝郁气滞证症见胁肋胀痛、乳房胀痛、月经不调等；肺气壅滞证症见胸闷胸痛、咳嗽气喘等。

本类药物性味多辛苦温而芳香，主归脾、胃、肝、肺经。

使用本类药物时，必须针对病情，选择恰当的药物，并采用适宜的配伍。兼寒者，宜配伍温里药或发散风寒药；兼热者，宜配伍清热药；兼虚者，宜配伍补气健脾药或养血柔肝药；兼食积者，宜配伍消食药等。

本类药物大多辛温香燥，易耗气伤阴，故热证及气津不足者慎用。此外，多数药物为芳香之品，入汤剂一般不宜久煎。

陈皮

《神农本草经》

为芸香科植物橘 *Citrus reticulata* Blanco 及其栽培变种的干燥成熟果皮。生用。

【性味归经】辛、苦，温。归脾、肺经。

【功效】理气健脾，燥湿化痰。

【应用】

1. 脾胃气滞证　本品辛行温通，长于行脾胃之气，有行气止痛、健脾和中之功，作用温和，凡脾胃气滞之证皆可选用。因其苦温而燥，兼能降逆止呕，故寒湿阻中之气滞兼有呕恶者最为适宜。治脾胃气滞、脘腹胀满、痞闷疼痛，可单用，也可与理气调中药配伍，以增其效。治湿浊阻中、脾胃气滞、脘腹胀满、呕恶泄泻，常与化湿行气药配伍，如平胃散，以之与苍术、厚朴等药同用。治食积气滞、脘腹胀痛、食欲不振者，常与消食药同用，如保和丸，其与山楂、神曲等药同用。

2. 湿痰、寒痰咳嗽　本品辛散温通，能行能降，既能燥湿化痰，又能宣降肺气。适用于湿痰、寒痰咳嗽之证。治湿痰壅滞、咳嗽痰多、胸闷呕恶，宜与半夏等燥湿化痰药配伍，如二陈汤；治寒痰咳嗽、痰多清稀、胸闷喜唾，常与温肺、化痰药配伍。

【用法用量】煎服，3～10g。

【现代研究】本品有直接抑制胃及肠运动、祛痰、平喘、降低毛细血管通透性、抗血栓、保肝、利胆、降血脂、强心、扩张冠状动脉、抗氧化等药理作用。

（思考：陈皮偏于治疗何种气滞证？）

枳实

《神农本草经》

为芸香科植物酸橙 *Citrus aurantium* L. 及其栽培变种或甜橙 *Citrus Sinensis* Osbeck 的干燥幼果。生用或麸炒用。

【性味归经】辛、苦，微寒。归脾、胃经。

【功效】破气消痞，化痰消积。

【应用】

1. **胃肠气滞证** 本品善行中焦之气，作用较为猛烈，能破气散结、消除痞满，为破气消痞之要药。凡气滞脘腹痞满者，不论寒热虚实均可配伍使用。治饮食积滞、脘腹痞满胀痛、嗳腐气臭，常与消食药配伍。治脾胃虚弱、运化无力、食后脘腹痞满作胀，宜与补气健脾药配伍。治热结便秘、腹部胀满痞痛，则与清热泻下药配伍，如大承气汤，其与大黄、芒硝等药同用。治湿热积滞、腹部痞满、大便不通或泻痢后重，宜配伍黄连、大黄等清泄湿热药。

2. **胸痹、结胸、咳嗽痰多、胸中痞胀** 本品能行气化痰以消痞，破气除满而止痛。治胸阳不振、痰阻胸痹之胸中满闷、疼痛，宜与温阳化浊、化痰宽胸之品配伍，如枳实薤白桂枝汤。治痰热结胸、胸脘痞闷疼痛，宜与清热、化痰药配伍。治痰涎壅盛、胸痛痞塞、咳嗽痰多，宜与燥湿化痰、行气散结药同用。

此外，本品尚可用治胃扩张、胃下垂、子宫脱垂、脱肛等脏器下垂之证。多与补气、升阳药配伍，以增强升提之效。

【用法用量】煎服，3～10g。炒后药性较平和。

【现代研究】本品有兴奋或抑制胃肠及子宫平滑肌、升压、抗氧化、抗血栓、降血糖、保肝、利胆、抗溃疡、镇痛、强心、抗过敏、抗焦虑、促进脂质代谢等药理作用。

【使用注意】孕妇慎用。

（思考：枳实的升降浮沉特点是什么？）

薤白

《神农本草经》

为百合科植物小根蒜 *Allium macrostemon* Bge. 或薤 *Allium chinense*G. Don 的干燥鳞茎。生用。

【性味归经】辛、苦，温。归肺、心、胃、大肠经。

【功效】通阳散结，行气导滞。

【应用】

1. **胸痹证** 本品辛散温通，散阴寒之凝滞，行胸阳之壅结，为治胸痹之要药。治寒痰阻滞、胸阳不振之胸痛胸闷，常与行气宽胸、化痰散结、温通心阳之品配伍，如瓜蒌薤白白酒汤、瓜蒌薤白半夏汤、枳实薤白桂枝汤。若治痰瘀胸痹，常与行气宽胸、活血祛瘀药配伍。

2. **脘腹胀满，泻痢后重** 本品有行气导滞、消胀止痛之功，可用于胃寒气滞之脘腹痞满胀痛或湿热内蕴、胃肠气滞、泻痢里急后重等症。

【用法用量】煎服，5～10g。

【现代研究】本品有抗血小板凝集、减少动脉脂质斑块、抑制内皮细胞凋亡、抗氧化、降血脂、抗心肌缺血缺氧、增强免疫力、抗菌、抗炎、抗肿瘤等药理作用。

（**思考：**薤白善于通行哪个部位的阳气？）

木香

《神农本草经》

为菊科植物木香 *Aucklandia lappa*Decne. 的干燥根。生用或煨用。

【性味归经】辛、苦，温。归脾、胃、大肠、三焦、胆经。

【功效】行气止痛。

【应用】

1. 脾胃气滞证，大肠气滞、泻痢后重　本品芳香宣通，偏于行气，具有良好的行气止痛之功，为治脾胃气滞、脘腹胀痛之要药；亦善行大肠之气，使肠道气机通畅，而使大便通调，后重自除。可用治湿热壅滞、肠中气机不畅、泻痢、里急后重，常与清热燥湿药黄连同用，如香连丸。如治湿热互结，或食积气滞之脘腹胀满、大便秘结，或泻而不爽，则与泻下药配伍。

2. 肝胆气滞证　本品可入肝胆两经，能疏利肝胆、行气止痛，可用于湿热郁蒸、脾运失常、肝失疏泄、胆失调达、气机阻滞所致之胁肋胀满疼痛、口苦、黄疸等。

【用法用量】煎服，3～6g。生用行气力强，煨用行气力缓而多用于泄泻。

【现代研究】本品有调节胃肠运动、抗溃疡、抗炎、保肝、利胆、抗菌、升压、强心、利尿、降血脂、抗血栓、抗氧化等作用。

【使用注意】阴虚火旺者慎用。

（**思考：**木香的作用特点是什么？）

香附

《名医别录》

为莎草科植物莎草 *Cyperus rotundus* L. 的干燥根茎。生用，或醋炙用。

【性味归经】辛、微苦，平。归肝、脾、三焦经。

【功效】疏肝理气，调经止痛。

【应用】

1. 肝郁气滞证　本品主入肝经气分，芳香辛行，善散肝气之郁结，味苦疏泄以平肝气之横逆，为疏肝解郁、行气止痛之要药，故被誉为“气病之总司”。可用治肝气郁结，精神抑郁，胁肋胀痛；或寒凝气滞，肝郁犯胃，胃脘疼痛；或肝经寒凝气滞之疝气腹痛。

2. 月经不调、痛经、乳房胀痛　本品辛香气浓，为血中之气药，善走能降，不寒不热，为妇科理气调经止痛之要药，故被誉为“女科之主帅”。其作用在于行气解郁，气行则郁解，气通则痛止，气顺则血和，故常用于肝郁气滞之月经不调、痛经、乳房胀痛。

【用法用量】煎服，6～10g。醋炙止痛力量增强。

【现代研究】 本品有利胆、保肝、松弛子宫及胃肠平滑肌、强心、抗菌、解热、消炎、抗过敏、降血糖、抗肿瘤、抗抑郁等药理作用。

（**思考：** 香附为何被誉为“气病之总司，女科之主帅”？）

其他行气药见表8－6。

表8－6　其他行气药

药名	主要性能	功效	主治
青皮	辛，温。归肝、胆、脾、胃经	行气疏肝，破气消积	肝气郁滞证，气滞腹痛，食积腹痛，癥瘕痞块
乌药	辛，温。归脾、肝、肾、膀胱经	行气止痛，温肾散寒	寒凝气滞之胸腹诸痛证，寒疝疼痛，虚寒性尿频，遗尿
川楝子	苦，寒。有小毒。归肝、胃、小肠、膀胱经	行气止痛，驱蛔虫，外用杀虫止痒	气滞疼痛证，蛔虫腹痛，头癣
柿蒂	苦，平。归胃经	降气止呃	呃逆证

重点小结

药名	相同点	不同点
枳实	肠胃气滞，胸痹	长于破气化痰除痞，用于痰浊阻滞之胸脘痞满
薤白		长于宣通胸中阳气，为治胸痹要药
木香	理气止痛	善调脾胃气滞，为行气止痛要药；煨后长于止泻
香附		善疏肝郁气滞，长于调经止痛，为妇科调经之要药
陈皮	主理脾肺气滞，长于理气健脾，兼以燥湿化痰，用于脾胃气滞及痰湿壅滞	

学习方法

结合理气药辛香苦燥的药性特点，理解其疏畅气机的功效，并延伸其主治。以功效为核心，采取归纳、比较等法，掌握功效共性，并着重记忆重点中药的性能功效之个性。如比较枳实和厚朴、木香和香附等。对有毒性或有特殊用法及使用注意的药物，应加以注意。

扫码“学一学”

第七节　止血药

学习目标

掌握　1. 止血药的分类、功效、适应证、配伍应用和使用注意。

2. 小蓟、三七、白及、艾叶的分类归属、性味归经、功效应用、特殊用法及使用注意。

熟悉　地榆、仙鹤草的分类归属、功效应用。

了解　槐花的分类归属、功效特点。

凡以制止体内外出血为主要功效，常用于治疗各种出血病证的药物，称为止血药。

本类药物都具有止血的功效，适用于血液不循经脉运行而溢出脉外所致的各种出血病证，如人体上部出血之咯血、衄血、吐血，下部出血之便血、尿血、崩漏，皮下出血之紫癜，以及外伤出血等。根据止血药兼有作用的不同，一般将其分为凉血止血药、化瘀止血药、收敛止血药与温经止血药四类。

本类药物药性有寒、温、散、敛之异。主归心、肝、脾经，尤以归心、肝二经者为多。

应用本类药物，应根据出血的不同原因选择适宜的药物。如血热妄行，宜选用偏苦寒的凉血止血药；虚寒性出血，则首先考虑偏辛温的温经止血药。此外，止血药虽以止血为先，也须注意消除出血病因，才能标本兼顾。临床应用时，根据前贤“下血必升举，吐衄必降气”的用药经验，对于便血、崩漏等下部出血病证，可适当配伍升举之品；对于衄血、吐血等上部出血病证，适当配伍降气之品，则能提高疗效。

运用止血药必须始终注意“止血不留瘀”。凉血止血药和收敛止血药易凉遏留瘀，故出血兼有瘀滞者不宜单独使用，在大剂量使用时，可适当配伍活血之品以防血止而留瘀。出血过多、气随血脱者，若单用止血药恐缓不济急，当急投大补元气之药，以益气固脱。

止血药多炒炭用，以增强其吸附、收敛止血的作用，故《本草纲目》有“烧炭诸黑药皆能止血”的说法。但也有一些止血药炒炭后，止血作用并不增强，反而降低，故应从临床实际应用出发，不可一概而论。

一、凉血止血药

凉血止血药性寒凉，既能止血，又能清热凉血，以治疗血热妄行所致的出血证见长。但其清热作用不强，在治疗血热出血病证时，常需与其他清热凉血药物同用。

在止血药中，凉血止血药最为常用。因其性寒凉，原则上不宜用于虚寒性出血。又因其寒凉之性易于凉遏留瘀，故不宜过量久服。

小蓟

《名医别录》

为菊科植物刺儿菜 *Cirsium setosum*（Willd.）MB. 的干燥地上部分。生用或炒炭用。

【性味归经】苦，凉。归心、肝经。

【功效】凉血止血，散瘀解毒消痈。

【应用】

1. 血热出血证　本品能凉血止血，凡血热迫血妄行所致的各种出血证均可使用。内服外敷均可，单用即可取效，亦可与其他凉血止血药配伍。因其兼能利尿通淋，尤善治尿血、血淋。

2. 热毒疮疡　本品能清热解毒而消痈肿，适用于热毒疮痈。可单用，以鲜品为佳，也可配伍其他清热解毒药。

【用法用量】煎服，5～12g。外用适量，捣敷患处。

【现代研究】本品有收缩血管、升高血小板、促进血小板聚集、强心、抗菌、抗炎、利胆、利尿、降血脂、镇静、抗肿瘤等药理作用。

【使用注意】本品寒凉易伤脾胃之阳气，故脾胃虚寒者慎用。

（**思考：**小蓟善于治疗何种出血证？）

地 榆

《神农本草经》

为蔷薇科植物地榆 *Sanguisorba officinalis* L. 或长叶地榆 Sanguisorba *officinalis*L. var. *longifolia*（Bert.）Yu et Li 的干燥根。生用或炒炭用。

【性味归经】苦、酸涩，微寒。归肝、大肠经。

【功效】凉血止血，解毒敛疮。

【应用】

1. **血热出血证**　本品苦寒，能凉血泄热，其味兼涩而可收敛止血，可用治多种血热出血之证。又因其性沉降而走下焦，临床应用时，主要用于下焦血热之便血、痔血、崩漏之证。本品功能清热解毒、凉血，其性收涩可止痢，故对血痢不止者亦有良效。

2. **烫伤、湿疹、疮疡痈肿**　本品凉血泻火解毒，并有酸涩收敛作用，常作外治之用，为治水火烫伤之要药。皮肤湿疹、疮疡痈肿亦多应用，症轻者单用即可取效。

【用法用量】煎服，9～15g。外用适量。止血多炒炭用，解毒敛疮多生用。

【现代研究】本品有止血、抗氧化、抗过敏、升高白细胞、抗炎、抗菌、抗溃疡、镇痛、抗肿瘤等药理作用。

【使用注意】本品性寒苦涩，凡病属虚寒性者不宜用，出血有瘀者慎用。对于烧烫伤患者，不宜大面积外涂，以防其所含鞣质被大量吸收而引起中毒性肝炎。

（思考：地榆的止血功效有何特点？）

槐 花

《日华子本草》

为豆科植物槐 *Sophora japonica* L. 的干燥花蕾及花。生用、炒黄或炒炭用。

【性味归经】苦，微寒。归肝、大肠经。

【功效】凉血止血，清肝泻火。

【应用】

1. **血热出血证**　本品苦微寒，善泄血分之热，为凉血止血之佳品，适用于血热所致的各种出血证。因其归大肠经，故尤善治痔血、便血等下部出血。常与地榆相须同用。

2. **目赤、头痛**　本品能清泻肝火，适用于肝火上炎所致的目赤、头胀头痛及眩晕等证，可单味煎汤代茶饮，亦可配伍夏枯草、菊花等清肝火药。

【用法用量】煎服，5～10g。止血多炒炭用，清热泻火宜生用。

【现代研究】本品有止血、增加冠状动脉流量、改善心肌循环、降压、抗菌、抗炎、抗肿瘤、降血脂、降血糖、增强免疫力、解痉等药理作用。

【使用注意】脾胃虚寒及阴虚发热而无实火者慎用。

（思考：如何从归经的角度认识槐花的止血主治证？）

二、化瘀止血药

本类药物既能止血，又能活血化瘀，具有止血而不留瘀的特点，各种出血证均可使用，尤宜于出血兼有瘀滞之证。部分药物尚能消肿、止痛，还可用治跌打损伤、经闭、瘀滞心腹疼痛等病证。

本类药物具行散之性，对于出血而无瘀者及孕妇宜慎用。

三七

《本草纲目》

为五加科植物三七 *Panax notoginseng*（Burk.）F. H. Chen 的干燥根和根茎。生用或研细粉用。

【性味归经】甘、微苦，温。归肝、胃经。

【功效】散瘀止血，消肿定痛。

【应用】

1. 体内外各种出血证　本品止血作用较强，又能化瘀，有止血不留瘀、化瘀不伤正的特点。对人体内外各种出血，无论有无瘀滞，均可应用，尤以有瘀滞者为宜。单味内服外用，或配复方使用均有良效。

2. 跌打损伤，瘀滞肿痛　本品能活血化瘀，为治瘀血诸证之佳品，且功善定痛消肿，古今临床均视其为疗金疮杖疮之圣药。凡跌打损伤、瘀血肿痛，或筋骨折伤等，本品皆为首选药物。可单味应用，以三七为末，黄酒或白开水送服；或配伍其他活血消肿之品，其效更佳。

此外，本品还有补虚强壮的作用，常以本品与母鸡或猪肉炖服而治虚损劳伤。

【用法用量】多研末吞服，1～3g；煎服，3～9g；亦入丸、散；外用适量，研末外掺或调敷。

【现代研究】本品有止血、抗血小板聚集、溶栓、促进造血、抗心律失常、降低心肌耗氧量、扩张脑血管、增强脑血管流量、降压、提高免疫力、调节血糖、镇痛、镇静、抗炎、抗衰老、抗辐射、抗肿瘤、保肝、抗神经元凋亡、抗氧化应激、清除自由基、消除运动性疲劳、增强体质、增加记忆力等药理作用。

【使用注意】孕妇慎用。

（思考：三七的药性特点是什么？）

三、收敛止血药

本类药物多性平味涩，收敛之性较强，能收敛止血，可用于多种出血病证。然其性收涩，有留瘀敛邪之弊，故应用当以出血无明显邪气和血瘀者为宜，且多与化瘀止血药或活血祛瘀药同用。对于出血有瘀或出血初期邪实者，当慎用。

白及

《神农本草经》

为兰科植物白及 *Bletilla striata*（Thunb.）Reichb. f. 的干燥块茎。生用。

【性味归经】苦、甘、涩，微寒。归肺、胃、肝经。

【功效】收敛止血，消肿生肌。

【应用】

1. 体内外诸出血证 本品性收涩，质黏腻，为收敛止血之良药，可用治咯血、衄血、吐血、便血及外伤出血等体内外诸出血证。内服外用均可，单用即可取效。因其主归肺、胃经，故尤多用于肺、胃出血之证。现代临床用以治疗上消化道出血及肺结核空洞出血，不仅有良好的止血作用，还能促进病灶的愈合。

2. 痈肿疮疡、水火烫伤、手足皲裂、肛裂 本品能消散痈肿、敛疮生肌，为外科治疗痈肿疮疡、水火烫伤、手足皲裂、肛裂等的常用药，内服与外用皆宜。

【用法用量】 煎服，6～15g；研末吞服，每次3～6g；外用适量。

【现代研究】 本品有缩短出血和凝血时间、抑制纤溶、保护胃黏膜、预防肠粘连、抗菌、抗氧化、抗肿瘤等药理作用。

【使用注意】 不宜与乌头、附子配伍。

（**思考：** 白及的止血特点是什么？）

仙鹤草

《本草图经》

为蔷薇科植物龙芽草 *Agrimonia pilosa* Ledeb. 的干燥地上部分。生用。

【性味归经】 苦、涩，平。归心、肝经。

【功效】 收敛止血，解毒，止痢，截疟，补虚。

【应用】

1. 各种出血证 本品味涩收敛，药性平和，以收敛止血为其所长，临床上对于各种出血之证，无论寒热虚实，皆可应用。可单味应用，亦可随证配伍。如治疗血热妄行之出血证，可配凉血止血之品；治疗虚寒性出血证，可与益气补血、温经止血药同用。

2. 腹泻、痢疾 本品具涩敛之性，有治痢止泻之功，可用于腹泻、痢疾诸证。因兼能止血，故对于血痢者尤为适宜，可单用本品水煎服，或与其他药物同用。

3. 痈肿疮毒 本品能解毒消肿，可用治痈肿疮毒，单用或配伍其他清热解毒药。

4. 疟疾寒热 本品有解毒截疟之功，治疗疟疾寒热，可单以本品研末，于疟发前2小时吞服，或水煎服。

此外，江浙民间习用本品与大枣同煎，食枣饮汁，治劳力过度所致的脱力劳伤，症见神疲乏力而纳食正常者。

【用法用量】 煎服，6～12g；外用适量。

【现代研究】 本品有促凝血、杀灭阴道滴虫、抗肿瘤、减慢心率、增强心肌收缩力、降血糖、抗菌、抗炎等药理作用。

（**思考：** 如何从仙鹤草的性味分析其具有的功效主治？）

四、温经止血药

本类药物性温热，既能止血，又可温里祛寒。适用于脾不统血、冲脉失固之虚寒性出血病证。然其性温热，热盛及阴虚火旺之出血证忌用。

艾叶

《名医别录》

为菊科植物艾 *Artemisia argyi* Lévl. et Vent. 的叶。生用、捣绒或制炭用。

【性味归经】辛、苦，温。有小毒。归肝、脾、肾经。

【功效】温经止血，散寒止痛，外用祛湿止痒。

【应用】

1. **虚寒性出血证**　本品能止血，且能温经脉、暖胞宫，长于治疗虚寒性胞宫出血病证，如崩漏、妊娠下血等。可单用本品，或与温经散寒、养血止血之品配伍，如《金匮要略》胶艾汤，以之与阿胶等同用。

2. **月经不调、痛经**　本品温经止血，散寒止痛，常用于下焦虚寒或寒客胞宫所致的月经不调、经行腹痛、宫寒不孕等病证，每与散寒止痛、养血调经之品配伍。

3. **皮肤瘙痒**　本品外用祛风寒止痒，煎汤外洗可治风疹、湿疹等皮肤病。

此外，本品可捣绒后制成艾条、艾炷等，用以烧灸穴位，能温煦气血，透达经络。

【用法用量】煎服，3～9g；外用适量。炒炭可增强温经止血作用。

【现代研究】本品有止血、抗病毒、抗菌、抗炎、抗过敏、抗肿瘤、利胆、平喘、镇咳、祛痰、镇静等药理作用。

（**思考**：艾叶善于治疗何种出血证？）

其他止血药见表 8－7。

表 8－7　其他止血药

分类	药名	主要性能	功效	主治
凉血止血药	大蓟	苦，寒。归肝、心经	凉血止血，散瘀解毒消痈	血热出血证，热毒疮痈
	侧柏叶	苦、涩，寒。归肝、肺、脾经	凉血止血，化痰止咳，生发	血热出血证，肺热咳嗽，血热脱发
	苎麻根	甘，寒。归心、肝经	凉血止血，清热解毒，安胎	血热出血证，热毒疮痈，胎动不安，胎漏下血
化瘀止血药	茜草	苦，寒，归肝经	凉血化瘀止血，祛瘀通经	吐血，衄血，崩漏，外伤出血，跌仆肿痛
	蒲黄	甘，平。归肝、心经	化瘀止血，止痛，利尿	多种出血证，瘀滞痛证，血淋
收敛止血药	棕榈炭	苦、涩，平。归肝、肺、大肠经	收敛止血	多种出血证
温经止血药	炮姜	苦、涩，温。归脾、肝经	温经止血，温中止痛	虚寒性出血证，腹痛，腹泻

重点小结

药名	相同点	不同点
地榆	凉血止血，用于便血、痔血	兼收敛止血，主治下焦血热出血；尚可解毒敛疮，用于水火烫伤
槐花		善清肝泻火，用于肝火目赤

续表

药名	相同点	不同点
白及	收敛止血	善治肺胃出血证；尚可消肿生肌，用于手足皲裂
仙鹤草		用于多种出血证；尚可止痢，用于腹泻，痢疾
小蓟	善治尿血；尚可解毒消痈，用于热毒疮痈	
三七	止血、止痛力强，善治出血兼瘀滞肿痛者；尚可活血定痛，为治跌打损伤的要药	
艾叶	善治虚寒性出血，尤宜于崩漏；尚可散寒止痛	

学习方法

结合止血药的寒、温、敛、散之药性不同，理解凉血止血药、化瘀止血药、收敛止血药、温经止血药的分类依据。各类药物以功效为核心，采取归纳、比较等法，掌握功效共性，并着重记忆重点中药的性能功效之个性。如比较地榆和槐花等。对有特殊用法及使用注意的药物，应加以注意。应重视某些止血药的综合止血功效。

扫码“学一学”

第八节　活血化瘀药

学习目标

掌握　1. 活血化瘀药的分类、功效、适应证、配伍应用和使用注意。

2. 川芎、丹参、红花、牛膝、益母草的分类归属、性味归经、功效应用、特殊用法及使用注意。

熟悉　延胡索、桃仁、土鳖虫、骨碎补的分类归属、功效应用。

了解　郁金、乳香、没药、莪术、三棱、水蛭的分类归属、功效特点。

凡以通利血脉、消散瘀血为主要功效，常用于治疗血瘀证的药物，称为活血化瘀药或活血祛瘀药，简称活血药。活血化瘀作用较强的药物可称为破血药。

血遇寒则凝、遇滞则停，寒凝气滞是引起瘀血最常见的原因；亦可见热邪煎熬津液，津伤则血液浓缩成瘀。活血化瘀药性善走散，多偏温性，能温通气血，令瘀血消散条达；亦有偏于凉性者，适宜于瘀血兼有血热者。辛能散能行，“咸入血”，能软坚散结，“苦味泄滞”，故本类药物多为辛味，亦常有咸味和苦味。因“心主血”“肝藏血”，故归经多为心、肝两经，尤以归肝经为主。破血消癥药药性较为峻猛，部分药为小毒之品，应加以注意。

本类药物具有活血化瘀、通经活络、消肿止痛等功效，主治瘀血阻滞所致的各种病证，如血瘀经闭、血瘀气滞、产后血瘀腹痛、癥瘕痞块、跌仆损伤、痈肿疮疡、紫癜、肢体麻木、风湿痹痛等。“久病必瘀”，故一些难治、病程较久的疾病亦可酌情配伍活血化瘀药治疗。

临床应用活血化瘀药时根据血瘀证形成原因的不同，多配伍其他药物。常配行气药，以增强活血散瘀作用。根据血瘀部位不同，选药亦有讲究，如瘀血性头痛宜选川芎；上肢瘀血疼痛选宜姜黄；胸胁瘀滞疼痛宜选郁金；脘腹瘀滞疼痛宜选乳香、没药；下肢关节瘀阻疼痛宜选牛膝等。亦可反佐补益类药物，达到祛邪不伤正的目的。

此类药物行散之力较强，易耗血动血，用药宜中病即止，不可太过，以免损伤正气；月经过多，其他原因引起的出血，孕妇、血虚经闭患者忌用或慎用；破血药更易伤人正气，故体虚而兼瘀血者更应慎用。

本类药物多为辛味之品，活血化瘀兼有行气之功，具有良好的止痛效果，临床多用以治疗气滞血瘀引起的各种痛证或其他瘀血证。临床应根据药物作用特点及瘀血部位不同选用相应药物，并行适当的配伍，如肝郁气滞、瘀血阻络者当配伍疏肝理气之品；外伤血肿明显者当配伍活血消肿之物；妇女月经病多配伍养血调经的药物。

一、活血止痛药

川芎

《神农本草经》

为伞形科植物川芎 *Ligusticum chuanxiong* Hort. 的干燥根茎。切片生用、酒炒或麸炒用。

【性味归经】辛，温。归肝、胆、心包经。

【功效】活血行气，祛风止痛。

【应用】

1. 血瘀气滞之痛证　本品既能活血，又能行气，为“血中之气药”，亦是妇科调经的要药。用治心脉瘀阻、胸痹绞痛，常配丹参、桂枝、檀香等；用治肝经气滞血瘀、胸胁胀痛或刺痛，常配柴胡、白芍、香附等；用治妇女月经不调、痛经闭经或产后瘀阻腹痛，常配当归、桃仁、香附等；用治疮痈肿痛，常配伍黄芪、当归、皂角刺等。

2. 头痛、风湿痹痛　本品对多种原因引起的头痛均可适当配伍应用，如治风寒头痛，常配白芷、细辛等；治风热头痛，常配菊花、僵蚕等；治风湿头痛，常配羌活、藁本等；治瘀血头痛，常配赤芍、红花等；治血虚头痛，常配当归、白芍、地黄等。治疗风湿痹痛，多配伍独活、桂枝、防风等。

此外，现代研究证实，川芎及其复方治疗冠心病、心绞痛及缺血性脑血管病有良好的疗效。

【用法用量】煎服，3～10g。

【现代研究】本品有抗血栓、扩张冠状动脉、改善微循环、降压、降低心肌耗氧量、抑制血小板聚集和抗血栓、调节免疫力、保护胃黏膜、镇痛、镇静、解痉、抗菌、平喘、利尿、抗肿瘤、抗氧化等药理作用。

【使用注意】本品辛温升散，阴虚火旺及阳亢头痛者不宜使用，孕妇、月经过多及出血性疾病也不宜使用。

延胡索

《雷公炮炙论》

为罂粟科植物延胡索 *Corydalis yanhusuo* W. T. Wang 的干燥块茎。生用或醋炙用。

【性味归经】辛、苦，温。归肝、脾经。

【功效】活血行气、止痛。

【应用】

1. 气滞血瘀诸痛　用治瘀血阻滞、胸痹绞痛，常配瓜蒌、薤白或丹参、川芎等；用治胃脘刺痛不可忍，属瘀血内滞者，常配白术、枳实、白芍等；用治气滞血瘀、妇女痛经，常配当归、红花、香附等；用治肝经气滞血瘀、胸胁胀满疼痛，常配柴胡、郁金等。

2. 寒滞肝脉、风寒痹证、跌打伤痛等 常配伍吴茱萸、桂枝等。

【用法用量】煎服，3～10g；研末服，每次1.5～3g。醋炙可增强止痛之功。

【现代研究】本品有镇痛、中枢镇静、中枢镇吐、抗心肌缺血、扩张外周血管与冠状动脉、增加冠状动脉血流量、抗心律失常、抗肿瘤、抗氧化、保肝、抗胃溃疡、解痉等药理作用。

（思考：如何认识延胡索止痛与炮制的关系？）

郁金

《药性论》

为姜科植物温郁金 *Curcuma wenyujin* Y. H. Chen et C. Ling、姜黄 *Curcuma longa* L.、广西莪术 *Curcuma kwangsiensis* S. G. Lee et C. F. Liang 或蓬莪术 *Curcuma phaeocaulis* Val. 的干燥块根。前二者分别习称“温郁金”和“黄丝郁金”，其余按性状不同习称“桂郁金”或“绿丝郁金”。生用，或矾水炒用。

【性味归经】辛、苦，寒。归肝、心、胆经。

【功效】活血止痛，行气解郁，清心凉血，利胆退黄。

【应用】

1. 气滞血瘀证 治胸、胁、腹刺痛常配木香；治妇女痛经、闭经，属肝郁有热、气血郁滞者，常配柴胡、山栀子等；治癥瘕痞块及肝脾肿大等，常配鳖甲、莪术等。

2. 温热病或湿温病 用治温热病高热谵语，常配牛黄等；用治湿温浊邪蔽窍、神志不清，常配石菖蒲、山栀子；用治痰热癫狂，常配白矾。

3. 血热出血证 用治血热妄行引起的吐血、衄血、尿血及崩漏、倒经等证，常配生地黄、山栀子等。

4. 肝胆湿热 用治湿热黄疸，常配茵陈、山栀子等；用治胆道结石，常配金钱草、海金沙等。

【用法用量】煎服，3～10g；研末服，2～5g。

【现代研究】本品有抑制血小板聚集、降低全血黏度、保肝、利胆、降血脂、抗氧化、抗肿瘤、抗菌、抗炎、解痉、镇痛等药理作用。

【使用注意】丁香畏郁金，不宜同用。孕妇慎用。

（思考：郁金凉血止血功效的主治特点是什么？）

乳香

《名医别录》

为橄榄科植物乳香树 *Boswellia carterii* Birdw. 及其同属植物 *Boswellia bhawdajiana* Birdw. 树皮渗出的树脂。多炒用。

【性味归经】辛、苦，温。归心、肝、脾经。

【功效】活血止痛，消肿生肌。

【应用】

1. 血瘀诸痛　用治血分瘀滞、心腹诸痛，常配当归、丹参、没药等；用于妇女血瘀、闭经、痛经、癥瘕等，可配桃仁、红花、酒大黄等；用治风湿痹证、肢节疼痛等，常配羌活、独活等；用于外伤瘀肿作痛，常配没药、血竭等。

2. 疮疡、瘰疬、跌打损伤　用于疮痈初起红肿热痛，常与金银花、白芷、没药等同用；用于疮疡溃破，久不收口，常与没药研末外用；用治瘰疬、痰核坚硬不消，常配没药、麝香、雄黄等；用于跌打损伤而瘀血肿痛者，常配没药、血竭等。

【用法用量】煎服，3～5g，宜炒去油用。外用适量，生用或炒用，研末外敷。

【现代研究】本品有镇痛、促进伤口愈合、保护胃黏膜、抗炎、抗肿瘤、抗氧化、抗早孕、抗细胞凋亡、抗肝纤维化等药理作用。

【使用注意】孕妇及无瘀滞者忌用；本品味苦，入煎剂汤液混浊，胃弱者多服易致呕吐，故用量不宜过多，胃弱者尤宜慎用。

（思考：从乳香分析兼有行气功效的活血药有哪些？）

没药

《药性论》

为橄榄科植物地丁树 *Commiphora myrrha* Engl. 或哈地丁树 *Commiphora molmol* Engl. 的干燥树脂。醋炙用。

【性味归经】苦、辛，平。归心、肝、脾经。

【功效】活血止痛，消肿生肌。

【应用】本品功效主治与乳香相似。治跌打损伤瘀滞肿痛、外科痈疽肿痛、疮疡溃后不收口以及一切瘀滞心腹诸痛，常与乳香相须为用。但乳香偏于行气、伸筋；没药偏于散血化瘀。

【用法用量】同乳香。

【现代研究】本品有抗真菌、防止动脉粥样硬化斑块形成、降血脂、抗炎、镇痛、抗肿瘤、保护黏膜等药理作用。

【使用注意】与乳香同。如与乳香同用，两药用量皆须相应减少。

（思考：乳香与没药功能主治的异同点是什么？）

二、活血调经药

本类药既有活血祛瘀之功，又有调经之用。主治妇科月经、产后病属于血瘀者；亦可用于瘀血疼痛、跌打损伤、疮痈肿毒等。女子以肝为先天，肝疏泄功能正常则经行定时通畅，故使用此类药时常配伍疏肝理气之品。

丹参

《神农本草经》

为唇形科植物丹参 *Salvia miltiorrhiza* Bge. 的干燥根及根茎。生用或酒炙用。

【性味归经】苦，微寒。归心、肝经。

【功效】活血调经，凉血消痈，清心除烦。

【应用】

1. **血分瘀滞证** 用治妇女月经不调、痛经，常配当归、川芎、益母草等；用治瘀血阻滞胸痹，常配川芎、红花、降香等；用治肝郁血滞胁痛及外伤瘀肿疼痛，可配柴胡、天花粉、郁金等。用治热痹、关节红肿疼痛、常配秦艽、防风等。

2. **血热及痈疮** 用治热入营血、高热谵语、烦躁不安、舌绛发斑等，常配生地黄、赤芍、牡丹皮等；用治热毒疮疖及乳痈肿痛，常配伍金银花、连翘等。

3. **心悸怔忡，烦热失眠** 常配生地黄、酸枣仁、柏子仁等。

现代用治冠心病及肝脾肿大，具有缓解心绞痛、缩小肝脾等作用。

【用法用量】煎服，10～15g。酒炒增强活血作用。

【现代研究】本品有扩张冠状动脉、改善冠脉供血、降低血液黏稠度、抑制血小板聚集及黏附、抗血栓形成、改善心肌缺血、抗心律失常、保肝、抗肾损伤、抗胃溃疡、保护神经细胞、抗菌、抗炎、增强免疫力、降血脂、降血糖、抗肿瘤等药理作用。

【使用注意】反藜芦。

（思考：丹参现代主治特点是什么?）

桃仁

《神农本草经》

为蔷薇科植物桃 *Prunus persica*（L.）Batsch. 或山桃 *Prunus Davidiana*（Carr.）Franch. 的干燥成熟种子。生用或炒黄用。

【性味归经】苦，平。归心、肝、大肠经。

【功效】活血祛瘀，润肠通便，止咳平喘。

【应用】

1. **血瘀诸证及内痈** 用治妇女血分瘀滞所致之闭经、痛经、产后瘀阻腹痛，常配当归、川芎、红花等；治癥瘕痞块，常配桂枝、牡丹皮、赤芍或三棱、莪术等；治外伤瘀肿作痛，常配当归、红花、大黄等；治肺痈咳吐脓血，常配苇茎、冬瓜仁；治肠痈腹痛，每与清热凉血解毒药如大黄、牡丹皮、大血藤、败酱草等配伍。

2. **津伤肠燥** 用治津伤肠燥之大便秘结，常与当归、麻仁同用。

3. **痰咳气喘** 本品能降肺气，通导大肠，可治疗咳嗽气喘，可配杏仁等。

【用法用量】煎服，5～10g，捣碎。

【现代研究】本品有增加血流量，降低血管阻力，改善微循环，促进胆汁分泌，改善血液流变学、抗炎、抗菌、镇痛、抗过敏、镇咳、保肝、利胆、抗肿瘤、调节免疫等药理作用。

【使用注意】孕妇忌服；便溏者慎用。有毒，不可过量服用。

（思考：桃仁活血化瘀有何特点?）

红花

《新修本草》

为菊科植物红花 *Carthamus tinctorius* L. 的干燥花。生用。

【性味归经】辛，温。归心、肝经。

【功效】活血通经，散瘀止痛。

【应用】

1. 妇科血瘀证、癥瘕积聚　用于妇女血瘀引起的闭经、痛经、产后瘀阻腹痛及癥瘕积聚等证，常配桃仁、当归、川芎等。

2. 头痛、胸痛、脘腹痛及风湿痹证　治瘀血所致之头痛、胸痛、脘腹痛及风湿痹证，常配川芎、当归、生地黄、赤芍等。

3. 外伤瘀肿作痛、疮痈肿痛或血分瘀热、斑疹暗紫　治外伤瘀肿作痛、疮痈肿痛等，常配苏木、乳香、没药等；治血分瘀热、斑疹暗紫，常配当归、紫草、大青叶等，尤以番红花为宜。

近代研究证实，红花及其复方制剂对冠心病、脑血栓、血栓闭塞性脉管炎和多形红斑有一定疗效。

【用法用量】煎服，3～10g。外用适量。

【现代研究】本品有兴奋和收缩子宫、降压、改善心肌缺血和心律失常、抑制血小板聚集和增强纤维蛋白溶解、增加冠状动脉血流量、扩血管、降血脂、抗氧化、抗衰老、抗肿瘤、镇痛、抗炎、抗菌、调节免疫等药理作用。

【使用注意】孕妇忌服，有出血倾向者慎用。

（**思考：**红花治疗斑疹的特点是什么？）

益母草

《神农本草经》

为唇形科植物益母草 *Leonurus japonicus* Houtt. 的新鲜或干燥地上部分。生用或熬膏用。

【性味归经】辛、微苦，微寒。归心、肝、肾、膀胱经。

【功效】活血调经，利尿消肿，清热解毒。

【应用】

1. 妇女血分瘀热，闭经、痛经，产后瘀阻腹痛，外伤瘀肿作痛　本品善于活血调经祛瘀，为妇科经产要药。可单用熬膏服，亦常配当归、川芎、赤芍等；本品配伍马齿苋对妇女产后出血有较好疗效。

2. 水肿，小便不利　本品尤适于水瘀互阻之水肿，可单用，亦可与白茅根、泽兰等同用。

3. 疮痈肿瘤　本品解毒消痈肿，可单用外洗，亦可配伍清热解毒药内服。

【用法用量】煎服，9～30g；鲜品可用12～40g。外用适量，鲜品捣敷。

【现代研究】本品有兴奋子宫、抗着床、抗早孕、强心、增加冠脉和心肌血流量、扩张血管、抑制血小板聚集、抗血栓形成、改善肾功能、利尿、抗炎、抗真菌、镇痛、调节免疫等药理作用。

【使用注意】孕妇慎用，血虚无瘀者慎用。

（**思考：**为什么说益母草为“妇科经产之要药”？）

牛膝

《神农本草经》

为苋科植物牛膝（怀牛膝）*Achyranthes bidentata* BL. 的干燥根。生用或酒炙用。

【性味归经】苦、酸，平。归肝、肾经。

【功效】补肝肾，强筋骨，祛瘀通经，利尿通淋，引血下行。

【应用】

1. 妇女血分瘀滞，痛经、闭经，产后瘀阻腹痛，难产胞衣不下 治妇科瘀血诸证，常配桃仁、红花、当归等；治跌打损伤、腰膝瘀痛者，常配续断、当归、乳香、没药等。

2. 腰膝酸痛，筋骨无力 治肝肾不足、腰膝酸痛、筋骨无力者，常配杜仲、续断、熟地黄等补肝肾药。

3. 湿热下注证 治热淋、血淋，常配冬葵子、瞿麦、滑石等；治湿热痹证或痿证，常配苍术、黄柏等。

4. 血热上逆或虚火上炎 治血热上逆引起的吐血、鼻衄，常配白茅根、山栀子、赭石等；治虚火上炎所致之口舌生疮、咽肿牙痛，常配生地黄、石膏等；治肝肾阴虚、肝阳上亢、眩晕头痛，常配赭石、牡蛎等。

【用法用量】煎服，5～12g。活血祛瘀、利尿通淋、引血引火下行宜生用；补肝肾、强筋骨宜酒炙用。

【现代研究】本品有扩张血管、改善微循环、抗凝血、降低全血黏度、降血压、降血脂、降血糖、兴奋子宫平滑肌、抗生育、抗着床、抗炎、镇痛、抗肿瘤、促进骨髓造血、抗衰老等药理作用。

【使用注意】孕妇及月经过多者忌用，肾虚滑精、脾虚溏泄者慎用。

（**思考：**如何理解牛膝性善下行的特点？）

三、活血疗伤药

本类药物具有祛瘀活血、消肿止痛、接骨续筋、生肌止血、敛疮等作用，主要用于跌打损伤所致的筋伤骨折、瘀肿疼痛，也可用治一般瘀血所导致的病证；治疗外伤骨折筋伤之证时常配伍补肝肾之品。

土鳖虫

《神农本草经》

为鳖蠊科昆虫地鳖 *Eupolyphaga sinensis* Walker. 或冀地鳖 *Steleophaga plancyi*（Boleny）的雌虫干燥体。生用或炒用。

【性味归经】咸，寒。有小毒。归肝经。

【功效】破血逐瘀，续筋接骨。

【应用】

1. 血瘀证 治血瘀闭经或产后瘀滞腹痛，常配大黄、桃仁；治干血成痨，经闭腹痛，常配伍水蛭、虻虫等虫药；治癥瘕痞块，常配伍柴胡、桃仁等。

2. 筋伤骨折 治瘀血疼痛，常配自然铜、骨碎补、乳香等；治骨折后筋骨软弱，常配伍杜仲、续断等补肾强骨之品。

【用法用量】煎服，3～10g。

【现代研究】本品有抑制血小板聚集、抗血栓、抗凝血、降血脂、抗动脉粥样硬化、保肝、抗缺氧、抗氧化、抗肿瘤、促进骨折愈合、调节免疫等药理作用。

【使用注意】孕妇禁用，月经过多者忌服。

（**思考：**土鳖虫的活血特点是什么？）

骨碎补

《开宝本草》

为水龙骨科植物槲蕨 *Drynaria fortunei*（Kunze）J. Sm. 的干燥根茎。生用或砂炒用。

【性味归经】苦，温。归肾，肝经。

【功效】补肾强骨，疗伤止痛，外用消风祛斑。

【应用】

1. **肾虚诸证**　治腰痛足弱，常配补骨脂、牛膝；治耳鸣耳聋、久泻，常配熟地黄、山茱萸等。

2. **跌仆闪挫，筋伤骨折**　常配自然铜、没药等。

3. **斑秃、白癜风**　本品外用能消风祛斑。

【用法用量】煎服，3～9g。外用适量。

【现代研究】本品有降血脂、抗动脉硬化、促进骨对钙的吸收、促进骨折愈合、改善软骨细胞功能、推迟骨细胞的退行性改变、抑制细胞凋亡、调节免疫、镇静、镇痛等药理作用。

【使用注意】阴虚内热和无瘀血者慎服。

（**思考：**如何从骨碎补具有的功效分析其治疗跌仆闪挫，筋伤骨折的特点？）

四、破血消癥药

本类药物药性峻烈，具有破血逐瘀的作用，能消积破癥。尤以虫类药为多，临床主治瘀血程度较重的癥瘕痞块，亦可治疗瘀血闭经、偏瘫等；多配伍破气行气或攻下逐瘀药以增强疗效。因本类药物药性峻猛，多为有毒之品，故出血证、阴虚血亏证、气虚体弱或孕妇忌用或慎用，亦不可久用。

莪术

《药性论》

为姜科植物蓬莪术 *Curcuma phaeocaulis* Val.、广西莪术 *Curcuma Kwangsiensis* S. G. Lee et C. F. Liang 或温郁金 *Curcuma wenyujin* Y. H. Chen et C. Ling 的干燥根茎。生用或醋炙后用。

【性味归经】苦、辛，温。归肝、脾经。

【功效】行气破血，消积止痛。

【应用】

1. **妇科瘀血证、癥瘕积聚**　治妇女闭经，或痰湿瘀血凝结而成的癥瘕痞块，常与三棱相须为用。

2. 脘腹胀满疼痛 治饮食失调，脘腹胀满疼痛，常配青皮、槟榔等。

现代研究证实，本品或其制剂对多种肿瘤有一定的疗效。

【用法用量】 煎服，6～9g。醋炙增强止痛功效。

【现代研究】 本品有抑制血小板聚集、抑制血栓形成、改善微循环、抗肿瘤、抗肝纤维化、兴奋胃肠道平滑肌、抗溃疡、抗菌、保肝、抗着床、抗早孕、抗病毒、镇痛等药理作用。

【使用注意】 孕妇禁用，月经过多者忌用。

（**思考：**莪术的活血化瘀特点是什么？）

三棱

《本草拾遗》

为黑三棱科植物黑三棱 *Sparganium stoloniferum* Buch. －Ham. 的干燥块茎。生用或醋炙后用。

【性味归经】 苦、辛，平。归肝、脾经。

【功效】 破血行气，消积止痛。

【应用】

1. 癥瘕积聚、闭经 治癥瘕积聚及气滞血瘀引起的闭经，常与莪术相须为用。三棱偏于破血，莪术偏于破气。

2. 食积气滞 治食积气滞，脘腹胀痛，常配伍消食行气药如山楂、神曲等。

【用法用量】 煎服，5～10g。醋炙增强止痛作用。

【现代研究】 本品有抗血栓、抑制血小板聚集、降低全血黏度、抗动脉粥样硬化、保肝、兴奋子宫平滑肌、抗炎、镇痛等药理作用。

【使用注意】 孕妇禁用，月经过多者忌用。不宜与芒硝、玄明粉同用。

（**思考：**莪术与三棱功能主治的异同点是什么？）

水蛭

《神农本草经》

为水蛭科动物蚂蟥 *Whitmania pigra* Whitman、水蛭 *Hirudo nipponica* Whitman 或柳叶蚂蟥 *Whitmania acranulata* Whitman 的干燥全体。生用或用滑石粉烫后用。

【性味归经】 咸、苦，平。有小毒。归肝经。

【功效】 破血通经，逐瘀消癥。

【应用】。

1. 血瘀重证 用治伤寒蓄血发狂、少腹满痛，常配桃仁、红花、大黄等；用治瘀血坚结、癥瘕痞块，常配三棱、莪术、海藻、昆布等；用治瘀血不去、新血不生、干血成痨之腹满消瘦、面黄甲错等症，常配伍生地黄、大黄、虻虫等。

2. 跌打损伤 治跌打损伤，瘀血肿痛，常配乳香、没药等。

现代研究证实，本品对血小板增多症、脑出血、颅内血肿、冠心病、高脂血症有一定的疗效。

【用法用量】 煎服，1～3g。

【现代研究】 本品有抑制血小板聚集、降低全血黏度、抗血栓、抗动脉粥样硬化、降血脂、降血压、抗炎、镇痛、抗肾缺血等药理作用。

【使用注意】 孕妇及月经过多者忌用。

其他活血化瘀药见表8－8。

表8－8 其他活血化瘀药

分类	药名	主要性能	功效	主治
活血止痛药	姜黄	辛、苦，温。归肝、脾经	活血行气，通络止痛	血瘀气滞诸症，风湿肩臂疼痛
	五灵脂	辛、苦、咸，温。归肝经	活血止痛，化瘀止血	瘀血阻滞诸痛症，瘀血内阻所致出血证
活血调经药	降香	辛、苦、甘，温。归肝经	行气活血、止痛、止血	脘腹疼痛，胸痹刺痛，跌仆损伤，外伤出血
	鸡血藤	辛，温。归肝、脾经	活血补血，舒筋活络	妇女月经不调，痛经，闭经，产后瘀阻腹痛，风湿痹痛，肢体麻木截瘫，血虚
活血疗伤药	王不留行	苦，平。归肝、胃经	活血通经，下乳消肿	经闭，痛经，乳汁不行，乳痈肿痛
	泽兰	苦、平，微温。归肝、脾经	活血化瘀，行水消肿	月经不调，经闭，痛经，产后瘀血腹痛，水肿
	马钱子	苦，温。有大毒。归肝、脾经	通络止痛，散结消肿	风湿顽痹或麻木瘫痪，跌仆损伤，痈疽肿痛或喉痹肿痛
	自然铜	辛、平。归肝经	散瘀、接骨、止痛	跌仆肿痛、筋骨折伤
破血消癥药	穿山甲	辛、咸，微寒。有小毒。归肝经	破血逐瘀，通经下乳，消肿排脓	癥瘕积聚，血瘀经闭，风湿痹痛，乳汁不下或乳汁减少，痈肿疮毒，瘰疬
	虻虫	苦，微寒。有毒。归肝经	破血化瘀	经闭，癥瘕积聚，外伤瘀肿

重点小结

药名	相同点	不同点
川芎	活血行气止痛	活血力强，下行血海而为调经要药；祛风止痛而上行头目，善治头痛
延胡索		止痛力强，凡一身上下血瘀气滞诸痛皆可用之
郁金		可凉血解郁清心，善治血瘀气滞夹热者，善治倒经；尚可利胆退黄，用于湿热黄疸
丹参	活血通经	尤宜于血热瘀滞者；善治胸痹；尚可清心除烦，凉血消痈
桃仁		长于祛瘀生新，润肠通便
红花		善治斑疹暗紫
益母草	活血通经，利水通淋；为妇科经产要药	
牛膝	补肝肾，强筋骨，祛瘀通经，利水通淋，引火下行；主治下部疾病	
土鳖虫	破血逐瘀，续筋接骨；为伤科续筋接骨的常用药；并善治癥瘕痞块	
骨碎补	补肾强骨，续伤活血；常用于跌打损伤	
水蛭	善破血逐瘀消癥	
三棱	破血行气，消积止痛	破血力强
莪术		行气力强

学习方法

在掌握本节药物性能一般为辛味、功效活血化瘀、主治瘀血证的共性的基础上，结合本类药物主治病证之差异，理解活血止痛药、活血调经药、活血疗伤药、破血消癥药的分类依据。各类药物以功效为核心，采取归纳、比较等法，掌握功效共性，并着重记忆重点中药的性能功效之个性。如比较川芎和延胡索、红花和桃仁、乳香和没药、三棱和莪术等。对有毒性或有特殊用法及使用注意的药物，应加以注意。重视既能活血，又能行气的药物。

扫码“学一学”

第九节　化痰止咳平喘药

学习目标

掌握　1. 化痰止咳平喘药的分类、功效、适应证、配伍应用和使用注意。

2. 半夏、川贝母、桔梗、苦杏仁的分类归属、性味归经、功效应用、特殊用法及使用注意。

熟悉　瓜蒌、紫苏子、百部、枇杷叶的分类归属、功效应用。

了解　白芥子、前胡、葶苈子、白果的分类归属、功效特点。

凡以祛痰或消痰为主要功效，主要用于治疗痰证的药物，称为化痰药；以减轻或制止咳嗽和喘息为主要功效，主要用于治疗咳喘的药物，称为止咳平喘药。一般咳喘之证每多夹痰，痰多必致咳嗽，而化痰药多兼止咳、平喘之功，止咳平喘药也多兼化痰之效。所以两类药合称为化痰止咳平喘药。

化痰药主归肺、脾、肝、心经，味辛、苦，性温燥；或味苦、咸，性润而寒凉。前者称温化寒痰药，痰证属寒湿者宜之；后者称清化热痰药，痰证属热属燥者宜之。止咳平喘药味辛、苦，主归肺经，具有沉降的作用趋向，少数药物有毒。

凡外感、内伤均可引起咳喘或痰多，临床应用时除根据病证特点选药外，还须根据致病的原因和证型进行适当配伍。如兼表证配解表药；兼里热者配清热药；兼里寒者配温里药；虚劳咳喘者配补虚药；癫痫惊厥者，配安神药和平肝息风药；瘿瘤瘰疬者，配软坚散结药；阴疽流注者，配散寒通滞药等。

咳嗽是机体的一种保护性反射，临床主要是针对病因施治，不宜见咳即用止咳药。咳嗽剧烈者，可先使用止咳药缓解症状，减轻患者痛苦，待咳嗽缓解后再对因治疗；咳嗽兼咯血者，不宜用强烈而有刺激性的药物；对于麻疹初期的咳嗽，一般以清宣肺气为主，不宜止咳，尤不宜用温性或具收敛性质的化痰止咳药，以免助热或影响麻疹的透发。

止咳平喘药中，具麻醉止咳定喘功效之药，易成瘾、易恋邪，用之更宜谨慎。

一、化痰药

化痰药根据药性的不同可分为温化寒痰药和清化热痰药。温化寒痰药性偏于温燥，有温肺祛痰之功；清化热痰药性偏于寒凉，有清热化痰之功。对于寒痰、湿痰所引起的咳嗽、气喘、痰多以及痰湿阻于经络所致的肢节酸痛、阴疽流注、瘰疬诸证，宜选用温化寒痰药；对于热痰所致的咳喘胸闷、痰浓不易咳出以及癫痫惊厥、瘿瘤、瘰疬等证，宜选用清化热痰药。

温化寒痰药不宜用于热痰、燥痰之证；清化热痰药不宜用于寒痰、湿痰证。阴亏气虚、有出血倾向及孕妇慎用或忌用药性温燥、刺激性强及药性峻猛的化痰药。

半夏

《神农本草经》

为天南星科多年生草本植物半夏 *Pinellia ternate*（Thunb）Breit. 的干燥块茎。一般用生姜、明矾、生石灰、甘草等炮制后使用，称为制半夏。

【性味归经】辛、温。有毒。主归肺、脾、胃经。

【功效】燥湿化痰，降逆止呕，消痞散结；外用消肿止痛。

【应用】

1. 湿痰、寒痰证　半夏有温燥之性，为燥湿化痰、温化寒痰的要药，尤善治脏腑之湿痰，常与陈皮、茯苓配伍，以增强燥湿、化痰的功效，如二陈汤；痰多清稀兼有寒象者，多配伍细辛、干姜等温肺化饮之品；痰稠色黄兼有热象者，可与黄芩、知母、瓜蒌等清热化痰之品配伍。

2. 胃气上逆呕吐　半夏为止呕要药。对多种原因引起的呕吐，皆可随证配伍使用，与生姜同用，尤善治疗寒饮呕吐，如小半夏汤。

3. 心下痞、结胸、梅核气　治心下痞满、湿热阻滞，配以黄连、黄芩、干姜（或生姜）、甘草等扶正祛邪，既助半夏辛开散结，又能苦降泄热，如半夏泻心汤。治痰热结胸，配瓜蒌，如小陷胸汤。治气郁痰凝之梅核气，配紫苏、厚朴、茯苓，行气开郁、化痰散结，如半夏厚朴汤。

4. 瘿瘤，痈疽痰核　半夏内服能消痰散结，外用能消肿止痛。配海藻、昆布、贝母等内服可治肉瘿、石瘿等；亦可单用外敷治痈疽发背及乳疮。

此外，本品与秫米配伍可用于胃不和而卧不安。

【用法用量】煎服，3 ~ 9g，一般制用；外用生品适量，研末用酒调敷。

【现代研究】本品有镇咳、祛痰、镇吐、抗早孕、抗心律失常、抗肿瘤、抗衰老、促进胆汁分泌、增强肠动力、利尿、抗菌、镇静、糖皮质激素样作用。

【使用注意】反乌头，不宜与附子同用。阴亏燥咳、血证、热痰等证，忌用或慎用；妊娠期慎用。

（**思考**：为什么半夏是治疗寒痰、湿痰的要药？）

白芥子

《名医别录》

为十字花科草本植物白芥 *Sinapis alba* L. 的干燥成熟种子。生用或炒用。

【性味归经】辛，温。归肺、脾经。

【功效】温肺豁痰利气，散结通络止痛。

【应用】

1. 寒痰咳喘，冷哮，悬饮　本品辛温走散，善治“皮里膜外之痰”。治疗寒痰咳喘，胸闷痰多者，常配伍苏子、莱菔子，如三子养亲汤；治疗冷哮日久者，常配伍细辛、甘遂、麝香等，于夏至穴位贴敷；治疗悬饮攻撑、胸胁胀满者，配伍甘遂、大戟等，如控涎丹。

2. 寒痰流注经络的阴疽、肢麻、关节肿痛 治疗阴疽流注，常与鹿角胶、肉桂、熟地黄等配伍，如阳和汤；治疗寒湿痰瘀阻络的肢麻或关节肿痛者，常配伍乳香、没药、木香等，如白芥子散。

【用法用量】煎服，3～9g。外用适量，研末调敷；或作发疱用。

【现代研究】本品有刺激皮肤、促进唾液分泌、增加淀粉酶活性、增加胃液和胰液分泌、抗真菌等药理作用。

【使用注意】内服对胃肠道有刺激作用，故用量不宜大，消化道溃疡、出血者忌用；久咳肺虚或阴虚火旺者忌用。外用对皮肤黏膜有刺激作用，易引起红肿、发疱，故皮肤过敏者忌用。

（**思考：**白芥子善于治疗何痰？）

川贝母

《神农本草经》

为百合科多年生草本植物川贝母 *Fritillaria cirrhosa* D. Don.、暗紫贝母 *Fritillaria unibracteata* Hsiao. et K. C. Hsia、甘肃贝母 *Fritillaria prazewalskii* Maxim. 或梭砂贝母 *Fritillaria delavayi* Franch.、太白贝母 *Fritillaria* P. Y. Li 或瓦布贝母 *Fritillaria unibracteata* Hsiao et K. C. Hsia var. *wabuensis*（S. Y. Tang et S. C. Yue）Z. D. Liu S. Wang et S. C. Chen 的干燥鳞茎。晒干，生用。

【性味归经】苦、甘，微寒。归肺、心经。

【功效】清热化痰，润肺止咳，散结消痈。

【应用】

1. 阴虚久咳、肺热燥咳及热痰咳嗽 川贝母性凉而甘，兼有润肺之功，较适用于阴伤肺燥咳嗽而有痰者。治疗阴虚咳嗽多与沙参、麦冬、知母等配伍应用；肺热燥咳、咳痰不利者，常与天花粉、瓜蒌等配伍；肺热咳嗽者，常与黄芩、桔梗、枇杷叶等同用。

2. 瘰疬、瘿瘤、疮痈 用治瘰疬，常与玄参、牡蛎等配伍，如消瘰丸；用治疮痈、乳痈，常与蒲公英、天花粉、连翘等配伍；用治肺痈，可与鱼腥草、鲜芦根、薏苡仁等同用。

【用法用量】煎服，3～10g；研细粉冲服，每次1～2g。

【现代研究】本品有镇咳、祛痰、解痉、平喘、抗炎、抗菌、镇痛、镇静、抗血小板聚集、抗肿瘤、抗溃疡、抗氧化、抗疲劳、降血压等药理作用。

【使用注意】反乌头。不宜与附子同用。

（**思考：**川贝母的药性特点是什么？）

瓜蒌

《神农本草经》

为葫芦科多年生草质藤本植物栝楼 *Trichosanthes Ririlowii* Maxim. 和双边栝楼 *Trichosanthes rosthornii* Harms 的成熟果实。瓜蒌皮（壳）、瓜蒌仁（种子）生用或炒用；皮、仁合用称全瓜蒌，生用。

【**性味归经**】甘、微苦，寒。归肺、胃、大肠经。

【**功效**】清热涤痰，宽胸散结，润燥润肠。

【**应用**】

1. 痰热咳嗽　本品善于清燥润肺，常与清肺泻热、化痰止咳之品如知母、浙贝母等配用；痰热内结、咳痰黄稠、胸闷而大便不畅者，常以瓜蒌仁配伍黄芩、胆南星、枳实等品，如清气化痰丸。燥热咳嗽当用清润，常配贝母、天花粉，以增清热化痰，润肺止咳之效，如贝母瓜蒌散。

2. 胸痹、结胸　本品既能清热化痰，又能宽胸散结。治痰浊不通之胸痹，常配薤白以增其宽胸散结之效，如瓜蒌薤白白酒汤、瓜蒌薤白半夏汤。治痰热结胸，胸膈痞满，按之则痛者，则配黄连、半夏以增其清热涤痰、宽胸开结之功效，如小陷胸汤。

3. 疮痈　本品能消肿散结，随其配伍不同，可用于内痈、外痈及多种疮疡。用治肺痈，常配伍鱼腥草、芦根等，以增散结消肿、解毒排脓之功；用治肠痈，可配大血藤、败酱草等，以解毒消肿排脓；用治乳痈初起，可配黄芩、连翘、栀子、皂角刺等，以消散痈肿、清热解毒，如瓜蒌牛蒡汤。

4. 肠燥便秘　本品有润肠通便之功，常与火麻仁、郁李仁、枳壳等药同用。

此外，研究证实瓜蒌治疗冠心病有一定疗效。

【**用法用量**】煎服，9～15g。

【**现代研究**】本品有镇咳、祛痰、扩张冠状动脉、改善心肌缺血、抑制血小板聚集、降血脂、抗心律失常、保护心肌、抗胃溃疡、抗氧化、抗炎、松弛肠道平滑肌等药理作用。

【**使用注意**】本品甘寒而滑，脾虚便溏及湿痰、寒痰者慎用。不宜与乌头、附子同用。

（**思考**：瓜蒌的治痰特点是什么？）

前胡

《名医别录》

为伞形科多年生草本植物白花前胡 *Peucedanum praeruptorum* Dunn. 的干燥根。生用或蜜炙用。

【**性味归经**】苦、辛，微寒。归肺经。

【**功效**】降气化痰，宣散风热。

【**应用**】

1. 咳喘痰多　本品能泄热，寒能清热，宜于痰热阻肺、肺气失降者，常配杏仁、贝母、桑白皮等，如前胡饮。治痰热咳嗽，常与知母、贝母同用。

2. 外感表证咳嗽　本品味辛性寒，能发散风热、宣通肺气、化痰止嗽，常配桑叶、牛蒡子、桔梗等药以增其发散风热之功。若属风寒咳嗽，常配伍半夏、陈皮、桔梗、杏仁之品，如杏苏散。

【**用法用量**】煎服，3～10g；或入丸、散剂。

【**现代研究**】本品有祛痰、解痉、抗溃疡、扩张血管、增加冠状动脉、舒张肺动脉、改善心脏收缩和舒张功能、抗肿瘤、镇静等药理作用。

（**思考**：为何前胡善于治疗外感风热咳嗽？）

桔梗

《神农本草经》

为桔梗科多年生草本植物桔梗 *Platycodon grandiflorum*（Jacq.） A. DC. 的干燥根。生用。

【性味归经】 苦、辛，平。归肺经。

【功效】 宣肺，祛痰，利咽，排脓。

【应用】

1. 咳嗽痰多，咳痰不爽，胸闷不畅，咽痛音哑 本品辛散苦泄，功能开宣肺气而利胸膈咽喉，并有较好的祛痰作用。治咳嗽痰多，不论寒热，皆可应用。如杏苏散以本品配杏仁、苏叶、陈皮等，用于风寒咳嗽；桑菊饮以之配菊花、桑叶、杏仁等，治风热咳嗽；用治咽痛音哑，则可配伍薄荷、牛蒡子、蝉蜕等。

2. 肺痈咳吐脓痰 本品有排脓之效。治肺痈咳吐脓血、痰黄腥臭等，常配鱼腥草、薏苡仁、冬瓜子等。

此外，桔梗可以宣开肺气而通二便，用治癃闭、便秘。

【用法用量】 煎服，3～10g。

【现代研究】 本品有祛痰、镇咳、解痉、镇痛、解热、抗炎、降血糖、降血脂、降血压、抗过敏、促进胆汁分泌、增强免疫力、扩张血管等药理作用。

【使用注意】 本品性升散，凡气机上逆、呕吐、眩晕、阴虚火旺咯血等，不宜用。

（思考：如何运用桔梗的宣肺功效？）

二、止咳平喘药

本类药物味辛或苦或甘，性寒或温，少数药物有毒性，多归肺经。功能止咳平喘。本类药物通过宣肺、泻肺、润肺、敛肺、降肺气、化痰等不同作用，达到治咳喘之目的，主治咳嗽和喘息的证候，部分药物亦可用于便秘、肺痈、水肿、心腹疼痛等。

咳喘之证，病情复杂，有外感内伤之别、寒热虚实之异。临床上应用时应审证求因，随证选药，并进行适当配伍。外感所致者，当配伍解表药；虚劳者，当配补虚药；里寒者，则配温里散寒药。

苦杏仁

《神农本草经》

为蔷薇科植物山杏 *Prunus armeniaca* L. var. ansu Maxim.、东北杏 *Prunus mandshurica*（Maxim.）Koehne、西伯利亚杏 *Prunus sibirica* L. 及杏 *Prunus armeniaca* L. 的干燥成熟种子。生用，用时捣碎。

【性味归经】 苦，微温。有小毒。归肺、大肠经。

【功效】 止咳平喘，润肠通便。

【应用】

1. 咳嗽气喘 本品乃肺经之药，味苦性降，功能降泄肺气，兼宣肺利气之功。治风寒咳嗽、胸闷气逆者，常配麻黄、甘草、生姜，如三拗汤；治风热咳嗽、发热汗出、咳嗽痰黄者，常配桑叶、菊花、薄荷、桔梗等，如桑菊饮；治寒痰咳嗽，常与半夏、干姜、茯苓同用，如苓甘五味姜辛汤；治肺热咳喘，常配麻黄、石膏、甘草等，如麻杏石甘汤；治肺燥咳嗽，常配伍桑叶、沙参、贝母、麦冬以清热养阴、润肺止咳，如桑杏汤、清燥救肺汤。

2. 肠燥便秘　本品为作用平和的润肠通便药，故肠燥津枯便秘者用之，常配伍郁李仁、柏子仁、陈皮、桃仁等，如五仁丸；血虚便秘者，常配伍养血润燥的当归、生地黄、桃仁、火麻仁等，如润肠丸。

【用法用量】煎服，5～10g，宜打碎入煎，宜后下。

【现代研究】本品有镇咳、平喘、驱虫、杀菌、止痒、镇痛、降血脂、降血糖、抗肿瘤、抗突变、抗菌、抗炎、抗氧化等药理作用。

【使用注意】有小毒，勿过量。婴儿慎用。

（思考：苦杏仁的止咳平喘特点是什么？）

紫苏子

《名医别录》

为唇形科一年生植物紫苏 *Perilla frutescens*（L.）Britt. 的干燥成熟果实。生用或炒用。

【性味归经】辛，温。归肺经。

【功效】止咳平喘，降气化痰，润肠通便。

【应用】

1. 痰壅咳喘　治痰浊壅肺之咳喘，常与白芥子、莱菔子同用，如三子养亲汤。治上盛下虚之久咳痰喘，可与厚朴、陈皮、半夏等配用，如苏子降气汤。治风寒外束、痰热内蕴之证，可以苏子配伍麻黄、桑白皮等药，如定喘汤。

2. 肠燥便秘　本品既能润燥滑肠，又能降泄肺气以助大肠传导，可配杏仁、火麻仁、瓜蒌仁等。

【用法用量】煎服，3～10g；或入丸、散。

【现代研究】本品有抗炎、镇痛、抗过敏、抗衰老、降血脂、镇咳、平喘、抑制血小板聚集等药理作用。

【使用注意】脾虚便溏者慎用。

百部

《名医别录》

为百部科多年生草本植物直立百部 *Stemona sessilifolia*（Miq.）Miq.、蔓生百部 *Stemona japonica*（Bl.）Miq. 或对叶百部 *Stemona tuberose* Lour. 的干燥块根。生用或蜜炙用。

【性味归经】甘、苦，微温。归肺经。

【功效】润肺下气止咳，杀虫灭虱。

【应用】

1. 新久咳嗽　本品有润肺止咳之功，暴咳、久咳均可用之。治风寒咳嗽，常与荆芥、桔梗、白前、橘皮配伍，如止嗽散；治风热咳嗽，常配伍葛根、竹叶、石膏、紫菀、贝母等，如百部散；治顿咳，常配伍瓜蒌、天冬、麦冬等；治痨咳，常配伍麦冬、山药、阿胶、三七等，如月华丸。

2. 蛲虫、头虱、体虱、疥癣 本品生用有杀虫灭虱作用，可用治蛲虫病，对人的头虱、体虱及虱卵也有杀灭作用。

此外，本品配伍雄黄、黄柏、鹤虱、黄蜡等熬膏外贴，如百部膏，外用可治疥癣。

【用法用量】 煎服，3～9g。浸酒或入丸、散剂。肺虚久咳者宜蜜炙用。外用适量，煎水洗或研末调敷。

【现代研究】 本品有镇咳、抗菌、抗病毒、灭虱、杀虫、镇静、镇痛、解痉等药理作用。

【使用注意】 本品易伤胃滑肠，故脾虚食少、便溏者忌用。

（**思考：** 百部治咳的特点是什么？）

枇杷叶

《名医别录》

为蔷薇科常绿小乔木植物枇杷 *Eriobotrya japonica*（Thunb.）Lindl. 的干燥叶。生用或蜜炙用。

【性味归经】 苦，微寒。归肺、胃经。

【功效】 清肺止咳，降逆止呕。

【应用】

1. 咳嗽诸证 本品能清肺化痰，下气止咳，凡风热燥火所致的咳喘皆可应用。治肺热咳嗽，常配麦冬、天花粉、黄芩、栀子等，如清金散；治痰阻咳嗽，可配杏仁、苏子、橘红、枳壳；治肺热久咳，常与桑白皮、大黄、紫菀、杏仁同用，以泻肺通腑，清热止咳；治湿热痰嗽，可配豆豉、射干、郁金、通草；治阴虚燥咳，与石膏、麦冬、桑叶、杏仁同用，如清燥救肺汤；治肺虚久咳，常与阿胶、百合、黄芪、太子参配伍。

2. 胃热呕吐、呃逆证 用治胃热呕吐、呃逆证常配伍栀子、麦冬、半夏、竹茹、芦根等，如竹茹汤、枇杷饮子等。

【用法用量】 煎服，6～10g。止咳宜蜜炙用，止呕宜生用或姜汁炙用。

【现代研究】 本品有抗菌、抗炎、抗病毒、镇咳、平喘、祛痰、降血糖、抗肿瘤、抗氧化、保肝、调节免疫等药理作用。

【使用注意】 寒咳及微寒呕逆者慎用。服用未去毛之枇杷叶，可引起咳嗽加剧、喉头水肿、痉挛等症状。

（**思考：** 枇杷叶善于治疗什么咳嗽？）

葶苈子

《神农本草经》

为十字花科草本植物播娘蒿 *Descurainia sophia*（L.）Webbex Prantl. 和独行菜 *Lepidium apetalum* Willd. 的成熟种子。生用或微炒，捣碎。

【性味归经】 苦、辛，大寒。归肺、膀胱经。

【功效】 泻肺平喘，行水消肿。

【应用】

1. 痰涎壅盛之咳喘 本品有泻肺、消痰、平喘的作用，治咳喘痰多甚效，如葶苈大枣泻肺汤，以之配大枣，用于咳逆痰多、喘息不得卧、一身及面目浮肿。近年本品用治渗出性胸膜炎及胸腔积液有效。

2. 水肿、小便不利 本品能泻肺气之闭塞，以利尿消肿，用于水肿实证、胸腔积液、腹水、小便不利，单用即效，或与防己、椒目、大黄同用，如己椒苈黄丸。治结胸之胸胁积液，可与杏仁、大黄、芒硝配伍，如大陷胸汤。

近年以本品研末服，或配伍附子、黄芪等应用，对肺心病、心力衰竭、水肿喘满有效。

【用法用量】煎服，3～10g，包煎。

【现代研究】本品有镇咳、强心、降压、利尿、降血脂、抑制血小板聚集、抗抑郁、抗肿瘤、抗菌等药理作用。

【使用注意】虚寒性咳喘、虚寒性水肿慎用。

（**思考：**如何理解葶苈子泻肺平喘功效？）

白果

《日用本草》

为银杏科植物银杏 *Ginkgo biloba* L. 的干燥成熟种子。生用或蒸（煮）熟以后用。

【性味归经】甘、涩，平；有毒。归肺、肾经。

【功效】敛肺定喘，止带缩尿。

【应用】

1. 咳喘、气逆、痰多 本品兼有敛肺气、平咳喘及减少痰量的作用，故治疗咳喘、气逆、痰多收效甚佳。常与麻黄、甘草等同用治哮喘痰嗽；治肺热痰喘气促者，多与黄芩、桑白皮同用，如定喘汤。

2. 白浊带下、肾虚遗尿 本品与莲子、胡椒、乌骨鸡煮食可治下元虚衰之带下证；属湿热带下者，常配伍黄柏、芡实，如易黄汤；治白浊，则多与萆薢、益智仁同用。

【用法用量】煎服，5～10g。

【现代研究】本品有平喘、祛痰、抗过敏、抗衰老、抗菌、抗炎、抗休克、抗肿瘤等药理作用。

【使用注意】大量生食易引起中毒，需加注意；咳嗽痰稠不利者慎用。

（**思考：**白果的药性特点是什么？）

其他化痰止咳平喘药见表8－9。

表8－9 其他化痰止咳平喘药

分类	药名	主要性能	功效	主治
化痰药	白附子	辛、甘，温。有毒。归胃、肝经	祛风痰，燥湿痰，祛风止痉，止痛，解毒散结	风痰证，瘰疬痰核，毒蛇咬伤
	旋覆花	苦、辛、咸，微温。主归肺、胃经	降气化痰，降逆止呕	咳喘痰多，胸膈胃脘痞硬，噫气，呕吐
	浙贝母	苦，寒。归肺经	清热化痰止咳，消痰散结	风热咳嗽，热痰咳嗽，瘰疬，瘿瘤，疮痈，肺痈
	竹茹	苦，微寒。归肺、胃经	清热化痰，除烦止呕	痰热咳嗽，心烦不眠，胃热呕吐
	竹沥	苦，微寒。归肺、心、肝经	清热化痰，清心定惊	痰热咳嗽，中风，小儿惊风

续表

分类	药名	主要性能	功效	主治
化痰药	海藻	咸，寒。归肝、肾经	消痰软坚，利水消肿	瘿瘤，瘰疬，睾丸肿痛，脚气浮肿，水肿
	昆布	咸，寒。归肝、胃经	消痰软坚，利水消肿	瘿瘤，瘰疬，睾丸肿痛，脚气浮肿，水肿
止咳平喘药	紫菀	辛、甘、苦，温。归肺经	润肺化痰止咳	咳嗽有痰
	款冬花	辛、微苦，温。归肺经	润肺止咳化痰	咳嗽诸证
	桑白皮	甘，寒。归肺、膀胱经	泻肺平喘，利水消肿	咳喘证，水肿，风水，皮水

重点小结

药名	相同点	不同点
桔梗	宣肺	长于开宣肺气，凡肺气不宣无论寒热均宜；并可排脓而治肺痈
前胡		宣降并具，尚可宣散风热，用于外感风热兼肺热咳嗽
半夏	燥湿化痰力强，为治寒痰、湿痰要药；尚可降逆止呕，为治呕吐要药；其散结消痞之能可主治梅核气	
白芥子	温肺化痰，利气散结；用于冷哮、阴疽等	
川贝母	长于润肺化痰止咳，用于肺燥或肺肾阴虚咳嗽；尚可散结而治瘿瘤瘰疬	
瓜蒌	长于清肺化痰，用于肺热咳嗽痰多；尚可宽胸、润肠，用于胸痹及肠燥便秘	
百部	长于润肺止咳，主治咳嗽而无论新久、偏寒偏热；尚可灭虱杀虫	
枇杷叶	清肺化痰，降逆止呕；凡风热燥火所致咳嗽均可用之，并善治胃热呕吐	
葶苈子	长于泻肺水而止咳喘，用于痰涎壅盛之咳喘；尚可利水消肿，用于水肿	
白果	长于敛肺平喘，用于咳喘气逆痰多；并可收涩止带	
苦杏仁	降气止咳平喘，润肠通便	长于宣肺，为治咳喘要药
紫苏子		善于降气，善治咳喘痰多气逆

学习方法

结合化痰止咳平喘药之辛、苦、甘性味的不同，化痰与止咳平喘的偏重，理解化痰药和止咳平喘药的分类依据。各类药物以功效为核心，采取归纳、比较等法，掌握功效共性，并着重记忆重点中药的性能功效之个性。如比较苦杏仁和紫苏子等。对有毒性或有特殊用法及使用注意的药物，应加以注意。

扫码"学一学"

第十节　安神药

学习目标

掌握　1. 安神药的分类、功效、适应证、配伍应用和使用注意。

2. 朱砂、酸枣仁的分类归属、性味归经、功效应用、特殊用法及使用注意。

熟悉　磁石、远志的分类归属、功效应用。

了解　龙骨、首乌藤的分类归属、功效特点。

凡以安神定志为主要功效，主要用于治疗神志不安、心神不宁的药物，称为安神药。

本类药物的性味无规律性，多数药物根据传统习惯标为甘、平，部分药物因较长于治疗阴血不足所致的心神不安而标以甘味，个别兼有清热作用的药物标为寒性。其共性主要体现在归经，心藏神、肝藏魂并主疏泄，心神的变化与心、肝关系密切，故安神药主要归心、肝两经。

本类药物多属金石贝壳类和植物种子种仁类。前者性质重沉降，多具有重镇安神的作用，称为重镇安神药；后者多质润滋养，具有养心安神的作用，称为养心安神药。安神药主要用于心气虚、心血虚或心火亢盛以及其他原因所致的心神不宁、心悸怔忡、失眠多梦以及惊风、癫痫、狂等证。

临床应根据病因选用安神药并合理配伍使用。属阴虚血亏、心失所养者，应与养血补阴药配伍；属肝阳上亢者，须与平肝潜阳药配伍；属心火炽盛者，当与清心火药配伍。至于癫痫、惊风等证，多以化痰开窍或平肝息风药为主，本类药只作辅助之品。

本类药物多为治标之品，应配伍消除病因治本之品。个别药物有毒，当控制用量，以防中毒。

一、重镇安神药

以重镇安神为主要功效，常用于治疗心神不宁证的药物，称为重镇安神药。

本类药物多属矿物或动物贝壳，质重沉降，主归心、肝经，具有重镇安神、平惊定志、平肝潜阳等作用，主要用于神志不安属实证者。此类药物易伤脾胃，入丸、散用时多配伍健脾助运之品，入煎剂时要打碎先煎，不可久服。朱砂有毒，应控制剂量，避免中毒。

朱砂

《神农本草经》

为硫化物类矿物辰砂族辰砂，主要含硫化汞（HgS）。水飞极细，装瓶备用。

【性味归经】甘，寒。有毒。归心经。

【功效】镇心安神，清热解毒。

【应用】

1. 心悸、怔忡、失眠　本品最适宜于心火亢盛的心神不宁之证，常配伍黄连、甘草等清心火之品；治心血虚者，应加当归、生地黄等补血养心之品，如朱砂安神丸。

2. 惊风、诸痫、癫狂 本品常与泻火解毒、开窍、息风止痉之品同用，治疗惊风、诸痫、癫狂等症。治高热神昏谵语者，常配伍生石膏、寒水石、麝香等，如紫雪丹；治痰热壅闷、神昏谵语者，常配伍牛黄、雄黄、麝香等，如安宫牛黄丸、至宝丹；治风痰惊痫、癫狂者，可与磁石、神曲同用，如磁朱丸，或与酸枣仁、乳香同用，如丹砂丸。

3. 疮疡肿毒 本品外用治疗疮疡肿毒，常与雄黄配伍，如紫金锭；治疗咽喉肿痛、口舌生疮，常配伍冰片、硼砂等。

【用法用量】0.1～0.5g，多入丸、散剂。外用适量。

【现代研究】本品有镇静、催眠、抗惊厥、抗心律失常等药理作用。

【使用注意】内服不宜过量，也不可持续服用，避免汞中毒；忌火煅，避免增加毒性；孕妇及肝肾功能异常者禁用。

（**思考：**朱砂善于治疗何种神志不宁证?）

磁石

《神农本草经》

为氧化物类矿石尖晶石族磁铁矿，主含四氧化三铁（Fe_3O_4）。打碎生用，或醋淬研细用。

【性味归经】咸，寒。归肝、心、肾经。

【功效】镇惊安神，平肝潜阳，聪耳明目，纳气平喘。

【应用】

1. 心悸、失眠、眩晕、头痛、癫痫 本品有平肝潜阳、镇惊安神之功，常与朱砂配伍，如磁朱丸；亦可与石决明、白芍、生地黄等同用，如滋生清阳汤。

2. 耳目失聪 本品能养肾益阴而有聪耳明目之效。治耳鸣、耳聋，可与熟地黄、山茱萸、五味子等药配伍；治视物模糊，可以磁朱丸配合滋养肝肾药同用。

3. 虚喘 本品能纳气平喘。可与五味子、赭石、胡桃肉等同用，治肾不纳气的虚喘。若为肾阴不足，可与熟地黄、山药、山茱萸等同用，如磁石六味丸。

【用法用量】先煎，9～30g。入丸、散剂，每次1～3g。外用适量，研末调敷患处。

【现代研究】本品有镇静、催眠、抗惊厥、镇痛、抗炎、促凝血等药理作用。

【使用注意】不可多服，脾胃虚弱者慎用。

（**思考：**磁石的平喘特点是什么?）

龙骨

《神农本草经》

为古代大型哺乳动物如三趾马类、犀类、象类等动物的骨骼化石。打碎，生用或煅用。

【性味归经】甘、涩，平。归心、肝经。

【功效】平肝潜阳，镇惊安神，收敛固涩。

【应用】

1. 眩晕、中风 本品能平肝而潜敛浮阳。可与牡蛎、白芍、赭石等同用，如镇肝息风汤。现代常用治高血压病、脑血管意外伴头痛、眩晕而属肝阳上亢者。

2. 心悸、失眠、惊痫、癫狂　本品入肝敛魂，镇惊安神，可用于多种脏腑、气血失调所致的心神不安、失眠多梦、心悸怔忡之证；龙骨、牛黄为散，可治小儿体热烦躁欲惊。现代常以本品治疗惊痫诸证、精神障碍等。

3. 滑脱诸证　凡肾虚精关不固、冲任失调、脾虚统摄无权、阴液不藏而致的各种滑脱不固之证，均可应用。治肾虚遗精，可与牡蛎、沙苑子、芡实等配伍；治带下赤白及月经过多，可与牡蛎、海螵蛸、山药等配用；治虚汗，常与牡蛎、五味子等配伍。

此外，煅龙骨研末外用，有收湿敛疮作用，可用于湿疮痒疹及疮疡溃后久不愈合。

【用法用量】 煎服，15～30g，入煎剂宜先煎。外用适量。收敛固涩煅用，其他生用。

【现代研究】 本品有镇静、催眠、抗惊厥、止血、降低骨骼肌兴奋性、增强免疫力、促进组织修复等药理作用。

【使用注意】 本品味涩收敛，血热积滞，内有实邪者慎服。

（**思考：** 龙骨的收敛固涩功效主治何种滑脱证？）

二、养心安神药

以养心安神为主要功效，用于治疗心失所养所致的心神不宁证的药物，称为养心安神药。本类药物多为植物种仁，有甘润之性能，主要用治虚证神志不安。因味甘能补益、质润能滋养，故此类药物多有养心安神的功效；某些药物还能敛汗、润肠、开郁、祛痰、通络等作用。

远志

《神农本草经》

为远志科多年生草本植物远志 *Polygala tenuifolia* Willd 或卵叶远志 *Polygala sibirica* L. 的干燥根。生用或炙用。

【性味归经】 辛、苦，微温。归心、肺、肾经。

【功效】 宁心安神，化痰开窍，消散痈肿。

【应用】

1. 心神不安、惊悸、失眠、健忘　用于心神不安、惊悸，常与人参、朱砂、龙齿、茯神等同用，如安神定志丸；用于失眠、健忘，可与人参、石菖蒲配伍。

2. 痰阻心窍，癫痫发狂　本品治疗痰阻心窍，癫痫发狂，常与石菖蒲、郁金、白矾等同用，以增强祛痰开窍之力；本品可使痰液稀释易于咳出，治疗咳嗽痰多，难咳出者，多与杏仁、桔梗、甘草等同用。

3. 痈疽肿毒　本品能消散痈肿，用于痈疽疖肿、乳房肿痛，单用本品研末酒送服或外用调敷。

【用法用量】 煎服，3～10g。外用适量。

【现代研究】 本品有祛痰、镇咳、镇静、催眠、抗惊厥、抗水肿、利尿、降压、抗凝血、抑菌、抗突变、抗肿瘤、抗衰老、改善学习记忆能力、兴奋平滑肌、利胆等药理作用。

【使用注意】 过量服用可致恶心、呕吐，故溃疡及胃炎者慎用。

（**思考：** 远志的安神特点是什么？）

酸枣仁

《神农本草经》

为鼠李科落叶灌木或乔木酸枣 *Ziziphus jujuba Mill. var. spinosa*（Bunge）Hu ex H. F. Chou 的成熟种子。生用或炒用，入汤剂应捣碎。

【性味归经】甘、酸，平。归心、肝、胆经。

【功效】养心补肝，宁心安神，敛汗，生津。

【应用】

1. 心悸、失眠　本品能养心阴、益肝血而宁心安神，主要用于心肝血虚引起的失眠、惊悸怔忡等证。常配伍当归、白芍、何首乌、龙眼肉等；治肝虚有热之虚烦失眠，常与知母、茯苓等合用；治心神不足、阴虚阳亢所致的虚烦失眠、心悸、健忘、口燥咽干，常与生地黄、玄参、柏子仁等同用，如天王补心丹。

2. 自汗、盗汗　治表虚自汗，常配伍人参、黄芪、白术等；治阴虚盗汗，常配伍生地黄、五味子、山茱萸等。

【用法用量】煎服，10～15g，捣碎入煎。研末吞服，每次 1.5～3g。

【现代研究】本品有镇静、催眠、镇痛、抗惊厥、降温、降压、降血脂、兴奋子宫平滑肌、抗氧化、抗衰老、抗缺氧、抗抑郁、抑制血小板聚集、增强免疫力、抗肿瘤、抗溃疡等药理作用。

【使用注意】凡有实邪郁火者，如湿痰、邪热等所致的心神不安者忌用。

（**思考：**酸枣仁善于治疗何种神志不宁证?）

首乌藤

《本草纲目》

为蓼科多年生草本植物何首乌 *Polygonum multiflorum* Thunb. 的干燥藤茎。生用。

【性味归经】甘，平。归心、肝经。

【功效】养血安神，祛风通络。

【应用】

1. 心悸、失眠、多梦　本品既能滋养安神，又能补养心肝阴血，适用于阴血亏虚所致的心神不宁、失眠多梦，常与合欢皮相须为用。

2. 血虚身痛、风湿痹痛　治疗血虚所致的肢体酸痛、肌肤麻木者，常与鸡血藤、当归、桑寄生等同用；治疗风湿痹痛，常配伍独活、木瓜、当归等。

此外，本品煎汤外洗，可治疗皮肤瘙痒症。

【用法用量】煎服，9～15g。外用适量。

【现代研究】本品有镇静、催眠、促进免疫功能、抗氧化、抗衰老、抗菌、抗炎等药理作用。

（**思考：**首乌藤的安神特点是什么?）

其他安神药见表 8－10。

表 8－10 其他安神药

分类	药名	主要性能	功效	主治
重镇安神药	琥珀	甘，平。归心、肝、膀胱经	镇静安神，利水通淋，活血化瘀	惊风，癫痫，惊悸，失眠，小便癃闭，血淋，气滞血瘀
	珍珠	甘、咸，寒。归肝、心经	镇心定惊，清肝除翳，清热解毒，收敛生肌	惊悸，癫痫，惊风，目赤翳障，咽喉肿痛，溃疡疮面久不收口
养心安神药	柏子仁	甘、辛，平。归心、肝、肾经	养心安神，润肠通便	虚烦、心悸怔忡，肠燥便秘
	合欢皮	甘，平。归心、脾、肺经	安神，活血，消痈肿	心烦失眠，跌打损伤，骨折疼痛，肺痈，疮肿

重点小结

药名	相同点	不同点
磁石	镇惊安神，平肝潜阳	善益肾而聪耳目，纳气平喘，用于肾虚之耳聋耳鸣、目昏
龙骨		煅后收敛固涩，用于肾气不固及多汗
朱砂	清心力强，善治心火亢盛之心烦失眠；并可清热解毒	
酸枣仁	长于养心益肝，用于心肝血虚之心烦失眠；尚可敛汗而治多汗	
远志	长于使肾气上交于心而安神，用于心肾不交之失眠；尚可祛痰开窍，主治痰阻心窍	
首乌藤	长于滋养安神；并可祛风通络，用于血虚身痛及风湿痹证	

学习方法

结合安神药入心、肝二经的特点，理解药物的性能功用，根据药物的质地差异，理解重镇安神药和养心安神药的分类依据。各类药物以功效为核心，采取归纳、比较等法，掌握功效共性，并着重记忆重点中药的性能功效之个性。对有毒性或有特殊用法及使用注意的药物，应加以注意。

第十一节 平肝息风药

扫码“学一学”

学习目标

掌握 1. 平肝息风药的概念、功效、适应证、分类、配伍应用和使用注意。
2. 石决明、牡蛎、羚羊角、钩藤、天麻的分类归属、性味归经、功效应用、特殊用法及使用注意。

熟悉 赭石、地龙、全蝎的分类归属、功效应用。

了解 僵蚕的分类归属、功效特点。

凡以平肝潜阳、息风止痉为主要功效，主要用于治疗肝阳上亢或肝风内动病证的药物，称为平肝息风药。

本类药物主归肝经，药性多偏寒凉，性主沉降，多为介类、昆虫等动物药及矿物药。

具有平肝潜阳、息风止痉及镇静安神等功效。因功效主治之不同，可分为两类：一类以平肝阳为主要功效，称为平抑肝阳药，主要用于治疗肝阳上亢之头痛、眩晕等证；另一类以息肝风为主要功效，称为息风止痉药，主要用于治疗肝风内动之痉挛抽搐等证。因临床常配合应用，故将两类药合称为平肝息风药。

应用平肝息风药时，须根据病因、病机及兼症的不同，进行相应的配伍。治肝阳上亢证，多配伍滋养肾阴药；治肝阳化风，息风止痉药与平肝潜阳药并用；治热极生风，当配伍清热泻火药；治血虚生风，当配伍补养阴血药；兼窍闭神昏者，当配伍开窍醒神药；兼失眠多梦、心神不宁者，当配伍安神药；肝火盛者，当配伍清泻肝火药等。

本类药物以动物介类、虫类药居多，故有“介类潜阳，虫类搜风”之说，药性多偏寒凉，部分偏于温燥，应区别使用。凡脾虚慢惊，非寒凉所宜；而阴虚血亏者，又当慎用温燥之品。一些药物具有毒性，应避免用量过大，孕妇慎服。

（**思考**：何谓平肝息风药？分哪几类？各类的性能特点及适应证有哪些？）

一、平抑肝阳药

以平肝潜阳为主要功效，主要用于治疗肝阳上亢病证的药物，称为平抑肝阳药。

本类药多为质重沉降的介类及矿石类药物，主入肝经，药性多偏寒凉，具有平肝阳、清肝热、安心神等作用，主要用于肝阳上亢之头晕目眩、头痛、耳鸣、急躁易怒、少寐多梦及肝火上炎之目赤肿痛、目生翳膜等。

肝阳上亢本属肝肾阴虚，故常与滋养肝肾之阴的药物配伍使用；与息风止痉药配伍，可用于肝风内动、痉挛抽搐之证；与安神药配伍，治疗肝阳上扰之烦躁不眠。

石决明

《名医别录》

为鲍科动物杂色鲍 *Haliotis diversicolor* Reeve、皱纹盘鲍 *Haliotis discus hannai* Ino、羊鲍 *Haliotis ovina* Gmelin、澳洲鲍 *Haliotis ruber*（Leach）、耳鲍 *Haliotis asinina* Linnaeus 或白鲍 *Haliotis laevigata*（Donovan）的贝壳。打碎生用或煅用。

【性味归经】 咸，寒。归肝经。

【功效】 平肝潜阳，清肝明目。

【应用】

1. **肝阳上亢，头痛眩晕** 本品具有平肝潜阳、清泄肝热之功，为平肝、凉肝之要药。用治肝肾阴虚、阴不制阳而肝阳上亢之头痛眩晕者，常配伍养阴平肝之品；治肝阳上亢而有热象之头痛头晕、烦躁易怒者，应配伍清肝平肝之品。

2. **目赤翳障，视物昏花，青盲雀目** 本品有清肝明目退翳之功，为治目赤之要药，不论虚实，均可配用。治肝火上炎之目赤肿痛者，常配伍其他清肝明目之品；治风热上攻之目赤肿痛、目生翳障者，常配伍疏散风热、明目退翳之品；治肝肾阴虚之视物不清、青盲雀目者，宜配伍滋补肝肾之品。

【用法用量】 煎服，6～20g，打碎先煎。平肝、清肝宜生用，外用点眼宜煅用、水飞。

【现代研究】 本品有降压、消炎、止血、中和胃酸、镇静、解痉、抑菌、解热、保肝等药理作用。

【使用注意】本品咸寒易伤脾胃，故脾胃虚寒、食少便溏者忌用。

牡蛎

《神农本草经》

为牡蛎科动物长牡蛎 *Ostrea gigas* Thunberg、大连湾牡蛎 *Ostrea talienwhanensis* Crosse 或近江牡蛎 *Ostrea rivularis* Gould 的贝壳。生用或煅用。

【性味归经】咸，微寒。归肝、胆、肾经。

【功效】潜阳补阴，重镇安神，软坚散结；煅牡蛎收敛固涩，制酸止痛。

【应用】

1. 肝阳上亢，头晕目眩　本品有潜阳补阴之功。治肝肾阴虚、肝阳上亢之眩晕耳鸣者，常配伍龟甲、龙骨、白芍等，如镇肝息风汤；治热盛伤阴而虚风内动之四肢抽搐者，宜配伍生地黄、龟甲、鳖甲等，如大定风珠。

2. 惊悸失眠　本品有重镇安神作用。治心神不宁、惊悸怔忡、失眠多梦者，常配伍龙骨以增效，亦可配伍其他安神之品。

3. 痰核、瘰疬、瘿瘤、癥瘕积聚　本品有软坚散结之功。治痰火郁结之痰核、瘰疬及痰气互结之瘿瘤，常配伍清热化痰、软坚散结之品；治血瘀气结之癥瘕积聚，常配伍活血行气、消癥散结之品。

4. 滑脱诸证　本品煅用与煅龙骨收敛固涩作用相似，二者常相须为用，适用于正虚不固之滑脱不禁诸证。治自汗、盗汗者，常配伍黄芪、浮小麦等，如牡蛎散，亦可单用煅牡蛎粉扑撒汗处；治肾虚之滑精、遗精者，常配伍沙苑子、龙骨、芡实等，如金锁固精丸；治尿频、遗尿者，常配伍缩尿止遗之品；治崩漏、带下者，常配伍补肾固经止带之品。

5. 胃痛吞酸　本品煅用有制酸止痛之功。治胃酸过多、胃溃疡者，常配伍乌贼骨、浙贝母等药，共为细末，内服取效。

【用法用量】煎服，9～30g，打碎先煎。收敛固涩、制酸止痛宜煅用，其他皆生用。

【现代研究】本品有镇静、催眠、抗惊厥、抗实验性胃溃疡、减少胃液分泌、增强免疫力、抗氧化、延缓衰老、保肝、降血糖、抗病毒、抗肿瘤、抗凝血、抗血栓等药理作用。

【使用注意】体虚多寒者忌用。湿热实邪者忌用。因其收敛作用，不宜多服、久服，以免致纳呆、腹胀和便秘。

（思考：牡蛎与龙骨功能主治的异同点是什么？）

赭石

《神农本草经》

为氧化物类矿物刚玉族赤铁矿，主含三氧化二铁（Fe_2O_3）。生用或醋淬研粉用。

【性味归经】苦，寒。归肝、心、肺、胃经。

【功效】平肝潜阳，重镇降逆，凉血止血。

【应用】

1. 肝阳上亢，头晕目眩　本品有平肝潜阳之功。治肝阳上亢兼肝火亢盛之头晕、头痛、面红目赤、烦躁易怒者，常配伍平肝清肝之品；治肝肾阴虚、肝阳上亢之头晕目眩、耳鸣者，常配伍滋阴潜阳之品。

2. 呕吐、呃逆、噫气 本品善降上逆之胃气以止呕、止呃、止噫。治胃气上逆之呕吐、呃逆、噫气，常配伍旋覆花、半夏、生姜等，如旋覆代赭汤；治胆火上冲、胃气上逆之呕吐，常配清泻肝胆火热之品。

3. 气逆喘息 本品能降上逆之肺气而平喘。治喘哮有声、卧睡不得者，单用本品研末，米醋调服取效；治肺肾不足、阴阳两虚之虚喘，常配伍补益肺肾、纳气定喘之品。

4. 血热出血证 本品有凉血止血之功，兼能降气、降火。治气火上逆、迫血妄行之吐血、衄血、崩漏下血者，可单品醋淬研末或研末米醋调服；治热致胃气上逆之吐血、衄血者，常配伍清胃降逆之品；治血热崩漏者，可配伍其他凉血、止血之品。

【用法用量】 煎服，9～30g，打碎先煎；或入丸散剂，每次1～3g。平肝、降逆生用，止血煅用。

【现代研究】 本品有镇静、抗惊厥、止血、刺激肠蠕动、收敛胃肠壁、保护黏膜面、抗炎、增强免疫力等药理作用。

【使用注意】 虚寒证及孕妇慎用。因含微量砷，故不宜长期服用。

二、息风止痉药

以平肝息风为主要功效，用于治疗肝风内动、惊厥抽搐的药物，称为息风止痉药。

本类药物主入肝经，性多寒凉，以息肝风、止痉挛抽搐为主要作用，适用于温热病热极动风、肝阳化风以及虚风内动之眩晕头痛、抽搐痉挛、项强肢颤，或猝然昏倒、不省人事、口眼㖞斜、半身不遂等。另外，风阳夹痰、痰热上扰之癫痫及风毒侵袭引动内风之破伤风证，亦可用本类药物治疗。部分息风止痉药兼有平肝潜阳、清肝泻火等作用，还可以治疗肝阳上亢之头晕目眩及肝火上炎之目赤、头痛等。

全蝎、蜈蚣有毒，用量不宜过大；孕妇禁用；阴虚风动者当以滋阴为主，不宜应用本类药物。

羚羊角

《神农本草经》

为牛科动物赛加羚羊 *Saiga tatarica* Linnaeus 的角。用时锉末、镑成薄片或磨汁，生用。

【性味归经】 咸，寒。归肝、心经。

【功效】 平肝息风，清肝明目，散血解毒。

【应用】

1. 肝风内动，惊痫抽搐 本品清泄肝热、息风止痉作用显著，为治惊痫抽搐之要药，热极生风者尤宜。治温热病火热炽盛之壮热不退、惊厥抽搐者，常配伍钩藤、菊花、桑叶等，如羚角钩藤汤；治痰热癫痫、惊风、中风者，可配伍化痰息风、安神开窍之品。

2. 肝阳上亢，头晕目眩 本品平肝潜阳作用强，治肝阳上亢之头目眩晕、烦躁失眠、头痛者，常配伍滋阴潜阳之品。

3. 肝火上炎，目赤肿痛 本品善清肝火而明目，治肝火上炎之目赤肿痛、羞明流泪、头痛者，常配伍清肝泻火明目之品。

4. 温热病壮热神昏，热毒发斑 本品有清心凉肝、散血解毒之功。治温热病之壮热神昏、谵语躁狂、惊厥抽搐、热毒斑疹者，常配伍石膏、玄参、麝香等，如紫雪丹。

【用法用量】 煎服，1～3g，宜另煎2小时以上，取汁服；磨汁或研粉服，每次0.3～0.6g。

【现代研究】 本品有解热、镇痛、抗惊厥、镇静、催眠、降压、抑菌、抗病毒、兴奋平滑肌、耐缺氧等药理作用。

【使用注意】 非实热者慎用；脾虚慢惊者禁用。

钩藤

《名医别录》

为茜草科植物钩藤 *Uncaria rhynchophylla*（Miq.）Miq. ex Havil.、大叶钩藤 *Uncaria macrophylla* Wall.、毛钩藤 *Uncaria hirsuta* Havil.、华钩藤 *Uncaria sinensis*（Oliv.）Havil. 或无柄果钩藤 *Uncaria sessilifructus* Roxb. 的干燥带钩茎枝。生用。

【性味归经】 甘，凉。归肝、心包经。

【功效】 息风定惊，清热平肝。

【应用】

1. 肝风内动，惊痫抽搐 本品息风定惊作用较好，为治肝风内动、惊痫抽搐之常用药，因其又能清肝热，故治疗热盛动风及小儿高热急惊风者尤宜，常配伍羚羊角、桑叶、菊花等，如羚角钩藤汤。

2. 肝阳上亢及肝火上炎证 本品清肝热、平肝阳，适用于肝火上炎或肝阳上亢之头胀头痛、眩晕者。治肝阳上亢者，常配伍天麻、石决明等，如天麻钩藤饮；治肝火上攻者，常配伍清肝泻火之品。

此外，本品尚有清热透邪之功，可治外感风热、头痛眩晕。

【用法用量】 煎服，3～12g，后下。其有效成分钩藤碱加热易被破坏，故不宜久煎，一般不超过20分钟。

【现代研究】 本品有降压、保护血管内皮细胞、降低回肠张力、镇静、抗惊厥、抗癫痫、镇痛、抗心律失常、逆转心肌重构、抗血小板聚集、抗血栓、降血脂、抗癌、抑菌、抗炎、抑制免疫、平喘、兴奋子宫等药理作用。

天麻

《神农本草经》

为兰科植物天麻 *Gastrodia elata* Bl. 的干燥块茎。用时润透切片，生用。

【性味归经】 甘，平。归肝经。

【功效】 息风止痉，平抑肝阳，祛风通络。

【应用】

1. 肝风内动，惊痫抽搐 本品善息风止痉，为治肝风内动证之要药，不论寒热虚实，皆可配伍应用。治小儿急惊风，常配伍凉肝息风止痉之品；治小儿脾虚慢惊风，则配伍健脾养胃、息风止痉之品；治癫痫发作，则配伍胆南星、全蝎、石菖蒲等，如定痫丸；治破伤风之痉挛抽搐、角弓反张，宜配伍天南星、白附子、防风等，如玉真散。

2. 眩晕、头痛 本品平抑肝阳、止头痛，为治眩晕、头痛之要药，无论病证虚实，均可配伍应用。治肝阳上亢之眩晕、头痛者，常配伍钩藤、石决明等，如天麻钩藤饮；治风痰上扰之眩晕、头痛者，常配伍白术、茯苓、半夏等，如半夏白术天麻汤；治风邪上扰之偏正头痛，常配伍祛风止痛之品。

3. 中风不遂，风湿痹痛 本品有祛外风、通经络之功。治风中经络之肢体拘挛、手足麻木、腰腿酸痛，常配伍祛风通络、活血止痛之品；治风湿痹痛之关节屈伸不利者，常配伍祛风湿止痹痛之品。

【用法用量】 煎服，3～10g；研末冲服，1～1.5g。

【现代研究】 本品有镇静、镇痛、抗焦虑、抗惊厥、抗癫痫、降低血压和外周阻力、抗眩晕、减慢心率、增加心输出量、抗氧化、抗衰老、抑制血小板聚集、抗凝血、增强免疫力、降血脂、抗肿瘤、抑菌、抗炎、抗放射等药理作用。

（**思考：** 天麻与钩藤功能主治的异同点是什么？）

地龙

《神农本草经》

为钜蚓科动物参环毛蚓 *Pheretima aspergillum*（E. Perrier）、通俗环毛蚓 *Pheretima vulgaris* Chen、威廉环毛蚓 *Pheretima guillelmi*（Michaelsen）或栉盲环毛蚓 *Pheretima pectinifera* Michaelsen 的干燥体。生用或鲜用。

【性味归经】 咸，寒。归肝、脾、膀胱经。

【功效】 清热定惊，通络，平喘，利尿。

【应用】

1. 高热惊痫、癫狂 本品既清热定惊，又息风止痉。治热极生风之高热躁狂、痉挛抽搐者，常配伍清热息风止痉之品；治小儿急惊风之高热不退、惊风抽搐者，将本品研烂与朱砂共为丸服；治高热狂躁或癫痫者，单用鲜品与盐化水饮服。

2. 中风偏瘫 本品息风、通络。治中风后偏瘫日久、气虚血滞、经络不利之半身不遂、口眼㖞斜者，常配伍黄芪、当归、川芎等，如补阳还五汤。

3. 肺热咳喘 本品能清肺热而平喘。治肺热咳嗽者，可研末单用或配伍清肺化痰平喘之品。

4. 痹证 本品通经活络，性寒，善治热痹。治热痹者，常配伍祛风湿清热之品；治寒痹者，常配伍川乌、草乌、乳香等，如小活络丹；治久痹瘀血痹阻经脉之肢节或周身痹痛者，则配伍活血祛瘀、通络止痛之品。

5. 小便不利或尿闭不通 本品清热利尿。治热结膀胱之小便不利或不通，可单用鲜品或配伍其他清热利尿之品。

【用法用量】 煎服，5～10g；鲜品10～20g。研粉吞服，每次1～2g。

【现代研究】 本品有解热、镇静、抗惊厥、平喘、抗凝血、抗血栓、纤溶、降压、抗心律失常、调节免疫功能、抗癌、抑菌、利尿、抗溃疡、促进伤口愈合、抑制瘢痕形成、刺激子宫收缩等药理作用。

【使用注意】 脾胃虚寒无实热者及孕妇慎服。本品大量服用可出现中毒反应。

全蝎

《蜀本草》

为钳蝎科动物东亚钳蝎 *Buthus martensii* Karsch 的干燥体。生用。

【性味归经】辛，平。有毒。归肝经。

【功效】息风镇痉，通络止痛，攻毒散结。

【应用】

1. 肝风内动，痉挛抽搐　本品息风镇痉作用较强，为治痉挛抽搐之要药，常与蜈蚣相须为用。治小儿急惊风，常配伍清热息风止痉之品；治小儿脾虚慢惊风，常配伍益气健脾、息风止痉之品；治癫痫抽搐者，则配伍化痰、息风、开窍之品；治破伤风之痉挛抽搐、角弓反张者，可配伍祛风止痉之品；治中风之半身不遂、口眼歪斜、语涩者，常配伍祛风、通络、止痉之品。

2. 风湿顽痹，顽固性偏正头痛　本品通络止痛作用良好。治风寒湿痹日久不愈之筋脉拘挛或顽痹之关节变形者，可单用或配伍祛风舒筋活络、活血止痛之品；治顽固性偏头痛，可单用或配伍祛风通络止痛之品。

3. 疮疡肿毒，瘰疬结核　本品有攻毒散结之功，为中医外科所常用。治诸疮肿毒，常配伍泻火解毒之品为膏外敷；治瘰疬、瘿瘤、流注，常配伍化痰散结、消肿止痛之品。

【用法用量】煎服，3～6g。研末吞服，每次0.6～1g。外用适量。

【现代研究】本品有抗惊厥、抗癫痫、镇痛、降低血小板黏附率、抗血凝、强心、降压、抑菌、抗炎、抑制免疫、抗肿瘤、影响糖代谢、抗结核分枝杆菌、促进子宫收缩等药理作用。

【使用注意】本品有毒，用量不宜过大。因属窜散之品，故血虚生风者慎用，孕妇禁用。

（**思考：**既息内风又祛外风的平肝息风药有哪些？）

僵蚕

《神农本草经》

为蚕蛾科昆虫家蚕 *Bombyx mori* Linnaeus 4～5 龄的幼虫感染（或人工接种）白僵菌 *Beauveria bassiana*（Bals.）Vuillant 而致死的干燥体。生用或炒用。

【性味归经】咸、辛，平。归肝、肺、胃经。

【功效】息风止痉，祛风止痛，化痰散结。

【应用】

1. 惊痫抽搐，风中经络，口眼㖞斜　本品有息风止痉之功，凡是肝风内动、惊痫抽搐病证，不论寒热虚实均可配伍应用，惊风、癫痫而夹有痰热者尤宜。治小儿痰热急惊风，常配伍清热豁痰、息风止痉之品；治小儿脾虚久泻、慢惊抽搐者，当配伍益气健脾、息风止痉之品；治破伤风之痉挛抽搐、角弓反张者，常配伍祛风止痉之品；治癫痫发作之手足抽搐、神志不清者，则配伍化痰、息风之品；治中风之口眼㖞斜、面部肌肉抽动者，可配伍全蝎、白附子等，如牵正散。

2. 风热头痛，目赤，咽肿或风疹瘙痒　本品有祛外风、散风热、止痛、止痒之功。治肝经风热上攻之头痛、目赤肿痛、迎风流泪者，常配伍疏风清热之品；治风热上攻之咽喉肿痛、声音嘶哑者，可配伍疏散风热、利咽止痛之品；治风疹瘙痒者，可单用或配伍祛风止痒之品。

3. 痰核、瘰疬 本品可化痰散结。治痰核、瘰疬者，可单用或配伍其他化痰软坚散结之品。

【用法用量】煎服，5～10g；研末服，每次1～1.5g。散风热宜生用，其余多制用。

【现代研究】本品有催眠、抗惊厥、抗凝血、促纤溶、抑菌、抗癌、降血糖、降血脂、抗氧化等药理作用。

（**思考**：僵蚕与地龙功能主治的异同点是什么？）

其他平肝息风药见表8－11。

表8－11 其他平肝息风药

分类	药名	主要性能	功效	主治
平抑肝阳药	蒺藜	辛、苦，微温。有小毒。归肝经	平肝解郁，活血祛风，明目，止痒	头痛眩晕，胸胁胀痛，乳闭乳痈，目赤翳障，风疹瘙痒
	紫石英	甘，温。归肾、心、肺经	温肾暖宫，镇心安神，温肺平喘	肾阳亏虚，宫冷不孕，惊悸不安，失眠多梦，虚寒咳喘
息风止痉药	牛黄	甘，凉。归心、肝经	清心，豁痰，开窍，凉肝，息风，解毒	热病神昏，中风痰迷，惊痫抽搐，癫痫发狂，咽喉肿痛，口舌生疮，痈肿疔疮
	蜈蚣	辛，温。有毒。归肝经	息风镇痉，通络止痛，攻毒散结	肝风内动，痉挛抽搐，小儿惊风，中风口㖞，半身不遂，破伤风，风湿顽痹，偏正头痛，疮疡，瘰疬，蛇虫咬伤

重点小结

药名	相同点	不同点
石决明	平抑肝阳；用于肝阳上亢，头晕目眩	作用较强，为重镇平肝、凉肝之要药；清肝明目，为治疗目疾的良药
牡蛎		长于益阴潜阳；又能重镇安神，软坚散结，收敛固涩，用于惊悸失眠，痰核，瘰疬，瘿瘤，癥瘕积聚，滑脱诸证；煅品能制酸止痛，用于胃痛吞酸
赭石		重镇降逆，凉血止血，用于肺胃气逆，血热出血证
羚羊角	平肝息风；用于肝风内动，惊痫抽搐，肝阳上亢，头晕目眩	清热力强，用于热极生风，肝阳化风，为平肝息风之要药；又能清肝明目，散血解毒，用于目赤肿痛，温热病壮热神昏及热毒发斑
钩藤		清热平肝，息风止痉之力不如羚羊角，为治肝风内动，惊痫抽搐之常用药
天麻		药性平和，凡肝风内动，惊痫抽搐皆宜，为治肝风内动和眩晕头痛之要药；又能祛风通络，用于中风不遂，风湿痹痛
地龙	息风止痉；用于肝风内动，惊痫抽搐	性寒，又能清热、平喘、通络、利尿，用于高热神昏，中风偏瘫，肺热咳喘，痹证，小便不利或尿闭
全蝎		性平有毒，性善走窜，为治痉挛抽搐之要药；又能通络止痛，攻毒散结，用于风湿顽痹，顽固性偏正头痛，疮疡肿毒及瘰疬结核
僵蚕		兼能化痰，惊风、癫痫夹有痰热者尤宜；又能祛风止痛，化痰散结，用于风热头痛，目赤，咽肿，风疹瘙痒，痰核，瘰疬

学习方法

在掌握本节药物入肝经，性能多寒凉，主沉降，功效平肝潜阳或息风止痉，主治肝阳上亢证或肝风内动证的共性的基础上，结合本类药物性能和主治病证之差异，理解平抑肝阳药和息风止痉药的分类依据。各类药物以功效为核心，采取归纳、比较等法，掌握功效共性，并着重记忆重点中药的性能功效之个性。如比较牡蛎和龙骨、天麻和钩藤、地龙和僵蚕。对有毒性或有特殊用法和使用注意的药物，如全蝎等，应加以注意。

第十二节　开窍药

扫码“学一学”

学习目标

掌握　1. 开窍药的概念、功效、适应证、配伍应用和使用注意。

2. 麝香的性味归经、功效应用、特殊用法及使用注意。

熟悉　冰片、石菖蒲的功效应用。

了解　苏合香的功效特点。

凡具有辛香走窜之性，以开窍醒神为主要作用，用于治疗闭证神昏病证的药物，称为开窍药，又称芳香开窍药。

本类药物多归心经，主要用于热陷心包或痰浊阻闭清窍引起的惊风、癫痫、中风等卒然昏厥证或高热性疾病引起的神志昏迷。

神志昏迷证有虚实之分，实证即闭证，以口噤、握拳、脉有力为辨证依据，可用开窍药治疗。闭证又分寒闭、热闭，寒闭多见面青身冷、苔白脉迟，宜用温开法，须配伍祛寒行气药；热闭多见身热面赤、烦躁谵语、苔黄脉数，宜用凉开法，须配伍清热解毒药。虚证即脱证，症见神昏冷汗、肢冷、脉微欲绝者，当回阳固脱，禁用开窍药。

开窍药性偏走窜发散，能耗散正气，为治标之品，只可暂用，不宜久服。对于汗、吐、下引起的虚脱、失血或老年气虚引起的昏厥等，禁用或慎用。内服多入丸、散剂。用量一般较轻。

（思考：何谓开窍药？开窍药的性能特点、功效、适应证有哪些？应用时应注意哪些问题？）

麝香

《神农本草经》

为鹿科动物林麝 *Moschus berezovskii* Flerov、马麝 *Moschus sifanicus* Przewalski 或原麝 *Moschus moschiferus* Linnaeus 成熟雄体香囊中的干燥分泌物。

【性味归经】 辛，温。归心、脾经。

【功效】开窍醒神，活血通经，消肿止痛。

【应用】

1. **闭证神昏** 本品开窍醒神作用极强，为醒神回苏之要药，无论热闭或寒闭之神昏，皆可为主药随证配用。治温病热陷心包、痰热蒙闭心窍、小儿惊风等热闭神昏者，常配伍牛黄、冰片等，如安宫牛黄丸；治寒湿或痰浊、气郁阻闭气机、蒙蔽心窍之寒闭神昏者，常配伍苏合香、安息香等，如苏合香丸。

2. **血瘀诸证** 本品有活血以通经、疗伤、消癥及止痛之功，用于多种瘀血阻滞病证。治血滞经闭者，宜配伍活血通经之品；治癥瘕痞块者，可配伍破血消癥之品；治跌打损伤之瘀血肿痛者，多配伍活血消肿止痛之品；治痹证疼痛、久痹者，可配伍祛风湿之品；治心腹暴痛，常配伍活血、行气止痛之品。

3. **疮疡肿毒，瘰疬痰核，咽喉肿痛** 本品有活血消肿止痛之功。治痈肿疮毒者，常配伍解毒消肿、活血止痛之品；治瘰疬痰核者，常配伍消肿散结之品；治咽喉肿痛者，常配伍解毒利咽之品。

【用法用量】入丸散，每次0.03～0.1g，不宜入煎剂。外用适量，一般用于皮肉未破溃时。

【现代研究】本品有双向调节中枢神经及心血管系统、兴奋子宫、抗早孕、镇痛、升压、抗血栓、松弛平滑肌、抗炎、抗肿瘤、增强免疫功能、抗溃疡、神经胶质成熟因子样和雄激素样等药理作用。

【使用注意】孕妇禁用。只用于实证、闭证，脱证禁用，虚证慎用。

冰片

《新修本草》

为龙脑科常绿乔木植物龙脑香 *Dryobalanops aromatica* Gaertn. f. 树脂的加工品或龙脑香的树干经蒸馏冷却而得的结晶，又称“梅片”；由菊科多年生草本植物艾纳香（大艾）*Blumea balsamifera* DC. 新鲜叶的升华物经加工劈削而成，称“艾片”；现多用松节油、樟脑等经化学方法合成，称“机制冰片”。研粉用。

【性味归经】辛、苦，微寒。归心、脾、肺经。

【功效】开窍醒神，清热止痛。

【应用】

1. **闭证神昏** 本品开窍醒神之功似麝香而力逊，常相须为用，热闭、寒闭均可，性寒善治热闭。治热闭者，常配伍牛黄、麝香、栀子等，如安宫牛黄丸；治寒闭，常配伍麝香、苏合香、檀香等，如苏合香丸。

2. **目赤肿痛，喉痹口疮，疮疡肿毒，烧烫伤** 本品外用有清热止痛之功，可用于多种热毒证，为五官科及皮肤科常用药。治目赤肿痛者，可单用或与清热解毒、明目之品制成点眼药水；治咽喉肿痛、口舌生疮、热毒疮疡肿痛、烧烫伤者，常配伍清热解毒、消肿止痛之品；治疮疡溃后不敛者，可配伍生肌敛疮之品。

【用法用量】入丸散，每次0.15～0.3g，不宜入煎剂。外用适量，研粉点敷患处。

【现代研究】本品有双向调节中枢神经系统、促进药物透皮吸收及透过血脑屏障、抑制妊娠、耐缺氧、抗炎、抗菌、镇痛、催眠等药理作用。

【使用注意】孕妇禁用。

苏合香

《名医别录》

为金缕梅科植物苏合香树 *Liquidambar orientalis* Mill. 的树干渗出的香树脂经加工精制而成。生用。

【性味归经】辛，温。归心、脾经。

【功效】开窍，辟秽，止痛。

【应用】

1. 寒闭神昏　本品开窍醒神之功似麝香而力稍逊，长于温里散寒、化解湿浊，宜治中风、痫证等属寒邪、痰浊闭阻心窍之寒闭神昏者，常配伍麝香、檀香、沉香等，如苏合香丸。

2. 胸腹冷痛、满闷　本品有辟秽化浊、散寒止痛之功，治寒凝气血瘀滞、痰湿秽浊之胸腹冷痛、满闷者，常与冰片同用。

此外，本品的复方制剂——冠心苏合香丸和苏冰滴丸，治冠心病心绞痛疗效较好。

【用法用量】入丸散，0.3～1g，不入煎剂。外用适量，多溶于酒精涂敷。

【现代研究】本品有双向调节中枢神经系统、增加冠脉血流量、改善心肌缺血、抗炎、促进溃疡或创伤愈合、抗血小板聚集、抗凝血、促纤溶、抗血栓、抗肿瘤、抑菌、抗心律失常等药理作用。

【使用注意】虚证神昏者禁用。

（**思考：**麝香、冰片、苏合香功能主治的异同点是什么？）

石菖蒲

《神农本草经》

为天南星科植物石菖蒲 *Acorus tatarinowii* Schott. 的干燥根茎。生用。

【性味归经】辛、苦，温。归心、胃经。

【功效】开窍豁痰，醒神益智，化湿开胃。

【应用】

1. 痰浊蒙蔽清窍之神昏　本品虽开窍醒神力弱，但兼化湿、豁痰之功。治中风痰迷心窍之神志昏乱、舌强不语者，常配伍燥湿化痰之品；治痰热蒙蔽之高热、神昏谵语者，常配伍清热、化痰、开窍之品；治痰热癫痫抽搐者，可配伍化痰、清热之品。

2. 失眠、健忘、耳鸣、耳聋　本品有宁心安神、醒神健脑、益智聪耳之功。治健忘者，可配伍益气、宁神、开窍之品；治阴虚火旺之健忘多梦、心悸怔忡者，则配伍滋阴降火、镇心安神之品；治心气不足、心神失养之失眠、多梦、心悸怔忡者，常配伍补气安神之品；治心肾两虚之耳鸣、耳聋、心悸、头昏者，常配伍补肾益精、养心安神之品。

3. 湿阻中焦及湿热泻痢　本品有化湿开胃之功。治湿浊中阻之脘腹胀闷或疼痛者，常配伍化湿、行气之品；治湿热泻痢、不纳水谷者，宜配伍清热燥湿、健脾行气之品。

【用法用量】煎服，3～10g，外用适量。

【现代研究】本品有双向调节中枢神经系统、益智、促进消化液分泌、制止胃肠异常发酵、抗心律失常、抑制血小板聚集、扩张冠脉、降血脂、祛痰、镇咳、平喘、解痉、抗癌、抑菌、降温等药理作用。

【使用注意】津液不足者慎用。

（思考：石菖蒲的功效、主治病证及特点有哪些？）

其他开窍药见表8－12。

表8－12　其他开窍药

分类	药名	主要性能	功效	主治
开窍药	蟾酥	辛，温。有毒。归心经	解毒，止痛，开窍醒神	痈疽疔疮，咽喉肿痛，中暑神昏，痧胀腹痛吐泻
	安息香	辛、苦，平。归心、脾经	开窍醒神，行气活血，止痛	中风痰厥，气郁暴厥，中恶昏迷，心腹疼痛，产后血晕，小儿惊风

重点小结

药名	相同点	不同点
麝香	开窍醒神，用于闭证神昏	走窜之性甚烈，有极强的开窍醒神作用，为醒脑回苏之要药，寒热闭神昏皆宜；又能活血通经，消肿止痛，催产，用于血瘀诸证，疮疡肿毒，瘰疬痰核，咽喉肿痛，难产，死胎，胞衣不下
冰片		其开窍醒神之功似麝香但力缓，为凉开之品，热闭神昏尤宜；又能消肿止痛，用于目赤肿痛，喉痹口疮，疮疡肿毒，烧烫伤
苏合香		其开窍醒神之功似麝香但力逊，为温开之品，寒闭神昏尤宜；又能辟秽，止痛，用于胸腹冷痛、满闷
石菖蒲		辛散苦燥温通，开窍醒神之力较缓，善于化湿浊、除痰浊、辟秽浊而开窍醒神，宁心安神益志，用于痰湿秽浊蒙蔽清窍之神志昏乱、癫狂痴呆，以及头晕、失眠、健忘、耳鸣、耳聋等；又能化湿和胃，用于湿阻中焦及湿热泻痢

学习方法

掌握本节药物性能辛香走窜、功效开窍醒神、主治闭证神昏的共性。每味药物以功效为核心，采取归纳、比较等法，掌握功效共性，并着重记忆重点中药的性能功效之个性，如比较麝香、冰片、苏合香。对有毒性或有特殊用法和使用注意的药物，如麝香、冰片、苏合香等，应加以注意。

第十三节　补虚药

扫码“学一学”

学习目标

掌握　1. 补虚药的概念、功效、适应证、分类、配伍应用和使用注意。

2. 人参、黄芪、白术、甘草、鹿茸、杜仲、当归、熟地黄、阿胶、麦冬、枸杞子、龟甲的分类归属、性味归经、功效应用、特殊用法及使用注意。

熟悉　党参、淫羊藿、北沙参、百合、鳖甲的分类归属、功效应用。

了解　肉苁蓉、益智、冬虫夏草、紫河车、石斛的分类归属、功效特点。

凡能补充人体气血阴阳不足，增强机能、改善脏腑功能，以提高抗病能力、消除虚证为主的药物，称为补虚药，亦称补养药或补益药。

虚证概括而言，不外乎气虚、血虚、阴虚、阳虚四类，根据补虚药药性和功效的差异，补虚药通常分为补气药、补血药、补阴药和补阳药四类。补虚药有补益作用，故味多甘，性有偏温偏凉之别。一般而言，补气药、补阳药和补血药多用于虚寒证，性多偏温；补阴药多用于虚热证，性多偏凉。补气药多以补脾肺之气为主，主归脾肺经；补血药多以补心肝为主，主归心肝经；补阴药多以补肝肾之阴为主，主归肝肾经，部分以补肺胃之阴为主，主归肺胃经；补阳药多以补肾为主，主归肾经。

临床应根据虚证的不同类型，选用相应的补虚药：气虚证用补气药，阳虚证用补阳药，血虚证用补血药，阴虚证用补阴药。但人体在生命活动过程中，气、血、阴、阳是相互依存的，因此，在虚损不足的情况下，也常相互影响。一般而论，阳虚多兼气虚，而气虚也易导致阳虚；阴虚多兼血虚，而血虚也易导致阴虚。故补气药与补阳药常相须为用，补血药与补阴药常相须为用。气与血、阴与阳关系又极为密切，气虚可导致血虚，阴虚可导致阳虚，反之亦然。所以，气血双亏、阴阳俱虚亦属常见之证，当补气药与补血药、补阴药与补阳药并用，即气血双补、阴阳并补之法。另外，气能生血，亦能化津，故气虚及阴津不足之证，常以补气药配补血药或补阴药，即补气生血、益气生津之法。

补虚药使用不当，往往有害无益。表邪未尽者，当先解表，原则上不宜使用补虚药，以防“闭门留寇”；然邪气未尽，正气已虚时，则可在祛邪药中，适当配伍补虚药，达到扶正祛邪的目的。补气药与补阳药，多属温热之品，故阴虚有热者当慎用。补血药与补阴药，多为寒凉、滋腻之品，故阳虚及腻满者当慎用。补虚药只适用于正气虚弱之证，凡身体健康、脏腑功能活动正常者，不宜用本类药物。

补虚药属味厚之品，若须久服，多作丸剂、片剂或膏剂，入煎剂宜久煎。服用时，应注意配伍健脾和胃之品，以保护脾胃，若虚不受补，则难以奏效。

（**思考**：补虚药的含义、适应证、配伍原则及使用注意有哪些？）

一、补气药

以补益正气、纠正脏气虚衰为主要功效，主要用于治疗气虚证的药物，称为补气药。

本类药物性味甘温，肺主气，脾主运化，为气血生化之源，故归经多为脾肺两经，尤其适用于脾气虚或肺气虚证。根据具体脏腑的不同，补气药亦有补肾气、补心气、补元气之功，适应于各种气虚证。

应用补气药时，若兼有阳虚、血虚、阴虚，分别配以补阳药、补血药、补阴药；气能生血，亦能生津，故在治疗血虚或阴津不足时，可适当配以补气药，以提高药效；气能摄血，故补气药与止血药同用，还可用于气不摄血之出血证。

服用补气药，如产生气滞，表现为胸闷腹胀、食欲不振，可适当配伍理气药以健脾行气。湿盛中满者亦慎用，必要时配伍理气除湿之品。

人参

《神农本草经》

为五加科植物人参 *Panax ginseng* C. A. Mey. 的干燥根和根茎。野生者名“山参”；栽培者俗称“园参”；播种在山林野生状态下自然生长者称“林下山参”，习称“籽海”。鲜参洗净后干燥者称“生晒参”；蒸制后干燥者称“红参”。切片或研粉用。

【性味归经】甘、微苦，微温。归脾、肺、心、肾经。

【功效】大补元气，复脉固脱，补脾益肺，生津养血，安神益智。

【应用】

1. 元气虚极欲脱证 本品能大补元气、复脉固脱，适用于大汗、大吐、大泻、大失血或大病、久病之元气虚极欲脱、气短神疲、脉微欲绝的危重证候，为拯危救脱要药。可单品煎服；治具有气虚欲脱兼冷汗淋漓、四肢逆冷等亡阳征象者，当配伍回阳救逆之品；治具有气虚欲脱兼汗出身暖、渴喜冷饮、舌红干燥等亡阴征象者，常配伍麦冬、五味子等，如生脉散。

2. 脾肺气虚证 本品为补气要品，为补脾益肺之要药。治脾气虚衰之倦怠乏力、食少便溏者，常配伍白术、茯苓等，如四君子汤；本品又能补气以摄血，治脾气虚弱不能统血之慢性失血者，常配伍黄芪、白术等，如归脾汤；本品还能补气生血，治脾气虚衰不能生血之气血两虚者，可配伍其他补益气血之品；治肺气虚之短气喘促、懒言声微者，常配伍补益肺气、止咳平喘之品；本品兼补肾气，治肺肾两虚、肾不纳气之虚喘，常配伍蛤蚧、胡桃仁等补益肺肾、纳气定喘之品，如人参蛤蚧散。

3. 热病气津两伤口渴及消渴证 本品既补气，又生津。治热病伤津耗气而气津两伤之口渴、脉大无力者，常配伍清热泻火之品；治内热消渴、烦渴不止者，常配伍养阴清热之品。

4. 气血亏虚之心悸、失眠、健忘 本品既补心养血，又安神益智。治气血不足之心悸、失眠多梦、健忘者，常配伍养血安神之品。

【用法用量】煎服，3～9g，宜文火另煎兑服；研末吞服，一次 2g，一日 2 次。挽脱救虚，当用 15～30g，煎汁分数次灌服。

【现代研究】本品有抗休克、强心、抗缺氧、保护心肌、抗血栓、抗疲劳、降血脂、降血糖、抗炎、抗过敏、抗利尿、抗肿瘤、抗溃疡、保肝及抗衰老等药理作用。

【使用注意】不宜与藜芦、五灵脂、皂荚同用。服人参不宜饮茶、食萝卜。实证、热证而正气不虚者禁用。

党参

《增订本草备要》

为桔梗科植物党参 *Codonopsis pilosula*（Franch.）Nannf.、素花党参 *Codonopsis pilosula* Nannf. var. *modesta*（Nannf.）L. T. Shen 或川党参 *Codonopsis tangshen* Oliv. 的干燥根。生用。

【性味归经】甘，平。归脾、肺经。

【功效】健脾益肺，养血生津。

【应用】

1. 脾肺气虚证 本品善健脾益肺，功似人参而力稍逊。治中气不足之倦怠、食少者，常配伍补气健脾除湿之品；治肺气亏虚之咳嗽气促、语声低弱者，可配伍补肺定喘之品。

2. 气血两虚证 本品气血双补，常治气血两虚之面色苍白或萎黄、乏力、头晕、心悸者，配伍其他益气补血之品。

3. 气津两伤证 本品既补气，又生津，功似人参而力逊。治气津两伤之气短神疲口渴者，宜配伍养阴生津之品。

【用法用量】煎服，9～30g。

【现代研究】本品有抗胃溃疡、抗肠管收缩、兴奋呼吸、抗心肌缺血、强心、抗血栓、增强免疫力、促进学习记忆、抗缺氧、延缓衰老、抗辐射、抗癌、抗菌、抗炎、镇痛、抗惊厥等药理作用。

【使用注意】不宜与藜芦同用。

黄芪

《神农本草经》

为豆科植物蒙古黄芪 *Astragalus membranaceus*（Fisch.）Bge. var. *mongholicus*（Bge.）Hsiao 或膜荚黄芪 *Astragalus membranaceus*（Fisch.）Bge. 的干燥根。生用或蜜炙用。

【性味归经】甘，微温。归肺、脾经。

【功效】补气升阳，固表止汗，利水消肿，生津养血，行滞通痹，托毒排脓，敛疮生肌。

【应用】

1. 脾气虚证及中气下陷证 本品善补中益气，又升阳举陷，为补脾举陷之要药。治脾虚中气下陷之久泻脱肛、内脏下垂，常配伍人参、升麻、柴胡等，如补中益气汤；本品还可补气以摄血，治脾虚不统血之失血证，常配伍人参、白术等，如归脾汤。

2. 肺虚咳喘及表虚自汗，气虚外感诸证 本品能补脾肺之气，益卫固表而止汗。治咳喘日久、肺气虚弱、气短神疲者，常配伍润肺止咳平端之品；治肺肾两虚者，则配伍补益肺肾、止咳定喘之品；治气虚自汗者，常配伍麻黄根、牡蛎等，如牡蛎散；治卫气不固而表虚自汗之易感风邪者，宜配伍白术、防风等，如玉屏风散。

3. 气虚浮肿，小便不利 本品长于补气利水消肿，对脾虚水停之浮肿尿少者，可标本兼顾，为治气虚水肿之要药，常配伍白术、茯苓、防己等，如防己黄芪汤。

4. 消渴证 本品可补气升阳，促进津液输布而收生津止渴之效，治脾不布津之消渴，常配伍养阴润燥、生津止渴之品。

5. 血虚证　本品有补气养血之功。治气不生血之面色萎黄、神倦脉虚者，常配伍当归，如当归补血汤。

6. 痹证及中风不遂　本品还有补气、行滞通痹之功，常用于痹证及中风不遂等而有气虚血瘀者。治风寒湿痹者，常配伍祛风湿、活血之品；治中风后遗症，常配伍当归、川芎、地龙等，如补阳还五汤。

7. 痈疽难溃或久溃不敛　本品功长补气养血、托毒排脓、敛疮生肌。治痈疽气血亏损而不能托毒外达之疮形平塌、根盘散漫、难溃难腐者，常配伍补益气血、解毒排脓之品；治溃疡后期气血虚弱疮口难敛者，常配伍补益气血、温通血脉之品。

【用法用量】煎服9～30g，大剂量可用30～60g。补气升阳宜蜜炙用，其余生用。

【现代研究】本品有促进代谢、兴奋呼吸、抗疲劳、促进造血、利尿、改善低血糖和高血糖、增强免疫力、抗病毒、强心、降压、抗血栓、降血脂、抗氧化、抗衰老、抗缺氧、抗辐射、抗肿瘤、抗炎、镇静、镇痛、抑菌等药理作用。

【使用注意】表实邪盛，气滞湿阻，食积内停，阴虚阳亢，热毒疮肿等均不宜使用。

（**思考：**黄芪与人参功能主治的异同点是什么？）

白术

《神农本草经》

为菊科植物白术 *Atractylodes macrocephala* Koidz. 的干燥根茎。生用、土炒或麸炒。

【性味归经】苦、甘，温。归脾，胃经。

【功效】健脾益气，燥湿利水，止汗，安胎。

【应用】

1. 脾气虚证　本品善能健脾益气。治脾虚气弱之气短神疲、食少便溏者，常配伍人参、茯苓等，如四君子汤；治脾虚湿滞、气机不畅之神疲肢乏、脘腹胀满、食少便溏者，常配伍益气健脾、燥湿行气之品；治脾胃虚寒之腹满泄泻者，常配伍健脾温中之品；治脾虚食积气滞之脘腹胀满、不思饮食者，可配伍行气消积之品。

2. 脾虚水湿内停证　本品既健脾益气，又燥湿利水，有标本兼治之效。治脾虚中阳不振之痰饮内停者，常配伍桂枝、茯苓等，如苓桂术甘汤；治脾虚水肿者，常配伍健脾、利水之品；治脾虚湿浊下注之带下清稀者，常配伍山药、苍术等，如完带汤。

3. 气虚自汗证　本品能健脾益卫、固表止汗，功似黄芪但力弱。治卫气不固之表虚自汗者，配伍黄芪、防风等，如玉屏风散。

4. 脾虚胎动不安　本品能健脾益气安胎。治脾虚胎动不安者，常配伍补益气血之品；兼内热或气滞或肾虚者，相应配伍清热安胎、理气安胎、补肾安胎之品。

【用法用量】煎服，6～12g。燥湿利水宜生用，补气健脾宜炒用，健脾止泻宜炒焦用。

【现代研究】本品有强壮、抗胃溃疡、增强免疫力、扩血管、强心、利尿、保肝、利胆、降血糖、抗血凝、抑菌、抗肿瘤、镇静、兴奋呼吸、抗诱变、抗衰老等药理作用。

【使用注意】阴虚内热或津液亏耗者慎用。

（**思考：**白术与苍术功能主治的异同点是什么？）

甘草

《神农本草经》

为豆科植物甘草 *Glycyrrhiza uralensis* Fisch.、胀果甘草 *Glycyrrhiza inflata* Bat. 或光果甘草 *Glycyrrhiza glabra* L. 的干燥根和根茎。切厚片，生用或蜜炙用。

【性味归经】 甘，平。归心、肺、脾、胃经。

【功效】 补脾益气，清热解毒，祛痰止咳，缓急止痛，调和诸药。

【应用】

1. **心气不足之心动悸、脉结代**　本品功长补益心气，复脉宁心。治伤寒心悸、脉结代者，单用本品；治气血两虚者，常配伍人参、阿胶、生地黄等，如炙甘草汤。

2. **脾气虚证**　本品补脾益气。治脾气虚弱之体倦乏力、食少便溏者，常配伍人参、白术等，如四君子汤。

3. **咳喘证**　本品既祛痰止咳，又略具平喘之功，经配伍可用于寒热虚实多种咳喘证。治风寒袭肺之咳喘者，常配伍辛温解表、宣肺平喘之品；治风热袭肺之咳喘者，常配伍桑叶、菊花、杏仁等，如桑菊饮；治肺寒喘咳者，常配伍温肺化饮、止咳平喘之品。

4. **热毒疮疡，咽喉肿痛，药食中毒**　本品生用清解热毒，可用于多种热毒证。治热毒疮疡者，可单用或配伍清热解毒之品；治热毒之咽喉肿痛者，宜配伍清热解毒利咽之品；治附子等多种药物、食物所致的中毒，可单品煎汤服用或与相应解毒药同用。

5. **脘腹及四肢挛急疼痛**　本品善缓急止痛。对脾虚肝旺之脘腹挛急作痛或阴血不足而肝失所养之四肢挛急作痛者，常与养血缓急止痛之白芍配伍。

此外，本品在许多方剂中都可发挥调和药性的作用：通过解毒，可降低方中某些药的毒性或峻烈之性；通过缓急止痛，可缓解方中某些药刺激胃肠引起的腹痛；其甜味浓郁，可矫正方中药物的滋味。

【用法用量】 煎服，2～10g。清热解毒宜生用；补中缓急宜炙用。

【现代研究】 本品有抗胃溃疡、促进胰液分泌、镇咳、平喘、祛痰、抗病毒、抑菌、抑制人类免疫缺陷病毒增殖、抑制血小板聚集、抗心律失常、抗炎、抗过敏、抗利尿、抗氧化、抗癌、解毒、降脂、保肝等药理作用。

【使用注意】 不宜与海藻、京大戟、红大戟、甘遂、芫花同用。湿盛中满者禁用。大量久服可引起水肿。

二、补阳药

以补助人体阳气、纠正人体阳气虚衰为主要功效，用于治疗或改善阳虚证的药物，称为补阳药，又称壮阳药、助阳药。

阳虚证包括心阳虚、脾阳虚、肾阳虚等证。“肾为先天之本”，肾阳又称元阳，对人体脏腑、经络起着温煦生化作用，是人体生命活动的原动力，所以阳虚诸证与肾阳不足有密切关系。故本节介绍的补阳药，主要是指补助肾阳的药物。

本类药物味甘性温热，主入脾、肾经，有补肾壮阳、填精益髓、强筋健骨等作用，适应于肾阳不足诸证。补阳药配伍方法较多，除常与温里药、补肝肾药以及补益脾肺之气的药物配伍外，还应注意配伍补益精血的药物，以阴中求阳，使阴阳相助才能生化无穷。

补阳药性多温燥，易伤阴助火，故阴虚火旺者不宜使用。

鹿茸

《神农本草经》

为鹿科动物梅花鹿 *Cervus nippon* Temminck 或马鹿 *Cervus elaphus* Linnaeus 的雄鹿未骨化密生茸毛的幼角。前者习称“花鹿茸”，后者习称“马鹿茸”。横切薄片、劈成块或研细粉用。

【性味归经】甘、咸，温。归肾、肝经。

【功效】壮肾阳，益精血，强筋骨，调冲任，托疮毒。

【应用】

1. 肾阳不足，精血亏虚证　本品壮肾阳、益精血，为补阳之要药。治肾阳不足、精血亏虚之畏寒肢冷、腰膝酸软冷痛、头晕耳鸣、遗尿、尿频、阳痿早泄、宫寒不孕者，可单用或配伍补肾益精、补气养血之品。

2. 肝肾不足，筋骨不健证　本品善补肝肾、强筋骨。治肝肾虚损之筋骨痿软或小儿发育迟缓，常配伍补肝肾、益精血、强筋骨之品；治骨折后期愈合不良者，可配伍补益肝肾、续筋接骨之品。

3. 冲任虚寒，崩漏带下　本品补肝肾、益精血、调冲任，兼固冲止带。治冲任虚寒之崩漏不止、虚损羸瘦者，可配伍补益肝肾、固涩止血之品；治白带量多清稀者，可配伍补肾固精止带之品。

4. 疮疡塌陷不起或溃久不敛　本品甘温助阳，补益精血而有托毒生肌之功。治疮疡溃久不敛、脓水清稀、阴疽疮肿、内陷不起者，可配伍补火助阳、补益气血之品。

【用法用量】研末冲服，1～2g，一日 3 次分服；或入丸散。

【现代研究】本品有性激素样、增强免疫力、促进骨折愈合、调节新陈代谢、调节内分泌、利尿、抗溃疡、抗应激、抗衰老、强心、抗炎等药理作用。

【使用注意】服用本品宜从小量开始，缓缓增加，不宜骤用大量，以免阳升风动或伤阴动血。热证及阴虚阳亢者禁用。

【附】

鹿角、鹿角胶、鹿角霜

1. 鹿角　本品为鹿科动物马鹿或梅花鹿已骨化的角或锯茸后翌年春季脱落的角基，分别习称“马鹿角”“梅花鹿角”“鹿角脱盘”。性味咸，温，归肾、肝经。功能温肾阳，强筋骨，行血消肿。用于肾阳不足，阳痿遗精，腰脊冷痛，阴疽疮疡，乳痈初起，瘀血肿痛。用量 6～15g。外用适量。

2. 鹿角胶　为鹿角煎熬浓缩而成的胶状物。性味甘、咸，温，归肾、肝经。功能温补肝肾，益精养血。用于肝肾不足所致的腰膝酸冷，阳痿遗精，虚劳羸瘦，崩漏下血，便血尿血，阴疽肿痛。用量 3～6g，烊化兑服。

3. 鹿角霜　为鹿角去胶质的角块。性味咸、涩，温，归肝、肾经。功能温肾助阳，收敛止血。用于脾肾阳虚，白带过多，遗尿尿频，崩漏下血，疮疡不敛。用量 9～15g，先煎。外用适量。

淫羊藿

《神农本草经》

为小檗科植物淫羊藿 *Epimedium brevicornu* Maxim.、箭叶淫羊藿 *Epimedium sagittatum*（Sieb. et Zucc.）Maxim.、柔毛淫羊藿 *Epimedium pubescens* Maxim. 或朝鲜淫羊藿 *Epimedium koreanum* Nakai 的干燥叶。切丝生用或羊脂油炙用。

【性味归经】辛、甘，温。归肝，肾经。

【功效】补肾阳，强筋骨，祛风湿。

【应用】

1. 肾阳虚证　本品补肾壮阳，长于起痿。治阳痿不育者，可单品浸酒服或配伍其他补肾壮阳之品；兼肾精亏损者，须配伍补益肾精之品；治女子宫寒不孕，可配伍补肾助阳、益精养血、暖宫助孕之品；治肾阳虚之尿频遗尿，常配伍温肾益精、缩尿之品。

2. 风寒湿痹　本品祛风湿，强筋骨。治风湿痹痛之筋骨不利、肢体麻木，可配伍祛风散寒、胜湿止痛之品；治风湿痹证久病及肾或素体肾阳不足、筋骨不健之风湿痹证者，常配伍补肾阳、强筋骨、祛风湿之品。

【用法用量】煎服，6～10g。亦可入丸散、酒剂。

【现代研究】本品有性激素样、促进蛋白质合成、提高性欲、调节代谢、镇静、扩张冠脉、降压、降血脂、降血糖、镇咳、祛痰、平喘、抗炎、抗病原微生物、抗惊厥、抗衰老等药理作用。

【使用注意】阴虚火旺者禁用。

杜仲

《神农本草经》

为杜仲科植物杜仲 *Eucommia ulmoides* Oliv. 的干燥树皮。生用或盐水炙用。

【性味归经】甘，温。归肝、肾经。

【功效】补肝肾，强筋骨，安胎。

【应用】

1. 肝肾不足，筋骨不健证　本品补肝肾、强筋骨作用较好，为治肾虚腰痛、下肢疲软之要药，可单用或配伍补肾强筋之品；治痹证日久、肝肾两虚、气血不足之腰膝冷痛、下肢疲软者，可配伍桑寄生、牛膝、独活等，如独活寄生汤。

2. 冲任不固，胎动不安或滑胎　本品善补肝肾、固冲任以安胎。治胎动不安者，可单用；治频惯堕胎者，配伍补肾固胎之品；治气血不充之滑胎，常配伍补气血、安胎之品；治肾虚胎动不安者，可配伍其他补肝肾、安胎之品。

【用法用量】煎服，6～10g。炒用为佳。

【现代研究】本品有增强免疫力、拮抗子宫收缩、舒张血管平滑肌、降压、镇静、镇痛、抗应激、利尿及抗衰老等药理作用。

【使用注意】阴虚火旺者慎用。

肉苁蓉

《神农本草经》

为列当科植物肉苁蓉 *Cistanche deserticola* Y. C. Ma 或管花肉苁蓉 *Cistanche tubulosa*（Schrenk）Wight 的干燥带鳞叶的肉质茎。切厚片生用或酒炙用。

【性味归经】甘、咸，温。归肾、大肠经。

【功效】补肾阳，益精血，润肠通便。

【应用】

1. 肾阳不足，精血亏虚证 本品既补肾阳，又益肾精。治肾阳不足、精血亏虚之阳痿者，可配伍其他补肾阳、益肾精之品；治宫寒不孕者，可配伍补肾阳、益精血、暖胞宫之品；治肾虚之腰膝酸痛、筋骨无力者，可配伍温补肝肾、壮腰膝、强筋骨之品。

2. 肠燥便秘 本品有润肠通便之功。治肠燥便秘，可配伍润肠降气之品；治老人、虚人之肠燥便秘而精亏血虚、肾阳不足者，可配伍当归、枳壳等，如济川煎。

【用法用量】煎服，6～10g。单味大剂量煎服可用至30g。

【现代研究】本品有通便、降压、促进唾液分泌、抗动脉粥样硬化、促进代谢、增强记忆、抗衰老、抗应激等药理作用。

【使用注意】阴虚火旺、胃肠实热便结及大便溏泻者禁用。

益智

《本草拾遗》

为姜科植物益智 *Alpinia oxyphylla* Miq. 的干燥成熟果实。生用或盐水炒用，用时捣碎。

【性味归经】辛，温。归脾、肾经。

【功效】暖肾固精缩尿，温脾止泻摄唾。

【应用】

1. 肾虚不固证 本品既暖肾，又固精缩尿。治下焦虚寒之尿频、遗尿者，常配伍乌药、山药，如缩泉丸；治肾阳不足之梦泄遗精，可配伍补阳涩精之品。

2. 脾肾虚寒多唾、泄泻 本品善暖肾温脾以止泻、摄唾。治脾胃虚寒、寒湿内阻之呕吐泄泻、腹中冷痛者，常配伍补脾益气、温中散寒之品；治脾肾虚寒之五更泄泻者，可配伍温补脾肾、涩肠止泻之品；治脾肾阳虚统摄无权之涎唾者，可单用或配伍补脾燥湿之品。

【用法用量】煎服，3～10g。盐水炒后可以缓和其刺激性。

【现代研究】本品有强心、健胃、抗利尿、减少唾液分泌、抗肿瘤、抑制前列腺素合成酶活性等药理作用。

【使用注意】本品辛温香燥，易伤阴助火，故阴虚火旺及大便秘结者禁用。

冬虫夏草

《增订本草备要》

为麦角菌科真菌冬虫夏草菌 *Cordyceps sinensis*（BerK.）Sacc. 寄生在蝙蝠蛾科昆虫幼虫

上的子座和幼虫尸体的干燥复合体。生用。

【性味归经】 甘，平。归肺、肾经。

【功效】 补肾益肺，止血化痰。

【应用】

1. 肾阳不足，肾精亏虚证 本品补肾益精，有兴阳起痿之功。治肾阳不足、精血亏虚之阳痿遗精、腰膝酸痛者，可单用浸酒服或配伍其他补肾益精之品。

2. 劳嗽虚喘 本品既补肾益肺，又止血化痰。治劳嗽痰血者，可单用或配伍养阴润肺、止血化痰之品；治肺虚或肺肾两虚之久咳虚喘者，可配伍补肺肾、定喘咳之品。

此外，本品还可用于病后体虚不复、易感外邪者，与鸡、鸭、猪肉等炖服或为散剂常服，有补虚扶弱、促进机体功能恢复之效。

【用法用量】 煎服或炖服，3～9g。

【现代研究】 本品有祛痰、平喘、抗炎、抗菌、抗病毒、降低心肌耗氧量、抗心律失常、抗心肌缺血、抑制血栓形成、降低胆固醇、增强免疫力、降压、镇静、抗惊厥、抗应激、抗衰老、抗癌等药理作用。

【使用注意】 阴虚火旺者不宜单独应用。本品为平补之药，久服方效。

紫河车

《本草拾遗》

为健康人的干燥胎盘。研粉用。

【性味归经】 甘、咸，温。归肺、肝、肾经。

【功效】 温肾补精，益气养血。

【应用】

1. 肾阳不足，精血亏虚证 本品善补肾阳，益精血。治肾阳不足、精血亏虚之腰膝酸软、头晕耳鸣、阳痿遗精、虚寒不孕者，单用或配伍其他补肾之品。

2. 肺肾两虚之喘咳 本品补肺气，益肾精，纳气平喘，单用或配伍补肺益肾、止咳平喘之品。

3. 气血不足证 本品善益气养血。治气血亏虚之面色萎黄消瘦、体倦神疲、气短乏力、产后乳少者，可单用或配伍其他益气补血之品。

【用法用量】 研末或装入胶囊吞服，每次2～3g，每日2～3次。

【现代研究】 本品有提高免疫力，促进乳腺、子宫、阴道、卵巢及睾丸等发育，抗癌，抗过敏，抗衰老等药理作用。

三、补血药

以补血、纠正营血亏虚为主要功效，主要用于治疗血虚证的药物，称为补血药。

本类药物多属甘温滋润之品，以补肝血、养心血为主要功效。由于“心主血”“脾统血”“肝藏血”“肾藏精”，精血互相转化，故本类药物多入心、脾、肝、肾经。

因气能生血，临床使用补血药时常配伍补气药；血虚常可导致阴虚，故亦常与补阴药同用。补血药多黏腻碍胃，影响消化，故凡湿浊中阻、脘腹胀满、食少便溏者，不宜应用；脾胃虚弱者，可与健脾开胃助消化药同用。

当归

《神农本草经》

为伞形科植物当归 *Angelica sinensis*（Oliv.）Diels 的干燥根。生用或酒炒用。

【性味归经】 甘、辛，温。归肝、心、脾经。

【功效】 补血活血，调经止痛，润肠通便。

【应用】

1. **血虚证** 本品为补血要药。治血虚诸证，常配伍熟地黄、白芍等同类补血药；兼气虚者，宜配伍补气之品；治血虚有寒者，可配伍温经散寒通脉之品。

2. **血瘀证** 本品既能补血活血，又善调经止痛，为活血化瘀、调经之要药。治血瘀之月经不调、经闭、痛经、产后腹痛者，常配其他活血之品；随证配伍，亦治血虚、血瘀、寒凝之头痛、心腹刺痛、风湿痹痛、跌打损伤、痈疽疮疡等多种痛症。

3. **肠燥便秘** 本品既润肠通便，又补血。血虚肠燥便秘者尤宜，常配伍其他养血润肠之品。

【用法用量】 煎服，6～12g，一般生用。补血用当归身，破血用当归尾，和血（即补血活血）用全当归。酒炙可增强活血通经之力。

【现代研究】 本品有促进骨髓造血、抑制子宫平滑肌收缩、增加血流量，抗心肌缺血、抗心律失常、扩张血管、降压、平喘、利尿、保肾、增强免疫力、抗氧化、抗血栓、降血脂、保肝、镇痛、镇静、抗肿瘤、抗菌、抗炎、抗辐射等药理作用。

【使用注意】 本品甘温，湿热中阻、肺热痰火、阴虚阳亢等证不宜应用。又因润燥滑肠，大便溏泻者禁用。

熟地黄

《本草图经》

为生地黄的炮制加工品。取生地黄，照酒炖法炖至酒吸尽，取出，晾晒至外皮黏液稍干时，切厚片或块，干燥，即得；或生地黄，照蒸法蒸至黑润，取出，晒至约八成干时，切厚片或块，干燥，即得。

【性味归经】 甘，微温。归肝、肾经。

【功效】 补血滋阴，益精填髓。

【应用】

1. **血虚证** 本品为补血要药，用于血虚诸证。治血虚之面色萎黄、眩晕、心悸、月经不调者，常配伍当归、川芎、白芍等，如四物汤；治气血两虚之精神怠倦、面色无华者，宜配伍补气之品。

2. **肝肾阴虚证** 本品滋肾肝阴，为治肾阴亏虚之常用药。治肾阴亏虚之腰膝酸软、头晕耳鸣、骨蒸潮热、盗汗遗精者，宜配伍山茱萸、泽泻等，如六味地黄丸；治阴虚阳亢之眩晕者，可配伍滋阴平肝之品。

3. **肝肾精血虚证** 本品补益肾精，适用于肾精亏虚所致的小儿生长发育迟缓及成人早衰诸证。治精血亏虚之头昏、目眩、耳鸣、须发早白等早衰者，常配伍补肝肾、益精血之品；治肝肾不足之腰膝无力及小儿五迟五软者，常配伍补肾健骨之品。

【用法用量】 煎服，9~15g。

【现代研究】 本品有促进生血、强心、改善脑血流量、抗甲状腺功能亢进、降压、降胆固醇、利尿、抗炎、镇静、降血糖、抑菌、止血等药理作用。

【使用注意】 本品性质滋腻，易妨碍消化，故脾胃虚弱、中满便溏、气滞痰多者慎用。

（**思考**：熟地黄与生地黄功能主治的异同点是什么？）

阿胶

《神农本草经》

为马科动物驴 *Equus asinus* L. 的干燥皮或鲜皮经煎煮、浓缩制成的固体胶。捣成碎块或以蛤粉烫炒成珠用。

【性味归经】 甘，平。归肺、肝、肾经。

【功效】 补血滋阴，润燥，止血。

【应用】

1. 血虚证　本品既补血，又滋阴，为补血佳品。治血虚萎黄、头晕、心悸兼有阴虚者尤宜，常配伍补益气血之品。

2. 阴虚证　本品善滋阴润燥。治阴虚肺热之燥咳少痰、痰中带血者，常配伍清肺止咳之品；治肺肾阴虚之劳嗽咯血者，常配伍养阴润肺、化痰止咳之品；治热病伤阴、真阴不足而心火独亢之心烦不眠者，常配伍养阴清心之品；治肝肾阴虚之肝阳上亢、虚风内动者，常配伍滋阴潜阳息风之品。

3. 出血证　本品长于止血，为止血要药，用于吐血、衄血、咯血、尿血、便血、妇人崩漏及妊娠胎漏下血等多种出血证，出血兼见阴虚、血虚者尤宜，单用或与其他止血药配伍。

【用法用量】 3~9g，烊化兑服。止血宜用阿胶珠或蒲黄炒，润肺宜用蛤粉炒。

【现代研究】 本品有促进造血、凝血、骨骼生长愈合、子宫内膜生长的作用，还有升压、抗辐射、抗疲劳、增强免疫力等药理作用。

【使用注意】 本品性质黏腻，有碍消化，脾胃薄弱、不思饮食、纳食不消、呕吐泄泻者慎用。

四、补阴药

以养阴生津、纠正人体阴液亏虚为主要功效，主要用于治疗阴虚证的药物，称为补阴药，又称为养阴药或益阴药。

本类药物药性多甘寒质润，故有滋养阴液、生津润燥的作用，主入肺、胃、肝、肾经，分别具有养肺阴、养胃阴、养肝阴、养肾阴的作用。主要用于治疗阴虚诸证。补阴药各有所长，应随证选用并行适当配伍，以增强疗效。热病伤阴而热邪未尽者，应配伍清热药；阴虚内热较盛者，应配伍清虚热药；阴虚阳亢者，应配伍潜阳药；阴虚兼血虚者，应配伍补血药；阴虚兼气虚者，配伍补气药。

补阴药多甘寒滋腻，如遇脾胃虚弱、痰湿内阻，症见脘闷食少、腹胀便溏者不宜使用。

（**思考**：补虚药分几类？各类药的性能特点、应用及注意事项有哪些？）

北沙参

《本草汇言》

为伞形科植物珊瑚菜 *Glehnia littoralis* Fr. Schmidt ex Miq. 的干燥根。切段，生用。

【性味归经】甘、微苦，微寒。归肺、胃经。

【功效】养阴清肺，益胃生津。

【应用】

1. 肺阴虚证 本品善养肺阴，兼清肺热。治阴虚肺燥有热之干咳少痰、咯血或咽干音哑者，常相应配伍养阴清肺、止咳平喘、止血、利咽开音之品。

2. 胃阴虚证 本品益胃生津，兼清胃热。治胃阴虚有热之口干多饮、饥不欲食、大便干结、舌红少津及胃痛、胃胀、干呕者，常配伍养胃生津之品。

【用法用量】煎服，5～12g；鲜者15～30g。

【现代研究】本品有降温、镇痛、升压及抑制免疫、淋巴细胞增生、肺癌细胞等药理作用。

【使用注意】风寒咳嗽、脾胃虚寒及寒饮喘咳者禁用。不宜与藜芦同用。

百合

《神农本草经》

为百合科植物卷丹 *Lilium lancifolium* Thunb.、百合 *Lilium brownii* F. E. Brown var. *viridulum* Baker 或细叶百合 *Lilium pumilum* DC. 的干燥肉质鳞叶。生用或蜜炙用。

【性味归经】甘，寒。归心、肺经。

【功效】养阴润肺，清心安神。

【应用】

1. 肺阴虚证 本品善养阴润肺，兼清肺热，作用平和。治阴虚肺燥有热之干咳少痰、咯血或咽干音哑者，可单用或配伍生地黄、麦冬等，如百合固金汤。

2. 心神不安证 本品功长养阴清心、宁心安神。治阴虚内热之虚烦惊悸、失眠多梦者，可配伍清心安神之品；治心肺阴虚内热之神志恍惚、情绪不能自主者，常配伍养阴清热之品。

【用法用量】煎服，6～12g。清心宜生用，润肺蜜炙用。

【现代研究】本品有镇咳、祛痰、耐缺氧、镇静、抗过敏、抗癌、降血糖等药理作用。

【使用注意】风寒咳嗽及中寒便溏者禁用。

麦冬

《神农本草经》

为百合科植物麦冬 *Ophiopogon japonicus*（L. f）Ker－Gawl. 的干燥块根。生用。

【性味归经】甘、微苦，微寒。归心、肺、胃经。

【功效】养阴生津，润肺清心。

【应用】

1. **肺阴虚证**　本品既养肺阴，又清肺热。治阴虚肺燥有热之鼻燥咽干、干咳痰少、咯血、咽痛音哑者，常配伍桑叶、阿胶、杏仁等，如清燥救肺汤；治肺肾阴虚之劳嗽咯血者，常配伍滋肾润肺、清降虚火之品。

2. **胃阴虚证**　本品长于滋养胃阴、生津止渴，兼清胃热。治胃阴虚有热之舌干口渴、胃脘疼痛、饥不欲食、呕逆、大便干结者，常配伍沙参、玉竹、生地黄等，如益胃汤；治胃阴不足之气逆呕吐者，则配伍半夏、粳米等，如麦门冬汤；治消渴者，可配伍生津止渴之品。

3. **心阴虚证**　本品功善滋养心阴、清心除烦。治阴虚内热之心烦不眠，常配伍生地黄、酸枣仁等，如天王补心丹；治热入心营之心烦少寐者，宜配伍生地黄、玄参等，如清营汤。

【用法用量】煎服，6～12g。

【现代研究】本品有增强免疫力、抗心肌缺血、抗心律失常、改善心肌收缩力、保护胃黏膜、耐缺氧、增加冠脉流量、镇静、抗菌等药理作用。

（**思考**：麦冬与北沙参功能主治的异同点是什么？）

石斛

《神农本草经》

为兰科植物金钗石斛 *Dendrobium nobile* Lindl.、鼓槌石斛 *Dendrobium chrysotoxum* Lindl 或流苏石斛 *Dendrobium fimbriatum* Hook. 的栽培品及其同属植物近似种的新鲜或干燥茎。生用或鲜用。

【性味归经】甘，微寒。归胃、肾经。

【功效】益胃生津，滋阴清热。

【应用】

1. **胃阴虚证**　本品生津止渴，又清胃热，为益胃生津之要药。治胃阴虚有热及热病伤津之低热烦渴、口燥咽干、胃脘嘈杂、隐痛或灼痛者，单用或配伍养胃生津、清热和胃之品。

2. **肾阴虚证**　本品善滋肾阴，清虚热。治肾阴亏虚之目暗不明者，常配伍滋补肝肾、明目之品；治肾阴亏虚之筋骨疲软者，常配伍补肝肾、强筋骨之品；治肾虚火旺、骨蒸劳热者，宜配伍滋肾阴、退虚热之品。

【用法用量】煎服，6～12g；鲜用15～30g。干品入汤剂宜先煎。

【现代研究】本品有助消化、抗肿瘤、抗骨质疏松、解热镇痛、减慢心率、降压、减慢呼吸、解巴比妥中毒等药理作用。

【使用注意】本品能敛邪，使邪不外达，故温热病不宜早用；又能助湿，湿温病尚未化燥者禁用。

枸杞子

《神农本草经》

为茄科植物宁夏枸杞 *Lycium barbarum* L. 的干燥成熟果实。生用。

【性味归经】甘，平。归肝、肾经。

【功效】滋补肝肾，益精明目。

【应用】

1. 肝肾不足，精血亏虚证 本品为补肝肾、益精血之良药。治肝肾不足、精血亏虚之腰膝酸软、耳鸣耳聋、发脱齿松、不育不孕、健忘呆钝或生长发育迟缓者，单用或配伍熟地黄、龟甲胶、山萸肉等，如左归丸。

2. 目暗不明，视力减退 本品既能补肝肾、益精血，又具明目之功。治肝肾不足而精血不能上荣之眼目昏花、干涩流泪、视力减退者，常配伍补肝肾明目之品。

此外，本品有补血之功，可用治血虚之面色萎黄、失眠多梦、头昏耳鸣；兼有润肺之功，可用治阴虚劳嗽。

【用法用量】 煎服，6～12g。熬膏、浸酒或入丸散。

【现代研究】 本品有增强免疫力、促进造血、降低胆固醇、抗衰老、降血糖、抗突变、抗肿瘤、保肝、降压等药理作用。

【使用注意】 脾虚便溏者不宜服用。

龟甲

《神农本草经》

为龟科动物乌龟 *Chinemys reevesii*（Gray）的背甲及腹甲。砂炒后醋淬用。

【性味归经】 咸、甘，微寒。归肝、肾、心经。

【功效】 滋阴潜阳，益肾强骨，养血补心，固经止崩。

【应用】

1. 肝肾阴虚证 本品有补水制火、滋阴潜阳之功。治阴虚内热之骨蒸潮热、盗汗者，常配伍熟地黄、知母、黄柏等，如大补阴丸；治阴虚阳亢之头晕目眩、面红目赤、急躁易怒者，常配伍玄参、龙骨、赭石等，如镇肝息风汤；治热病伤阴而阴虚风动之手足蠕动、舌干红绛者，常配伍生地黄、牡蛎、鳖甲等，如大定风珠。

2. 肾虚筋骨痿弱证 本品长于滋肾养肝，又健骨强筋。治肾虚肝弱之腰膝疲软、筋骨不健以及小儿囟门不合、齿迟、行迟者，常配伍补肝肾、强筋骨之品。

3. 血虚惊悸、失眠、健忘 本品入心肾，既滋肾阴，又能养血补心以安神定志。治阴血不足、心肾失养之惊悸、失眠、健忘者，常配伍宁心安神之品。

4. 崩漏，月经过多 本品滋肾水制虚火，有固经止崩之功。治阴虚血热、冲脉不固之崩漏、月经过多者，常配伍白芍、黄芩、椿皮等，如固经丸。

【用法用量】 煎服，9～24g，打碎先煎。

【现代研究】 本品有增强免疫力、抑制结核分枝杆菌、兴奋子宫、解热、生血、镇静等药理作用。

【使用注意】 孕妇及脾胃虚寒者禁用。

鳖甲

《神农本草经》

为鳖科动物鳖 *Trionyx sinensis* Wiegmann 的背甲。晒干或砂炒后醋淬用。

【性味归经】 咸，微寒。归肝、肾经。

【功效】滋阴潜阳，退热除蒸，软坚散结。

【应用】

1. **肝肾阴虚证**　本品咸寒，有滋阴潜阳、退热除蒸之功。治阴虚骨蒸盗汗、低热午后尤甚、唇红颧赤者，常配伍秦艽、知母、胡黄连等，如清骨散；治热病伤阴之夜热早凉、热退无汗者，多配伍青蒿、生地黄、牡丹皮等，如青蒿鳖甲汤；治阴虚阳亢之头晕目眩，常配伍滋阴潜阳之品；治热病伤阴而阴虚风动之手指蠕动、舌干齿黑者，常配伍滋阴潜阳息风之品。

2. **癥瘕积聚，久疟疟母**　本品咸以软坚散结。治癥瘕积聚、疟疾日久不愈、胁下痞硬成块之疟母者，常配伍活血化瘀、行气化痰之品。

【用法用量】煎服，9～24g，先煎。砂炒醋淬后更有利于有效成分的煎出。滋阴潜阳宜生用，软坚散结宜醋炙用。

【现代研究】本品有增强免疫力、促进造血、保肝、防癌细胞突变、镇静等药理作用。

【使用注意】孕妇及脾胃虚寒者禁用。

（思考：鳖甲与龟甲功能主治的异同点是什么？）

其他补虚药见表8－13。

表8－13　其他补虚药

分类	药名	主要性能	功效	主治
补气药	西洋参	甘、微苦，凉。归心、肺、肾经	补气养阴，清热生津	气虚阴亏，虚热烦倦，咳喘痰血，内热消渴，口燥咽干
	太子参	甘、微苦，平。归脾、肺经	益气健脾，生津润肺	脾虚体倦，食欲不振，病后虚弱，气阴不足，自汗口渴，肺燥干咳
	山药	甘，平。归脾、肺、肾经	补脾养胃，生津益肺，补肾涩精	脾虚食少，久泻不止，肺虚喘咳，肾虚遗精，带下，尿频，虚热消渴
补阳药	续断	苦、辛，微温。归肝、肾经	补肝肾，强筋骨，续折伤，止崩漏	肝肾不足，腰膝酸软，风湿痹痛，跌仆损伤，筋伤骨折，崩漏，胎漏
	补骨脂	辛、苦，温。归肾、脾经	温肾助阳，纳气平喘，暖脾止泻；外用消风祛斑	肾阳不足，阳痿遗精，遗尿尿频，腰膝冷痛，肾虚作喘，五更泄泻；外用治白癜风，斑秃
	菟丝子	辛、甘，平。归肝、肾、脾经	补益肝肾，固精缩尿，安胎，明目，止泻；外用消风祛斑	肝肾不足，腰膝酸软，阳痿遗精，遗尿尿频，肾虚胎漏，胎动不安，目昏耳鸣，脾肾虚泻；外治白癜风
	蛤蚧	咸，平。归肺、肾经	补肺益肾，纳气定喘，助阳益精	肺肾不足，虚喘气促，劳嗽咯血，阳痿，遗精
补血药	白芍	苦、酸，微寒。归肝、脾经	养血调经，敛阴止汗，柔肝止痛，平抑肝阳	血虚萎黄，月经不调，自汗，盗汗，胁痛，腹痛，四肢挛痛，头痛眩晕
	何首乌	苦、甘、涩，微温。归肝、心、肾经。	制首乌补肝肾，益精血，乌须发，强筋骨；生首乌解毒，消痈，截疟，润肠通便	制首乌用于血虚萎黄，眩晕耳鸣，须发早白，腰膝酸软，肢体麻木，崩漏带下，高脂血症；生首乌用于疮痈，瘰疬，风疹瘙痒，久疟体虚，肠燥便秘

续表

分类	药名	主要性能	功效	主治
补阴药	南沙参	甘，微寒。归肺、胃经	养阴清肺，益胃生津，化痰，益气	肺热燥咳，阴虚劳嗽，干咳痰黏，胃阴不足，食少呕吐，气阴不足，烦热口干
	天冬	甘、苦，寒。归肺、肾经	养阴润燥，清肺生津	肺燥干咳，顿咳痰黏，腰膝酸痛，骨蒸潮热，内热消渴，热病津伤，咽干口渴，肠燥便秘
	墨旱莲	甘、酸，寒。归肾、肝经	滋补肝肾，凉血止血	肝肾阴虚，牙齿松动，须发早白，眩晕耳鸣，腰膝酸软，阴虚血热吐血、衄血、尿血，血痢，崩漏下血，外伤出血
	女贞子	甘、苦，凉。归肝、肾经	滋补肝肾，明目乌发	肝肾阴虚，眩晕耳鸣，腰膝酸软，须发早白，目暗不明，内热消渴，骨蒸潮热

重点小结

药名	相同点	不同点
人参	补益脾肺之气，生津止渴；用于脾肺气虚证，气津两伤证	补益力强，善于大补元气，为拯危救脱之要药，元气欲脱之急症、重症尤宜；又能益心肾之气，安神益智，用于气血亏虚之心悸、失眠、健忘
党参		补益脾肺之气、生津之功似人参但力缓，为补中益气之良药，在一般的补益脾肺之气方剂中多代替人参；又能补血，气血两虚证尤宜
黄芪		补气之力与党参相似，长于升阳举陷，为治气虚下陷之要药；又能固表止汗，利水消肿，养血，行滞通痹，托毒生肌，用于表虚自汗，气虚浮肿，小便不利，血虚证，痹证，中风不遂，痈疽等
白术	为益气健脾燥湿之要药，尤宜于脾虚湿盛者；又能益气固表而止汗，补脾益气以安胎，用于气虚自汗，脾虚胎动不安	
甘草	生用甘平、炙用甘温，入心、肺、脾、胃经，有补气、解毒、祛痰、缓急、和药之功，故广泛应用，长于补心脾之气，用于心气不足之心动悸、脉结代，脾气虚证；还可用于咳喘证，拘挛疼痛，疮疡等	
鹿茸	补肾阳，强筋骨；用于肾阳虚，肝肾不足证	善于壮肾阳，益精血，为补阳之要药；又能调冲任，托疮毒，用于冲任虚寒之崩漏带下，疮疡
淫羊藿		补肾阳力强；又能祛风湿，用于风湿久痹，筋骨不健者尤宜
杜仲	补肝肾，强筋骨作用较好，为治肾虚腰痛、下肢痿软之要药；又能补肝肾，固冲任而安胎，用于冲任不固之胎动不安或滑胎	
肉苁蓉	药力从容缓和，为补肾阳，益精血之良药；又能润燥滑肠而通便，用于肠燥便秘	
益智	既涩又补，既补肾阳，又缩尿固精，善治肾虚不固之遗精、遗尿、尿频；又偏补脾，长于温脾止泻摄唾，用于脾肾虚寒之多唾、泄泻	
冬虫夏草	补肾阳，益肺肾定喘嗽；用于肾阳不足，精血亏虚证，肺肾两虚之咳喘	既补肾阳，益肺阴，又能止血化痰，善治劳嗽咯血
紫河车		既温肾阳，又补精血，并能益气养血，用于气血不足证
当归	既补血，又活血，兼散寒，故血虚、血瘀、血寒之月经不调、经闭痛经、产后腹痛均可使用，为补血之圣药和妇科调经之要药；又能散寒止痛，润肠通便，用于疼痛证，痈疽疮疡，肠燥便秘	
熟地黄	补益之力较强，功长补血滋阴，益精填髓，为养血补虚之要药和滋补肝肾之阴的主药，用于血虚证，肝肾阴虚证，肝肾精血虚证	
阿胶	补血力强，为补血佳品；又能滋阴，润肺，止血，为止血要药，用于阴虚证，出血证	

续表

<table>
<tr><th>药名</th><th>相同点</th><th>不同点</th></tr>
<tr><td>北沙参</td><td rowspan="2">养肺胃阴生津，兼清肺胃之热；用于肺胃阴虚证</td><td>有热之证尤为多用</td></tr>
<tr><td>麦冬</td><td>滋养心阴，清心除烦，用于心阴虚证</td></tr>
<tr><td>百合</td><td colspan="2">养阴润肺，兼清肺热，作用平和，阴虚肺燥有热之证尤宜；又能清心安神，用于心神不安证</td></tr>
<tr><td>石斛</td><td colspan="2">长于滋养胃阴，生津止渴，兼清胃热，为养胃阴之要药，用于胃阴虚证；又能滋肾阴，清虚热，用于肾阴虚证</td></tr>
<tr><td>枸杞子</td><td colspan="2">滋补肝肾之阴，又能益精血，为补肝肾、益精血之良药，用于肝肾不足，精血亏虚证；明目作用较好，用于目暗不明，视力减退</td></tr>
<tr><td>龟甲</td><td rowspan="2">滋阴潜阳，退虚热；用于肝肾阴虚，骨蒸潮热</td><td>滋阴之力较强，又能益肾强骨，养血补心，固经止崩，用于肾虚筋骨痿弱证，血虚之惊悸、失眠、健忘，崩漏，月经过多</td></tr>
<tr><td>鳖甲</td><td>清虚热之力较强，又长于软坚散结，用于癥瘕积聚等</td></tr>
</table>

学习方法

在掌握本节药物一般为甘味、功效补虚、主治虚证的共性基础上，结合本类药物性能寒热和主治病证之差异，理解补气药、补阳药、补血药和补阴药的分类依据。各类药物以功效为核心，采取归纳、比较等法，掌握功效共性，并通过比较，着重记忆重点中药的性能功效之个性。如比较人参和黄芪、白术和苍术、熟地黄和生地黄、北沙参和麦冬、龟甲和鳖甲。对有毒性或有特殊用法和使用注意的药物，如鹿茸、龟甲、鳖甲等，应加以注意。

第十四节　收涩药

扫码“学一学”

学习目标

掌握　1. 收涩药的概念、功效、适应证、分类、配伍应用和使用注意。

2. 五味子、山茱萸的分类归属、性味归经、功效应用、特殊用法及使用注意。

熟悉　乌梅、桑螵蛸的分类归属、功效应用。

了解　麻黄根、浮小麦、五倍子、覆盆子的分类归属、功效特点。

凡以收敛固涩为主要作用，主要用于治疗各种滑脱病证的药物，称为收涩药，又称固涩药或收敛固涩药。

本类药物多具酸涩之味，能收敛固脱，适用于人体气、血、精、液失于固摄引起的滑脱证，入肺经能固表止汗或敛肺止咳，入心经能益气养心止汗，入大肠经能涩肠止泻，入肾经能固精缩尿，入脾、肾经能固涩止带，主要用于治疗久病体虚、正气不固、脏腑功能衰退所致的自汗、盗汗、久咳虚喘、久泻久痢、遗精滑精、遗尿尿频、带下、崩漏不止等滑脱不禁证。

本类药物为应急、治标之品，不能治本，因此滑脱病势得以有效控制后，即应与相应的补虚药配合应用，采取对因治疗的措施，以期标本兼顾。收涩药有敛邪之弊，故凡表邪未解，湿热未祛，或郁热未清者，均不宜用；但对部分兼有清湿热、解毒等功效的收涩药，则应当区别对待。

根据本类药物作用特点的不同，一般分为固表止汗药、敛肺涩肠药、固精缩尿止带药三类。

（**思考**：何谓收涩药？分几类？各类性能特点、适应证及注意事项有哪些？）

一、固表止汗药

以固表敛汗为主要功效，主要用于治疗汗证的药物，称为固表止汗药或止汗药。

本类药物能行肌表、敛肺气、调节卫分、顾护腠理而有固表敛汗止汗之功，适用于腠理不固之自汗、盗汗证。临床应用时须针对虚汗之病因，适当配伍其他药物，气虚自汗者配伍益气固表药，阴虚盗汗者配伍滋阴清热药，标本兼顾，才能取得良好的治疗效果。

实热证和虚脱证之出汗不宜应用本类药物。

麻黄根

《名医别录》

为麻黄科植物草麻黄 *Ephedra sinica* Stapf 或中麻黄 *Ephedra intermedia* Schrenk et C. A. Mey. 的干燥根和根茎。切段，生用。

【性味归经】 甘、涩，平。归肺经。

【功效】 固表止汗。

【应用】

自汗、盗汗　本品敛汗作用较强，为固表止汗之要药。治气虚自汗者，常配伍黄芪、牡蛎、浮小麦等，如牡蛎散；治阴虚盗汗者，可配伍养阴敛汗之品；治产后虚汗不止者，常配伍补气养血药。

此外，本品外用亦有止汗之功。治虚汗者，配伍牡蛎研末外扑身上；治足汗者，配伍牡蛎、滑石共研粉外用。

【用法用量】 煎服，3～9g。外用适量，研粉撒扑。

【现代研究】 本品有降压或升压、兴奋呼吸、降低心率、抑制心肌收缩、扩张血管、收缩肠管和子宫平滑肌等药理作用。

【使用注意】 有表邪者禁用。

浮小麦

《本草蒙筌》

为禾本科植物小麦 *Triticum aestivum* L. 干燥未成熟的颖果。生用或炒用。

【性味归经】 甘，凉。归心经。

【功效】 固表止汗，益气，除热。

【应用】

1. **自汗、盗汗**　本品能益心气、敛虚汗，为固表止汗之佳品。治自汗、盗汗者，均可单用炒焦研末服；治气虚自汗者，可配伍黄芪、煅牡蛎、麻黄根等，如牡蛎散；治阴虚盗汗者，可配伍养阴、敛汗之品。

2. 骨蒸劳热　本品能益气养阴除热。治阴虚发热、骨蒸劳热者，常配伍养阴清热之品。

【**用法用量**】煎服，15～30g；研末服，3～5g。

【**现代研究**】本品参与体内三大营养物质的代谢过程，有抑制汗腺分泌等药理作用。

【**使用注意**】表邪汗出者不宜用。

二、敛肺涩肠药

以敛肺止咳和涩肠止泻为主要功效，主要用于治疗肺虚咳喘和虚寒久泻、久痢的药物，称为敛肺涩肠药。

本类药性温或平，味酸涩，主归肺、肾、大肠经，适用于肺虚咳喘、摄纳无权之虚喘证及久泻久痢之证。

临床使用本类药治疗肺肾虚损、久咳虚喘时，常配伍补肺益肾纳气药。治疗久泻久痢时，应针对不同病情进行适当配伍：脾胃虚弱者常配伍补益脾胃药；兼气虚下陷者常配伍补气升提药；脾肾阳虚之五更泄泻、老人虚泻，常配伍温补脾肾药；湿热久痢而邪气已衰者，常配伍清热燥湿药等。

本类药物性敛涩，各种实性咳喘和实证腹泻者不宜应用。

五味子

《神农本草经》

为木兰科植物五味子 *Schisandra chinensis*（Turcz.）Baill. 或华中五味子 *Schisandra sphenanthera* Rehd. et Wils. 干燥成熟果实。前者习称“北五味子”，后者习称“南五味子”。生用或经醋、蜜拌蒸晒干用。

【**性味归经**】酸、甘，温。归肺、心、肾经。

【**功效**】收敛固涩，益气生津，补肾宁心。

【**应用**】

1. 久咳虚喘　本品能敛肺止咳平喘，又补肺气、滋肾阴，为治疗肺肾两虚、久咳虚喘之要药。治肺虚久咳者，可单用或配伍敛肺止咳之品；治肺气虚之咳嗽短气、神疲乏力者，须配伍补气、止咳之品；治肺肾两虚咳喘者，常配伍补益肺肾之品；治寒饮咳喘者，则配伍细辛、干姜等，如苓甘五味姜辛汤。

2. 自汗、盗汗　本品善补气敛肺，固表止汗，为治虚汗常用药。治气虚自汗者，可配伍补气、敛汗之品；治阴虚盗汗者，常配伍滋阴之品。

3. 遗精、滑精　本品能补肾涩精止遗，为治肾虚精关不固遗精、滑精之常用药，可单用或配伍温肾涩精之品。

4. 久泻不止　本品能涩肠止泻。治脾虚久泻者，常配伍温中涩肠之品；治脾肾虚寒之久泻不止者，常配伍补骨脂、肉豆蔻、吴茱萸等，如四神丸。

5. 津伤口渴、消渴　本品益气以利阴津化生，具益气生津之功。治热伤气阴之汗多口渴者，常配伍人参、麦冬等，如生脉散；治阴虚内热、口渴多饮之消渴，常配伍清热养阴生津之品。

6. 心悸、失眠、多梦 本品既补益心肾，又宁心安神。治阴血亏损、心神失养或心肾不交之虚烦不眠、心悸者，常配伍麦冬、丹参、酸枣仁等，如天王补心丹。

【用法用量】 煎服，2～6g；研末服，1～3g。

【现代研究】 本品有抗惊厥、镇咳、祛痰、抗肝损伤、抗氧化、增强免疫力、促进胆汁分泌、强心、调节血压、扩血管、抗溃疡、抗菌、杀蛔等药理作用。

【使用注意】 表邪未解，内有实热，咳嗽初起，麻疹初发者禁用。

五倍子

《本草拾遗》

为漆树科植物盐肤木 *Rhus chinensis* Mill.、青麸杨 *Rhus potaninii* Maxim. 或红麸杨 *Rhus punjabensis* Stew. var. *sinica*（Diels）Rehd. et Wils. 叶上的虫瘿，主要由五倍子蚜 *Melaphis chinensis*（Bell）Baker 寄生而形成。生用。

【性味归经】 酸、涩，寒。归肺、大肠、肾经。

【功效】 敛肺降火，涩肠止泻，敛汗，止血，收湿敛疮。

【应用】

1. 咳嗽、咯血 本品既敛肺止咳，又清肺降火。治肺虚久咳者，常配伍其他敛肺止咳之品；治肺热痰嗽者，可配伍清肺化痰之品；治热灼肺络咳嗽咯血者，可配伍止血之品。

2. 久泻、久痢 本品酸涩入大肠，有涩肠止泻之功。治久泻久痢者，常配伍其他涩肠止泻之品。

3. 自汗、盗汗 本品能敛肺止汗。治自汗、盗汗者，可单用研末与荞面等份作饼，煨热食之；或研末水调敷肚脐处。

4. 遗精、滑精 本品酸涩入肾，治肾虚精关不固之遗精、滑精者，常配伍其他固涩之品。

5. 出血证 本品内服外用均具收敛止血作用。治崩漏者，可单用或配伍其他收敛止血之品；治便血、痔疮出血者，可配伍清肠止血之品。

6. 湿疮肿毒、溃疡不敛 本品外用有收湿敛疮、解毒消肿、止血之功。治湿疮流水、溃疡不敛、疮疖肿毒、肛脱不收、子宫下垂者，可单用或配合枯矾研末外敷或煎汤熏洗。

【用法用量】 煎服，3～6g；入丸散服，每次1～1.5g。外用适量，研末外敷或煎汤熏洗。

【现代研究】 本品有止血、抗炎、镇痛、止泻、保肝、抗氧化、抑菌、抗病毒、杀精子等药理作用。

【使用注意】 湿热泻痢、外感咳嗽或肺热咳嗽而热下移大肠者禁用。

乌梅

《神农本草经》

为蔷薇科植物梅 *Prunus mume*（Sieb.）Sieb. et Zucc. 的干燥近成熟果实。去核生用或炒炭用。

【性味归经】 酸、涩，平。归肝、脾、肺、大肠经。

【功效】敛肺，涩肠，生津，安蛔。

【应用】

1. 肺虚久咳　本品入肺经能敛肺止咳，适用于肺虚久咳少痰或干咳无痰之证。治久咳不止者，可单用或与罂粟壳等份为末服用。

2. 久泻、久痢　本品酸涩入大肠经，涩肠止泻痢作用良好，为治久泻、久痢之常用药。可单用或配伍其他涩肠止泻之品；治湿热泻痢、便脓血者，须配伍清热燥湿之品。

3. 虚热消渴　本品能生津止渴。治虚热消渴者，可单用或配伍养阴益气之品。

4. 蛔厥之呕吐、腹痛　本品有安蛔止痛之功，为安蛔之良药。治蛔厥证之腹痛、呕吐、四肢厥冷者，常配伍驱虫之品。

此外，本品炒炭后，能收敛止血，可治崩漏不止、便血、尿血；外敷可治胬肉外突、头疮。

【用法用量】煎服，6～12g，大剂量可用至30g。外用适量，捣烂或烧炭研末调敷。止泻止血宜炒炭用。

【现代研究】本品有镇咳、抑菌、抑制华支睾吸虫、抗肿瘤、抗过敏、抗氧化、保肝等药理作用。

【使用注意】本品收敛，故外有表邪或内有实热积滞者禁用。

（思考：乌梅与五味子功能主治的异同点是什么？）

三、固精缩尿止带药

以固涩精关、缩尿止遗或止带为主要功效，主要用于治疗遗精滑精、尿频遗尿或带下增多等证的药物，统称为固精缩尿止带药，亦可分别称为固精药、缩尿药、止带药。

本类药味以酸或涩为主，性多温或平，主归肾、膀胱经，适用于肾虚不固、膀胱失约所致的遗精、滑精、遗尿、尿频以及崩漏、带下等证。

临床应用本类药物治疗以上病证，常与补肾药配伍，以期标本兼治。

本类药物酸涩收敛，凡外邪内侵、湿热下注所致的遗精、尿频、带下等不宜应用。

山茱萸

《神农本草经》

为山茱萸科植物山茱萸 *Cornus officinalis* Sieb. et Zucc. 的干燥成熟果肉。生用或酒炙用。

【性味归经】酸、涩，微温。归肝、肾经。

【功效】补益肝肾，收敛固涩。

【应用】

1. 肝肾亏虚证　本品补益肝肾，为阴阳双补之要药。治肝肾阴虚之头晕目眩、腰酸耳鸣者，常配伍熟地黄、山药等，如六味地黄丸；治肾阳不足之腰酸畏冷、小便不利或频数者，常配伍肉桂、附子等，如肾气丸；治肾阳虚之阳痿者，多配伍补阳起痿之品。

2. 遗精滑精，遗尿尿频　本品既补肾益精，又固精缩尿，对肾虚之遗滑者，具标本兼顾之效，为固精止遗之要药。治肾阴不足之遗精者，肾阳不足之阳痿、遗精、滑精者，肾虚膀胱失约之遗尿、尿频者，分别配伍滋阴固肾、温肾固涩、补肾收敛之品。

3. 崩漏下血，月经过多 本品能补肝肾、固冲任、收敛止血。治肝肾亏损、冲任不固之崩漏及月经过多者，常配伍补肝肾、调经水之品；治脾气虚弱、冲任不固之漏下不止者，可配伍补气止血之品。

4. 大汗不止，体虚欲脱证 本品味酸收敛，敛汗固脱之功较强。治大汗元气欲脱或久病虚脱者，常配伍补气、回阳之品。

此外，本品还可配伍生地黄、天花粉等养阴生津之品，治消渴。

【用法用量】煎服，6～12g，急救固脱20～30g。

【现代研究】本品有调节免疫、抗疲劳、耐缺氧、增强记忆、降血糖、抗炎、强心、扩血管、升压、抗氧化、抗血栓形成、抗肿瘤、抗癌、抑菌、抗病毒、利尿、保肝等药理作用。

【使用注意】本品性温收敛，素有湿热及小便淋涩者不宜应用。

（思考：山茱萸的功效和主治要点是什么？）

覆盆子

《名医别录》

为蔷薇科植物华东覆盆子 *Rubus chingii* Hu 的干燥果实。生用。

【性味归经】甘、酸，温。归肝、肾、膀胱经。

【功效】益肾固精缩尿，养肝明目。

【应用】

1. 遗精滑精，遗尿尿频 本品既补益肾阳，又固精缩尿。治肾虚之阳痿、遗精者，可单用或配伍其他补肾固精之品；治肾虚遗尿、尿频者，常配伍其他补肾缩尿之品。

2. 肝肾不足，目暗不明 本品能补益肝肾而明目。治肝肾不足之目暗不明者，可单用久服或配伍其他补肝肾明目之品。

【用法用量】煎服，6～12g。

【现代研究】本品有增强免疫力、改善学习记忆、延缓衰老、抗诱变等药理作用。

【使用注意】阴虚火旺、小便短涩者慎用。

桑螵蛸

《神农本草经》

为螳螂科昆虫大刀螂 *Tenodera sinensis* Saussure、小刀螂 *Statilia maculata*（Thunberg）或巨斧螳螂 *Hierodula patellifera*（Serville）的干燥卵鞘。生用或盐水炒制用。

【性味归经】甘、咸，平。归肝、肾经。

【功效】固精缩尿，补肾助阳。

【应用】

1. 遗精滑精，遗尿尿频 本品能补肾、固精、缩尿。治小儿遗尿，妊娠、产后小便数或不禁者，可单用或配伍其他补肾缩尿之品；治肾虚遗精、滑精者，常配伍其他补肾固精之品。

2. 肾虚阳痿 本品有补肾助阳之功。治肾气不足、肾精亏乏之阳痿者，常配伍补肾壮阳、益精滋阴之品。

【用法用量】 煎服，5～10g。

【现代研究】 本品有耐缺氧、升高体温、抗利尿等药理作用。

【使用注意】 本品助阳固涩，故阴虚火旺或膀胱湿热之遗精、尿频者禁用。

其他收涩药见表 8－14。

表 8－14　其他收涩药

分类	药名	主要性能	功效	主治
固表止汗药	糯稻根须	甘，平。归心、肝经	固表止汗，益胃生津，退虚热	自汗，盗汗，虚热不退，骨蒸潮热
敛肺涩肠药	肉豆蔻	辛，温。归脾、胃、大肠经	温中行气，涩肠止泻	脾胃虚寒，久泻不止，脘腹胀痛，食少呕吐
	罂粟壳	酸、涩，平。有毒。归肺、大肠、肾经	敛肺，涩肠，止痛	久咳，久泻，脱肛，脘腹疼痛
	诃子	苦、酸、涩，平。归肺、大肠经	涩肠止泻，敛肺止咳，降火利咽	久泻久痢，便血脱肛，久嗽不止，咽痛音哑
	石榴皮	酸、涩，温。归大肠经	涩肠止泻，止血，驱虫	久泻，久痢，便血，脱肛，崩漏，带下，虫积腹痛
固精缩尿止带药	海螵蛸	咸、涩，温。归脾、肾经	收敛止血，涩精止带，制酸止痛，收湿敛疮	吐血衄血，崩漏便血，遗精滑精，赤白带下，胃痛吞酸；外治损伤出血，湿疹湿疮，溃疡不敛
	金樱子	酸、甘、涩，平。归肾、膀胱、大肠经	固精缩尿，固崩止带，涩肠止泻	遗精滑精，遗尿尿频，崩漏带下，久泻久痢
	芡实	甘、涩，平。归脾、肾经	益肾固精，补脾止泻，除湿止带	遗精滑精，遗尿，尿频，脾虚久泻，白浊，带下

重点小结

药名	相同点	不同点
麻黄根	固表止汗；用于自汗、盗汗	性平，专入肺经、功走表而专于收敛止汗，为固表止汗之要药，内服或研粉外扑皆可
浮小麦		性凉入心，养心敛汗，为固表止汗之佳品；又能益气，除热，气阴不足之虚汗证尤宜，亦治阴虚发热，骨蒸劳热
五味子	敛肺止咳，涩肠止泻；用于肺虚久咳，久泻久痢	酸甘性温，入肺肾经而敛肺滋肾，为治肺肾两虚，久咳虚喘之要药，亦治遗精滑精、自汗盗汗等滑脱证，标本同治；又能入心肾经而补肾宁心安神，治心悸、失眠、多梦；还能生津止渴，治津伤口渴、消渴等
五倍子		性寒，酸收降火并俱，治肺虚久咳，肺热痰嗽皆宜，咳嗽咯血者多用；又能收敛固涩，治滑脱证兼热者尤宜；外用还能止血、收湿敛疮，用于出血证、湿疮肿毒、溃疡不敛、脱肛、子宫下垂等
乌梅		酸涩性平，虽无补益之功，但长于生津止渴，安蛔止痛，为治虚热消渴，蛔厥腹痛之良药
山茱萸	固精缩尿；用于遗精滑精，遗尿尿频	酸涩性温，入肝肾经，有补益、收敛之功，既补肝肾阴，又温肾阳，为阴阳双补之要药，善治肝肾亏虚之头晕目眩、腰膝酸软、阳痿等；又能收敛固涩，用于各种滑脱证及大汗不止，体虚欲脱
覆盆子		补益肝肾而明目，用于肝肾不足之目暗不明
桑螵蛸		甘涩入肾，能补肾助阳，固精缩尿，为治肾虚不固之遗精滑精、遗尿尿频、白浊之良药；亦治肾虚阳痿

学习方法

在掌握本节药物一般为酸涩味、功效收敛固涩、主治滑脱病证的共性特点基础上，结合本类药物性能和主治病证之差异，理解固表止汗药、敛肺涩肠药和固精缩尿止带药的分类依据。各类药物以功效为核心，采取归纳、比较等法，掌握功效共性，并着重记忆重点中药的性能功效之个性，如比较五味子和乌梅。

第十五节　消食药

扫码“学一学”

学习目标

掌握　1. 消食药的概念、功效、适应证、配伍应用和使用注意。

2. 山楂的性味归经、功效应用、特殊用法及使用注意。

熟悉　莱菔子、鸡内金的功效应用。

凡以消积导滞、促进消化为主要作用，主要用于治疗饮食积滞证的药物，称为消食药，又称消导药。

消食药多为味甘性平之品，主归脾胃二经，具消食导滞、健脾助运、和胃化积之功，常用于宿食不化所致之脘腹满闷、嗳气吞酸、恶心呕吐、不思饮食或腹痛泄泻等症。

本类药多属渐消缓散之物，适用于病情较缓、积滞不甚者。临床应用时应根据不同的证候，适当配伍其他药物：食滞中焦、气机不畅者，常配伍理气行气之品以疏畅气机；症见寒象者，当配伍温中暖脾之品以散寒行滞；宿食郁而化热者，当配伍苦寒轻下之品以泄热导滞；湿浊中阻者，当配伍芳化湿浊之品以醒脾化湿；脾胃虚弱、运化无力者，则应补脾调胃为主，佐以消食之品。

消食药不宜久服，尤其是个别药物有耗气之弊，以免耗伤正气。

（**思考**：消食药的概念、性能、主治及使用注意是什么？）

山楂

《新修本草》

为蔷薇科植物山里红 *Crataegus pinnatifida* Bge. var. major N. E. Br. 或山楂 *Crataegus pinnatifida* Bge. 的干燥成熟果实。生用或炒用。

【性味归经】 酸、甘，微温。归脾、胃、肝经。

【功效】 消食健胃，行气散瘀。

【应用】

1. 食积证　本品能消食健胃，可消一切饮食积滞，尤善消油腻肉食积滞。治饮食积滞之嗳气、腹痛便溏者，可单用或配伍其他消食化积之品；兼脘腹胀痛者，可配伍行气消滞之品。

2. 血瘀之胸腹痛、痛经　本品有行气散瘀止痛之功。治血瘀阻滞之胸腹刺痛、胸痹心痛，常配伍活血化瘀之品；治妇女产后瘀阻腹痛、恶露不尽或痛经、经闭，可单用或配伍行气活血之品。

此外，本品有行滞止泻止痛之功，可治泻痢腹痛或疝气痛者；还有化浊降脂作用，现代单用本品制剂治疗冠心病、高血压病和高脂血症等。

【用法用量】煎服，9～12g，大剂量可用至30g。消食散瘀多用生山楂；健胃消食多用炒山楂；止泻止痢多用焦山楂。

【现代研究】本品有增加胃液分泌、降血脂、强心、降压、扩张血管、增加冠状动脉血流量、抑制血小板聚集、促进肠系膜微循环、保护缺血缺氧心肌、抗心律失常、抑菌、增强免疫力、镇静、收缩子宫、利尿、抗氧化和防癌等药理作用。

【使用注意】脾胃虚而无积滞或胃酸过多者慎用。

莱菔子

《日华子本草》

为十字花科植物萝卜 *Raphanus sativus* L. 的干燥成熟种子。生用或炒用，用时捣碎。

【性味归经】辛、甘，平。归肺、脾、胃经。

【功效】消食除胀，降气化痰。

【应用】

1. 食积气滞证　本品既助胃消食，又行气除胀。治食积气滞之脘腹胀满、疼痛、嗳气吞酸、大便秘结或积滞泻痢者，常配伍山楂、神曲、陈皮等，如保和丸；治食积气滞兼脾虚者，配伍白术以攻补兼施。

2. 痰壅咳喘，胸闷食少　本品既消食化积，又降气化痰。治痰壅咳喘、胸闷兼食积不化者，常配伍其他降气化痰之品。

此外，本品生用捣烂，热酒调敷，可治跌打损伤、瘀血肿痛。

【用法用量】煎服，5～12g。外用适量。祛痰多用生品；消食除胀多炒用，并可避免生品服后恶心等副作用。

【现代研究】本品有收缩回肠、抑菌、解毒、抗炎、降压、镇咳、祛痰、防止冠状动脉粥样硬化等药理作用。

【使用注意】本品辛散耗气，故气虚及无食积、痰滞者慎用；脾虚而无食积者不宜服用；不宜与人参同用，以免降低人参补气之力。

鸡内金

《神农本草经》

为雉科动物家鸡 *Gallus gallus domesticus* Brisson 的干燥砂囊内壁。生用或炒用。

【性味归经】甘，平。归脾、胃、小肠、膀胱经。

【功效】健胃消食，涩精止遗，通淋化石。

【应用】

1. 积滞证　本品健胃消食作用较强，肉食、乳积、谷积及其他积滞皆宜，食积兼有脾虚者尤宜。轻者，单用炒品研末冲服；治食积不化、脘腹胀满者，常配伍山楂、麦芽等；治小儿脾虚疳积者，可配伍健脾之品。

2. 遗精遗尿 本品有涩精止遗之功。治肾虚遗精者，可单用炒焦研末后黄酒冲服或配伍补肾固涩之品；治肾虚遗尿者，常配伍温肾缩尿之品。

3. 石淋涩痛，胆胀胁痛 本品有通淋化石之功。治砂石淋证之小便涩痛者，常配伍利尿通淋排石之品；治肝胆结石之胁肋胀痛者，常配伍利胆退黄、通淋排石之品。

【用法用量】煎服，3～10g；研末服，每次1.5～3g，效果优于煎服。

【现代研究】本品有促进胃液分泌、增强胃蠕动、减少排尿次数等药理作用。

（**思考：**山楂、莱菔子、鸡内金的消食特点分别是什么？）

其他消食药见表8－15。

表8－15 其他消食药

分类	药名	主要性能	功效	主治
消食药	神曲	甘、辛，温。归脾、胃经	消食和胃	饮食积滞证
	麦芽	甘，平。归脾、胃经	行气消食，健脾开胃，回乳消胀	食积不消，脘腹胀痛，脾虚食少，乳汁郁积，乳房胀痛，妇女断乳，肝郁胁痛，肝胃气痛

重点小结

药名	相同点	不同点
山楂	消食化积；用于食积证	长于消积化滞，用于各种饮食积滞，尤善消油腻肉食积滞；又能止泻止痛，行气散瘀，用于泻痢腹痛，血瘀证
莱菔子		善消食行气除胀，用于食积气滞证；又能降气化痰，用于痰壅咳喘，胸闷食少
鸡内金		消食作用较强，并可健运脾胃，故广泛用于米、面、薯、芋、乳、肉等各种食积证；又能涩精止遗，通淋化石，用于遗精遗尿、石淋及肝胆结石

学习方法

掌握本节药物性能多味甘性平、功效消积导滞、主治饮食积滞证的共性。每味药物以功效为核心，采取归纳、比较等法，掌握功效共性，并着重记忆重点中药的性能功效之个性，如比较山楂、莱菔子和鸡内金。对有特殊用法和使用注意的药物，如山楂等，应加以注意。

第十六节 驱虫药

扫码“学一学”

学习目标

掌握 1. 驱虫药的概念、功效、适应证、配伍应用和使用注意。

2. 槟榔的性味归经、功效应用、特殊用法及使用注意。

熟悉 使君子、苦楝皮的功效应用。

了解 南瓜子的功效特点。

以驱除或杀灭人体寄生虫为主要功效，用于治疗虫证的药物，称为驱虫药。

本类药物对人体寄生虫，特别是寄生于肠道的蠕虫类寄生虫有毒杀、麻痹作用，主要是直接麻痹虫体，使虫体无力黏附而排出体外，故本类药物主要用于肠道寄生虫病，如蛔虫病、蛲虫病、绦虫病、钩虫病、姜片虫病等。

临床应用时，必须根据寄生虫的种类及患者体质的强弱而选用适当的驱虫药，并须视具体证情而配用相应的药物：有积滞者，可配伍消食导滞药；便秘者，当配伍泻下药，可助虫体排出；脾胃虚弱、运化失常者，可配伍健运脾胃药；体虚者，应攻补兼施，或先补后攻。一般而言，只要患者体质允许，临床应用驱虫药时应配伍泻下药以促进虫体排出。

本类药物一般空腹服用，在使用有毒驱虫药时必须注意剂量，以免中毒或损伤正气；在发热或腹痛较剧时，暂时不宜使用驱虫药；孕妇、年老体弱者慎用。

（**思考：**驱虫药的概念、适应证、服药方法及使用注意是什么？）

使君子

《开宝本草》

为使君子科植物使君子 *Quisqualis indica* L. 的干燥成熟果实。用时捣碎、去壳，取种仁，生用或炒香用。

【性味归经】甘，温。归脾、胃经。

【功效】杀虫消积。

【应用】

蛔虫病，蛲虫病，小儿疳积　本品有杀虫消积作用，还有缓泻之性，蛔虫病尤宜；本品味甘气香而不苦，故小儿尤宜。轻者，可单用炒香嚼服；重者，须配伍其他驱虫药以增强驱虫之力；治小儿疳积、腹痛有虫之面色萎黄、形瘦腹大者，可单品炒食或配伍健脾益气之品。

【用法用量】煎服，9～12g，捣碎；取仁炒香嚼服或入丸散，6～9g。小儿每岁每日1～1.5粒，总量不超过20粒。空腹服用，每日1次，连用3日。

【现代研究】本品有抑菌、抗惊厥、升压、增强记忆等药理作用。

【使用注意】大量服用能引起呃逆、眩晕、呕吐等反应；与浓茶同服，亦能引起呃逆、腹泻，故服药时忌饮浓茶。一般停药后即可缓解。

苦楝皮

《名医别录》

为楝科植物川楝 *Melia toosendan* Sied. et Zucc. 或楝 *Melia azedarach* L. 的干燥树皮或根皮。鲜用或切片生用。

【性味归经】苦，寒。有毒。归肝、脾、胃经。

【功效】杀虫，疗癣。

【应用】

1. 蛔虫病，钩虫病，蛲虫病　本品杀虫为主要功效，疗效可靠，为治蛔虫病首选药。治蛔虫病、钩虫病，可单用煎服或配伍槟榔；治蛲虫病，可配伍百部、乌梅煎浓液灌肠。

2. 疥癣，湿疹 本品苦寒有毒，外用清热燥湿，杀虫疗癣止痒。治疥疮、头癣、湿疮、湿疹瘙痒者，单用为末，用醋或猪脂调涂患处，亦可与黄柏、苦参等合用外洗。

此外，本品煎汤外洗可治脓疱疮，煎浓汁含漱治龋齿疼痛。

【用法用量】 煎服，3～6g。外用适量，煎水洗或研末用猪脂调敷患处。

【现代研究】 本品有泻下、抗血吸虫、抑菌、抗病毒和抗内毒素等药理作用。

【使用注意】 本品有毒，不宜持续或过量服用。孕妇及肝肾功能不全者慎用。有效成分难溶于水，需文火久煎。

槟榔

《名医别录》

为槟榔科植物槟榔 *Areca catechu* L. 的干燥成熟种子。浸透切片或捣碎用。

【性味归经】 苦、辛，温。归胃、大肠经。

【功效】 杀虫，消积，行气，利水，截疟。

【应用】

1. 多种肠道寄生虫病 本品对绦虫、蛔虫、姜片虫、钩虫等多种肠道寄生虫有驱杀作用，并借其行气缓下之功驱除虫体。治绦虫病疗效较佳，对祛杀猪带绦虫尤为有效，常配伍南瓜子；治蛔虫腹痛者，可配伍使君子、苦楝皮。

2. 食积气滞，泻痢后重 本品善行胃肠之气，兼消胃肠积滞。治食积气滞之泻痢、里急后重者，常配伍行气导滞之品；治湿热泻痢者，可配伍行气止痛、清热燥湿之品。

3. 水肿，脚气肿痛 本品有下气利水之功。治水肿实证或二便不利者，常配伍利水消肿之品；治寒湿脚气肿痛者，常配伍温里、化湿、行气之品。

此外，本品截疟，治疟疾与常山同用，以增强截疟之力，并减轻常山催吐的副作用。

【用法用量】 煎服，3～10g。单用驱绦虫、姜片虫使用 30～60g。

【现代研究】 本品有兴奋平滑肌、抑菌、抗病毒、减慢心率、抗动脉粥样硬化、降压、抗抑郁、抗氧化、抗胆碱等药理作用。

【使用注意】 脾虚便溏或气虚下陷者禁用；孕妇慎用。

南瓜子

《现代实用中药》

为葫芦科植物南瓜 *Cucuroita moschata*（Duch.）Poiret 的干燥成熟种子。研粉生用，以新鲜者良。

【性味归经】 甘，平。归胃、大肠经。

【功效】 杀虫。

【应用】

绦虫病 本品杀虫而不伤正气，善杀绦虫。治绦虫病，虽可单用，但对虫体头部作用较弱，常与槟榔相须为用。可先用本品研粉，冷开水调服 60～120g，2 小时后服槟榔水煎剂 60～120g，再过 30 分钟后服玄明粉 15g，促使泻下通便以利虫体排出。

此外，现代本品可用治血吸虫病、蛔虫病和丝虫病等，均取得一定疗效。

【用法用量】 研粉，60～120g，冷开水调服。

【现代研究】 本品有杀灭血吸虫幼虫、升压、加快呼吸等药理作用。

（**思考**：使君子、苦楝皮、槟榔、南瓜子的驱虫特点分别是什么?）

其他驱虫药见表8－16。

表8－16　其他驱虫药

分类	药名	主要性能	功效	主治
驱虫药	鹤草芽	苦、涩，凉。归肝、大肠、小肠经	杀虫	绦虫病，阴道滴虫病
	鹤虱	苦、辛，平。有小毒。归脾、胃经	杀虫消积	蛔虫病，蛲虫病，绦虫病，虫积腹痛，小儿疳积
	雷丸	微苦，寒。归胃、大肠经	杀虫消积	绦虫病，钩虫病，蛔虫病，虫积腹痛，小儿疳积

重点小结

药名	相同点	不同点
使君子	杀虫；用于蛔虫病、蛲虫病	味甘气香，为小儿所喜，小儿蛔虫病尤宜；又能消疳积，用于小儿疳积
苦楝皮		有毒，能杀虫，疗效可靠，亦治钩虫病；又能疗癣，用于疥癣湿疹
槟榔	杀虫；用于绦虫病，二者常相须为用	兼行气缓下作用，对多种肠道寄生虫有驱杀作用，善驱绦虫；又能消积，行气，利水，截疟，用于食积气滞，泻痢后重，水肿，脚气肿痛，疟疾
南瓜子		研粉生用有效，亦治血吸虫病等

学习方法

掌握本节药物多具毒性、功效驱杀人体寄生虫、主治虫证的共性。每味药物以功效为核心，采取归纳、比较等法，掌握功效共性，并着重记忆重点中药的性能功效之个性，如比较使君子、槟榔等。对有毒性或有特殊用法和使用注意的药物，如使君子、苦楝皮，应加以注意。

第十七节　外用药

扫码“学一学”

学习目标

掌握　外用药的概念、功效、适应证、配伍应用和使用注意。

熟悉　雄黄的功效应用。

了解　蛇床子、炉甘石的功效特点。

凡以解毒消肿、化腐排脓、生肌敛疮、杀虫止痒等为主要功效，外用为主，主要用于治疗肌表湿疹疮毒、蛇虫咬伤、肌表溃烂难敛或体表寄生虫感染等病证的药物，统称为外用药。亦可根据功效不同，分别称为攻毒药、祛腐药、敛疮药、杀虫药。

本类药物具辛散、温燥、酸收之性，能祛风燥湿止痒或收湿敛疮，故可用于湿热浸淫之湿疹、湿疮，或风邪袭表、感染疥虫等引起的皮肤瘙痒；同时，其辛散温通之性，又能消肿散结，可用于疮痈肿毒初起红肿不散者；部分药物有明目退翳之功，适用于目生翳膜等五官疾病。

本类药物作外用时，为适应临床治疗需要常制成多种外用剂型；内服宜作丸散。大多有毒性，宜慎用；同时注意用量和使用疗程，防止发生中毒。

（**思考**：外用药的概念、适应证、使用方法及使用注意是什么？）

雄黄

《神农本草经》

为硫化物类矿物雄黄族雄黄，主含二硫化二砷（As_2S_2）。研细或水飞用。

【性味归经】 辛，温。有毒。归肝、大肠经。

【功效】 解毒杀虫，燥湿祛痰，截疟。

【应用】

1. 痈肿疔疮，湿疹疥癣，蛇虫咬伤 本品外用、内服均可解毒杀虫，为治疮杀毒之要药。治痈肿疔毒者，可单用或入复方外用，亦可配伍活血消痈之品内服；治湿疹、疥癣皮肤瘙痒者，常配伍收湿止痒之品外用；治蛇虫咬伤，轻者单品外用，重者与五灵脂内外兼施。

2. 虫积腹痛 本品杀虫。治蛔虫腹痛者，可配伍驱虫之品；治蛲虫病肛门瘙痒者，可与凡士林制成纱条纳入肛中。

此外，古方中有用本品内服以祛痰、截疟、定惊，治疗癫痫、哮喘、疟疾等病。

【用法用量】 外用适量，研末调敷。内服入丸散，0.05～0.1g。

【现代研究】 本品有抗肿瘤、抗菌、抗血吸虫、抑制疟原虫、抗早孕等药理作用。

【使用注意】 内服宜慎，不可久用。阴虚血亏及孕妇禁用。煅烧后有剧毒，切忌火煅。雄黄能从皮肤吸收，局部外用不宜大面积涂擦及长期使用，以免中毒。

蛇床子

《神农本草经》

为伞形科植物蛇床 *Cnidium monnieri*（L.）Cuss. 的干燥成熟果实。生用。

【性味归经】 辛、苦，温。有小毒。归肾经。

【功效】 燥湿祛风，杀虫止痒，温肾壮阳。

【应用】

1. 阴部湿痒，湿疹，疥癣 本品外用长于燥湿杀虫止痒，为外治瘙痒性疾病之常用药。治阴部湿痒者，与白矾煎汤频洗；治湿疹瘙痒者，以蛇床子粉调凡士林外涂；治疥癣瘙痒者，可单品或与硫黄、轻粉等为末猪脂调涂。

2. 寒湿带下，湿痹腰痛 本品既祛风燥湿，又温肾助阳。治肾虚寒湿带下者，常配伍补肾利湿之品；治湿痹腰痛兼肾虚者，常配伍补肝肾、强筋骨、祛风湿之品。

3. 肾虚阳痿，宫冷不孕 本品内服能温肾暖宫，壮阳起痿。治肾虚阳痿精冷者，常配伍其他温肾壮阳之品；治宫冷不孕者，可配伍温肾益精血之品。

此外，本品可治男子阴肿胀痛，单用研末，鸡子黄调敷。

【用法用量】 3～10g，外用适量，多熏洗或研末调敷，或制成油膏、软膏、栓剂外用。煎服，3～10g。

【现代研究】 本品有止痒、抗过敏、抑菌、抗HIV、平喘、祛痰、催眠、抗微生物、杀灭阴道滴虫、局部麻醉、抗变态反应、抗心律失常、降压、延缓衰老、改善记忆、抗骨质疏松等药理作用。

【使用注意】 阴虚火旺或下焦湿热者不宜内服。

炉甘石

《本草品汇精要》

为碳酸盐类矿物方解石族菱锌矿，主含碳酸锌（$ZnCO_3$）。研末或煅后水飞用。

【性味归经】 甘，平。归肝、脾经。

【功效】 解毒明目退翳，收湿止痒敛疮。

【应用】

1. 目赤翳障，睑弦赤烂　本品有解毒明目退翳之功，为眼科外用之常用药。治目赤翳障者，可配伍青矾、朴硝等份，沸水化开，温洗；治睑弦赤烂、畏光羞明者，常配伍黄连、冰片等。

2. 溃疡不敛，湿疮，湿疹　本品外用有收湿止痒、解毒生肌敛疮之功。治疮疡溃后脓水淋漓、疮口不敛者，可配龙骨研末外用；治湿疹、湿疮、皮肤湿痒者，常配清热燥湿之品。

此外，本品可治耳病、咽喉病、口腔病，亦可治烧烫伤、跌打损伤出血或伤口溃烂者。

【用法用量】 外用适量，研末撒布或调敷；水飞点眼，吹喉。

【现代研究】 本品有防腐、收敛、消炎、止痒、保护创面等药理作用。

【使用注意】 本品宜炮制后用，专作外用，不作内服。

（**思考：** 雄黄、蛇床子、炉甘石的功效、适应证及使用注意是什么？）

其他外用药见表8－17。

表8－17　其他外用药

分类	药名	主要性能	功效	主治
外用药	硫黄	酸，温。有毒。归肾、大肠经	外用解毒杀虫疗疮；内服补火助阳通便	外治用于疥癣，秃疮，阴疽恶疮；内服用于阳痿足冷，虚喘冷哮，虚寒便秘
	升药	辛，热。有大毒。归肺、脾经	拔毒去腐	痈疽溃后，浓出不畅，或腐肉不去，新肉难生
	土荆皮	辛，温。有毒。归肺、脾经	杀虫，疗癣，止痒	疥癣瘙痒
	硼砂	甘、咸，凉。归肺、胃经	外用清热解毒，内服清肺化痰	咽喉肿痛，口舌生疮，目赤翳障，肺热痰咳

重点小结

药名	相同点	不同点
雄黄	燥湿杀虫止痒；用于湿疹，疥癣	解毒疗疮力强，为治疮杀毒之要药，亦治痈肿疔疮及蛇虫咬伤；内服又能杀虫，截疟，用于虫积腹痛，疟疾等
蛇床子		外用长于燥湿杀虫止痒，亦治阴部湿痒，为治瘙痒性疾病之常用药；内服既燥湿，又温肾壮阳，用于寒湿带下，湿痹腰痛，肾虚阳痿，宫冷不孕等
炉甘石	专供外用，解毒明目退翳，用于治疗目赤翳障、眼睑赤烂等眼科疾病，为眼科外用之常用药；又能收湿止痒敛疮，用于溃疡不敛、湿疮、湿疹等	

学习方法

掌握本节药物以外用为主，功效攻毒疗疮、杀虫止痒，主治疮疡、湿疹、疥癣等共性。每味药物以功效为核心，采取归纳、比较等法，掌握功效共性，并着重记忆重点中药的性能功效之个性，如比较雄黄和蛇床子。对有毒性或有特殊用法和使用注意的药物，如雄黄等，应加以注意。

扫码“练一练”

第九章　方剂学基本知识

学习目标

掌握　方剂的组成原则和组成变化规律。

熟悉　1. 方剂的剂型。

2. 方剂与治法的关系。

了解　1. 方剂的用法。

2. 常用治法。

方剂学是中医研究治法、方剂理论及其临床应用的一门学科，是中医药学理论体系的重要组成部分，与临床各科有着广泛而密切的联系，是中医药学基础学科之一。

方剂学的历史悠久。根据史料证明，方剂始于殷商，初步形成于战国时期，到了汉代方剂发展趋于成熟。至唐代时，方剂发展出现了高潮，涌现大量方书。直到明清时期，方剂学逐渐形成了一门具有完整理论体系的学科。

历代医药学家在与疾病做斗争的实践过程中，在不断总结和汲取前人的经验基础上，创造并积累了大量疗效确切、行之有效的方剂，汇集撰写了许多著名方书。如汉代张仲景著《伤寒论》《金匮要略》；唐代孙思邈著《千金要方》《千金翼方》，王焘著《外台秘要》；宋代太医院编著《圣济总录》，陈师文等著《太平惠民和剂局方》等。这些方剂名著不仅是研究方剂的重要文献资料，而且其中所载的众多处方，迄今仍在临床各科广为应用。

第一节　方剂与治法

扫码“学一学”

一、方剂

方剂是在中医理论的指导下，在辨证立法的基础上，根据病情的需要，选择合适的药物，并酌定剂量，按一定的配伍原则组合而成的处方。方剂是中医用药的主要形式。其组成是通过药物配伍来实现的。方剂是药物配伍的发展，也是药物配伍应用的较高形式。药物经过配伍组织之后，既能增强其原有作用，又能调和偏胜、制其毒性、照顾兼症，因而适用于比较复杂的病证。在组方的过程中必须遵循组成原则和配伍规律，既要突出重点、抓主要矛盾，又要兼顾全面，以适应复杂病情的需要；还要因地、因时、因人制宜，根据具体病情，立法处方。

二、治法

治法是在一定治则指导下制订的针对证候的具体治疗方法。治则是治疗疾病时所必须遵守的总的法则。辨证是确立治则的前提和基础，在辨证过程中，通过辨析症状、体征等来探求病因、病位、病性和邪正斗争的消长盛衰，从而确立指导治疗疾病的总原则。治法总是从属于一定的治疗原则，而且具体、灵活、多样。不同的疾病，或同一疾病过程中的不同阶段，治法有所不同；不同疾病的病变过程中，如果出现了相同的证候，又可采用相同的治法。

三、方剂与治法的关系

方剂与治法有着密切的关系，在辨证的基础上，确立治则，选择恰当的治法，在治法的指导下选用相应的药物组成方剂，即“法随证立”“方从法出”。治法是指导遣药组方的原则和依据，方剂是体现和完成治法的主要手段和工具。方剂的功效、主治必须与治法一致。方不能离开法，法也不能离开方。方离开法，就失去了方向，失去了依据，就成了盲目的实践；法离开了方，就成了空洞的理论，就无从验证其是否正确、有效。因此，方与法是辩证统一关系，是理论与实践相结合的关系。

四、常用治法

（一）八法

中医治法众多，历代医家对其归类也有所不同。其中清代名医程钟龄在《医学心悟》一书中将诸多治法概括为“八法”，云：“论病之源，从内伤外感四字括之；论病之情，则以寒热虚实表里阴阳八字统之。而治病之方，则又以汗、和、下、消、吐、清、温、补八法尽之。”八法的制定，是以八纲辨证为依据进行的高度概括，是中医治法的重点所在，迄今仍被沿用。现分述如下。

1. 汗法 是通过宣发肺气、调畅营卫、开泄腠理等作用，使肌表的外感之邪随汗而解的一种治疗方法。是根据《素问·阴阳应象大论》中“其在皮者，汗而发之”的理论而立法。适用于外感表证；麻疹初起，疹点隐而不透；水肿腰以上甚；疮疡初起而有恶寒发热；疟疾、痢疾有寒热表证等。发汗应以汗出邪去为度，不宜过量。服发汗剂后要避风寒，忌油腻厚味。对于病已入里、麻疹已透、疮疡已溃、自汗、盗汗、亡阴、亡阳患者，禁用汗法。

2. 吐法 是通过涌吐使停留在咽喉、胸膈、胃脘等部位的痰涎、宿食或毒物从口中吐出的一种治法。是根据《素问·至真要大论》中“其在高者，引而越之”的理论而立法。适用于痰涎、宿食、毒物停留咽喉、胸膈、胃脘之证。由于吐后易伤正气，年老体弱多病者、妊娠妇女及产后患者，应禁用此法。

3. 下法 是通过荡涤肠胃、泻下通便以泻出胃肠积滞的一种治法。是根据《素问·至真要大论》中“其下者，引而竭之”“中满者，泻之于内”的理论而立法。适用于大便秘结、饮食积滞、虫积、湿热积滞、痰饮内停以及瘀血内阻等积滞证，临床应用较广。泻下剂多系猛烈之品，年老体弱者、妊娠及经期妇女慎用。

4. 和法 是通过和解、调和作用以祛除病邪为目的一种治疗方法。它是以病邪在半表半里为依据而立法，能调和脏腑气血。适用于邪在少阳、肝脾不和、肠胃不和及疟疾等证。邪居于表未入少阳或已入里之实证，以及虚寒证禁用此法。

5. 温法 是通过温中、祛寒、回阳等作用，改善或消除里寒证的一种治疗方法。是根据《素问·至真要大论》中“寒者热之”“治寒以热”的理论而立法的。适用于脏腑、经络的寒证或阳虚证，甚则阳气衰微之亡阳证。凡内火炽盛、阴虚火旺及真热假寒者禁用。

6. 清法　是通过清热泻火，改善或消除里热证的一种治法。是根据《素问·至真要大论》“热者寒之”“温者清之”“治热以寒”的理论而立法的。适用于里热证，包括实热证、虚热证、脏腑热证等。凡素体阳虚、真寒假热者禁用。

7. 消法　是通过消积导滞和软坚散结作用，祛除体内实邪内结的一种治疗方法。是根据《素问·至真要大论》中“坚者削之”“结者散之”的理论而立法的。适用于食积、虫积、气滞、瘀血、痰凝等病证。体质虚弱者和妊娠妇女慎用此法。

8. 补法　是通过滋养、补益人体气、血、阴、阳的不足，改善或消除虚弱状态，增强机体抗病能力的一种治疗方法。是根据《素问·三部九候论》中“虚者补之”，《素问·至真要大论》中“损者益之”的理论而立法的。适用于各种虚证。一般在无外邪时使用。

总之，八法各有一定的功效和适应范围，但因病情复杂，在具体运用时，要通常达变，可单独使用，也可两法或三法结合使用，如下法又有寒下、温下、攻补兼施等不同；补法又有清补、温补、气血双补等之差异。临床处方，必须针对病情，正确立法，才能收到治疗效果，满足临床需要，正如《医学心悟》说：“一法之中，八法备焉；八法之中，百法备焉。”

（二）根据五脏关系和脏腑特点确定的治法

1. 滋补肝肾法　是滋肾阴以养肝阴的治法，又称滋水涵木法。适用于肾阴亏损而肝阴不足，或肝阳上亢之证。

2. 温肾健脾法　是温肾阳而补脾阳的一种方法，又称益火补土法。适用于肾阳衰微而致脾阳不振之证以及脾虚不运、水湿泛滥而致水肿胀满之候。

3. 健脾补肺法　是健脾益气以补益肺气的治法，又称培土生金法。主要用于脾气虚衰，生化无源，以致肺气虚弱之证。

4. 补肺滋肾法　是滋养肺肾之阴的一种治疗方法，又称金水相生法。金水相生是肺肾同治的方法，有“金能生水，水能润金之妙”（《时病论·卷之四》）。适用于肺虚不能输布津液以滋肾，或肾阴不足，精气不能上滋于肺，而致肺肾阴虚者。

5. 疏肝健脾法　是平肝和胃以治疗肝脾不和或肝气犯胃证的治法，又称抑木扶土法。适用于肝旺乘脾或脾虚肝乘之证。

6. 滋肺清肝法　是滋肺阴清肝火以治疗肝火犯肺证的治法，又称佐金平木法。适用于肺阴不足，肝火犯肺之证。

7. 滋阴降火法　是泻心火补肾水以治疗心肾不交证的治法，又称泻南补北法。适用于肾阴不足，心火偏旺，水火不济，心肾不交之证。

8. 调肝启枢化浊法　是通过调节肝气，启动脾枢气机升降有序，调节精、血、津液代谢而去除湿痰瘀浊，纠正体内糖脂代谢紊乱的治法。适用于肝失疏泄、湿痰瘀浊内阻之证。

9. 补肾活血法　是通过补肾气，助肾阳，活血化瘀以治疗肾虚血瘀证的治法。适用于肾虚血瘀，血行不畅，瘀滞脉中之证。

另外，根据给药途径，治法又可分为内治法和外治法。内治法用药以内服为主，而外治法有熏、洗、敷、贴、喷（吹）、通导等法。但无论是内治或外治，其指导组方用药的理论，仍然依据八法。

扫码“学一学”

第二节　方剂的组成

方剂是在中医理论指导下，在辨证立法的基础上，按一定的配伍原则，选择适宜的药物并酌定剂量，组合而成的处方。药物功效各有所长，也各有所短，只有通过合理的配伍，调其偏性，制其毒性，增强或改变原来的功用，消除或缓和其对人体的不利因素，发挥其相辅相成或相反相成的综合作用，使各具特性的群药联结成一个新的有机整体，才能符合辨证论治的要求，充分发挥药物作用，以适应复杂证候的治疗需要。

一、组方原则

组方原则是指根据病情需要，在辨证立法的基础上，选择适宜的药物，按照一定的原则进行配伍。这种组方原则前人称为“君、臣、佐、使”。《素问·至真要大论》云：“主病之谓君，佐君之谓臣，应臣之为使。”金元时期李东垣在其《脾胃论》中根据方中药物用量多少又指出“君药分量最多，臣药次之，使药又次之。不可令臣过于君，君臣有序，相与宣摄，则可以御邪除病矣”。后世医家又从理论上清楚而又准确地加以论述，使之日臻完善。以“君、臣、佐、使”说明方中药物配伍的主从关系，反映了药物在方中的不同地位和作用。

1. 君药　是指方中针对主病或主症发挥主要治疗作用的药物，又称主药。其药力居方中之首，用量多大于臣药、佐药，是方剂组成中不可缺少的药物。

2. 臣药　又称辅药。意义有二：一是辅助君药加强治疗主病或主症的药物；二是针对兼病或兼症起主要治疗作用的药物。

3. 佐药　意义有三：一是佐助药，即协助君药和臣药以加强治疗作用，或直接治疗次要的兼症；二是佐制药，即用以消除或减弱君药、臣药的毒性与烈性；三是反佐药，即根据病情的需要，选用与君药药性相反而又能在治疗中起相成作用的药物。

4. 使药　意义有二：一是引经药，即引导方中诸药直达病所之药；二是调和药，即缓和药性，协调诸药，调和药味的药物。

综上所述，君、臣、佐、使是方剂组成必须遵循的原则。决定方剂中药物的君、臣、佐、使，主要依据药物在方剂中所起作用的主次、药量的多少、药力的大小等因素。每一个方剂中，君药必不可少，在简单的方剂中，臣、佐、使药则不一定俱备，如君药往往兼有引经作用，或方剂中药物功用不需调和的，就不用使药；君药臣药无毒，药性也不峻烈的，就不需反佐或起制约作用的佐药。所以每一方剂中具体药味多少，君、臣、佐、使是否俱全，全视证候与治疗要求，以及所选药物功能而定。但是方中君药必不可少，且由于君药药味较少，通常用量要比臣药、佐药、使药的药量大。

（**思考**：方剂的“君、臣、佐、使”是如何确定的？是否缺一不可？）

二、组成变化

方剂的组成既有严格的原则性，又有极大的灵活性。每一首方剂的组成，不论是古方还是今方，都有其一定的组成原则和适应范围，加之病证变化复杂，所以在应用方剂时，必须要随着病证的变化、体质的强弱、年龄的大小、气候的不同，以及生活习惯等，予以灵活化裁、变化应用。

1. 药味的加减变化　方以药成，药物是决定方剂功效的主要因素。因此，方剂中药味增加或减少，必然使方剂组成的配伍关系发生变化，并导致方剂的功效改变。方剂药味的增减变化是为了更好地适应病情的需要。其变化通常有两种情况。

（1）佐使药的加减变化　主病、主症不变，主药也不变的情况下，随着次要症状或兼症的变化而增减其次要药物，即佐使药，以适应新的病情需要，又称“随证加减”。佐使药的加减变化不引起方剂功效的根本改变。如桂枝汤具有解肌发汗、调和营卫的作用，主治外感风寒表虚证。如果患者素有喘咳之病，应加厚朴、杏仁等药，名桂枝加厚朴汤，既祛除风寒，又降逆平喘；若兼见脉促、胸中满闷，则减去性凉酸收的芍药，使阳气易于上升外达，则胸闷自除。

（2）臣药的加减变化　方中的主药未变，通过臣药加减，主药的主要配伍发生变化。臣药的加减变化可直接影响甚至改变方剂的功效和主治。如麻黄汤具有辛温解表、宣肺平喘的作用，主治外感风寒表实证。方中主药是麻黄，配以辛甘温桂枝，以增强主药的发汗解表作用；若加入辛甘大寒之石膏，名麻杏石甘汤，麻黄配石膏以宣泄肺热，整个方剂由辛温变为辛凉清泄肺热之剂，主治肺热之喘咳。麻黄汤与麻杏石甘汤主药未变，仅是主要配伍发生变化，方剂的主要功效及主治均发生改变。

2. 药量的加减变化　方剂中的药味组成不变，通过增减药物剂量改变方剂的配伍关系及功效和主治，以适应病情的需要。如四逆汤与通脉四逆汤均由生附子、干姜、炙甘草三味药组成。两方中生附子和炙甘草在方中的用量完全相同，仅干姜的用量在通脉四逆汤中为三两，而在四逆汤中为一两，加大干姜的用量，使回阳救逆复脉之力更强。又如小承气汤与厚朴三物汤均由大黄、枳实、厚朴三味药组成，两方中大黄用量均为四两，而小承气汤中厚朴用量为二两，枳实用量为三枚；厚朴三物汤中厚朴用量为八两，枳实用量为五枚。显然，小承气汤是以大黄为君药，枳实为臣，厚朴为佐，主治阳明里实热结便秘；厚朴三物汤则以厚朴用量最大而为君药，枳实为臣药，大黄为佐药，其长于行气导滞，主治气滞腹满、大便秘结。两方中，前者以攻下热结为主，后者以行气导滞为主。由此可见，药量的改变，使方名、主药、功效及主治都发生了改变。

3. 剂型的更换变化　同一方剂，组成药物和剂量完全相同，其应用剂型改变，方剂的作用强弱随之发生变化。临床上采用何种剂型为宜，主要依据病证的需要而定。前人有“汤荡而丸缓”之说，即病情急、重者，宜用易于显效的汤剂；而病情较缓、轻者，宜用丸剂、散剂等剂型。如人参汤与理中丸均由人参、干姜、白术、炙甘草组成，用量也完全相同，人参汤主治中上焦虚寒之胸痹，症见心胸痞闷、气逆上冲等虚寒重证者；理中丸用于中焦虚寒，症见脘腹疼痛、自利不渴等虚寒证较轻、病势较缓者。

综上可见，方剂的组成变化是多种多样的，在临床应用中，既要遵循组方原则，还应根据具体病情的需要灵活变化，以更切合病情，达到理想的治疗效果。

第三节　方剂的剂型

扫码“学一学”

将药物根据不同的药性和治疗的需要，加工制成一定剂量而具不同形状类型的制剂，称为剂型。药物配伍组成方剂，还必须研究适合病情需要或药物特点的剂型，才能更好地符合临床治疗的需要。有记述的历代传统方剂剂型多达40余种，现今又涌现出许多新的剂型。其中常用剂型分述如下。

1. 汤剂　又称煎剂、水剂，是将药物配齐混合，加水煎煮后，去渣取汁所得的液体制剂。如麻黄汤、大承气汤等。汤剂具有吸收快、奏效快、加减灵活等特点。应用广泛，适用于一般疾病或病情急、重者。除口服外，还可含漱、熏洗，其缺点是煎煮较麻烦、量多味苦、饮服不便、不易保存、携带不便。

2. 丸剂 是根据配方将药物研成细末，用蜜，或水，或米糊，或面糊，或酒，或醋，或药汁等为赋形剂制成球状的固体制剂。丸剂具有吸收缓慢、药力持久、体积小、服用及携带方便、易于保存等特点。临床常用的丸剂有蜜丸、水丸、糊丸、浓缩丸等，是一种常用剂型。适用于慢性、虚弱性疾病，需久服缓治者，如六味地黄丸、归脾丸、桂枝茯苓丸等。也有用于急救的丸剂，因方中含有芳香药物，不宜加热煎煮，如安宫牛黄丸、苏合香丸等。某些峻猛的药物，为了使其缓缓发挥药效，或不宜作汤剂煎服，也可作丸剂用，如舟车丸、抵当丸等。

（1）蜜丸 是将药物研成细粉，用炼蜜作赋形剂而制成的丸剂。蜜丸性质柔润、作用缓和并有矫味和补益之效。适用于慢性病和虚弱性疾病，一般做成大丸使用，也可做成小丸使用。

（2）水丸 是将药物研成细粉，用冷开水，或酒，或醋，或方中部分药物煎汁作赋形剂而制成的丸剂。水丸较蜜丸、糊丸有易于崩解、吸收快、丸粒小、易于服用等特点。适用于多种疾病，为一种比较常用的丸剂。

（3）糊丸 是将药物研成细粉，用米糊或面糊作赋形剂而制成的丸剂。糊丸黏性大，崩解时间较水丸、蜜丸缓慢，服用后在体内徐徐吸收，既可延长药效，又能减少药物对胃肠的刺激，如犀黄丸。

（4）浓缩丸 是将方中某些药物煎汁浓缩成膏，再与方中其他药物的细粉混合、干燥、粉碎，用水，或酒，或方中部分药物煎出液为赋形剂而制成的丸剂。浓缩丸的优点是有效成分含量高、体积小、剂量小、易于服用，可用于治疗各种疾病，如牛黄解毒丸。

3. 散剂 是将药物研碎成为混合的干燥粉末状制剂。有细粉和粗粉及内服与外用的不同。内服散剂，有直接冲服的细粉散剂，如七厘散；也有将粗粉煎煮后服用者，称为煮散，如银翘散、香苏散。外用的散剂，应研细粉或极细粉，一般作为外敷，或点眼、吹喉，如生肌散、金黄散、冰硼散等。有些散剂既可内服，也可外用，如七厘散。散剂的优点是制作简单、使用、服用及携带方便、吸收较快、节约药材、不易变质。刺激性大、腐蚀性强及易回潮的药物不宜作散剂。

4. 膏剂 是将药物用水或植物油煎熬去渣浓缩而制成的剂型。有内服与外用两类。其中内服膏剂又分为流浸膏、浸膏、煎膏三种，外用膏剂分为软膏和硬膏两种。

（1）流浸膏 是用适当溶媒浸出药材中有效成分后，将浸出液一部分溶媒用低温蒸发除去，并调整浓度及含醇量至规定的标准而成的液体浸出剂型。除特别规定外，流浸膏1ml的有效成分相当于1g药材。流浸膏具有有效成分含量较高、用量小、溶媒副作用小等特点，如甘草流浸膏。

（2）浸膏 是含有药材中可溶性有效成分的半固体或固体浸出剂型。用适当的溶剂将药材中有效成分浸出后，低温将溶媒全部蒸发除去，并调整规定的标准，每1g浸膏相当于2~5g药材。浸膏具有不含溶媒、药物浓度高、体积小、剂量小的特点。浸膏分为两种：软浸膏，为半固体，如毛冬青膏等，多供制片或制丸用；干浸膏，为干燥粉末，可直接冲服或装入胶囊，如紫珠草浸膏。

（3）煎膏　又称膏滋，即将药材加水反复煎煮至一定程度后，去渣取汁，再浓缩，加入蜂蜜、冰糖或砂糖煎熬成膏。煎膏具有体积小、便于服用、口味甜美以及具滋补营养作用等特点。适用于久病体虚者，如参芪膏。

（4）硬膏剂　又称膏药，古称薄贴。是用植物油将药物煎熬至一定程度后去渣，待高温时再加黄丹或白蜡等收膏，呈黑暗色，涂于布或纸等裱褙材料上，贴敷于皮肤的外用剂型。硬膏剂具有用法简单、携带方便、易于保存等特点。适用于跌打损伤、风湿痹痛以及疮疡等证，如万应膏、狗皮膏等。

（5）软膏剂　又称药膏，是用适当的基质与药物均匀混合制成的一种容易涂于皮肤黏膜的半固体外用制剂。软膏基质在常温下是半固体，具有一定的黏稠性，但涂于皮肤黏膜则能逐渐软化或溶化，因此其具有有效成分可被缓慢吸收、持续发挥疗效的特点。适用于外科疮疡肿疖等证。

5. 丹剂　是用精炼或贵重药材制成，没有一定的剂型，可为丸、散剂，或制成块状、锭状等。丹剂可分为内服和外用两种。内服如至宝丹、黑锡丹；外用者多由矿物药经加工炼制而成，如红升丹、白降丹。

6. 酒剂　又称酒醴、药酒，是以酒为溶媒浸制药物，或加温同煮，去渣取液所得的制剂。酒剂可供内服或外用，具有活血祛瘀、助长药效的特点。适用于体虚补养、风湿痹痛、跌打损伤等证。

7. 片剂　是药物经加工或提炼与辅料混合均匀由机械压制而成的圆形片状制剂，是目前广泛运用的剂型。其优点是机械生产、效率高、剂量准确、体积小、便于服用、贮运方便；味苦或有恶臭的药物可以包糖衣矫味；如需要在肠道中起作用或遇胃酸易被破坏的药物，可加上肠溶衣，使之在肠道中崩解。

8. 针剂　又称注射剂，是将药物经过提取、精制、配制、灭菌等步骤而制得的灭菌溶液、无菌混悬液和供配制液体的无菌粉末，以供皮下、穴位、肌内或静脉注射使用。具有剂量准确、作用迅速、给药方便、药物不受消化液或食物的影响、直接进入人体组织等特点。适用于神志昏迷、吐泻剧烈不能进食或病情急重者。

9. 冲剂　是将药材提取物与适量赋形剂或部分药物细粉混合制成的干燥颗粒或块状制剂。冲剂具有体积小、口感好、显效快、服用方便等特点，如板蓝根冲剂。

10. 口服液　是将药材用水或其他溶剂提取，经精制而成的内服液体制剂。口服液具有口感好、吸收快、剂量较小、服用方便等特点，如复方阿胶浆口服液、人参蜂王浆口服液。

11. 糖浆剂　是将药材煎煮去渣取汁后，加入适量蔗糖溶解制成的制剂。糖浆剂具有口味甜、剂量小、吸收快、服用方便等特点。尤其适用于小儿用药，如止咳糖浆。

12. 茶剂　是将药材粉碎加工而成的粗末制品，或加入黏合剂制成的方块状制剂，用沸水泡汁或煎汁，类似饮茶，不定时服用。茶剂具有口感好、饮用方便等特点。现代多用于保健。

除上述常用剂型外，另有露剂、搽剂、栓剂、线剂、条剂、气雾剂、灸剂等。以上各种剂型各有特点，临床应用时，应根据病情的需要以及具体剂型的特点选择应用。

扫码“学一学”

第四节　方剂的用法

方剂的用法包括煎药法和服药法。方剂的煎煮及服用方法是否得当，对临床疗效产生很重要的影响。

一、煎法

煎法是指煎药的方法。

1. 煎药器具　古人认为煎药器具以银为上，瓷者次之，不主张用锡、铁锅煎煮，以免有些药物在煎煮过程中发生沉淀，降低溶解度，甚至发生化学反应，产生副作用。目前通用有盖的陶瓷砂锅，也可选用其他导热均匀、不易与药物发生化学反应的器具，如钢化玻璃罐等。

2. 煎药用水　古人常用长流水、泉水、米泔水、雨水等。目前以水质纯净的自来水为宜。用水量以浸过药物液面5cm左右为度，需要久煎的补虚药或矿物药，加水量可适当增加。

3. 煎前浸法　药物在煎煮之前，应以冷水浸泡，便于药物有效成分溶出。浸泡时间大多30分钟即可，若以果实、种子等药物为主者，浸泡时间延长至约1小时为宜。

4. 煎药火候　前人煎药有武火与文火之分，武火是指大火，文火是指小火。煎药火候大多采用先武火后文火的煎煮法，即先用武火将药物煮沸后，再改为文火煎煮。另外还需因药制宜。一般来说，解表药、清热药、芳香药宜武火急煎，以免药性挥发、降低药效。味厚滋补类、矿物类等，宜文火久煎，使药效尽出。有些毒性药物，也宜文火久煎，可降减毒性。

5. 煎煮次数　汤剂一般习惯煎煮2次。为了使有效成分充分溶出，一剂药物也可煎3次，将分3次煎得的药液混合，根据病情分次服用。

6. 特殊煎法　有些药物因性味质地不同，或临床用药需要的不同，煎煮方法有特殊要求。

（1）先煎　介壳类、矿石类药物，因其质坚有效成分难以溶出，应打碎先煎约30分钟，再加入其他药物共煮。如石决明、龙骨、牡蛎、龟板、鳖甲、赭石、生石膏、磁石、寒水石、羚羊角、海蛤壳、水牛角等。

（2）后下　气味芳香，或不耐久煎的药物，宜在一般药物煎好前5分钟左右加入共煎，以免其有效成分散失。如薄荷、木香、砂仁、沉香、白豆蔻、青蒿、香薷等。

（3）包煎　花粉、细小种粒及研末矿石类药物，为防止煎后药液混浊及减少对消化道、咽喉的不良刺激，应先用纱布包好，再置于煎药器具中与其他药物共煎。如滑石、车前子、旋覆花、赤石脂、灶心土等。

（4）另煎　某些贵重药物，为尽量保存其有效成分，减少有效成分同煎时被其他药物吸收，须另煎或另炖，待服用时将另煎所得药液兑入方剂中其他药物共煎所得的药液。如人参、西洋参、鹿茸等。

（5）烊化　又称溶化。凡属胶质、黏性大且易溶的药物，用时先单独加温溶化，再加入去渣的药液中微煮或趁热搅拌，使之溶解，以免与其他药物同煎时发生黏附或粘锅焦糊，影响有效成分溶出。如阿胶、鸡血藤胶、鹿角胶、饴糖等。

（6）冲服　某些不耐高温且易溶于水的药物以及自然汁，不必与其他药物共煎，可直接用开水或药液冲服。如珍珠粉、牛黄末、琥珀末、三七末、沉香末、肉桂末、鲜生地汁、生藕汁、竹沥汁、姜汁、蜜糖等。

（7）泡服　某些含有挥发油，易于出味，用量又小的药物可泡服。如番泻叶、胖大海等。

（8）磨汁　一些贵重或质坚的药物可水磨汁或锉末调服。

二、服法

服法包括服药时间和服药方法。与煎药法一样，服药法正确与否，对临床疗效也会产生一定的影响。

1. 服药时间　应根据病情需要、药物的特性及患者的胃肠状况而定。大多药物宜在饭前服用。对胃肠有刺激的药物，宜在饭后服用；滋补药物宜空腹服用；安神药物宜睡前服用；病急不拘时服；慢性病服丸、散、膏剂等应定时服用；剧烈呕吐或小儿患者宜少量多次服用。极少数方剂尚有特殊服用时间，如鸡鸣散在天明前空腹冷服。

2. 服药方法　一般每日1剂，分2～3次温服。如遇特殊情况，也可一日连服2剂，以增强药力。汤剂多温服。发汗解表药宜温服，药后还须盖被避风寒。热证用寒药，宜冷服；寒证用热药，宜热服，以助药力，此为常法。为防邪药相互格拒，出现药后呕吐，如真热假寒，应寒药热服；如真寒假热，则宜热药冷服，此为反佐服法。遇服药呕吐者，宜少加姜汁，或用鲜生姜擦舌，或少嚼陈皮，然后再服药，或用凉服，少量频服的方法。如遇昏迷、口噤或吞咽困难者，可鼻饲给药。服用峻烈或毒性大的药物，应从小剂量开始，逐渐加量，获效即止，切勿过量，以免中毒。

重点小结

方剂与治法

方剂	方剂的概念		
	方剂的组成原则	君臣佐使	
	方剂的组成变化	药味的加减变化；药量的加减变化；剂型的更换变化	
	方剂的剂型	汤剂、丸剂、散剂、膏剂、丹剂、酒剂、片剂、针剂、冲剂、口服液、糖浆剂、茶剂	
	方剂的用法	煎法、服法	
治法	治法的概念	损其有余	泻其阳盛、损其阴盛
		补其不足	阴阳互制之补虚、阴阳互济之补虚、阴阳并补
	常用治法	汗法、吐法、下法、和法、温法、清法、消法、补法	
	方剂与治法的关系	因时制宜、因地制宜、因人制宜	

学习方法

方剂学的基本知识学习要点在于把握方剂的组成原则和组成变化规律。方剂的组成原则前人称为“君、臣、佐、使”，反映方中药物配伍的主从关系，即药物在方中的不同地位和作用。方剂组成变化主要包括药味的加减变化、药量的加减变化和剂型的更换变化，以适应病证、体质、气候等的变化。

方剂的剂型是根据不同的药性和治疗的需要，加工制成一定剂量而具不同形状类型的制剂。方剂的用法包括煎药法和服药法，方剂的煎煮及服用方法是否得当，对临床疗效产生很重要的影响。

治法是在一定治则指导下制订的针对证候的具体治疗方法。方剂与治法有着密切的关系，在辨证的基础上，确立治则，选择恰当的治法，在治法的指导下选用相应的药物组成方剂。中医治法众多，常用的治法称为“八法”，即汗、和、下、消、吐、清、温、补。八法的制定，是以八纲辨证为依据进行的高度概括，是中医治法的重点所在。

扫码“练一练”

第十章　常用方剂各论

第一节　解表剂

扫码“学一学”

学习目标

掌握　麻黄汤、桂枝汤的组成、功效、主治、应用和主要配伍意义。

熟悉　解表剂的定义、分类、注意事项；小青龙汤、银翘散的组成、功效、主治。

了解　败毒散的功效、主治。

【定义】 解表剂是指以解表药物为主要组成，具有发汗解肌、透疹祛邪等作用，用于治疗表证的方剂，属“八法”中的“汗法”。

外感六淫，肌表肺卫受邪，以及麻疹、疮疡、水肿、疟疾、痢疾等病初起之时，常见恶寒发热、头痛身疼、鼻塞咳嗽、苔白或黄、脉浮等表证。此时邪在肌表，病位轻浅，“其在皮者，汗而发之”，应采用辛散轻宣的药物驱邪从肌表而出。若失治、误治，病邪不从外解，将传变入里，变生他证。所以外感六淫初起，及时使用解表剂，既可使邪从外解，又能防止传变，早期治愈疾病。

【分类】 解表剂根据病邪寒热的不同，患者体质虚实的差别，可分为辛温解表、辛凉解表、扶正解表三类，分别适用于表寒证、表热证、虚人外感证。

【注意事项】 解表剂的组成以辛散轻宣药物为主，煎药时间不宜过久，以免药性耗散。服时宜温服取汗，并注意避风寒，酌增衣被以助汗出，或啜热稀粥以助取汗，并可补充体液。汗出以遍身漐漐汗出为佳，发汗太过或不及，均不适宜，若汗出病瘥，即当停服，不必尽剂。表里同病，若表证未尽，应先解表，后治里；若表里俱急，可表里双解。一旦病邪入里，或麻疹已透、疮疡已溃、水肿虚证、吐泻津伤等，均不宜使用解表剂。服药期间应忌生冷油腻之品，以免妨碍药物的吸收及药效的发挥。

一、辛温解表剂

辛温解表剂是以麻黄、桂枝、羌活、荆芥、防风等辛温解表药物为主组成的方剂，具有辛温发汗、疏风散寒、解肌透表等功效，主治外感风寒表证，症见恶寒发热、头痛项强、肢体酸痛、口不渴、舌苔薄白，脉浮紧或浮缓等。代表方有麻黄汤、桂枝汤、小青龙汤等。

麻黄汤

《伤寒论》

【组成】 麻黄三两，去节（9g）　桂枝二两，去皮（6g）　甘草一两，炙（3g）　杏仁七十个，去皮尖（9g）

【功效】 发汗解表，宣肺平喘。

【主治】 外感风寒表实证。症见恶寒发热，头痛身疼，无汗而喘，舌苔薄白，脉浮紧。

【方解】 方用辛温之麻黄为君，善开腠理，发越郁闭之卫阳，具有发汗解表、宣肺平喘之功；桂枝为臣，可透营达卫，解肌发表，温经散寒。二者相须为用，既发卫气之郁以开腠理，又可透营分之郁以和营卫。杏仁降利肺气，配麻黄，一宣一降，可宣肃肺气，增强宣肺平喘之功，还可防麻、桂宣散太过，为佐药。炙甘草既能调和麻、杏宣降，又能缓和麻、桂峻烈之性，为使药，兼佐药之用。四药相合，表寒被散，营卫畅运，肺气宣通，诸症自消。

【应用】

（1）治疗外感表实证的代表方剂。以恶寒发热、无汗而喘、脉浮紧为辨证要点。

（2）常用于普通感冒、流行性感冒、急性支气管炎、支气管哮喘、类风湿关节炎、荨麻疹、急性肾炎初期等属风寒表实证者。

（3）为辛温发汗的峻剂，凡体虚外感、表虚自汗、新产妇人、失血患者均不宜使用。

【现代研究】 本方具有发汗、解热、抗炎、镇咳、平喘、抗病毒、抗过敏、调节免疫力等作用。

【附方】 由麻黄汤加减而成的方剂有麻黄加术汤（《金匮要略》）、麻杏苡甘汤（《金匮要略》）、大青龙汤（《伤寒论》）、三拗汤（《太平惠民和剂局方》）、华盖散（《太平惠民和剂局方》）等，其功效各异。

（**思考：**脉数可否用麻黄汤?）

桂枝汤

《伤寒论》

【组成】 桂枝三两，去皮（9g） 芍药三两（9g） 甘草二两，炙（6g） 生姜三两，切（9g） 大枣十二枚，擘（3枚）

【功效】 解肌发表，调和营卫。

【主治】 外感风寒表虚证。症见头痛发热，汗出恶风，鼻鸣干呕，苔白不渴，脉浮缓或浮弱。

【方解】 本方为营卫不和证而设。方中以桂枝辛温为君，助卫阳，通经络，发汗解表，祛在表之风寒。芍药益阴敛营，既固护外泄之营阴，又补充受损之津液，且兼制桂枝之发散，使汗不伤津，为臣。桂、芍等量合用，一治卫强，一治营弱，散中有收，汗中寓补。生姜能“止呕，出汗，散风，祛寒”（《本草经疏》），助桂枝辛散表邪，兼和胃止呕；大枣甘温，协白芍养血益营，兼益气补中。姜枣相配，为补脾和胃、调和营卫的常用组合，共为佐药。炙甘草调和药性，合桂枝辛甘化阳以实卫，合芍药酸甘化阴以和营，功兼佐使之用。综观全方，发中有补，散中有收，邪正兼顾，阴阳并调。

【应用】

（1）本方是治疗外感风寒表虚证的代表方剂。以发热、恶风、汗出、脉浮缓为辨证要点。

（2）常用于普通感冒、流行性感冒、原因不明的低热、产后及大病后的发热、出汗异常（盗汗、自汗、黄汗）、头痛、风湿性关节炎、坐骨神经痛、颈椎病、心律不齐、病毒性心肌炎、妊娠呕吐、老年性便秘、小儿急性肠胃炎、遗精、荨麻疹、过敏性鼻炎、多形红斑、冻疮等辨证属于营卫不和者。

（3）凡外感风寒表实证者禁用本方。温病初起，或湿温为患者禁用。服药期间禁食生冷、黏腻、酒肉、臭恶等。

【现代研究】本方具有发汗、双向调节体温、抗炎、抗病毒、抗过敏、镇静、镇痛、镇咳平喘、增加心肌血流量、双向调节血压、调节胃肠功能、调节免疫功能等作用。

【附方】桂枝加桂汤（《伤寒论》）、桂枝加葛根汤（《伤寒论》）、桂枝加芍药汤（《伤寒论》）、桂枝加大黄汤（《伤寒论》）、桂枝加厚朴杏子汤（《伤寒论》）等，均是在桂枝汤的基础上随证加减，故桂枝汤被誉为“仲景群方之冠”。

（**思考：**桂枝汤中桂枝与白芍的比例为1∶1，二者比例可否改变?）

小青龙汤

《伤寒论》

【组成】麻黄三两，去节（9g）　芍药三两（9g）　细辛三两（3g）　干姜三两（3g）　甘草三两，炙（6g）　桂枝三两，去皮（6g）　半夏半升，洗（9g）　五味子半升（3g）

【功效】解表散寒，温肺化饮。

【主治】外寒内饮证。恶寒发热，头身疼痛，无汗，咳喘，痰涎清稀而多，胸痞，或干呕，或痰饮咳喘，不得平卧，或身痛重，头面四肢浮肿，舌苔白滑，脉浮。

【方解】方中麻黄、桂枝相须为君，发汗散寒以解表邪，且麻黄又能宣发肺气而平咳喘，桂枝温阳以利内饮之化。干姜、细辛为臣，温肺化饮，兼助麻、桂解表。配以五味子之酸收以敛肺止咳，芍药和营养血，并为佐制之用；半夏燥湿化痰，和胃降逆，亦为佐药；炙甘草调药和中，兼佐使之用。药虽八味，配伍严谨，开中有合，宣中有降，使风寒解，营卫和，水饮去，宣降有权，散不伤正，收不留邪而诸症自平。

【应用】

（1）临床以恶寒发热、无汗、喘咳、痰多而稀、舌苔白滑、脉浮为辨证要点。

（2）常用于急慢性支气管炎、支气管哮喘、肺炎、肺心病、慢性阻塞性肺炎、百日咳、胸膜炎、过敏性鼻炎、卡他性眼炎、卡他性中耳炎等属于外寒内饮者。

【现代研究】本方具有平喘、抗过敏、解热、镇痛、抗炎、抗病毒、调节免疫功能、抗氧化、扩张外周血管、调节体温、改善肾上腺皮质功能、改善血流动力学、促进红细胞糖酵解等作用。

【附方】由本方加减而成的方剂有射干麻黄汤（《金匮要略》）、小青龙加石膏汤（《金匮要略》）等。

二、辛凉解表剂

辛凉解表剂是以薄荷、牛蒡子、桑叶、菊花、葛根等辛凉解表药物为主组成的方剂，具有疏散风热等功效，主治外感风热或温病初起的表证，症见发热、头痛、有汗、微恶风寒、口渴、咽痛、咳嗽、舌苔薄白或兼微黄，脉浮数等。代表方有银翘散、桑菊饮、麻黄杏仁甘草石膏汤等。

银翘散

《温病条辨》

【组成】 连翘一两（30g） 金银花一两（30g） 苦桔梗六钱（18g） 薄荷六钱（18g） 竹叶四钱（12g） 生甘草五钱（15g） 荆芥穗四钱（12g） 淡豆豉五钱（15g） 牛蒡子六钱（18g）

【功效】 辛凉透表，清热解毒。

【主治】 温病初起表热证。发热，微恶风寒，无汗或有汗不畅，头痛口渴，咳嗽咽痛，舌尖红，苔薄白或薄黄，脉浮数。

【方解】 方中重用金银花、连翘为君，二药气味芳香，既可辛凉透表、疏散风热，又能清热解毒、辟秽化浊。薄荷、牛蒡子疏散风热，清利头目，且可解毒利咽；荆芥穗、淡豆豉辛而微温，与大量辛凉药配伍可增强辛散透表之力，俱为臣。竹叶清上焦热，鲜芦根煎汤服药能清热生津，桔梗宣肺止咳，同为佐药。甘草既可调药安中，又可合桔梗清利咽喉，属佐使之用。

【应用】

(1)《温病条辨》谓本方“辛凉平剂”，适用于风温初起之发热表证，以发热、微恶风寒、咽痛、口渴、脉浮数为辨证要点。

(2) 本方广泛用于急性发热性疾病的初起阶段，如感冒、流行性感冒、急性扁桃体炎、咽炎、上呼吸道感染、肺炎、麻疹、流行性脑膜炎、乙型脑炎、腮腺炎等辨证属于卫分风热者；皮肤病如湿疹、风疹、带状疱疹、荨麻疹、痤疮、疮痈疖肿等亦多用之。

(3) 方中多用芳香轻宣之品，不宜久煎；对于外感风寒及湿热病初起则当禁用。

【现代研究】 本方具有发汗、解热、抗菌、抗病毒、抗炎、镇痛、抗过敏、提高免疫力、调节胃肠功能等作用。

【附方】 银翘汤（《温病条辨》）为透表清热之轻剂。

（思考：银翘散中为什么用生甘草而不用炙甘草?）

三、扶正解表剂

扶正解表剂适用于体质素虚又感外邪的表证，此时既要解表，又虑正虚，必须邪正兼顾。根据人体之虚有阴阳气血之不同，常以解表药分别配伍益气、助阳、滋阴、养血药物组成方剂，使表证得解，正气不伤。代表方有败毒散、再造散等。

败毒散

《太平惠民和剂局方》

【组成】 柴胡去苗 前胡去苗，洗 川芎 枳壳去瓤，麸炒 羌活去苗 独活去苗 茯苓去皮 桔梗炒 人参去节各一两（10g） 甘草半两（5g） 生姜 薄荷各半两（5g）

【功效】 散寒祛湿，益气解表。

【主治】 气虚，外感风寒湿表证。憎寒壮热，头项强痛，肢体酸痛，无汗，鼻塞声重，咳嗽有痰，胸膈痞满，舌淡苔白，脉浮而按之无力。

【方解】 方中羌活、独活为君，辛温发散，统治一身上下之风寒湿邪。川芎行气活血，并能祛风；柴胡疏散解肌，并能行气，同为臣药，助羌、独活散外邪、除疼痛。桔梗开宣肺气而止咳，枳壳理气宽胸而利膈，二药一升一降，既复肺之宣降，又治胸膈痞闷；前胡祛痰，茯苓渗湿，皆为佐药。甘草调药和中，生姜、薄荷为引，以助解表之力，皆为佐使之品。方中人参亦属佐药，用量虽小，却具深义：一是扶助正气以驱邪外出，二是散中有补，不致耗伤真元。喻昌以此方治疗外邪陷里而成之痢疾，称为“逆流挽舟”法。

【应用】

（1）本方是益气解表常用方。以憎寒壮热、肢体酸痛、无汗、脉浮按之无力为辨证要点。

（2）本方用于普通感冒、流行性感冒、水痘、风湿性关节炎、腹泻、痢疾、急性病毒性肝炎、皮肤瘙痒症、带状疱疹及疮疡初起等属外感风寒湿邪兼气虚者。

【现代研究】本方具有抗炎、解热、镇痛、护肝等作用。

【附方】荆防败毒散（《摄生众妙方》）、仓廪散（《普济方》）均系在本方的基础上加减化裁而成。

（思考：败毒散中为什么要配伍人参?）

其他解表剂见表10－1。

表10－1　其他解表剂

方名	组成	功效	主治	应用
桑菊饮	桑叶、菊花、杏仁、连翘、薄荷、桔梗、生甘草、苇根	疏风清热，宣肺止咳	风温初起，表热轻证	感冒，急性支气管炎，上呼吸道感染，肺炎
麻杏石甘汤	麻黄、杏仁、甘草、石膏	辛凉解表，清肺平喘	外感风邪，肺热咳喘证	上呼吸道感染，急慢性支气管炎，支气管肺炎，大叶性肺炎
再造散	黄芪、人参、桂枝、甘草、熟附子、细辛、羌活、防风、川芎、煨生姜、大枣	助阳益气，解表散寒	阳气虚弱，外感风寒表证	老年人感冒，过敏性鼻炎，风湿性关节炎，心律失常，荨麻疹等

重点小结

方名	相同点	不同点
麻黄汤	发散风寒	发汗力强，主治外感风寒表实无汗而兼有喘咳者
桂枝汤		发汗力弱但可调和营卫，主治风寒表虚有汗者
小青龙汤		发汗力偏重，主治素有寒饮，又外感风寒之证
银翘散	发散风热	既发散风热，又清热解毒，除治风热表证外，更常用于温病初期卫分证
败毒散	散寒祛湿，益气解表	为益气解表常用方，主治气虚外感风寒湿邪引起的表证

学习方法

对解表剂，主要掌握代表方剂的组成特点、功效、主治，熟悉解表剂的功效、主治、分类和使用注意事项。学习解表剂的重点在于找出不同方剂的共性和个性。

解表剂根据病邪寒热、患者体质的差别，可分为辛温解表、辛凉解表、扶正解表三类，分别适用于表寒证、表热证、虚人外感证。学习时要明确麻黄汤、桂枝汤、小青龙汤、银翘散、败毒散的辛温解表、辛凉解表、扶正解表的分类归属，进而在理解组方配伍特点的基础上学习功效主治的不同。个性化的学习在于对组方配伍特点的理解，组方配伍的不同决定了方剂功效主治的不同，如麻黄汤的麻黄配桂枝、麻黄配杏仁，桂枝汤的桂枝配芍药等。

扫码“学一学”

第二节 清热剂

学习目标

掌握 白虎汤、清营汤、龙胆泻肝汤、导赤散、六一散的组成、功效、主治、用法和主要配伍意义。

熟悉 清热剂的定义、分类、注意事项；黄连解毒汤、青蒿鳖甲汤的组成、功效、主治。

了解 五味消毒饮、苇茎汤、清胃散的功效、主治。

【定义】 清热剂是指以清热药物为主要组成，具有清热、泻火、凉血、解毒等作用，用于治疗里热证的方剂，属“八法”中的“清法”。

火热为病甚为常见，然究其病因，不外外感与内生两端。外感六淫，可入里化热；五志过极，脏腑偏盛，亦可化火，导致里热偏盛。

【分类】 根据里热证的临床表现，有在气、在血、实热、虚热，以及脏腑偏盛之不同，可将清热剂相应分为清气凉血剂、清营凉血剂、清热解毒剂、清脏腑热剂、清暑热剂、清虚热剂六类。

【注意事项】 清热剂一般在表证已解，热已入里，而且是里热虽盛，但尚未结实的情况下使用。

还应注意：一是辨别病证所在病位；二是辨别热证真假，不可误用寒凉；三是辨别热证的虚实；四是在遣方用药方面，对于邪热炽盛，服凉药入口即吐者，可凉药热服，或加少量热药，此即《素问·五常政大论》所言“治热以寒，温而行之”的反佐法；五是注意寒凉药物久服易败胃或致内伤中阳，必要时配伍健脾和胃之品。

一、清气分热剂

清气分热剂，主治热在气分。其表证已罢，里热渐盛，见发热、不恶寒反恶热、多汗、口渴、脉洪大等气分证。治疗以清热保津立法，代表方有白虎汤。

白虎汤

《伤寒论》

【组成】 知母六两（18g） 石膏一斤，碎（50g） 甘草二两，炙（6g） 粳米六合（9g）

【功效】 清热生津。

【主治】 阳明气分热盛证。壮热面赤，烦渴引饮，汗出恶热，脉洪有力。

【方解】 方中重用辛甘大寒的石膏为君，既可清肺胃之火，又能生津止渴。臣以味苦性寒质润之知母，寒助石膏以清热，润助石膏以生津。石膏与知母相须为用，加强清热生津之功。粳米、炙甘草和中益胃为佐药，并可防君、臣药之大寒伤中之弊。炙甘草兼以调和诸药为使。诸药配伍，共成清热生津、止渴除烦之剂。

【应用】

（1）本方是清法的代表方，是治疗伤寒阳明经证，或温病气分热盛之基础方。清热力强，以身大热、汗大出、口大渴、脉洪大为辨证要点。

（2）治疗感染性疾病，如大叶性肺炎、流行性乙型脑炎、流行性出血热、胰腺炎、麻疹、牙龈炎、夏季皮炎等具有气分热盛之证者，以及糖尿病、风湿热、老年口腔干燥症、急性虹膜睫状体炎、不明原因高热等辨证属于里热炽盛的多种疾病。

【现代研究】本方具有解热、增强免疫力、降血糖、抗感染、抗病原微生物、消炎等作用。

【附方】白虎加人参汤（《伤寒论》）、白虎加桂枝汤（《金匮要略》）、白虎加苍术汤（《类证活人书》）均由本方加味而成。

（思考：白虎汤的辨证要点中的“四大症”是什么？）

二、清营凉血剂

清营凉血剂，适用于邪热传营、热入血分诸证。邪热传营症见身热夜甚，神烦少寐，时有谵语，或斑疹隐隐等；热入血分则见出血、发斑、如狂、谵语、舌绛起刺等。代表方有清营汤、犀角地黄汤。

清营汤

《温病条辨》

【组成】犀角三钱（水牛角代，30g）　生地黄五钱（15g）　玄参三钱（9g）　竹叶心一钱（3g）　麦冬三钱（9g）　丹参二钱（6g）　黄连一钱五分（5g）　金银花三钱（9g）　连翘二钱，连心用（6g）

【功效】清营解毒，透热养阴。

【主治】热入营分证。身热夜甚，神烦少寐，时有谵语，目常喜开或喜闭，口渴或不渴，斑疹隐隐，脉细数，舌绛而干。

【方解】方中水牛角苦咸性寒，清热凉血解毒，寒而不遏，且能散瘀，为君药。生地黄专于凉血滋阴，麦冬清热养阴生津，玄参长于滋阴降火解毒，三药共助君药清营凉血、养阴解毒，为臣药。佐以金银花、连翘清热解毒，轻宣透热，使营分之邪透出气分而解。此即叶天士所谓“入营犹可透热转气”。竹叶用心，专清心热；黄连苦寒，清心泻火；丹参清心，又凉血活血，不仅助君药以清热凉血，且防热与血结。此三药皆入心经，兼有使药之用。

【应用】

（1）方以身热夜甚、神烦少寐、斑疹隐隐、舌绛而干、脉数为辨证要点。

（2）用于治疗乙型脑炎、流行性脑脊髓膜炎、重症肺炎、癌性疼痛、败血症、眼底出血、恙虫病、银屑病、伤寒或其他热性病属热入营分者。

【现代研究】本方具有调节体温、抗病原微生物、抗细菌毒素、抗炎、解热、促进体内内毒素的排泄、降低血液黏度及血小板聚集能力、抑制毛细血管通透性增加、调节凝血和纤溶功能、提高机体抗过氧化能力、抵御自由基的损伤、增强机体免疫力、维护体内电解质的稳定等作用。

【附方】 清宫汤（《温病条辨》）以清心辟秽为主。

（思考：清营汤是怎样体现“透热转气”法的？）

三、清热解毒剂

清热解毒剂，适用于瘟疫、温毒或疮疡疔毒等证。代表方有黄连解毒汤、凉膈散、普济消毒饮、仙方活命饮等。

黄连解毒汤

《肘后备急方》

【组成】 黄连三两（9g）　黄芩　黄柏各二两（6g）　栀子十四枚，擘（9g）

【功效】 泻火解毒。

【主治】 三焦火毒热盛证。大热烦渴，口燥咽干，错语不眠；或热病吐血，衄血；或热甚发斑，身热下利，湿热黄疸；外科疮疡疔毒，小便黄赤，舌红苔黄，脉数有力。

【方解】 方中以大苦大寒之黄连为君，泻心火兼泻中焦之火。黄芩清上焦之火为臣。佐以黄柏泻下焦之火。使以栀子通泻三焦，导热下行。四药相合，苦寒直折，使火邪去而热毒解，诸症可愈。

【应用】

（1）本方泻火解毒之力颇强，为“苦寒直折”法之代表方、清热解毒之基础方。以大热烦躁、口燥咽干、舌红苔黄、脉数有力为辨证要点。

（2）广泛用于败血症、脓毒血症、痢疾、肺炎、泌尿系感染、缺血性中风、流行性脑脊髓膜炎、乙型脑炎、慢性化脓性中耳炎等属于热毒为患者。

（3）为大苦大寒之剂，久服、多服易伤脾胃；阴虚火旺者忌服。

【现代研究】 本方具有抗菌、抗炎、抗内毒素、抗感染、解热、防止实验性溃疡、保护胃黏膜、调节胃肠功能、抗脂质过氧化、利胆、改善心血管循环功能、耐缺氧、增强记忆、抗自由基、增加脑部血流量、降压、降糖、降脂等作用。

（思考：黄连解毒汤中的“毒”是指什么？）

五味消毒饮

《医宗金鉴》

【组成】 金银花三钱（30g）　野菊花　蒲公英　紫花地丁　紫背天葵子各一钱二分（12g）水煎，加酒一二匙和服。

【功效】 清热解毒，消散疔疮。

【主治】 热毒结聚之痈疖疔疮。症见患处红、肿、热、痛，或有发热恶寒；各种疔毒初起，疮形如粟，坚硬根深，其状如钉，舌红，苔黄，脉数。

【方解】 方中重用金银花清热解毒，消散痈肿，故为君药；蒲公英清热解毒，兼能消痈散结，紫花地丁清热解毒，凉血消痈，长于治疗疔毒恶疮，两药相配，助君药以增强清热解毒、消散痈肿的作用，共为臣药。佐以野菊花、紫背天葵子清热解毒而治痈疮疔毒。诸药合用，共奏清热解毒、消散疔疮之功。

【应用】

（1）本方适用于热毒蕴结之疔毒痈疮。以各种疔毒初起，局部红肿热痛，疮形如粟，坚硬根深，其状如钉，舌红脉数为辨证要点。

（2）常用于毛囊炎、疖、痈、丹毒、蜂窝织炎、手部感染、急性乳腺炎以及各种皮肤局部炎症疾病属热毒壅聚者。

（3）本方药性寒凉，脾胃素虚者慎用；阴疽忌用。

【现代研究】本方有明显抑菌、抗病原微生物等作用。

四、清脏腑热剂

清脏腑热剂，适用于邪热偏盛某一脏腑所产生的火热证候。按所治脏腑火热证候不同，分别使用不同的清热方药。代表方有导赤散、龙胆泻肝汤、泻白散、清胃散、芍药汤、白头翁汤等。

导赤散

《小儿药证直诀》

【组成】生地黄　木通　生甘草梢　竹叶各等份（各10g）

【功效】清心利水养阴。

【主治】心经火热证。心胸烦热，口渴面赤，意欲冷饮，以及口舌生疮；或心热移于小肠，症见小便赤涩刺痛，舌红，脉数。

【方解】方中木通为君，清心降火，利水通淋。生地黄清心热而凉血滋阴为臣，配木通，利水而不伤阴，补阴而不恋邪。竹叶清心除烦，引热下行。甘草用梢，直达茎中而止淋痛，并能调和诸药，可防木通、生地黄之寒凉伤胃，用为佐使。四药合用，共成清热利水养阴之剂。

【应用】

（1）本方为治疗心经火热证的常用方剂。以心胸烦热、口渴、口舌生疮或小便赤涩、舌红脉数为辨证要点。

（2）用于口腔炎、鹅口疮、小儿夜啼、痤疮、白塞综合征、病毒性心肌炎、外科感染等心经有热者；急性泌尿系感染属心经之热移于小肠者，亦可加减应用。

【现代研究】本方具有抗病原微生物、强心利尿、抗炎、抗氧化、镇静、抗肿瘤等作用。

【附方】清心莲子饮（《太平惠民和剂局方》）功用：清心火，益气阴，止淋浊。

（思考：导赤散中“导赤”的含义是什么？）

龙胆泻肝汤

《医方集解》

【组成】龙胆草酒炒（6g）　黄芩炒（9g）　栀子酒炒（9g）　泽泻（12g）　木通（9g）　当归酒炒（3g）　生地黄酒炒（9g）　柴胡（6g）　生甘草（6g）　车前子（9g）

【功效】清肝胆实火，泻肝经湿热。

【主治】

1. 肝胆实火上炎证 症见头痛目赤、胁痛、口苦、耳聋等，舌红苔黄，脉弦数有力。

2. 肝胆湿热下注证 症见阴肿、阴痒、筋痿、阴汗、小便淋浊，或妇女带下黄臭等，舌红苔黄腻，脉弦数有力。

【方解】方中龙胆草为君，大苦大寒，上清肝胆实火，下泻肝胆湿热，泻火除湿。黄芩、栀子皆苦寒，为臣，泻火解毒，燥湿清热，助君药以清热除湿。车前子、木通、泽泻渗湿泻热，导热下行，使邪有出路；生地黄养阴，当归补血，使祛邪而不伤正；柴胡舒畅肝胆，并能引诸药归于肝胆之经，且柴胡与黄芩相合，既解肝胆之热，又增清上之力，皆用为佐药。甘草为使，缓苦寒之品防其伤胃，又可调和诸药。综观全方，泻中有补，降中有升，祛邪而不伤正，泻火而不伐胃，配伍严谨，为泻肝之良方。

【应用】

（1）本方临证时诸症不必悉具，以口苦尿赤、舌苔黄、脉弦数有力为辨证要点。

（2）用于顽固性偏头痛、头部湿疹、甲亢、高血压、急性结膜炎、白塞综合征、带状疱疹、虹膜睫状体炎、外耳道疖肿、鼻炎、急性病毒性肝炎、急性胆囊炎，以及泌尿生殖系炎症、急性肾盂肾炎、前列腺炎、急性膀胱炎、外阴炎、睾丸炎、阴囊湿疹、腹股沟淋巴腺炎、急性盆腔炎等病属肝经实火及湿热下注者。

【现代研究】本方具有调节免疫力、利尿、镇痛、保肝、调节消化系统功能、抗炎、抗过敏、清除氧自由基、抗脂质过氧化、降低毛细血管通透性及抑菌、抗感染、解热、改善微循环、保肾利尿等作用。

【附方】泻青丸（《小儿药证直诀》）用于肝火内郁，当归龙荟丸（《丹溪心法》）用治肝经实火。

（**思考：**龙胆泻肝汤中柴胡的功效是什么？）

苇茎汤

《备急千金要方》

【组成】苇茎切，二升，以水二斗，煮取五升，去滓（60g） 薏苡仁半升（30g） 瓜瓣半升（24g） 桃仁三十枚（9g）

【功效】清肺化痰，逐瘀排脓。

【主治】痰热瘀血壅结之肺痈。身有微热，咳嗽痰多，甚则咯吐腥臭脓血，胸中隐隐作痛，舌红苔黄腻，脉滑数。

【方解】方中苇茎为君，甘寒轻浮，善清肺热，《本经逢原》曰“专于利窍，善治肺痈，吐脓血臭痰”，为治肺痈要药。瓜瓣清热化痰，利湿排脓，清上彻下；薏苡仁上清肺热以排脓，下利肠胃而渗湿，同为臣。桃仁活血逐瘀，且润燥滑肠，合瓜瓣可泻痰瘀自大便而解，瘀去则痈消，用为佐。瓜瓣后世多以冬瓜子代替。四药相合，共具清热、排脓、逐瘀之功。

【应用】

（1）本方为治肺痈的有效方剂。不论肺痈其脓将成或已成，均可使用。以胸痛、咳嗽、吐腥臭痰或吐脓血、舌红苔黄腻、脉数为辨证要点。

（2）用于肺脓肿、肺炎球菌性肺炎、肺心病、前列腺炎、渗出性胸膜炎、支气管炎、百日咳、鼻窦炎、上颌窦炎等属肺热痰瘀互结者。

【现代研究】本方具有抗炎、提高免疫力、改善微循环、清除氧自由基、保护血管内皮系统等作用。

清胃散

《脾胃论》

【组成】生地黄　当归身各三分（各6g）　牡丹皮一钱（9g）　黄连六分，夏月倍之，大抵黄连临时增、减无定（6g）　升麻一钱（6g）

【功效】清胃凉血。

【主治】胃火牙痛。牙痛牵引头痛，面颊发热，其齿喜冷恶热；或牙宣出血；或牙龈红肿溃烂；或唇舌颊腮肿痛；口气热臭，口干舌烂，舌红苔黄，脉滑数。

【方解】方用黄连为君，苦寒直泻胃腑之火。升麻为臣，清热解毒，升而能散，可宣达郁遏之伏火，即“火郁发之”，伍黄连，则泻火而无凉遏之弊；升麻得黄连，则散火而无升焰之虞。生地黄凉血滋阴，牡丹皮凉血清热，共为佐药。升麻兼以引经为使。诸药合用，共奏清胃凉血之效。

【应用】

（1）本方为治牙痛的常用方剂，凡胃热证或血热火郁者，均可使用。以牙痛牵引头痛、口气热臭、舌红苔黄、脉滑数为辨证要点。

（2）常用于口腔炎、牙周炎、慢性溃疡性胃炎、三叉神经痛、痤疮等属胃火上攻者。

【现代研究】本方具有抗炎、镇痛、促进肠蠕动等作用。

（思考：清胃散为何用黄连配升麻?）

五、清暑热剂

清暑热剂，适用于夏月暑热证。症见身热烦渴，汗出体倦，小便不利，脉数等。暑多夹湿，又易伤气阴，况夏暑炎热，每多喜纳凉饮冷，故又易兼表寒。代表方有六一散、清暑益气汤。

六一散

《伤寒直格》

【组成】滑石六两（180g）　甘草一两（30g）　为细末，每用9～18g包煎，取药液服。

【功效】清暑利湿。

【主治】暑湿证。身热烦渴，小便不利或泄泻。

【方解】方中滑石为君，味甘淡性寒，质重而滑，淡能渗湿，寒能清热，滑能利窍，既能清心解暑热，又能渗湿利小便。甘草为臣，味甘性平，能益气和中泻火，配滑石，利小便而不伤津液，且可防滑石之寒滑重坠以伐胃。

【应用】

（1）方以身热烦渴、小便不利为辨证要点。

（2）用于胃肠型感冒、胃肠炎、中暑、药物不良反应、膀胱炎、尿道炎、前列腺炎、泌尿系结石，以及某些皮肤病等属湿热者。外用扑撒可治疗痱子。夏季饮用可预防中暑。

【现代研究】 本方具有明显的利尿、止泻、抑菌等作用。

【附方】 益元散（《伤寒直格》）、碧玉散（《伤寒直格》）、鸡苏散（《伤寒直格》）均是在六一散的基础上加味而成。

六、清虚热剂

清虚热剂，适用于热病后期，邪留未尽，阴液已伤，出现暮热早凉、舌红少苔；或肝肾阴虚，以致骨蒸潮热或久热不退的虚热证。常以滋阴清热的鳖甲、知母、生地黄与清透伏热的青蒿、秦艽、柴胡、地骨皮等配合成方。代表方有青蒿鳖甲汤、清骨散、当归六黄汤等。

青蒿鳖甲汤

《温病条辨》

【组成】 青蒿二钱（6g）　鳖甲五钱（15g）　细生地四钱（12g）　知母二钱（6g）　丹皮三钱（9g）

【功效】 养阴透热。

【主治】 温病后期，邪伏阴分证。夜热早凉，热退无汗，舌红苔少，脉细数。

【方解】 方以鳖甲入至阴之分，滋阴退热，入络搜邪；青蒿芳香，清热透络，引邪外出，同为君。生地滋阴凉血；知母滋阴降火，共助鳖甲以养阴退虚热，两药为臣。佐以丹皮泻阴中之伏火，使火退而阴生。诸药合用，有养阴退热之功。

【应用】

（1）本方最宜于温热病后期余热未尽、阴液不足之虚热证。以夜热早凉、热退无汗、舌红少苔、脉细数为辨证要点。

（2）常用于各种传染病恢复期低热、原因不明的发热、癌性发热、颈性眩晕、慢性肾盂肾炎、肺心病、支气管扩张、系统性红斑狼疮、肾结核等属阴虚内热、低热不退者。

（3）青蒿不耐高温，用沸水泡服。余药煎服。

【现代研究】 本方具有增强免疫力、解热、消炎、抑菌等作用。

（思考：青蒿鳖甲汤所治热证的辨证要点是什么？）

其他清热剂见表10－2。

表10－2　其他清热剂

方名	组成	功效	主治	应用
犀角地黄汤	犀角（水牛角代）、生地黄、芍药、丹皮	清热解毒，凉血散瘀	热入血分证，热伤血络证	重症肝炎，肝昏迷，弥散性血管内凝血，血小板减少性紫癜，高血压脑出血，上消化道出血，过敏性紫癜，急性白血病，败血症等
仙方活命饮	白芷、贝母、防风、赤芍、当归、甘草、皂角刺、穿山甲、天花粉、乳香、没药、金银花、陈皮	清热解毒，消肿溃坚，活血止痛	痈疡肿毒初起	化脓性炎症，如蜂窝织炎、化脓性扁桃体炎、乳腺炎、脓疱疮、疖肿、深部脓肿、痤疮、血栓闭塞性脉管炎等
左金丸	黄连、吴茱萸	清泻肝火，降逆止呕	肝火犯胃证	胆汁反流性胃炎，食管炎，消化性溃疡，胆囊炎，胆结石，结肠炎，幽门梗阻等

续表

方名	组成	功效	主治	应用
泻白散	地骨皮、桑白皮、甘草	清泻肺热，平喘止咳	肺热喘咳证	小儿麻疹初期，急性支气管炎，肺炎，感染性胸膜炎，痤疮等
玉女煎	石膏、熟地、麦冬、知母、牛膝	清胃热，滋胃阴	胃热阴虚证	急性口腔炎，牙周炎，舌炎，糖尿病等
白头翁汤	白头翁、黄柏、黄连、秦皮	清热解毒，凉血止痢	热毒痢疾	阿米巴痢疾，细菌性痢疾，肠伤寒，结肠炎等
清暑益气汤	西洋参、石斛、麦冬、黄连、竹叶、荷梗、知母、甘草、粳米、西瓜翠衣	清暑益气，养阴生津	暑热气津两伤证	中暑先兆，中暑，小儿及老人夏季热
清骨散	银柴胡、胡黄连、秦艽、鳖甲、地骨皮、青蒿、知母、甘草	清虚热，退骨蒸	虚劳发热	结核病，白血病，或其他慢性消耗性疾病的低热不退等

重点小结

方名	相同点	不同点
白虎汤	清热的代表方	为清气分邪热代表方，主治阳明经热盛或气分实热证，症见壮热、汗出、烦渴、脉洪大
清营汤		为清营凉血的代表方，主治热初传营，症见身热夜甚、时有谵语、神疲少寐，或斑疹隐隐
黄连解毒汤	清热解毒	长于苦寒泻火解毒，主治三焦火毒炽盛
五味消毒饮		长于清热解毒，主治痈疮肿毒初起及疮疡
导赤散	均可清泻脏腑之热	上清心火，下利小肠。主治心经火热证或心热下移小肠之证
龙胆泻肝汤		上清肝胆实火，下利肝胆湿热。主治肝胆实火上炎或肝经湿热下注之证
苇茎汤		清肺热，化痰，逐瘀排脓。主治热毒壅肺、痰瘀互结之肺痈
清胃散		清胃凉血。主治胃有积热，循经上攻所致牙痛
六一散	滑石、甘草以6∶1比例组成，为清暑利湿的基础方	
青蒿鳖甲汤	鳖甲配青蒿，滋清相伍，邪正兼顾，养阴透热。主治温病后期，邪热伏于阴分，阴液已伤之虚实夹杂证	

学习方法

对于清热剂，主要掌握代表方剂的组成特点、功效、主治，熟悉清热剂的功效、主治、分类和使用注意事项。学习清热剂的重点在于找出不同方剂的共性和个性。

所有清热剂均可清热，根据所治病证的不同可分清气分热剂、清营凉血剂、清热解毒剂、清脏腑热剂、清暑热剂、清虚热剂六类，学习具体方药时需先明确其分类归属，再采用比较法进一步加深体会。个性的学习在于对方剂名称寓意及组方配伍特点的理解，组方的不同决定了方剂功效主治的不同，如白虎汤中的石膏配知母，清营汤中的金银花配连翘以“透热转气”，导赤散中的生地黄配木通，青蒿鳖甲汤中的青蒿配鳖甲等。

扫码"学一学"

第三节 泻下剂

学习目标

掌握 大承气汤的组成、功效、主治、应用、主要配伍意义。

熟悉 泻下剂的定义、分类、注意事项；十枣汤、五仁丸的组成、功效、主治。

了解 大黄附子汤、黄龙汤的功效、主治。

【定义】泻下剂是指以泻下药物为主要组成，具有通便、泻热、攻积、逐水等作用，治疗里实证的方剂，属"八法"中的"下法"。

【分类】里实证的病因不同，证候表现有热结、寒结、燥结、水结的区别，人体体质亦有虚实的差异，因此立法处方亦不同，泻下剂可分为寒下剂、温下剂、润下剂、攻补兼施剂、逐水剂五类。

【注意事项】使用泻下剂，必待表邪已解，里实已成。若表证未解，里实已成，则应视表里证的轻重，先表后里，或表里双解；若兼血瘀、虫积或痰浊，宜分别配伍相应药物治之；对老年体虚、孕妇、产妇或正值经期、病后伤津以及亡血者，均应慎用或禁用。另外，泻下剂大都易伤胃气，故得效即止，慎勿过剂。服药期间应忌食油腻及不易消化的食物，以防重伤胃气。

一、寒下剂

寒下剂，是以大黄、芒硝等寒下药为主要组成的方剂，适用于里热积滞实证，症见大便秘结、腹部或胀或满或痛，甚或潮热、舌苔黄厚、脉实等。代表方有大承气汤、大黄牡丹汤等。

大承气汤

《伤寒论》

【组成】大黄四两，酒洗（12g） 厚朴八两，去皮，炙（24g） 枳实五枚（12g） 芒硝三合（6g）

【功效】峻下热结。

【主治】

1. **阳明腑实证** 大便不通，频转矢气，脘腹痞满，腹痛拒按，按之则硬，日晡潮热，神昏谵语，手足濈然汗出，舌苔黄燥起刺或焦黑燥裂，脉沉实。

2. **热结旁流** 下利清水，色纯青，其气臭秽，脐腹疼痛，按之坚硬有块，口舌干燥，脉滑数。

3. **里热实证** 热厥、痉病或发狂。

【方解】方中大黄苦寒泻热，祛瘀通便，荡涤肠胃邪热积滞，消除致病之因为君。芒硝为泻热通便、润燥软坚之佳品，与大黄相须为用则峻下热结之力尤增，以为臣。厚朴苦温下气，除满消胀；枳实苦辛破结，导滞消痞，两药行气导滞，消痞除满，助大黄、芒硝推荡积滞，攻下热结。全方泻下与行气并重，共奏峻下热结之功。

【应用】

(1) 本方为峻下剂，是治疗阳明腑实证的基础方，又是寒下法的代表方。临床以痞、满、燥、实四症，以及舌红苔黄、脉沉实为辨证要点。凡气虚阴亏、燥结不甚者，以及年老、体弱、孕妇等，均应慎用。

(2) 用于急性单纯型肠梗阻、肠麻痹、粘连性肠梗阻、蛔虫性肠梗阻、急性胆囊炎、急性胰腺炎、急性阑尾炎、肾绞痛、急性传染性肝炎、尿毒症，脑卒中等见便秘、苔黄、脉实者，以及某些热性病过程中出现高热、神昏谵语、惊厥、发狂等而见阳明腑实证者。

【现代研究】本方具有增加肠道的蠕动、容积和推进功能，有助于肠扭转复位，改善肠管微循环，解热、抗炎，抑菌，保肝，改善肺水肿，抑制血清毒素，降低炎症细胞因子，提高红细胞免疫黏附能力，降低脑出血急性期脑组织一氧化氮水平、保护脑组织等作用。

【附方】小承气汤（《伤寒论》）、调胃承气汤（《伤寒论》）、复方大承气汤（《中西医结合治疗急腹症》），均是在大承气汤的基础上加减变化而来。

二、温下剂

温下剂，适用于里寒积滞实证。症见大便秘结、脘腹胀满、腹痛喜按、手足不温、脉沉紧等。常用泻下药大黄配伍温里药附子、干姜等为主；或用泻下药巴豆之类为主组成方剂。代表方有大黄附子汤、温脾汤、三物备急丸。

大黄附子汤

《金匮要略》

【组成】大黄三两（9g）　附子三枚，炮（9g）　细辛二两（3g）

【功效】温里散寒，通便止痛。

【主治】寒积腹痛。便秘腹痛，胁下偏痛，发热，手足不温，舌苔白腻，脉弦紧。

【方解】方用附子之辛热以温里散寒、止腹胁疼痛为君。大黄泻下通便，以荡涤里实积滞为臣。细辛辛温宣通，散寒止痛，助附子温里散寒止痛为佐药。方中大黄性虽苦寒，但得大量附子之辛热，则苦寒之性被制，而泻下之功犹存，为“去性存用”之制。三药合用，共奏温下之功。

【应用】

(1) 本方为温下剂的代表方剂。以腹痛、便秘、手足厥冷、舌苔白腻、脉弦紧为辨证要点。

(2) 本方常用于肋间神经痛、坐骨神经痛、肾结石、胆结石、慢性阑尾炎、胰腺炎、急性单纯型肠梗阻、粘连性肠梗阻、腹股沟疝等属寒积里实证者。

【现代研究】本方具有抗缺氧、拮抗机体炎症反应、清除内毒素、改善微循环、抗病原微生物、抗炎、抗过敏等作用。

(思考：大承气汤和大黄附子汤均可治疗便秘，有何区别?)

三、润下剂

润下剂，适用于肠燥津亏、大便秘结之证。症见大便秘结、小便短赤，或身热、口干，腹胀或痛，舌红苔黄，脉滑数等。代表方有五仁丸、济川煎、麻子仁丸等。

五仁丸

《世医得效方》

【组成】桃仁一两（30g） 杏仁炒，去皮尖，一两（30g） 柏子仁半两（15g） 松子仁一钱二分五厘（5g） 郁李仁炒，一钱（3g） 陈皮四两，另研末（120g）

【功效】润肠通便。

【主治】津枯便秘。大便干燥，艰涩难出，以及年老或产后血虚便秘。

【方解】方中杏仁质润多脂，滋肠燥，降肺气，而利大肠传导之职；桃仁润燥滑肠，二药共为君。柏子仁性多润滑，郁李仁质润性降，润滑肠道，专治肠胃燥热，大便秘结；松子仁润五脏，治虚秘，同为臣药。佐以陈皮理气行滞，使气行则大肠得以运化。炼蜜为使，调和诸药，更助润下之功。五仁合用，取其润肠通便而不伤津液，奏功甚捷。

【应用】

（1）本方为润肠通便之剂，以大便艰难、舌燥少津、脉细涩为辨证要点。

（2）常用于痔疮便秘、习惯性便秘、便秘型肠易激综合征等属于津枯肠燥者。

【现代研究】本方具有抗炎、抗脂质过氧化、保肝、抗血栓形成等作用。

（思考：五仁丸所治便秘的特点什么？）

四、攻补兼施剂

攻补兼施剂，适用于里实正虚而大便秘结之证。主要表现为腹满便秘而兼气血不足或阴津内竭者。此时不攻则不能去其实，不补则无以救其虚，只宜攻补兼施，邪正兼顾。代表方有黄龙汤、增液承气汤等。

黄龙汤

《伤寒六书》

【组成】大黄（9g） 芒硝（9g） 枳实（9g） 厚朴（9g） 甘草（3g） 人参（6g） 当归（9g） 桔梗（3g） 生姜（3片） 大枣（2枚）

【功效】攻下热结，益气养血。

【主治】阳明腑实，气血不足证。自利清水，或大便秘结，脘腹胀满，腹痛拒按，身热口渴，神倦少气，谵语甚或循衣撮空，神昏肢厥，舌苔焦黄或焦黑，脉虚。

【方解】方中大黄、芒硝、枳实、厚朴攻下热结，荡涤胃肠实热积滞；人参、甘草、当归益气养血，扶正祛邪，使之攻不伤正。加桔梗宣肺通肠腑；生姜、大枣养胃和中。诸药合用，而成攻下扶正，邪正合治之良方。

【应用】

（1）本方以大便秘结，或自利清水，脘腹胀满，神倦少气，舌苔焦黄，脉虚为辨证要点。

（2）常用于伤寒、副伤寒、流行性脑脊髓膜炎、哮喘、乙型脑炎、老年性肠梗阻、老年性便秘、前列腺增生等病见里热腑实而又气血不足者。

【现代研究】本方对实验动物有明显的泻下作用，可促进动物肠肌运动、抗病原微生物、抗炎、抗氧化、提高免疫力。本方在致泻的同时，可能有解痉镇痛作用。

（思考：黄龙汤为何配当归、人参、桔梗？）

五、逐水剂

逐水剂，适用于水饮壅盛于里的实证。症见胸胁引痛，或水肿腹胀，二便不利，脉实有力等。代表方有十枣汤、禹功散。

十枣汤

《伤寒论》

【组成】芫花熬、甘遂、大戟各等份为末，大枣十枚煎汤送服，每日 1 次，每服 0.5～1g，清晨空腹用。

【功效】攻逐水饮。

【主治】

1. **悬饮**　咳唾胸胁引痛，心下痞硬，干呕短气，头痛目眩，或胸背掣痛不得息，舌苔滑，脉沉弦。

2. **水肿**　一身悉肿，尤以身半以下为重，腹胀喘满，二便不利，脉沉弦。

【方解】方中甘遂苦寒有毒，善行经隧络脉之水湿；大戟苦寒有毒，善泻脏腑之水邪；芫花辛温有毒，善消胸胁伏饮痰癖。三药峻烈，各有专功，合而用之，攻逐水饮之功甚著。大枣十枚煎汤送服，取其益脾缓中，防止逐水伤及脾胃，并缓和诸药毒性，使邪去正不伤。

【应用】

（1）本方为攻逐水饮的代表方剂。以咳唾胸胁引痛，或水肿腹胀，二便不利，舌苔白滑，脉沉弦为辨证要点。

（2）常用于胸腔积液、心包积液、肺炎、肝硬化腹水、肾炎水肿、血吸虫腹水，以及胃酸过多、颅内压增高症、精神分裂症、流行性出血热少尿期等属水饮壅实、正气不虚者。

（3）甘遂的有效成分难溶于水，故以散剂吞服效佳。从小剂量开始，于清晨空腹服用。服药后见大便稀薄，宜食糜粥以保养脾胃。

【现代研究】本方具有强烈的泻下作用，可改变体内液体的平衡度，加快水液吸收。

【附方】控涎丹（《三因极一病证方论》）由十枣汤加减而来。

（思考：十枣汤中大枣的作用是什么？）

其他泻下剂见表 10－3。

表 10－3　其他泻下剂

方名	组成	功效	主治	应用
温脾汤	大黄、当归、干姜、附子、人参、芒硝、甘草	攻下寒积，温补脾阳	寒积腹痛	慢性结肠炎，慢性菌痢，幽门梗阻，胆道蛔虫症等
三物备急丸	大黄、干姜、巴豆	攻逐寒积	寒实腹痛	食物中毒、急性单纯性肠梗阻、慢性消化不良性肠炎、肠胀气等证属里实寒积者
济川煎	当归、牛膝、肉苁蓉、泽泻、升麻、枳壳	温肾益精，润肠通便	肾虚便秘	老年性便秘，习惯性便秘，前列腺增生，慢性肾功能不全以及妇人产后肾气虚弱，大便秘结等

重点小结

方名	相同点	不同点
大承气汤	泻下攻积	为寒下的代表方，攻下之力最强。主治痞、满、燥、实俱备的阳明腑实重证
大黄附子汤		为温下的代表方，主治寒积里实证
五仁丸		为润肠通便之剂，以五仁合用，润肠通便而不伤津液，主治津枯便秘
黄龙汤		为攻补兼施，邪正兼顾之剂，主治阳明腑实兼气血不足者
十枣汤		为攻逐水饮代表方，大枣煎汤送服方中其他三药之末，主治悬饮或水肿实证

学习方法

对泻下剂，主要掌握代表方剂的组成特点、功效、主治，熟悉泻下剂的功效、主治、分类和使用注意。

泻下剂的学习重点在于掌握大承气汤、大黄附子汤、五仁丸、黄龙汤、十枣汤均有泻下共性的基础上找出各自归属寒下、温下、润下、攻补兼施、逐水不同类别的个性。个性的学习在于对方剂名称寓意及组方配伍特点的理解，进一步学习功效主治的差异。

扫码“学一学”

第四节　和解剂

学习目标

掌握　小柴胡汤、逍遥散的组成、功效、主治、应用和主要配伍意义。

熟悉　和解剂的定义、分类、注意事项；半夏泻心汤、四逆散的组成、功效、主治。

了解　大柴胡汤、葛根黄芩黄连汤的功效、主治。

【定义】和解剂是指具有和解少阳、调和肝脾、调和寒热、表里双解等作用，治疗伤寒邪在少阳、肝脾不和、寒热错杂，以及表里同病的方剂，属“八法”中的“和法”。

【分类】和解剂按其作用的不同，可以分为和解少阳剂、调和肝脾剂、调和寒热剂、表里双解剂四类。

【注意事项】凡邪在肌表，未入少阳，或邪已入里，阳明热盛者，皆不宜使用和解剂。

一、和解少阳剂

和解少阳剂，适用于伤寒邪在少阳证。症见往来寒热、胸胁苦满、默默不欲饮食、心烦喜呕，以及口苦、咽干、目眩、脉弦等。代表方有小柴胡汤、蒿芩清胆汤。

小柴胡汤

《伤寒论》

【组成】 柴胡半斤（24g） 黄芩三两（9g） 人参三两（6g） 甘草三两，炙（6g） 半夏半升，洗（9g） 生姜三两，切（9g） 大枣十二枚，擘（4枚）

【功效】 和解少阳。

【主治】

1. 伤寒少阳证 往来寒热，胸胁苦满，默默不欲饮食，心烦喜呕，口苦，咽干，目眩，舌苔薄白，脉弦者。

2. 妇人热入血室 经水适断，寒热发作有时；以及疟疾、黄疸等病而见少阳证者。

【方解】 方中柴胡透泄与清解少阳之邪，并能疏泄少阳气机之郁滞，为君。黄芩清泄少阳之热，为臣。柴胡之升散，得黄芩之清泄，而达和解少阳的目的。半夏、生姜和胃降逆止呕；人参、大枣益气健脾，既扶正以祛邪，又益气以御邪内传，共为佐。炙甘草助参、枣扶正，且能调和诸药，为使。诸药合用，以祛邪为主，兼顾正气；以和解少阳为主，兼以和胃气。

【应用】

（1）本方主治少阳病证，以往来寒热、胸胁苦满、默默不欲饮食、心烦喜呕、口苦、咽干、目眩、舌苔薄白、脉弦为辨证要点。

（2）常用于治疗感冒、疟疾、支气管炎、急性胸膜炎、慢性肝炎、肝硬化、急慢性胆囊炎、胆结石、消化性溃疡、胆汁反流性胃炎、急性胰腺炎、病毒性心肌炎、偏头痛、急性肾盂肾炎、膀胱炎、尿道炎、淋巴结炎、中耳炎、产褥热、经前期综合征、急性乳腺炎、子宫内膜异位症、乳腺小叶增生、睾丸炎等辨证属少阳证者。

【现代研究】 本方具有保护实验性肝损伤、促进肝细胞再生、抗肝纤维化、增强机体免疫功能、抗变态反应、调节内分泌、抗炎、抗肿瘤、抗焦虑、抑制癫痫发作、增加冠脉血流、增加肾血流、抑制胃酸分泌、抗乙酰胆碱、抗钡、抗组胺作用、对放射性损害的防护、使离体子宫自发运动收缩增强、促消化、镇吐、祛痰、镇咳、镇静等作用。

二、调和肝脾剂

调和肝脾剂，适用于肝脾不和的病证。其证多为肝气郁结，横逆犯脾，或脾虚不充，肝失疏泄，而肝木乘脾，以致脘腹胸胁胀痛、神疲食少、月经不调、腹痛泄泻，以及手足不温等。代表方有四逆散、逍遥散、痛泻要方等。

四逆散

《伤寒论》

【组成】 甘草炙（6g） 枳实破，水渍，炙干（6g） 柴胡（6g） 芍药（6g）

【功效】 透邪解郁，疏肝理气。

【主治】

1. 阳郁厥逆证 手足不温，或身微热，或咳，或悸，或小便不利，或腹痛，或泄利，脉弦。

2. 肝脾不和证　胸胁胀闷，脘腹疼痛，脉弦等。

【方解】方中柴胡升发阳气，疏肝解郁，透邪外出为君。芍药敛阴养血柔肝为臣，合柴胡，以敛阴和阳，条达肝气，且可使柴胡升散而无耗阴伤血之弊。佐以枳实理气解郁，泄热破结，伍柴胡，一升一降，加强疏畅气机之功，并奏升清降浊之效；配芍药，又能理气和血，使气血调和。甘草调药和中，为使。四药合用，共奏透邪解郁、疏肝理脾之效。由于本方有疏肝理脾之功，后世常以本方加减治疗肝脾不和诸症。

【应用】

（1）本方原治阳郁厥逆证，由于临床表现非虚非寒，被后世视为治疗热厥或气厥的代表方。亦用于肝胆气郁而致的四逆，或肝脾不和所致的脘腹疼痛。以手足不温，或胁肋疼痛、脉弦为辨证要点。

（2）常用于慢性肝炎、胆囊炎、胆石症、胆道蛔虫症、肋间神经痛、失眠、便秘、胃溃疡、胃炎、胃肠神经官能症、附件炎、输卵管阻塞、盆腔炎、急性乳腺炎等属肝胆气郁、肝脾不和者。

【现代研究】本方具有抑制家兔平滑肌收缩运动，对抗乙酰胆碱、氯化钡所致的肠痉挛，改善微循环，保肝降酶，升压，抗休克，强心，抗心律失常，清除氧自由基，对抗输卵管炎症，提高免疫力，调控慢性心理应激等作用。

（**思考：**四逆散治疗的手足不温是什么原因引起的？）

逍遥散

《太平惠民和剂局方》

【组成】甘草微炙赤，半两（15g）　当归去苗，锉，微炒　茯苓去皮，白者　芍药　白术　柴胡去苗，各一两（各30g）　煨姜　薄荷少许（各3g）　除煨姜、薄荷外，方中药物共为散，以煨姜、薄荷煎汤温服，每日3次，每服6g。

【功效】疏肝解郁，养血健脾。

【主治】

肝郁血虚脾弱证　两胁作痛，头痛目眩，口燥咽干，神疲食少，或往来寒热，或月经不调，乳房胀痛，脉弦而虚者。

【方解】方中柴胡疏肝解郁，使肝气条达为君。芍药养血敛阴，柔肝缓急；当归养血和血；归芍与柴胡同用，补肝体而助肝用，共为臣。白术、茯苓、甘草健脾益气，实土以抑木，且使营血生化有源；薄荷少许，疏散郁遏之气，透达肝经郁热；煨姜降逆和中，且能辛散达郁，皆为佐药。柴胡为肝经引经药，又兼使药之用。合而成方，气血兼顾，肝脾同调。

【应用】

（1）本方为调肝养血的代表方，又是妇科调经的常用方。以两胁作痛、神疲食少、月经不调、脉弦而虚为辨证要点。

（2）慢性肝炎、肝硬化胆石症、胃及十二指肠溃疡、慢性胃炎、胃肠神经官能症、经前期紧张症、椎－基底动脉供血不足性眩晕、偏头痛、视神经乳头炎、抑郁症、银屑病、乳腺小叶增生、乳腺癌、更年期综合征、慢性前列腺炎、盆腔炎、子宫肌瘤等属肝郁血虚脾弱者，均可加减应用。

【现代研究】本方具有抑制中枢神经系统、保肝、提高肠兴奋性、抗氧化反应、改善微循环、调节内分泌、平衡激素水平等作用。

【附方】 加味逍遥散（《内科摘要》）系在逍遥散的基础上加味而成。

（思考：为什么说逍遥散是治疗妇女月经不调的常用方？）

三、调和寒热剂

调和寒热剂，适用于寒热互结于中、升降失常而致的心下痞满、恶心呕吐、肠鸣下利等症。代表方有半夏泻心汤。

半夏泻心汤

《伤寒论》

【组成】 半夏半升，洗（12g） 黄芩 干姜 人参各三两（各9g） 黄连一两（3g） 大枣十二枚，擘（4枚） 甘草三两，炙（9g）

【功效】 寒热平调，散结除痞。

【主治】

寒热互结之痞证 心下痞、但满而不痛，或呕吐，肠鸣下利，舌苔腻而微黄。

【方解】 方中以辛温之半夏为君，散结除痞，又善降逆止呕。干姜辛热以温中散寒，黄芩、黄连苦寒以泄热开痞，同为臣。上四药相伍，寒热平调，辛开苦降。人参、大枣甘温益气，以补脾虚，合半夏，有升有降，以复脾胃升降之常，为佐。使以甘草调药和中。全方寒热互用以和其阴阳，苦辛并进以调其升降，补泻兼施以顾其虚实。

【应用】

（1）本方用治中气虚弱、寒热错杂、升降失常而致肠胃不和。以心下痞满、呕吐泄利、苔腻微黄为辨证要点。

（2）常用于急性和慢性胃炎、胃及十二指肠溃疡、慢性肠炎、慢性萎缩性胃炎癌前病变、胆囊炎、神经性呕吐、消化不良、慢性肝炎、早期肝硬化、口腔黏膜溃疡等属寒热错杂、肠胃不和者。

【现代研究】 本方具有抗炎、解热、抗病原微生物、抗氧化、抑制幽门螺杆菌活性、促进胃排空和提高血浆胃动素水平、抗缺氧、提高免疫力、对实验性结肠炎大鼠有抗焦虑和抗溃疡等作用。

【附方】 生姜泻心汤（《伤寒论》）、甘草泻心汤（《伤寒论》）、黄连汤（《伤寒论》）。

四、表里双解剂

表里双解剂，适用于表里同病。表里同病有表寒里热、表热里寒、表实里虚、表虚里实，以及表里俱寒、表里俱热、表里俱实、表里俱虚等。根据具体病情，运用解表药与治里之品组合成方。代表方有大柴胡汤、防风通圣散、葛根黄芩黄连汤等。

大柴胡汤

《金匮要略》

【组成】 柴胡半斤（15g） 黄芩三两（9g） 芍药三两（9g） 半夏半升，洗（9g） 生姜五两，切（15g） 枳实四枚，炙（9g） 大枣十二枚，擘（4枚） 大黄二两（6g）

【功效】和解少阳，内泻热结。

【主治】

少阳阳明合病　往来寒热，胸胁苦满，呕不止，郁郁微烦，心下痞硬，或心下满痛，大便不解或下利，舌苔黄，脉弦数有力者。

【方解】方中重用柴胡为君，配臣药黄芩和解清热，以除少阳之邪。大黄配枳实以泻阳明热结，行气消痞，亦为臣。芍药柔肝缓急止痛，配大黄可治腹中实痛，伍枳实理气和血，以除心下急痛；半夏和胃降逆，配伍生姜重用，以治呕逆不止，共为佐药。大枣与生姜相配，能和营卫而行津液，并调和诸药，为使。诸药合用，共奏和解少阳、内泻热结之功。

【应用】

（1）临床以往来寒热、胸胁苦满或心下满痛、呕吐、便秘、苔黄、脉弦数为辨证要点。

（2）常用于胆系急性感染、胆石症、胆道蛔虫病、急性胰腺炎、胆绞痛、胃及十二指肠溃疡等急腹症属少阳、阳明合病者。还可辨证用于肝炎、脂肪肝、痛风性关节炎、高血压及脑血管意外、急性扁桃体炎、腮腺炎、小儿高热等多种疾病。

【现代研究】本方具有抗炎、利胆、保肝、抑制胃窦G细胞分泌胃泌素、改善血流动力学、抑制平滑肌细胞表型的改变、抑制动脉粥样硬化的形成、改善脂质代谢和降压等作用。

【附方】复方大柴胡汤（《中西医结合治疗急腹症》），系由大柴胡汤加减而成。

（思考：大柴胡汤和小柴胡汤的功能主治有何不同？）

葛根黄芩黄连汤

《伤寒论》

【组成】葛根半斤（15g）　黄芩三两（9g）　黄连三两（9g）　甘草二两，炙（6g）

【功效】清泄里热，解肌散邪。

【主治】

表证未解，邪热入里证　身热，下利臭秽，胸脘烦热，口干作渴，喘而汗出，舌红苔黄，脉数或促。

【方解】方中葛根甘辛而平，入脾胃经，既解表退热，又能升发脾胃之阳以止下利，使表解里和，重用为君。以苦寒黄芩、黄连清热燥湿、厚肠止利共为臣药。甘草甘缓和中，协调诸药，为佐使。四药合用，共成解表清里之功。

【应用】

（1）本方常用于热泻、热痢。以清里热为主，对于热泻、热痢，有无表证均可使用。以身热下利、舌红苔黄、脉数为辨证要点。

（2）常用于治疗胃肠型感冒、肠伤寒、急性肠炎、细菌性痢疾等属于阳明里热甚者。

（3）下利而不发热，脉沉迟或微弱，病属虚寒者不宜用本方。

【现代研究】本方具有解热、解痉、止泻、抗菌、抗病毒、抗心律失常、抗缺氧、降血糖等作用。

其他和解剂见表10-4。

表 10－4　其他和解剂

方名	组成	功效	主治	应用
蒿芩清胆汤	青蒿、半夏、赤茯苓、黄芩、生枳壳、陈皮、碧玉散（滑石、甘草、青黛）	清胆利湿，和胃化痰	少阳湿热证	肠伤寒，急性胆囊炎，胆石症，急性黄疸型肝炎，胆汁反流性胃炎，慢性胰腺炎，急性胃炎，功能性消化不良等
痛泻要方	白术、芍药、陈皮、防风	补脾柔肝，祛湿止泻	痛泻	急性肠炎，慢性结肠炎，肠易激综合征，过敏性肠炎，神经性腹泻等
防风通圣散	防风、川芎、当归、芍药、大黄、薄荷叶、麻黄、连翘、芒硝、石膏、黄芩、桔梗、滑石、甘草、荆芥、白术、栀子	疏风解表，清热通便	风热壅盛，表里俱实证	感冒，高血压，偏头痛，肥胖症，习惯性便秘，急性结膜炎，鼻窦炎，老年性瘙痒，面部蝴蝶斑，荨麻疹，斑秃等

重点小结

方名	相同点	不同点
小柴胡汤	和解少阳	为和解剂的代表方。主治少阳病兼里气不足
大柴胡汤		为和解少阳而又通里攻下的代表方。主治少阳阳明合病
四逆散	调和肝脾	畅达气机，且能透解郁热。主治热厥
逍遥散		为调肝养血的代表方，既能疏肝解郁，又有养血作用。无论内科或妇科，凡见肝郁血虚脾虚证均可使用
半夏泻心汤	调和肠胃，具有和胃降逆、消痞除满作用。主要用于胃脘部痞满不舒，或见干呕，或呕吐、肠鸣下利等证	
葛根黄芩黄连汤	解表清里，以清里热为主，主治表证未解，邪热入里，协热下利	

学习方法

对和解剂，主要掌握代表方剂的组成特点、功效、主治，熟悉和解剂的功效、主治、分类和使用注意事项。

和解剂的学习重点在于理解“和解”具有“和解、调和”作用，凡具有这一作用者，都属于和解剂。学习要明确小柴胡汤、大柴胡汤、四逆散、逍遥散、半夏泻心汤、葛根黄芩黄连汤各自的和解少阳、调和肝脾、调和寒热、表里双解的功效归属。并在对具体方药的组方配伍特点理解的基础上学习具体方剂功效主治的不同。

扫码“学一学”

第五节　祛湿剂

学习目标

掌握　平胃散、藿香正气散、茵陈蒿汤的组成、功效、主治、应用和主要配伍意义。

熟悉　祛湿剂的定义、分类、注意事项；五苓散、苓桂术甘汤的组成、功效、主治。

了解　真武汤、萆薢分清饮的功效、主治。

【定义】祛湿剂是指以祛湿药物为主要组成，具有化湿行水、通淋泄浊作用，用于治疗水湿为病的一类方剂，属“八法”中的“消法”。

湿邪为病，有外湿、内湿之分。外湿者，常伤及肌表经络，其发病则见恶寒发热、头胀身痛、肢节酸痛，或面目浮肿等。内湿者，多伤及脏腑，其发病则见脘腹胀满、呕恶泄利、水肿淋浊、黄疸、痿痹等。然外湿、内湿又常相兼为病。

【分类】祛湿剂可分为化湿和胃剂、清热祛湿剂、利水渗湿剂、温化水湿剂、祛湿化浊剂五类。

【注意事项】祛湿剂多由芳香温燥或甘淡渗利之药组成，易于耗伤阴津，故对素体阴虚津亏、病后体弱者及孕妇等，均应慎用。

（**思考**：祛风胜湿剂是否可以归于祛湿剂中？）

一、化湿和胃剂

化湿和胃剂，适用于湿浊内阻、脾胃失和所致的脘腹痞满、嗳气吞酸、呕吐泄泻、食少体倦等症。代表方有平胃散、藿香正气散。

平胃散

《太平惠民合剂局方》

【组成】苍术去粗皮，米泔浸二日，五斤（15g）　厚朴去粗皮，姜汁炙，炒香　陈皮去白，各三斤二两（各9g）　甘草锉，炒，三十两（4g）　共为细末，每服3～5g。生姜6g、大枣2枚煎汤送服，或作汤剂煎服。

【功效】燥湿运脾，行气和胃。

【主治】

湿滞脾胃证　脘腹胀满，不思饮食，呕吐恶心，嗳气吞酸，肢体沉重，怠惰嗜卧，常多自利，舌苔白腻而厚，脉缓。

【方解】方中苍术为君，其味苦性温而燥，最善燥湿，兼以健脾。厚朴善行气消满，且有芳香苦燥之性，伍苍术，燥湿以健脾，行气以化湿。佐以陈皮理气和胃，芳香醒脾，以助苍术、厚朴之力。使以甘草益气补中且能调药。煎加姜枣，调和脾胃之功益佳。综合全方，重在燥湿运脾，兼能行气除满。

【应用】

（1）本方性偏苦燥，最善燥湿行气，为治疗湿滞脾胃证的基础方。以脘腹胀满、舌苔厚腻为辨证要点。

（2）常用于慢性胃炎、消化道功能紊乱、慢性肠炎、习惯性便秘、肠易激综合征、胃及十二指肠溃疡、胃下垂、术后消化功能障碍、小儿厌食症、脂肪肝等属湿滞脾胃者。

【现代研究】本方具有促进胃排空，调节红细胞免疫功能，改善机体水、电解质平衡的紊乱、保肝、抗溃疡、调节胃肠运动功能等作用。

【附方】柴平汤（《景岳全书》）即小柴胡汤与平胃散合方。

（**思考**：平胃散所治病证的辨证要点是什么？）

藿香正气散

《太平惠民和剂局方》

【组成】藿香去土，三两（90g）　大腹皮　白芷　紫苏　茯苓去皮，各一两（30g）　半夏曲　白术　陈皮去白　厚朴去粗皮　苦桔梗各二两（60g）　甘草炙，二两半（75g）　共为细末，每服6g。姜、枣煎汤送服，或水煎服。

【功效】解表化湿，理气和中。

【主治】

外感风寒，内伤湿滞证　发热恶寒，头痛，胸膈满闷，脘腹疼痛，舌苔白腻，霍乱吐泻或山岚瘴疟等。

【方解】方中藿香辛温，其气芳香，外散在表之风寒，内化脾胃之湿滞，辟秽和中，升清降浊，用量独重，为君药。紫苏叶、白芷辛香发散，外解风寒，兼化湿浊；半夏曲、厚朴燥湿和胃，降逆止呕；此两组助藿香解表化湿，为臣药。桔梗宣利肺气，陈皮理气和中，大腹皮行气消胀，此三味疏畅三焦气机，以助解表化湿；白术、茯苓健脾运湿，和中止泻，共为佐药。生姜、大枣、炙甘草健脾和胃，调和诸药，并为佐使药。诸药相合，共奏解表化湿、理气和中之功。

【应用】

（1）本方用于外感风寒、内伤湿滞证。对于四时寒湿感冒，尤以暑季感寒伤湿，脾胃失和者最宜，也可用治山岚瘴疟及水土不服者。以发热恶寒、胸膈满闷、脘腹胀痛、呕恶泄泻、舌苔白腻为辨证要点。

（2）用于夏秋季节性感冒、流行性感冒、胃肠性感冒、急性胃肠炎、消化不良等病属外感风寒、内伤湿滞者。

（3）湿热霍乱，伤食吐泻者均不宜。

【现代研究】本方有镇痛、抗菌、镇吐、解痉等作用。

（**思考**：藿香正气是通过哪些途径来祛湿的？）

二、清热祛湿剂

清热祛湿剂，适用于湿热外感，或湿热内盛，以及湿热下注所致的湿温、黄疸、霍乱、热淋、痢疾、泄泻、痿痹等症。代表方有茵陈蒿汤、八正散、三仁汤、二妙散等。

茵陈蒿汤

《伤寒论》

【组成】茵陈六两（18g） 栀子十四枚（9g） 大黄二两，去皮（9g）

【功效】清热利湿退黄。

【主治】

湿热黄疸 一身面目俱黄，黄色鲜明，腹微满，口中渴，小便短赤，舌苔黄腻，脉沉数等。

【方解】方中重用茵陈为君，以其善能清热利湿退黄，为治黄疸之主药。臣以栀子清热降火，通利三焦，引湿热自小便而出。佐以大黄泻热逐瘀，通利大便，导瘀热由大便而下。三药合用，利湿与泄热相伍，前后分消，湿热得行，瘀热得下，则黄疸自退。

【应用】

（1）本方善清热利湿退黄，乃治疗阳黄最为得效之方。以一身面目俱黄、黄色鲜明、舌苔黄腻、脉沉数为辨证要点。

（2）适用于急性黄疸型传染性肝炎、胆囊炎、胆石症、钩端螺旋体病等所引起的黄疸、高脂血症、恶性肿瘤、婴幼儿湿疹，以及重症肝炎等属湿热内蕴者。

【现代研究】本方具有抗病毒、保肝利胆、消炎、镇痛、抗遗传损伤、提高免疫力、抗肿瘤、解热等作用。

【附方】栀子柏皮汤（《伤寒论》）治热重于湿之黄疸，茵陈四逆汤（《卫生宝鉴》）治寒湿内阻之阴黄。

（思考：茵陈蒿汤主治黄疸，为何要用泻下的大黄？）

三、利水渗湿剂

利水渗湿剂常用甘淡利水药如茯苓、泽泻、猪苓等为主组成方剂，具有通利小便作用，使水湿从小便排除。适用于水湿壅盛的癃闭、淋浊、水肿、泄泻等症。代表方有五苓散、猪苓汤、防己黄芪汤等。

五苓散

《伤寒论》

【组成】猪苓十八铢，去皮（9g） 泽泻一两六铢（15g） 白术十八铢（9g） 茯苓十八铢（9g） 桂枝半两，去皮（6g）

【功效】利水渗湿，温阳化气。

【主治】

1. 蓄水证 小便不利，头痛发热，烦渴欲饮，甚则吐泻或水入即吐，苔白，脉浮。
2. 水湿内停证 水肿，泄泻，小便不利以及霍乱等。
3. 痰饮内停 脐下动悸，吐涎沫而头眩，或短气而咳。

【方解】方中重用泽泻为君，甘淡性寒，直达肾与膀胱，利水渗湿。臣以茯苓、猪苓之淡渗，增强利水渗湿之力。白术健脾运化水湿，转输精津，使水精四布，而不直驱于下；桂枝温阳化气，既解太阳之表，又内助膀胱气化以利小便，同为佐。服后多饮暖水，以水热之气，助阳气以发汗。如此，则水行气化，表邪得解，脾气健运，蓄水留饮诸症自除。

【应用】

（1）本方为利水化气之代表方，以小便不利、舌苔白、脉浮或缓为辨证要点。湿热者忌用。

（2）常用于肾炎、肝硬化所引起的水肿，以及急性肠炎、尿潴留、脑积水、哮喘、急性肾衰竭、特发性水肿、泌尿系结石、淋病合并附睾炎、婴幼儿秋季腹泻、中心性视网膜病变、耳源性眩晕、梅尼埃病等属水湿内盛者。

【现代研究】本方具有降血压、扩张血管、利尿、消除水肿、降低尿蛋白、抗自由基、保肝利胆、改善微循环、降血脂及减轻肾损害等作用。

【附方】本方加减而成的方剂有四苓散（《明医指掌》）、茵陈五苓散（《金匮要略》）、胃苓汤（《丹溪心法》），功效各异。

（**思考：**五苓散的功效是什么？五苓散是以何药为君药？）

四、温化水湿剂

温化水湿剂，常用温阳药与利湿药如附子、桂枝、茯苓、白术为主组成方剂，适用于阳虚不能化水和湿从寒化所致的痰饮、水肿、痹证等。代表方有苓桂术甘汤、真武汤等。

苓桂术甘汤

《金匮要略》

【组成】茯苓四两（12g）　桂枝三两（9g）　白术三两（9g）　甘草二两（6g）

【功效】温阳化饮，健脾利湿。

【主治】

中阳不足之痰饮　胸胁支满，目眩心悸，或短气而咳，舌苔白滑，脉弦滑。

【方解】方中以茯苓为君，健脾利湿以化饮。桂枝为臣，温阳以化饮。苓、桂相伍，一利一温，颇具温化渗利之效。白术为佐，燥湿健脾，脾气健运，则痰邪去而不复聚。使以甘草，调药和中。药仅四味，配伍精当，温而不热，利而不峻，实为治痰饮之和剂。

【应用】

（1）以胸胁支满、目眩心悸、舌苔白滑为辨证要点。

（2）常用于充血性心力衰竭、慢性肺源性心脏病、结核性胸腔积液、慢性支气管炎、支气管哮喘、肝硬化腹水、胃潴留、前列腺增生、顽固性带下、内耳眩晕或慢性肾小球肾炎所致的水肿属阳虚者。

【现代研究】本方具有利尿、消水肿、强心、镇静、祛痰、抗心肌缺血和心律失常、调节激素平衡、改善消化系统等作用。

真武汤

《伤寒论》

【组成】茯苓三两（9g）　芍药三两（9g）　白术二两（6g）　生姜三两（9g）　附子炮，去皮，一枚，破八片（9g）

【功效】温阳利水。

【主治】

1. **肾阳虚，水气内停证**　小便不利，四肢沉重疼痛，腹痛下利，或肢体浮肿，苔白不滑，脉沉。

2. **太阳病发汗太过，阳虚水泛**　汗出不解，其人仍发热，心下悸，头眩，身瞤动，振振欲擗地。

【方解】方中以大辛大热的附子为君，温肾助阳，以化气行水，兼暖脾土，以温运水湿。臣以茯苓、白术健脾利湿、淡渗利水，使水气从小便而出。佐以生姜之温散，既助附子以温阳祛寒，又伍茯苓、白术以散水湿；其用白芍者，一者利小便以行水气，一者柔肝以止腹痛，一者敛阴舒筋以止筋惕肉瞤。诸药配伍，温脾肾，利水湿，共奏温阳利水之功。

【应用】

（1）本方为温阳利水的典型方剂。以小便不利、肢体沉重或浮肿、苔白脉沉为辨证要点。

（2）常用于各系统疾病：慢性肾炎、肾衰竭、尿毒症、肾盂积水；心力衰竭、高血压病和慢性低血压、克山病、心律失常、风心病、血栓闭塞性脉管炎、心性水肿；外感发热、慢性支气管炎、支气管哮喘、慢性肺源性心脏病；胃炎、胃下垂、肠炎、消化性溃疡、消化不良、肠结核、便血、霉菌性肠炎；内耳眩晕病、梅尼埃病；不孕症、阴道出血、月经不调、慢性盆腔炎、更年期综合征；甲状腺功能低下等。

【现代研究】本方具有改善缺血心肌血氧供应、促进肾上腺皮质醇的分泌、改善肾功能、调节下丘脑－垂体单位功能状态等作用。

【附方】附子汤（《伤寒论》）功效：温经助阳，祛寒除湿。

（思考：五苓散与真武汤都可治小便不利、心悸，二者有何不同?）

五、祛湿化浊剂

祛湿化浊剂常用祛湿药如白术、苍术与除湿化浊药如萆薢、菖蒲等为主组成方剂，适用湿浊不化所致的白浊、妇女带下等症。代表方有萆薢分清饮、完带汤等。

萆薢分清饮

《丹溪心法》

【组成】益智　川萆薢　石菖蒲　乌药各等份（各9g）

【功效】温暖下元，利湿化浊。

【主治】

虚寒白浊　小便频数，白如米泔，凝如膏糊，舌淡苔白，脉沉。

【方解】方中萆薢利湿化浊，为治白浊之主药，为君。臣以石菖蒲化浊除湿，并治膀胱虚寒，以助萆薢分清化浊之力。佐以益智温肾阳、缩小便，止遗浊尿频；乌药温肾寒、暖膀胱，治小便频数。以食盐为使，取其咸以入肾，引药直达下焦。综合全方，共奏温暖下元、利湿化浊之效。

【应用】

（1）本方以小便浑浊而频数、舌淡苔白、脉沉为辨证要点。

（2）常用于非淋菌性尿道炎、乳糜尿、慢性前列腺炎、湿热带下、阳痿、精液不液化、小儿尿频、急性淋病等。

【附方】萆薢分清饮（《医学心悟》）功效：清热利湿，分清化浊。

其他祛湿剂见表10－5。

表10－5 其他祛湿剂

方名	组成	功效	主治	应用
八正散	车前子、瞿麦、萹蓄、滑石、山栀子仁、甘草、木通、大黄	清热泻火，利水通淋	湿热淋证	急性膀胱炎，尿道炎，急性前列腺炎，泌尿系结石，急性肾盂肾炎等
三仁汤	杏仁、滑石、白通草、白蔻仁、竹叶、厚朴、生薏苡仁、半夏	宣畅气机，清利湿热	湿温初起及暑温夹湿	肠伤寒，副伤寒，胃肠型感冒，肾盂肾炎，带状疱疹
二妙散	黄柏、苍术	清热燥湿	湿热下注证	关节炎，阴囊湿疹，前列腺炎，阴道炎，扁平疣，湿热痿证，湿热脚气，下部湿疮等
防己黄芪汤	防己、黄芪、甘草、白术	益气祛风，健脾利水	风水或风湿	急慢性肾小球肾炎，肾病综合征，慢性肾功能不全，心性水肿，特发性水肿等
五皮饮（散）	生姜皮、桑白皮、陈橘皮、大腹皮、茯苓皮	利水消肿，理气健脾	皮水	肝硬化腹水，高血压危象，肾性水肿、心源性水肿，妊娠性水肿
完带汤	白术、山药、人参、白芍、车前子、苍术、甘草、陈皮、黑芥穗、柴胡	补脾疏肝，化湿止带	脾虚肝郁，湿浊带下	阴道炎，带下病，腹泻，慢性子宫内膜炎，慢性盆腔炎等

重点小结

方名	相同点	不同点
平胃散	燥湿和胃	燥湿力强，长于治疗湿困中焦，脾胃不和之证
藿香正气散		化湿和中，兼能解表。是治外感风寒、内伤湿滞的代表方
苓桂术甘汤	温阳利水，用治水湿泛滥之证	重在利水渗湿，兼以温阳健脾。是治疗痰饮病的代表方
真武汤		温肾力胜。善治脾肾阳虚偏于肾虚之水肿
茵陈蒿汤	利湿	利湿与泄热并重，长于清热利湿退黄，是主治湿热黄疸的代表方
五苓散		长于温阳化气利水，主治表邪未尽，内传膀胱，气化不利之蓄水证
萆薢分清饮		长于温肾利湿化浊，主治下焦虚寒，湿浊下注之膏淋、白浊

学习方法

对祛湿剂，主要掌握代表方剂的组成特点、功效、主治，熟悉祛湿剂的功效、主治、分类和使用注意。学习时要善于找出祛湿剂的共性和个性。

祛湿剂的学习重点在于理解祛湿功效有化湿和胃、清热祛湿、利水渗湿、温化水湿、祛湿化浊之别，故学习时要明确平胃散、藿香正气散、苓桂术甘汤、真武汤、茵陈蒿汤、五苓散、萆薢分清饮等方剂祛湿功效的差异，在对具体方药的组方配伍特点理解的基础上学习不同的具体功效主治。

扫码“学一学”

第六节　治燥剂

学习目标

掌握　麦门冬汤的组成、功效、主治、应用和主要配伍意义。

熟悉　治燥剂的定义、分类、注意事项；杏苏散的组成、功效、主治。

了解　养阴清肺汤的功效、主治。

【定义】 凡以轻宣辛散或甘凉滋润的药物为主要组成，具有轻宣外燥或滋阴润燥等作用，用于治疗燥证的方剂，称为治燥剂。

【分类】 燥有外燥与内燥之分。外燥指感受秋令燥邪所发生的病证，其病常始于肺卫，由于秋令气候温凉有异，因而又有凉燥、温燥之分。内燥是脏腑津亏液耗所致的病证，即《素问·阴阳应象大论》所谓“燥胜则干”。本节方剂可分为轻宣外燥剂和滋阴润燥剂。

【注意事项】 治疗燥证，要分清内外温凉，根据具体病情灵活运用。燥邪最易化热，伤气耗津，故治燥剂除以轻宣或滋润药物为主外，有时还须酌情配伍清热泻火或生津之品。至于辛香耗津、苦寒化燥之品，均非燥病所宜。

一、轻宣外燥剂

轻宣外燥剂，主治外感凉燥或温燥之证。凉燥症见头痛恶寒，咳嗽痰稀，鼻塞咽干，舌苔薄白。温燥症见头痛身热，干咳少痰，或气逆而喘，口渴鼻燥，舌边尖红，苔薄白而燥。代表方剂有杏苏散、清燥救肺汤。

杏苏散

《温病条辨》

【组成】 苏叶（6g）　杏仁（6g）　半夏（6g）　茯苓（6g）　橘皮（6g）　前胡（6g）　苦桔梗（6g）　枳壳（6g）　甘草（6g）　生姜（6g）　大枣（2枚）

【功效】 轻宣凉燥，理肺化痰。

【主治】

外感凉燥证　头微痛，恶寒无汗，咳嗽痰稀，鼻塞咽干，苔白，脉弦。

【方解】 方中苏叶辛温不燥，解肌发表，开宣肺气，使凉燥从表而解；杏仁苦温而润，宣肺化痰止咳，两味共为君药。前胡疏风降气化痰，助杏、苏轻宣达表而兼化痰；桔梗、枳壳一升一降，助杏仁以宣利肺气，共为臣药。半夏、橘皮、茯苓理气化痰，甘草合桔梗祛痰，共为佐药。生姜、大枣调和营卫，通行津液，为使药。诸药合用，共奏发表宣化之功，使表解痰消、肺气调和。

【应用】

（1）临床以恶寒无汗、咳嗽痰稀、咽干、苔白脉弦为辨证要点。

（2）常用于治疗流行性感冒、慢性支气管炎、肺气肿等属外感凉燥、肺气不宣、痰湿内阻者。

【现代研究】本方具有抑菌、镇咳、祛痰、增强免疫力、镇静、促进肠蠕动等作用。

（思考：杏苏散所治的是哪种燥证？其所治的燥证与外感风寒证有何不同?）

二、滋阴润燥剂

滋阴润燥剂常以玄参、生地黄、麦冬等养阴增液药物为主组方。主治脏腑津伤液耗的内燥证。代表方有麦门冬汤、养阴清肺汤、增液汤等。

麦门冬汤

《金匮要略》

【组成】麦门冬七升（70g）　半夏一升（10g）　人参三两（6g）　甘草二两（6g）　粳米三合（5g）　大枣十二枚（4枚）

【功效】润肺益胃，降逆下气。

【主治】

1. 肺胃阴伤气逆之肺痿　咳唾涎沫，短气喘促，咽喉干燥，舌干红少苔，脉虚数。

2. 胃阴不足证　气逆呕吐，口渴咽干，舌红少苔，脉虚数。

【方解】方中重用麦冬甘寒清润，养阴生津，滋液润燥，以清虚热，为君。臣以人参、甘草、粳米、大枣益胃气，养胃阴。佐以少量半夏降逆下气，化其痰涎，虽属辛温之性，但与大量麦冬配伍则其燥被制，且麦冬得半夏则滋而不腻，相反相成。其中甘草并能润肺利咽，调和诸药为使。药仅六味，润降得宜，生胃阴而润肺燥，下逆气而止浊唾，亦补土生金，虚则补母之法。

【应用】

（1）本方是治疗肺胃阴伤气逆之肺痿或胃阴不足之呕吐的主方。以咳唾涎沫、短气喘促、舌干红少苔、脉虚数为辨证要点。

（2）常用于慢性支气管炎、支气管扩张、慢性咽喉炎、硅沉着病、肺结核等属肺胃阴虚，气火上逆者。亦治胃及十二指肠溃疡、慢性萎缩性胃炎等属胃阴不足，气逆呕吐者。

【现代研究】本方具有镇咳、促进呼吸道净化、改善呼吸道高敏感状态、调节肺泡表面活性物质分泌、抗肺纤维化及煤烟性损伤、促进唾液腺的分泌、降血糖等作用。

（思考：本方治疗虚热肺痿，火逆上气，为何使用辛温燥湿化痰的半夏?）

养阴清肺汤

《重楼玉钥》

【组成】大生地二钱（6g）　麦冬一钱二分（4g）　生甘草五分（2g）　玄参钱半（5g）　贝母八分，去心（3g）　丹皮八分（3g）　薄荷五分（2g）　炒白芍八分（3g）

【功效】养阴清肺，解毒利咽。

【主治】

阴虚肺燥之白喉　喉间起白如腐，不易拭去，咽喉肿痛，初起或发热或不发热，鼻干唇燥，或咳或不咳，呼吸有声，似喘非喘，脉数无力或细数。

【方解】方中重用大生地甘寒入肾，养阴清热，为君药。玄参养阴生津，泻火解毒；麦冬养阴清肺，共为臣药。佐以丹皮清热凉血消肿，白芍益阴养血；贝母润肺化痰，清热散结；少量薄荷辛凉而散，疏表利咽。生甘草泻火解毒，调和诸药，为使。合而为方，具有养阴清肺、解毒利咽之功。

【应用】

(1) 本方为治疗阴虚白喉的常用方剂。以喉间起白如腐、不易拭去，咽喉肿痛，鼻干唇裂，脉数为辨证要点。

(2) 可辨证用于慢性声音嘶哑，急、慢性咽炎，咳喘，急性扁桃体炎，鼻咽癌等属阴虚燥热者。

【现代研究】本方具有镇咳、祛痰、抗炎、抗溃疡、降压等作用。

(**思考：**麦门冬汤和养阴清肺汤的功效、主治有何不同?)

其他治燥剂见表10－6。

表10－6　其他治燥剂

方名	组成	功效	主治	应用
清燥救肺汤	桑叶、石膏、甘草、人参、胡麻仁、阿胶、麦冬、杏仁、枇杷叶	清燥润肺	温燥伤肺证	急性肺炎，支气管哮喘，急、慢性支气管炎，肺气肿，肺癌等
增液汤	玄参、麦冬、生地	增液润燥	阳明温病，津亏便秘证	肛裂，老年性便秘，习惯性便秘，干燥综合征等

重点小结

方名	相同点	不同点
杏苏散	用于外燥证。功能轻宣凉燥，理肺化痰，主治外感凉燥证	
麦门冬汤	滋阴润燥，用于内燥证	功能清养肺胃，降逆下气。主治虚热肺痿证、胃阴不足
养阴清肺汤		长于养阴清肺，兼解毒利咽。主治白喉和阴虚燥热所致的咽喉肿痛

学习方法

对治燥剂，主要掌握代表方剂的组成特点、功效、主治，熟悉治燥剂的功效、主治、分类和使用注意。学习时善于找出治燥方的共性和个性。

治燥剂的学习重点在于理解燥有外燥与内燥之分，外燥又有凉燥、温燥之别，故治燥要分清内外温凉，常将治燥剂分为轻宣外燥剂和滋阴润燥剂两类。学习时要明确杏苏散、麦门冬汤、养阴清肺汤主治内外燥的差异，在对具体方药的组方配伍特点理解的基础上学习具体不同的功效主治。

扫码“学一学”

第七节　温里剂

学习目标

掌握　理中丸、四逆汤的组成、功效、主治、应用和主要配伍意义。

熟悉　温里剂的定义、分类、注意事项；小建中汤的组成、功效、主治。

了解　当归四逆汤的功效、主治。

【定义】 凡以温热药为主要组成，具有温里助阳、散寒通脉等作用，用于治疗里寒证的方剂，统称温里剂，属于“八法”中的“温法”。

里寒证，指寒邪在里，阴寒之邪深入于脏腑、经络间，导致中焦虚寒、阴盛阳衰、亡阳欲脱、经脉寒凝等。里寒证的成因众多，但总不外寒从外来与寒从内生两个方面。其临床表现一般为但寒不热，喜暖倦卧，口淡不渴，小便清冷，舌淡苔白，脉沉迟或细等。

【分类】 因里寒证有脏腑、经络部位之异，病情有缓急轻重之别，温里剂可分温中祛寒剂、回阳救逆剂、温经散寒剂三大类。

【注意事项】 运用本类方剂时，首当辨别寒证所在部位、所属脏腑。尤应注意辨清寒热之真假，若真热假寒之证，误用温里之剂，直如火上加油。若阴寒太盛，或真寒假热，服药入口即吐，此为格拒，可少佐苦寒或咸寒之品，或冷服，以免格拒不纳，此即“寒因寒用”反佐之法。本类方药除以温热药为主外，常配伍温阳补气之品，尤其阴寒内盛、阳气欲脱、证属危机者，又须加入补气固脱药物，方能胜任。

一、温中祛寒剂

温中祛寒剂主治中焦虚寒证，常用温中散寒药如干姜、吴茱萸等配伍益气健脾药如人参、白术、饴糖等组成方剂。症见脘腹胀痛，肢体倦怠，手足不温，或吞酸吐涎，恶心呕吐，或腹痛下利，不思饮食，口淡不渴，舌苔白滑，脉沉细或沉迟等症。代表方有理中丸、吴茱萸汤、小建中汤。

理中丸

《伤寒论》

【组成】 人参　干姜　甘草炙　白术各三两（各9g）

【功效】 温中散寒，补气健脾。

【主治】

脾胃虚寒证　脘腹疼痛，喜温欲按，自利不渴，畏寒肢冷、呕吐，不欲饮食，舌淡苔白、脉沉细；或阳虚失血；或小儿慢惊；或病后喜唾涎沫，或霍乱吐泻，以及胸痹等属中焦虚寒者。

【方解】 方用干姜为君，大辛大热，温中祛寒，扶阳抑阴。人参为臣，甘温入脾，补中益气，气旺而阳易复。又以甘苦温燥之白术，燥湿健脾，健运中州，投脾之所喜，为佐药。甘草蜜炙，益气调药，为使。综合全方，药少力专，可使寒气去，阳气复，中气得补，健运有权，中焦虚寒诸症自除。

【应用】

（1）本方是治疗中焦脾胃虚寒证之基础方，除吐、利、冷、痛之主症外，应以畏寒肢冷、舌淡苔白、脉沉迟或沉细为辨证要点。

（2）急性胃肠炎、胃及十二指肠溃疡、胃下垂、胃扩张、哮喘、糖尿病、慢性结肠炎等辨证属脾胃虚寒者，均可以本方加减应用。

（3）本方药性偏于温燥，故外感发热，或阴虚者忌用。

【现代研究】本方具有抗病原微生物、抗溃疡、抗炎、抗氧化、改善血液流变学等作用。

【附方】附子理中丸（《太平惠民和剂局方》）、桂枝人参汤（《伤寒论》）由本方加味而来。

小建中汤

《伤寒论》

【组成】芍药六两，酒炒（18g） 桂枝三两，去皮（9g） 炙甘草二两（6g） 生姜切，三两（9g） 大枣十二枚，擘（4枚） 饴糖一升（60g）

【功效】温中补虚，和里缓急。

【主治】

虚劳里急证 腹中时痛，喜温喜按，舌淡苔白，脉细弦；或虚劳而心中悸动，虚烦不宁，面色无华，或手足烦热，咽干口燥。

【方解】方中饴糖甘温质润入脾，益脾气并养脾阴，温中焦而缓急止痛，为君。芍药养阴而缓肝急，桂枝温阳而祛虚寒，两味为臣。炙甘草甘温益气，既助饴糖、桂枝辛甘养阳，益气温中缓急，又合芍药酸甘化阴，柔肝益脾和营。生姜温胃，大枣补脾，合用以升腾中焦生发之气而调营卫，共为佐使之用。六味配合，于辛甘化阳之中，又具酸甘化阴之用，共奏温中补虚、缓急止痛之功。

【应用】

（1）本方以温中补虚缓急为主，并可调和阴阳、柔肝理脾。以腹痛喜温喜按、心悸、发热而见面色无华、舌质淡、脉沉弱或细弦为辨证要点。

（2）常用于胃及十二指肠溃疡、慢性肝炎、神经衰弱、再生障碍性贫血、功能性发热等属中虚阴阳不和者。

（3）阴虚火旺者忌用；呕家不宜用，恐甜助呕；吐蛔者不可用，因蛔得甘逆上；中满不可用，因甘能填实助满。

【现代研究】本方具有抗抑郁、镇痛、镇静、解热、抗溃疡、强心、促消化、提高机体免疫力等作用。

【附方】由本方加减而成的方剂有黄芪建中汤（《金匮要略》）、当归建中汤（《千金翼方》）、大建中汤（《金匮要略》），功效各异。

（**思考：**理中丸与小建中汤的功效主治有何不同？）

二、回阳救逆剂

回阳救逆剂常用附子、干姜、肉桂等为主组成方剂，主治阳气衰微、阴寒内盛，甚至阴盛格阳或戴阳等证。症见四肢厥逆、精神萎靡、恶寒倦卧、下利清谷，甚则大汗淋漓，脉微细或脉微欲厥等。代表方有四逆汤。

四逆汤

《伤寒论》

【组成】附子一枚，生用，去皮，破八片（15g）　干姜一两半（6g）　甘草炙，二两（6g）

【功效】回阳救逆。

【主治】

少阴病　四肢厥逆，恶寒倦卧，呕吐不渴，腹痛下利，神衰欲寐，舌苔白滑，脉微；或太阳病误汗亡阳。

【方解】方用附子，大辛大热，温肾壮阳，祛寒救逆为君药。干姜亦辛热之品，可温中散寒、助阳通脉，为臣。干姜与附子，二者相须为用，助阳散寒之力尤大，故有“附子无姜不热”之说。配伍炙甘草为佐使，补脾胃而调诸药，且可缓姜、附燥烈辛散之性。药味虽少，配伍精当，功专效宏，速达回阳之效，使阳复厥回。

【应用】

（1）本方为回阳救逆代表方剂。以四肢厥冷、神衰欲寐、舌淡苔白、脉微为辨证要点。

（2）心肌梗死，心力衰竭，急、慢性胃肠炎吐泻过多，或某些急证大汗出而见休克，属亡阳虚脱者常用本方作为急救方剂。

（3）真热假寒者忌用。

【现代研究】本方具有保护心肌、改善心功能、调节血脂代谢、抗炎、抗氧化、改善血液流变学、抗心律失常等作用。

【附方】由本方加减而成的方剂有通脉四逆汤（《伤寒论》）、四逆加人参汤（《伤寒论》）、白通汤（《伤寒论》）、参附汤（《正体类要》），其功效各有异同。

（**思考**：四逆汤的主治病证是什么？）

三、温经散寒剂

温经散寒剂常用温经散寒药如桂枝、细辛配伍养血和血药如当归、白芍等为主组成，适用于寒邪凝滞经脉之血痹寒厥、阴疽等证。代表方有当归四逆汤、阳和汤等。

当归四逆汤

《伤寒论》

【组成】当归三两（12g）　桂枝三两，去皮（9g）　白芍三两（9g）　细辛三两（3g）　甘草二两，炙（6g）　通草二两（3g）　大枣二十五枚，擘（8枚）

【功效】温经散寒，养血通脉。

【主治】血虚寒厥证。手足厥寒，口不渴，或腰、股、腿、足疼痛，舌淡苔白，脉沉细或细而欲绝。

【方解】当归甘温，补血和血，为温补肝经要药；桂枝辛温，温经通脉，畅通血行，两味共为君药，是养血温通之法。白芍养血和营，合当归补益营血，配桂枝内和气血；细辛辛温，外温经脉，内温脏腑，通达表里，以散寒邪，可助桂枝温经散寒，两药共为臣。通草为佐，以通经脉。甘草、大枣味甘，益气健脾，调和诸药，重用大枣，既助归、芍补血，又防桂、辛之燥烈太过，免伤阴血，是以为使。诸药合用，温而不燥，补而不滞，共奏温经通脉之功效。

【应用】

（1）本方为治疗血虚寒厥证之常用方。以手足厥寒、脉细欲绝、舌淡为辨证要点。

（2）常用于治疗寒凝腹痛、头痛、血栓闭塞性脉管炎、无脉症、雷诺病、小儿下肢麻痹等属血虚寒凝者。

【现代研究】本方具有降血压、改善心肌血氧供应、改善肠系膜微循环、镇静、镇痛、抗炎、活血化瘀等作用。

【附方】当归四逆加吴茱萸生姜汤（《伤寒论》）由本方加味。

（**思考：**四逆汤、四逆散、当归四逆汤都治四肢厥逆，三者主治有何不同?）

其他温里剂见表10－7。

表10－7　其他温里剂

方名	组成	功效	主治	应用
吴茱萸汤	吴茱萸、人参、大枣、生姜	温中补虚，降逆止呕	虚寒呕吐	慢性胃炎，妊娠呕吐，神经性头痛，冠心病，耳源性眩晕等属中焦虚寒者
阳和汤	熟地、肉桂、麻黄、鹿角胶、白芥子、姜炭、生甘草	温阳补血，散寒通滞	阴疽，或贴骨疽，脱疽，流注，痰核，鹤膝风等属于阴寒证	骨结核，腹膜结核，慢性骨髓炎，骨膜炎，慢性淋巴结炎，类风湿关节炎，血栓闭塞性脉管炎，肌肉深部脓疡等属阴证者

重点小结

方名	相同点	不同点
理中丸	均有温中补虚之功，用治中焦虚寒证	重在温养脾阳，长于止泻。是治疗中焦脾胃虚寒、运化失常之腹痛吐利的基础方、代表方
小建中汤		重在温补缓急，尤善止痛。是治疗中焦脾阳不振、气血不足、虚劳杂病的代表方
四逆汤	均可治四肢厥逆	为回阳救逆的代表方，主治阳气衰微、阴寒内盛、亡阳欲脱之危重病证的四肢厥逆
当归四逆汤		为经温散寒的代表方，具有温经散寒、养血通脉之效，主治血虚寒凝经脉之四肢厥逆及肢体疼痛

学习方法

对温里剂，主要掌握代表方剂的组成特点、功效、主治，熟悉温里剂的功效、主治、分类和使用注意。学习时要善于找出温里方的共性和个性。

温里剂的学习重点在于理解温里剂的主治是里寒证，寒邪深入于脏腑、经络间，导致中焦虚寒、亡阳欲脱、经脉寒凝等，故温里剂可分温中祛寒剂、回阳救逆剂、温经散寒剂三大类。学习时要明确理中丸、小建中汤、四逆汤、当归四逆汤的分类归属，在对具体方药的组方配伍特点理解的基础上学习具体不同的功效主治。

扫码"学一学"

第八节 理气剂

学习目标

掌握 越鞠丸的组成、功效、主治、应用和主要配伍意义。

熟悉 理气剂的定义、分类、注意事项；苏子降气丸的组成、功效、主治。

了解 柴胡疏肝散、瓜蒌薤白白酒汤、旋覆代赭汤的功效、主治。

【定义】 凡以理气药物为主要组成，具有行气或降气的作用，用于治疗气滞或气逆病证的方剂，统称为理气剂。

气为一身之主，气之升降失常，可引起脏腑功能失调，产生多种疾病，故《素问·举痛论》说："百病生于气也。"《素问·至真要大论》中"逸者行之""结者散之""高者抑之"及《素问·六元正纪大论》中"木郁达之"等皆是理气之法。气病的范围较广泛，病变也较复杂，但不外气虚、气滞、气逆三个方面。本节主要讨论气滞证和气逆证的治法和方剂。

【分类】 气滞以肝气郁结与脾胃气滞为主，气逆以胃气上逆和肺气上逆为主。气滞法当行气，气逆当降气，故本类方剂可分行气和降气。

【注意事项】 ①使用理气剂首要辨清虚实，勿犯虚虚实实之戒。②气滞而兼气逆者，宜行气与降气并用；兼气虚者，则需配伍补气之品，以虚实兼顾。③理气剂多属芳香辛燥之品，易耗津伤气，应适可而止，慎勿过剂，尤其对年老体弱者或阴虚火旺者以及孕妇等，均当慎用。

一、行气剂

行气剂具有舒畅气机的作用，适用于气机郁滞的病证。气滞一般以肝气郁滞和脾胃气滞为多见。肝气郁滞主要表现为胸胁胀痛，或疝气痛，或月经不调，或痛经等；脾胃气滞主要表现为脘腹胀满，嗳气吞酸，呕恶食少，大便失常等。代表方有越鞠丸、柴胡疏肝散、半夏厚朴汤等。

越鞠丸

《丹溪心法》

【组成】 香附　川芎　苍术　神曲　栀子各等份（各6g）

【功效】 行气解郁。

【主治】

郁证 胸膈痞闷，脘腹胀痛，嗳腐吞酸，恶心呕吐，饮食不消等。

【方解】 方中以香附行气解郁，以治气郁，为君。川芎为血中之气药，既可活血祛瘀，以治血郁，又可助香附行气解郁之功；栀子清热泻火，以治火郁；苍术燥湿运脾，以治湿郁；神曲消食导滞，以治食郁，共为臣佐药。痰郁多由脾湿所生，亦与气、火、食有关，气机流畅，诸郁得解，则痰郁亦随之而消，此亦治病求本之意。

【应用】

（1）本方为治疗郁证的代表方剂。以胸膈痞闷、脘腹胀痛、饮食不消等为辨证要点。

（2）胃神经官能症、胃及十二指肠溃疡、慢性胃炎、胆石症、胆囊炎、肝炎、肋间神经痛、失眠、妇女月经不调等而有六郁见症者，均可以本方加减治之。

【现代研究】本方具有抗抑郁、抗病原微生物、抗炎、抗氧化、抗溃疡、降压等作用。

（思考：越鞠丸主治哪几种郁？）

柴胡疏肝散

《医学统旨》

【组成】陈皮醋炒　柴胡各二钱（各6g）　川芎　香附　枳壳麸炒　芍药各一钱半（各5g）　甘草炙，五分（3g）

【功效】疏肝解郁，行气止痛。

【主治】

肝气郁滞证　胁肋疼痛，或寒热往来，嗳气太息，脘腹胀满，脉弦。

【方解】方中用柴胡疏肝解郁为君药。香附理气疏肝，助柴胡以解肝郁；川芎行气活血而止痛，助柴胡以解肝经之郁滞，二药相合，增其行气止痛之功，为臣药。陈皮、枳壳理气行滞；芍药、甘草养血柔肝、缓急止痛，为佐药。甘草兼调诸药，亦为使药之用。诸药相合，共奏疏肝行气、活血止痛之功。

【应用】

（1）本方为疏肝解郁的常用方剂。以胁肋胀痛、脉弦为辨证要点。

（2）肝炎、慢性胃炎、肋间神经痛、脘腹痛、胸胁痛、头痛、妇科诸病、阳痿不育等属肝郁气滞者，均可加减使用本方。

【现代研究】本方具有抗抑郁、抗焦虑、抗炎、保肝、抗氧化损伤及增强免疫力等作用。

瓜蒌薤白白酒汤

《金匮要略》

【组成】瓜蒌实一枚（24g）　薤白半升（12g）　白酒七升（适量）

【功效】通阳散结，行气祛痰。

【主治】

胸痹，胸阳不振，痰气互结证　胸中闷痛，甚至胸痛彻背，喘息咳唾，短气，舌苔白腻，脉沉弦或紧。

【方解】方中瓜蒌实理气宽胸，涤痰散结，为君药。薤白温通滑利，通阳散结，行气止痛，为臣药。两药相配，一祛痰结，一通阳气，相辅相成，为治胸痹之要药。佐以辛散温通之白酒，行气活血，增强薤白行气通阳之功。药仅三味，配伍精当，共奏通阳散结、行气祛痰之功。

【应用】

（1）本方临证以胸痛、喘息短气、舌苔白腻、脉弦紧为辨证要点。

（2）冠心病心绞痛、非化脓性肋骨炎、肋间神经痛等属胸阳不振、痰浊内阻者，可加减用之。

【现代研究】本方具有扩张冠状动脉、改善微循环、抗病原微生物、抗粥样动脉硬化等作用。

【附方】由本方加减而成的方剂有瓜蒌薤白半夏汤（《金匮要略》）、枳实薤白桂枝汤（《金匮要略》），功效各异。

二、降气剂

降气剂具有降气平喘或降逆止呕的作用，适用于气机上逆之证。气逆之证主要表现为肺气上逆和胃气上逆两方面。肺气上逆以咳喘为主要见症；胃气上逆以呕逆、呕吐、嗳气等为主要见症。代表方有苏子降气汤、旋覆代赭汤。

苏子降气汤

《太平惠民和剂局方》

【组成】紫苏子　半夏汤洗七次，每二两半（各9g）　川当归去芦，两半（6g）　甘草炙，二两（6g）　前胡去芦　厚朴去粗皮，姜汁拌炒，各一两（各6g）　肉桂去皮，一两半（3g）　生姜二片　枣一个　苏叶五片

【功效】降气平喘，祛痰止咳。

【主治】

实喘　痰涎壅盛，喘咳短气，胸膈满闷，或腰痛足软，或肢体浮肿，舌苔白滑或白腻，脉弦滑。

【方解】方中苏子降气平喘，化痰止咳，为君药。半夏降逆祛痰；厚朴降气平喘，宽胸除满；前胡宣肺下气，祛痰止咳，三药共为臣药，助苏子降气祛痰平喘。君臣相配，以治上实。肉桂温补下元，纳肾气平喘；当归辛甘温，治咳逆上气，养血润燥；略加生姜、苏叶以宣肺散寒，共为佐药。大枣、甘草和中而调药为使。诸药相合，治上顾下，标本兼顾，使气降痰消，则喘咳自平。

【应用】

（1）本方为治疗痰涎壅盛、上实下虚之喘咳常用方。以胸膈满闷、痰多稀白、舌白滑或白腻为辨证要点。

（2）慢性支气管炎、肺气肿、支气管哮喘等属肺气壅盛实者，可加减用之。

【现代研究】本方具有抗病原微生物、抗炎、抗氧化损伤、化痰止喘、增强免疫力等作用。

【附方】三子养亲汤（《韩氏医通》）功效：降气快膈，化痰消食。

（思考：苏子降气汤中配伍肉桂的意义是什么？）

旋覆代赭汤

《伤寒论》

【组成】旋覆花三两（9g）　人参二两（6g）　生姜五两（15g）　代赭石一两（6g）　甘草炙，三两（9g）　半夏洗，半升（9g）　大枣十二枚，擘（4枚）

【功效】降逆化痰，益气和胃。

【主治】

胃气虚弱，痰浊逆阻证 心下痞硬，噫气不除，或反胃呕逆，吐涎沫，舌淡，苔白滑，脉弦而虚。

【方解】方中旋覆花苦辛性温，下气化痰，降逆止噫，为君。代赭石甘寒质重，降逆下气，助旋覆花降逆化痰而止呕噫，为臣。半夏辛温，燥湿化痰，降逆和胃；生姜辛温，祛痰散结，降逆止呕，两药合用，增强君、臣降逆止呕之功。人参、大枣、甘草益气补中以疗胃虚，且可防金石之品伤胃，均为佐药。甘草又能调和诸药，兼使药之用。诸药合用，标本兼顾，共奏降逆化痰、益气和胃之功。

【应用】

（1）本方主治胃虚痰阻、气逆不降之证。以心下痞硬、噫气频作、呕呃、苔白滑、脉弦虚为辨证要点。

（2）胃神经官能症、慢性胃炎、胃扩张、胃及十二指肠溃疡、幽门不全梗阻、消化系统疾病致吐、神经性呃逆、化疗致吐、前庭性呕吐、妊娠呕吐等属胃虚痰阻者，均可用之。

【现代研究】本方具有抗病原微生物、抗炎、抗氧化、抗溃疡等作用。

其他理气剂见表 10－8。

表 10－8 其他理气剂

方名	组成	功效	主治	应用
半夏厚朴汤	半夏、厚朴、茯苓、生姜、苏叶	行气散结，降逆化痰	梅核气	癔症，躁狂抑郁，慢性咽炎，慢性支气管炎，支气管哮喘，心绞痛，心脏神经官能症，胃神经官能症，食管痉挛等
枳实消痞丸	干生姜、炙甘草、麦芽曲、白茯苓、白术、半夏曲、人参、厚朴、枳实、黄连	化湿热，消痞满	湿热交蒸，胸腹痞痛	慢性胃炎，慢性支气管炎，胃肠神经官能症等
厚朴温中汤	厚朴、陈皮、甘草、茯苓、草豆蔻仁、木香、干姜	行气除满，温中燥湿	脾胃寒湿气滞证	慢性胃炎，慢性肠炎，胃溃疡，妇女白带等
金铃子散	金铃子、延胡索	疏肝泄热，活血止痛	肝郁化火证	胃及十二指肠溃疡，慢性胃炎，消化性溃疡，胃癌，功能性消化不良，慢性肝炎，肝硬化，胆囊炎，痛经，疝气痛，蛔虫腹痛等
天台乌药散	乌药、木香、小茴香、青皮、高良姜、槟榔、川楝子、巴豆	行气疏肝，散寒止痛	小肠疝气	睾丸炎，附睾炎，胃及十二指肠溃疡，慢性胃炎，慢性阑尾炎，慢性前列腺炎，慢性结肠炎，肠痉挛等
丁香柿蒂汤	丁香、柿蒂、人参、生姜	温中益气，降逆止呃	虚寒呃逆	神经性呃逆，膈肌痉挛，反流性食管炎等

重点小结

方名	相同点	不同点
越鞠丸	舒畅气机	行气解郁。主治肝脾郁滞所致六郁之证
柴胡疏肝散		疏肝解郁，行气止痛。主治情志不遂，肝气郁滞证
瓜蒌薤白白酒汤		通阳散结，行气祛痰。主治胸阳不振、痰阻气滞之胸痹
苏子降气汤	降气	为降肺气方。降气平喘，祛痰止咳。主治上实下虚之实喘
旋覆代赭汤		为降胃气的代表方。降气化痰，益气和胃。主治胃虚痰阻气逆之痞闷嗳气及反胃呕吐

学习方法

对理气剂，主要掌握代表方剂的组成特点、功效、主治，熟悉理气剂的功效、主治、分类和使用注意。学习时要善于找出理气剂的共性和个性。

理气剂的学习重点在于理解理气有调理气机之意，主要用于气之升降失常引起脏腑功能失调而产生的气滞、气逆证。气滞以肝、脾胃气滞为主，气逆以胃、肺气上逆为主。气滞当行气，气逆当降气，故本类方剂可分行气和降气两类。学习时要明确越鞠丸、柴胡疏肝散、瓜蒌薤白白酒汤、苏子降气汤、旋覆代赭汤的行气、降气分类及主治脏腑归属，在对具体方药的组方配伍特点理解的基础上学习具体不同的功效主治。

第九节　理血剂

扫码“学一学”

学习目标

掌握　桃核承气汤、血府逐瘀汤、补阳还五汤的组成、功效、主治、应用和主要配伍意义。

熟悉　理血剂的定义、分类、注意事项；小蓟饮子的组成、功效、主治。

了解　温经汤、黄土汤的功效、主治。

【定义】凡以理血药为主组成，具有活血化瘀或止血作用，用于治疗瘀血和出血证的方剂，统称理血剂。

【分类】血分的病变有瘀血、出血、血虚等证。血病治法概括起来主要有活血祛瘀、止血、补血三个方面。补血剂已于补益剂中论述，本节主要讨论活血祛瘀剂和止血剂。

【注意事项】血证病情复杂，除有寒热虚实之分，还有缓急轻重之别。治疗血证，必须探明致病原因，分清标本缓急，正确运用急则治标，缓则治本，或标本兼顾的法则。活血祛瘀剂性多破泄，故月经过多及孕妇均慎用。

一、活血祛瘀剂

活血祛瘀剂常用活血祛瘀药如川芎、桃仁、红花、赤芍、丹参等为主组成方剂。适用于蓄血及各种瘀血阻滞证，如闭经、痛经、干血痨、癥瘕、半身不遂、外伤瘀痛等。临床表现以刺痛有定处，舌紫暗，舌上有青紫斑或紫点，腹中或其他部位有肿块，疼痛拒按，按之坚硬，固定不移为特点。代表方如桃核承气汤等。

桃核承气汤

《伤寒论》

【组成】桃仁去皮尖，五十个（12g）　大黄四两（12g）　桂枝去皮，二两（6g）　甘草炙，二两

(6g)　芒硝二两（6g）

【功效】破血下瘀泻热。

【主治】

下焦蓄血证　少腹急结，小便自利；甚则谵语烦躁，其人如狂，至夜发热；以及血瘀闭经，痛经，脉沉实而涩等。

【方解】方中桃仁与大黄并用为君，桃仁活血破瘀，大黄破瘀泻热，二者配伍，瘀热并治。桂枝通行血脉，助桃仁活血祛瘀，配于寒凉破泄方中，亦可防止寒凉凝血之弊；芒硝泻热软坚，助大黄下瘀泄热，共为臣药。炙甘草护胃安中，缓诸药峻烈之性，以为佐、使。服后“微利”，使蓄血去、瘀热清，诸症自平。

【应用】

（1）本方为治疗瘀热互结、下焦蓄血之代表方。以少腹急结、小便自利、脉沉实或涩为辨证要点。

（2）常用于急性盆腔炎、胎盘滞留、附件炎、肠梗阻等属瘀热互结下焦者。

（3）本方能破血下瘀，故孕妇忌用。若兼表证未解，当先解其表，而后再用本方。

【现代研究】本方具有改善微循环、调节免疫力、降低血糖、降低血胆固醇、抗炎、抗氧化损伤等作用。

【附方】下瘀血汤（《金匮要略》）功用：破血下瘀。

血府逐瘀汤

《医林改错》

【组成】桃仁四钱（12g）　红花三钱（9g）　当归三钱（9g）　生地黄三钱（9g）　川芎一钱半（5g）　赤芍二钱（6g）　牛膝三钱（9g）　桔梗一钱半（5g）　柴胡一钱（3g）　枳壳二钱（6g）　甘草一钱（3g）

【功效】活血祛瘀，行气止痛。

【主治】

胸中血瘀证　胸痛，头痛日久，痛如针刺而有定处，或呃逆日久不止，或饮水即呛，干呕，或内热瞀闷，或心悸失眠，急躁易怒，入暮潮热，唇暗或两目暗黑，舌暗红或有瘀斑，脉涩或弦紧。

【方解】当归、川芎、赤芍、桃仁、红花活血化瘀；牛膝祛瘀血，通血脉，引瘀血下行。柴胡疏肝解郁，升达清阳；桔梗开宣肺气，载药上行，又合枳壳一升一降，开胸行气，使气行则血行；生地黄凉血清热，合当归能养阴润燥，使祛瘀而不伤阴血；甘草调和诸药。全方既行血分瘀滞，又解气分郁结，活血而不耗血，祛瘀又能生新。

【应用】

（1）本方为治疗胸中血瘀证之代表方。以胸痛、痛有定处、舌暗红或有瘀斑为辨证要点。

（2）常用治疗冠心病心绞痛、风湿性心脏病、病毒性心肌炎、高血压病、充血性心力衰竭、胸部挫伤与肋软骨炎之胸痛，以及脑震荡后遗症之头痛、头晕、精神抑郁属血瘀气滞者。

（3）方中活血祛瘀药物较多，故孕妇忌服。

【现代研究】本方具有改善微循环、抗炎、抗氧化、抗病原微生物、调节免疫力等作用。

【附方】本方与通窍活血汤、膈下逐瘀汤、少腹逐瘀汤、身痛逐瘀汤均出自清代王清任《医林改错》，其功效各异。

（**思考：**桃核承气汤与血府逐瘀汤的功效主治有何不同？）

补阳还五汤

《医林改错》

【组成】生黄芪四两（120g）　当归尾二钱（6g）　赤芍一钱半（5g）　地龙一钱（3g）　川芎一钱（3g）　红花一钱（3g）　桃仁一钱（3g）

【功效】补气活血通络。

【主治】

气虚血瘀之中风　半身不遂，口眼歪斜，语言謇涩，口角流涎，小便频数或遗尿不禁，舌暗淡，苔白，脉缓。

【方解】方中重用生黄芪，大补脾胃之元气，令气旺血行，瘀去络通，为君药。当归尾长于活血，化瘀而不伤血，为臣药。川芎、赤芍、桃仁、红花助当归尾活血祛瘀，地龙通经活络，均为佐药。方中大量补气药与少量活血药相配，使气旺则血行，活血而不伤正，共奏补气活血通络之功。

【应用】

（1）本方是气虚血瘀理论的代表方剂。常用于中风后遗症的治疗，以半身不遂、口眼歪斜、苔白脉缓或脉细弱无力为辨证要点。

（2）常用于脑血管意外后遗症，以及其他原因引起的偏瘫、截瘫，上肢或下肢痿软属气虚血瘀者。

（3）使用本方需久服缓治，疗效方显。愈后还应继续服用一段时间，以巩固疗效，防止复发。

【现代研究】本方具有改善微循环、抗氧化、抗炎和调节免疫力等作用。

（**思考：**补阳还五汤的主治病证是什么？）

温经汤

《金匮要略》

【组成】吴茱萸三两（9g）　当归二两（6g）　芍药二两（6g）　川芎二两（6g）　人参二两（6g）　桂枝二两（6g）　阿胶二两（6g）　牡丹皮二两，去心（6g）　生姜二两（6g）　甘草二两（6g）　半夏半升（6g）　麦冬去心，一升（9g）

【功效】温经散寒，祛瘀养血。

【主治】

冲任虚寒，瘀血阻滞证　漏下不止，月经不调，或前或后，或一月再行，或经停不至，而见入暮发热，手心烦热，唇口干燥。亦治妇人久不受孕。

【方解】吴茱萸辛苦大热，温散寒邪而散寒止痛；桂枝辛甘温，能温经散寒，通行血脉。两药合用，温经散寒，通利血脉共为君药。当归、川芎、芍药活血祛瘀，养血调经；牡丹皮活血祛瘀，并退虚热，共为臣药。阿胶养血止血润燥，麦冬清热养阴，两药合用，养阴润燥而清虚热，并制吴茱萸、桂枝之温燥。人参、甘草益气补中而健脾和胃，有助于祛瘀调经；生姜温里散寒与半夏合用，温中和胃，以助生化，共为佐药。甘草又能调和诸药，兼为使药。诸药合用，温经散寒以活血，补养冲任以固本，则瘀血去、新血生、虚热退、月经调而病自除。

【应用】

（1）本方为妇科调经常用方剂。主要用于冲任虚寒而有瘀滞的月经不调、痛经、崩漏等证。以月经不调、小腹冷痛、经有瘀块、时发烦热为辨证要点。

（2）常用于功能性子宫出血、慢性盆腔炎、不孕、头痛、眩晕、慢性咽炎、肺心病、冠心病、雷诺病、胃痛、十二指肠溃疡、冻伤、肋软骨炎、慢性阑尾炎属冲任虚寒、瘀血阻滞者。

【现代研究】本方具有抑菌、抗氧化损伤、调节免疫力、镇静、镇痛、保肝利胆、抗溃疡、抑制肠蠕动等作用。

【附方】温经汤（《妇人大全良方》）功用：温经补虚，化瘀止痛；艾附暖宫丸（《仁斋直指》）功用：暖宫温经，养血活血。

（**思考**：*为什么温经汤是妇科常用方剂?*）

二、止血剂

止血剂适用于血溢脉外而出现的吐血、衄血、咯血、便血、尿血、崩漏等各种出血证。止血应治本，在止血的基础上，根据出血的原因适当配伍，切勿一味着眼于止血，所以前人有“见血休止血”之说，意在强调审因论治、治病求本。代表方有四生丸、小蓟饮子、槐花散、黄土汤等。

小蓟饮子

《济生方》

【组成】生地黄洗，四两（30g） 小蓟半两（15g） 滑石半两（5g） 木通半两（6g） 蒲黄半两，炒（9g） 藕节半两（9g） 淡竹叶半两（9g） 当归酒浸，半两（6g） 山栀子半两（9g） 炙甘草半两（6g）

【功效】凉血止血，利水通淋。

【主治】

热结下焦之血淋、尿血 尿中带血，小便频数，赤涩热通，舌红，脉数等。

【方解】方中重用生地黄凉血止血、养阴清热为君。臣以小蓟凉血止血，藕节、蒲黄凉血止血，并能消瘀，可使血止而不留瘀。滑石、竹叶、木通清热利水通淋；栀子清泄三焦之火，导热从下而出；当归养血和血，引血归经，且可防诸药寒凉太过之弊，共为佐药。甘草和中调药，为使药。本方止血之中寓以化瘀，清利之中寓以养阴。

【应用】

（1）本方临证以小便赤涩热痛、舌红、脉数为辨证要点。

（2）常用于急性泌尿系感染、泌尿系结石、尿血、慢性肾炎及过敏性紫癜等疾病。

【现代研究】本方具有抗病原微生物、抗炎、抗过敏、抗氧化损伤、增强免疫力、抗血栓形成、抗动脉粥样硬化等作用。

（**思考：**本方由前述哪个方剂加味而来？加味后主治功效变化是什么？）

黄土汤

《金匮要略》

【组成】甘草　干地黄　白术　附子炮　阿胶　黄芩各三两（各9g）　灶心黄土半斤（30g）

【功效】温阳健脾，养血止血。

【主治】

阳虚便血　大便下血，先便后血，或吐血、衄血，妇人崩漏，血色暗淡，四肢不温，面色萎黄，舌淡苔白，脉沉细无力。

【方解】灶心土即伏龙肝，温中、收敛、止血为君。白术、附子为臣，温阳健脾，以复脾胃统摄之权。生地黄、阿胶滋阴养血止血，补益阴血之不足，制约术、附之温燥伤血；黄芩苦寒，不仅止血，又佐制温热以免动血，皆为佐药。甘草为使，和药调中。诸药合用，标本兼顾，以刚药温阳而寓健脾，以柔药补血而寓止血。

【应用】

（1）本方主要用于脾阳不足所致的大便下血或妇女崩漏。以血色暗淡、四肢不温、面色萎黄、舌淡苔白、脉沉细无力为辨证要点。

（2）常用于慢性胃肠道出血及功能性子宫出血属脾阳不足者。

【现代研究】本方具有凝血止血、抗炎、抗病原微生物、调节免疫力、抗肿瘤等作用。

（**思考：**小蓟饮子与黄土汤的功效主治有何不同？）

其他理血剂见表10－9。

表10－9　其他理血剂

方名	组成	功效	主治	应用
复元活血汤	柴胡、栝楼根、当归、红花、甘草、穿山甲、大黄、桃仁	活血祛瘀，疏肝通络	跌打损伤	肋间神经痛，肋软骨炎，糖尿病周围神经病变等病
失笑散	五灵脂、蒲黄	活血祛瘀，散结止痛	瘀血停滞之痛证	痛经，慢性胃炎，心绞痛或异位妊娠等
丹参饮	丹参、檀香、砂仁	活血祛瘀，行气止痛	血瘀气滞，心胃诸痛	慢性胃炎，胃及十二指肠溃疡以及心绞痛等
四生丸	生荷叶、生艾叶、生柏叶、生地黄	凉血止血	血热妄行	肺结核，支气管扩张之咯血和胃溃疡吐血等
槐花散	槐花、柏叶、荆芥、枳壳	清肠凉血，疏风行气	肠风脏毒下血	痔疮出血或其他大便下血，结肠炎等

重点小结

方名	相同点	不同点
桃核承气汤	活血化瘀，用治瘀血证	破血下瘀力强效速。主治瘀热互结于下焦的蓄血证
血府逐瘀汤	活血化瘀，用治瘀血证	活血祛瘀，行气止痛，善行胸中。主治胸中血瘀之胸痛、头痛
补阳还五汤	活血化瘀，用治瘀血证	为补气活血的代表方。适用于气虚血瘀阻络之中风半身不遂
温经汤	活血化瘀，用治瘀血证	重在温养，佐以祛瘀。主治冲任虚寒，瘀血阻滞证
小蓟饮子	止血，用治出血证	凉血止血，兼可利水通淋。主治膀胱湿热之血淋、尿血
黄土汤	止血，用治出血证	重在温阳健脾，兼养血止血。主治阳虚失统之便血崩漏

学习方法

对理血剂，主要掌握代表方剂的组成特点、功效、主治，熟悉理血剂的功效、主治、分类和使用注意。学习时要善于找出理血方的共性和个性。

理血剂的学习重点在于理解理血有调理血液运行之意，主要用于血液运行异常的病证，血液运行异常有瘀血、出血等证。故理血剂常分为活血祛瘀剂、止血剂两大类。学习时要明确桃核承气汤、血府逐瘀汤、补阳还五汤、温经汤、小蓟饮子、黄土汤的活血祛瘀、止血的分类归属，在对具体方药的组方配伍特点理解的基础上学习具体不同的功效主治。

第十节　祛痰剂

扫码“学一学”

学习目标

掌握　二陈汤、温胆汤、半夏白术天麻汤的组成、功效、主治、应用和主要配伍意义。

熟悉　祛痰剂的定义、适用范围、分类及注意事项；清气化痰丸、贝母瓜蒌散的组成、功效、主治。

了解　苓甘五味姜辛汤的功效、主治。

【定义】凡以祛痰药为主组成，具有消除痰饮作用，用于治疗各种痰病的方剂，统称为祛痰剂。

痰包括饮，皆为水液代谢的病理产物，乃湿聚而成，其发病常以咳嗽为主症。痰饮亦可成为一种致病因素，流散于胸膈肠胃、经络四肢、头身关节而导致多种疾病。临床常见的有咳嗽喘促、头痛眩晕、胸痹呕吐、中风痰厥、癫狂惊痫，以及痰核瘰疬等。

【分类】痰病极为复杂，成因很多，可分为寒痰、热痰、湿痰、燥痰、风痰等，故治法因之各异，祛痰剂可分为燥湿化痰剂、清热化痰剂、润燥化痰剂、温化寒痰剂、化痰息风剂五类。

【注意事项】运用祛痰剂时，首先应辨别痰病的性质，即寒热燥湿的不同，随证选用对应的方剂，还应注意病情，分清标本缓急。有咯血倾向者，不宜用燥烈之剂，以免引起大量咯血；表邪未解或痰多者，慎用滋润之品，以防壅滞留邪。

一、燥湿化痰剂

燥湿化痰剂常用燥湿化痰药如半夏、天南星等，配伍健脾、理气药如白术、陈皮等组成方剂，症见痰多易咳、胸脘痞闷、呕恶眩晕、肢体困倦、舌苔白腻或白滑、脉缓滑或弦滑等。代表方有二陈汤、温胆汤等。

二陈汤

《太平惠民和剂局方》

【组成】半夏汤洗七次　橘红各五两（各15g）　白茯苓三两（9g）　甘草炙，一两半（4.5g）　生姜七片　乌梅一个（5g）

【功效】燥湿化痰，理气和中。

【主治】

痰湿咳嗽　痰多色白易咳，胸膈痞闷，恶心呕吐，肢体倦怠，或头眩心悸，舌苔白润，脉滑。

【方解】方以半夏辛温性燥为君，燥湿化痰，降逆和胃。橘红为臣，理气燥湿祛痰，燥湿以助半夏化痰之力，理气可使气顺则痰消。佐以茯苓健脾渗湿；煎加生姜，以其降逆化饮，既能制半夏之毒，又助半夏、橘红行气消痰，和胃止呕；复用少许乌梅收敛肺气，与半夏相伍，散中有收，祛痰而不伤正，并有“欲劫之而先聚之”之意。使以甘草，调和药性而兼润肺和中。诸药相合，标本兼顾，为祛痰的通用方剂。

【应用】

（1）本方为治疗湿痰证的基础方。以咳嗽痰多易咳、舌苔白腻或白润、脉缓滑为辨证要点。因其性燥，故阴虚肺燥及咯血者忌用。

（2）感冒、慢性支气管炎、肺气肿、慢性胃炎、胃溃疡、眩晕、梅尼埃病、高血压、冠心病、糖尿病、妊娠呕吐、神经性呕吐等属湿痰或湿阻气机者，均可用之。

【现代研究】二陈汤具有镇咳化痰、降脂、保肝、延缓衰老等作用。

【附方】由本方加减而来的方剂有导痰汤（《济生方》）、涤痰汤（《证治准绳》），功效各异。

（思考：二陈汤中生姜的配伍意义?）

温胆汤

《三因极一病证方论》

【组成】半夏汤洗七次　竹茹　枳实麸炒去瓤，各二两（各6g）　橘皮三两（9g），去白　甘草炙，一两（3g）　白茯苓一两半（4.5g）　生姜三片　大枣三个

【功效】理气化痰，清胆和胃。

【主治】

胆胃不和，痰热内扰证　胆怯易惊，虚烦不宁，失眠多梦，呕吐呃逆，癫痫等。

【方解】方中以半夏为君，燥湿化痰，降逆和胃。竹茹为臣，清胆和胃，止呕除烦。佐以枳实、橘皮理气化痰，使气顺痰消；茯苓健脾利湿，使湿去则痰不生。使以甘草，调药和中。煎加生姜、大枣和脾胃而兼制半夏之毒。综合全方，可使痰热消而胆胃和，则诸症自解。

【应用】

（1）本方为治疗胆胃不和、痰热内扰证的常用方。以舌苔白腻微黄、脉弦滑或略数为辨证要点。

（2）适用于冠心病，高血压，心肌炎，头痛，眩晕，失眠，急、慢性胃炎，呕吐，胆结石，特发性水肿，慢性肾衰竭，糖尿病，卵巢囊肿，妊娠呕吐，神经症，慢性支气管炎，梅尼埃病等属痰热内扰与胆胃不和者。

【现代研究】本方具有镇静、镇痛、抗惊厥、抗衰老、催眠等作用。

【附方】十味温胆汤（《世医得效方》）功效：化痰宁心。

（**思考**：*二陈汤和温胆汤均以半夏为君药，二者功效与主治有何不同?*）

二、清热化痰剂

清热化痰剂适用于热痰证。症见咳嗽痰黄、黏稠难咳，以及痰热所致的胸痛、眩晕、惊痫等。代表方有清气化痰丸。

清气化痰丸

《医方考》

【组成】陈皮去白　杏仁去皮尖　枳实麸炒　黄芩酒炒　瓜蒌仁去油　茯苓各一两（各6g）　胆南星一两半，制　半夏一两半（9g）　姜汁为丸

【功效】清热化痰、理气止咳。

【主治】

痰热咳嗽　痰稠色黄，咳之不爽，胸膈痞闷，甚则气急呕恶，舌质红，苔黄腻，脉滑数。

【方解】方以胆南星为君，其味苦性凉，清热化痰，治痰热之壅闭。瓜蒌仁甘寒，长于清肺化痰；黄芩苦寒，善清肺泻火，二者共为臣药，泻肺火，化痰热，以助胆南星之力。枳实下气消痞；陈皮理气宽中，亦可燥湿化痰；茯苓健脾渗湿，杏仁宣利肺气，半夏燥湿化痰，共为佐使。姜汁为丸，既可制半夏之毒，又增强祛痰降逆之力。诸药配伍，共奏清热化痰、理气止咳之效。

【应用】

（1）本方为治疗热痰的常用方剂，临证以咳嗽痰稠色黄、苔黄、脉数为辨证要点。

（2）肺炎、支气管炎见痰稠色黄，证属痰热者，可加减治之。

【附方】清金降火汤（《杂病源流犀烛》）功效：清肺化痰。

三、润燥化痰剂

润燥化痰剂常以润肺化痰药如贝母、瓜蒌等为主组成方剂，适用于燥痰证。症见痰稠而黏、咳之不爽、咽喉干燥，甚则呛咳、声音嘶哑等。代表方有贝母瓜蒌散。

贝母瓜蒌散

《医学心悟》

【组成】贝母一钱五分（4.5g）　瓜蒌一钱（3g）　天花粉　茯苓　橘红　桔梗各八分（各2.5g）

【功效】润肺清热，理气化痰。

【主治】

燥痰咳嗽　咳痰不爽，涩而难出，咽喉干燥，苔白而干等。

【方解】方以贝母为君，取其润肺清热，化痰止咳。臣以瓜蒌，润肺清热，理气化痰。佐以天花粉润燥生津，清热化痰。橘红理气化痰，使气顺痰消；茯苓健脾渗湿，以杜绝生痰之源；桔梗宣利肺气，令肺金宣降有权。诸药配伍，润燥与理气合用，则肺得清润而燥痰自化，宣降有常则咳逆自止。

【应用】

（1）本方为润燥化痰常用方剂。以咳痰难出、咽喉干燥、苔白而干为辨证要点。

（2）对于肺结核、肺炎等见有燥痰证者，可加减治之。

四、温化寒痰剂

温化寒痰剂常以温肺化痰药如干姜、细辛为主组成方剂，适用于寒痰证。症见咳痰清稀色白、舌苔白滑等。代表方有苓甘五味姜辛汤。

苓甘五味姜辛汤

《金匮要略》

【组成】茯苓四两（12g）　甘草三两（9g）　干姜三两（9g）　细辛三两（5g）　五味子半升（5g）

【功效】温肺化饮。

【主治】

寒饮咳嗽　咳痰量多，清稀色白，胸膈不快，舌苔白滑，脉弦滑等。

【方解】方以辛热之干姜为君，温肺散寒以化饮，温运脾阳而化湿。以细辛之辛散，温肺散寒，助干姜散其凝聚之饮；以茯苓之甘淡，健脾渗湿，同为臣。佐以五味子敛肺气而止咳，与细辛、干姜相伍，散中有收，收不留邪，且能调和肺司开合之职。使以甘草和中调药。综合全方，温散并行，开合相济，使寒饮得去，肺气安和，实为温化寒饮之良剂。

【应用】

（1）本方为温化寒痰的常用方剂，以咳嗽痰稀色白、舌苔白滑为辨证要点。

（2）可用于哮喘、气管炎、肺气肿属寒饮而咳痰清稀者。

【附方】冷哮丸（《张氏医通》）功效：温肺散寒，涤痰化饮。

五、化痰息风剂

化痰息风剂常用化痰药与平肝息风药配伍组方，适用于内风夹痰证。症见眩晕头痛，或发癫痫，甚则昏厥，不省人事等。代表方有半夏白术天麻汤。

半夏白术天麻汤

《医学心悟》

【组成】 半夏一钱五分（9g） 天麻 茯苓 橘红各一钱（各6g） 白术三钱（18g） 甘草五分（3g）

【功效】 燥湿化痰，平肝息风。

【主治】

风痰上扰证 眩晕头痛，胸闷呕恶，舌苔白腻，脉弦滑等。

【方解】 方中半夏燥湿化痰，降逆止呕；天麻平肝息风，止头眩，二者合用为君。白术为臣，健脾燥湿，与半夏、天麻配伍，祛湿化痰、止眩之功益佳。佐以茯苓健脾渗湿，与白术相伍，尤治生痰之本；橘红理气化痰，以使气顺则痰消。使以甘草调药和中，煎加姜、枣以调和脾胃。诸药合用，风息则痰消，眩晕自愈。

【应用】

（1）本方为化痰息风的基础方，临证以眩晕、呕恶、舌苔白腻为辨证要点。

（2）耳源性或神经性眩晕，脂质代谢紊乱所致的高黏血症、高脂血症、高血压病，三叉神经痛，更年期综合征等均可随证加减用之。

【现代研究】 本方具有降低血脂及血黏度、降低血压、改善脑缺血状态等作用。

（**思考：** *半夏白术天麻汤中哪两味药为治风痰眩晕头痛的要药，为什么？*）

其他祛痰剂见表10－10。

表10－10 其他祛痰剂

方名	组成	功效	主治	应用
小陷胸汤	黄连、半夏、瓜蒌	清热化痰，宽胸散结	痰热互结证	急慢性胃炎，胆囊炎，冠心病，胸膜炎，急性支气管炎，慢性阻塞性肺气肿，肋间神经痛等
定痫丸	天麻、川贝母、半夏、茯苓、茯神、胆南星、石菖蒲、全蝎、僵蚕、琥珀、陈皮、远志、丹参、麦冬、朱砂	涤痰息风	痰热痫病，癫狂	癫痫证属痰热者

重点小结

方名	相同点	不同点
二陈汤	燥湿化痰	燥湿化痰又和胃降逆的半夏，配伍理气行滞又燥湿化痰的橘红，可燥湿化痰，理气和中，主治湿痰证。为燥湿化痰的基础方
温胆汤		半夏配伍竹茹、陈皮、枳实和茯苓，理气化痰，和胃利胆，治疗胆郁痰扰所致的不眠、惊悸、呕吐以及眩晕、癫痫证
贝母瓜蒌散	润燥化痰	贝母与瓜蒌相须为用并配伍天花粉等，全方清润宣化并用，肺脾同调，而以润肺化痰为主，且润肺而不留痰，化痰不伤津。主治燥痰咳嗽
苓甘五味姜辛汤	温化寒痰	干姜配伍细辛、茯苓、五味子等，纵观全方，温散并行、开合相济、肺脾同治、标本兼顾，堪称温化寒饮之良方
半夏白术天麻汤	化痰息风	半夏与天麻同为君药并配伍白术、茯苓等，以化痰息风治标为主，健脾祛湿治本为辅。为治风痰眩晕、头痛的常用方
清气化痰丸	清热化痰	以苦寒的胆南星和甘寒的瓜蒌仁为君药，配伍制半夏、黄芩等，清热降火，化痰散结并导痰热从大便而下。主治热痰咳嗽，咳痰黄稠，胸膈痞闷，舌红苔黄腻，脉滑数等症

学习方法

对祛痰剂，主要掌握代表方剂的组成特点、功效、主治，熟悉祛痰剂的功效、主治、分类和使用注意。祛痰剂的学习重点在于找出不同方剂的共性和个性。

祛痰剂根据所治的病证不同，可分为燥湿化痰剂、清热化痰剂、润燥化痰剂、温化寒痰剂、化痰息风剂五类。学习时要明确二陈汤、温胆汤、贝母瓜蒌散、苓甘五味姜辛汤、半夏白术天麻汤、清气化痰丸的分类归属，在对具体方药的组方配伍特点理解的基础上学习具体不同的功效主治。个性的学习在于理解组方配伍特点，组方的不同决定了方剂功效主治的不同，如二陈汤中的半夏与橘红的配伍等。

第十一节　安神剂

扫码“学一学”

学习目标

掌握　朱砂安神丸、天王补心丹的组成、功效、主治、应用和主要配伍意义。
熟悉　安神剂的定义、适用范围、分类及注意事项。
了解　酸枣仁汤的组成、功效、主治。

【定义】安神剂是指以安神药物为主要组成，具有安神作用，主治神志不安病证的方剂。

神志不安，表现为心悸怔忡、健忘失眠、烦躁惊狂等。外受惊恐、心肝阳亢扰及心神者属实证。“惊者平之”，治宜重镇安神；阴血不足、心肝失养者属虚证，“虚者补之”，治宜滋养安神。

【分类】根据神志不安病证的病因、病机，安神剂可分为重镇安神剂与滋养安神剂两类。

【注意事项】重镇安神剂多易伤胃气，不宜久服，应配伍健脾和胃之品。朱砂等安神药具有一定毒性，不宜久服，防止慢性中毒。

朱砂安神丸

《内外伤辨惑论》

【组成】朱砂半两（15g）　黄连六钱（18g）　甘草五钱五分（16.5g）　生地黄一钱半（4.5g）　当归二钱半（7.5g）

【功效】重镇安神，清心泻火。

【主治】

心火偏亢，阴血不足证　心神烦乱，失眠多梦，惊悸怔忡，舌红，脉细数。

【方解】方中朱砂为君，其质重味甘性寒，重可镇怯，寒能清热。黄连苦寒，清心泻火除烦为臣。两药相伍，重镇以安神志，清心而除烦热。生地黄甘苦寒，滋阴清热；当归甘辛苦温，补养心血，配伍生地黄补其灼伤之阴血，使阴血充而养心神，同为佐药。甘草和中调药，又可制黄连苦寒之性，防朱砂质重碍胃，是使药兼佐药之用。合而用之，有标本兼治之功。

【应用】

（1）本方适用于心火偏亢，灼伤阴血的心神不安证。以惊悸失眠、舌红、脉细数为辨证要点。阴虚、脾虚者忌用。

（2）神经衰弱之心悸失眠或抑郁，症见神志恍惚及心动过速等属心火偏亢、阴血不足者，可用本方加减治疗。

（3）朱砂有毒，含硫化汞，不宜多服久服，以防造成汞中毒；不宜与碘化物或溴化物同用，以防造成医源性肠炎。

【现代研究】本方具有镇静、延长慢波睡眠期及总睡眠时间，抗惊厥、抗心律失常的作用。

天王补心丹

《校注妇人良方》

【组成】生地黄酒洗，四两（120g）　人参去芦　丹参微炒　玄参微炒　白茯苓去皮　远志去心，炒　五味子烘　桔梗各五钱（各15g）　当归身酒洗　天冬去心　麦冬去心　柏子仁炒　酸枣仁各一两（各30g）　为末，炼蜜为小丸，朱砂为衣，每服9g。

【功效】滋阴清热，补心安神。

【主治】

阴亏内热，心神不宁证　虚烦少寐，心悸神疲，梦遗健忘，大便干结，口舌生疮，舌红少苔，脉细数。

【方解】方中重用生地黄，滋肾水以补阴，水盛则能制火；入血分以养血，血不燥则津自润；并可清泻虚火，固精关，为君药。玄参、天冬、麦冬滋阴清热，生津养液，壮水制火；酸枣仁、柏子仁养心安神，合为臣药。丹参、当归补血和血，养心除烦；五味子涩精敛汗，宁心安神；远志交通心肾，安魂定志；人参、茯苓益心气、安心神，皆为佐药。桔梗载药上行助朱砂入心，增安神之效，共为使药。诸药合用，益水降火，宁心安神。

【应用】

（1）本方为滋阴清热安神的代表方。临证时以心悸失眠、舌红少苔、脉细数为辨证要点。

（2）神经衰弱、精神分裂症、心脏病、甲状腺功能亢进等病属心肾阴亏者，均可以本方加减治之。

（3）脾胃虚寒、胃纳欠佳、湿痰流滞者均不宜用。服药期间忌服辛辣之物。

【现代研究】本方具有改善记忆障碍、抗心脑缺血、催眠镇静的作用。

【附方】柏子养心丸（《体仁汇编》）功用：养心安神，滋阴补肾；孔圣枕中丹（《备急千金要方》）功用：补肾宁心，益志安神。

（**思考**：天王补心丹中人参、玄参、丹参的作用分别是什么？）

酸枣仁汤

《金匮要略》

【组成】酸枣仁炒，二升（15g）　茯苓二两（6g）　知母二两（6g）　川芎二两（6g）　甘草一两（3g）

【功效】清热除烦，养血安神。

【主治】

肝血不足，虚热扰神证　失眠心悸，虚烦不安，头目眩晕，咽干口燥，舌红，脉弦细。

【方解】方中重用酸枣仁，以其性味甘平，养血补肝，宁心安神，为君。茯苓宁心安神，知母滋阴清热，二药与枣仁相配，助君药安神除烦，共为臣药。佐以川芎调畅气机，疏达肝气，配君药，酸收辛散并用，相反相成，具有养血调肝之妙。甘草生用，清热和药，为使药。全方相合，养肝血以宁心神，清内热以除烦热。

【应用】

（1）本方为养血调肝安神的代表方。以虚烦不眠、咽干口燥、舌红、脉弦细为辨证要点。

（2）常用于神经衰弱、心脏神经官能症、更年期综合征等属肝血不足、虚热扰神者。

【现代研究】本方具有抑制中枢神经系统、抗心律失常、加深睡眠等作用。

（思考：天王补心丹与酸枣仁汤均为滋养安神剂，二者功效、主治有何不同?）

重点小结

方名	相同点	不同点
朱砂安神丸	重镇安神	甘寒质重的朱砂配伍黄连、当归等，标本兼治，清中有养，使心火得清，阴血得充，心神得养。主治心火亢盛，阴血不足证
天王补心丹	滋养安神	生地黄配伍天冬、麦冬、酸枣仁、柏子仁、玄参等，滋阴补血以治本，养心安神以治标，标本兼治，心肾两顾，但以补心治本为主。主治阴虚血少，神志不安证
酸枣仁汤		甘酸质润的酸枣仁配伍茯苓、知母、川芎等，养中兼清，补中有行，共奏养血安神、清热除烦之功。主治肝血不足，虚热内扰证

学习方法

对安神剂，主要掌握代表方剂的组成特点、功效、主治，熟悉安神剂的功效、主治、分类和使用注意。安神剂的学习重点在于找出不同方剂的共性和个性。

安神剂根据功效不同，可分为重镇安神剂和滋养安神剂两类。学习时要明确天王补心丹、酸枣仁汤、朱砂安神丸的分类归属，在对具体方药的组方配伍特点理解的基础上学习具体不同的功效主治。个性的学习在于对组方配伍特点的理解，组方的不同决定了方剂功效主治的不同，如酸枣仁汤中的酸枣仁和川芎的配伍等。

扫码“学一学”

第十二节　治风剂

学习目标

掌握　川芎茶调散、镇肝息风汤的组成、功效、主治、应用和主要配伍意义。

熟悉　治风剂的定义、适用范围、分类及注意事项；熟悉天麻钩藤饮的组成、功效、主治。

了解　独活寄生汤、牵正散的功效、主治。

【定义】凡以辛散祛风或息风止痉的药物为主要组成，具有疏散外风或平息内风的作用，用于治疗风病的方剂，统称治风剂。

风病可概括为外风和内风两类。外风侵袭人体肌表、经络、筋骨、关节等，常兼寒、湿、热等六淫外邪，故其证又有风寒、风湿、风热等区别，主要表现有头痛、肌肤瘙痒、筋骨挛痛，或口眼歪斜甚至角弓反张等。其他如破伤风等风邪毒气亦属外风。内风是指脏腑功能失调所致的风病，多与肝有关，常见眩晕、中风昏倒、半身不遂；或高热动风抽搐；或血虚生风，手足蠕动等。

【分类】治风剂根据病机治法不同分为疏散外风剂和平息内风剂。

【注意事项】运用本类方剂应先辨别外风内风，并根据病邪兼夹，常与祛寒、清热、活血祛瘀等法配合。

一、疏散外风剂

疏散外风剂以辛散祛风的药物组方，适用于外风证，症见头痛、关节不利等。代表方剂有川芎茶调散、独活寄生汤、牵正散等。

川芎茶调散

《太平惠民和剂局方》

【组成】川芎　荆芥去梗，各四两（各120g）　白芷　羌活　甘草各二两（各60g）　细辛一两（30g）　防风去芦，一两半（45g）　薄荷不见火，八两（240g）（食后茶清调下）

【功效】疏风止痛。

【主治】

风邪头痛　偏正头痛或巅顶作痛，恶寒发热，目眩鼻塞，舌苔白，脉浮。

【方解】方中川芎辛温为君，上达头目，长于祛风止痛，为诸经头痛之要药。羌活、白芷祛风止痛，其中羌活善走太阳经，白芷善达阳明经；细辛散寒止痛，并长于治少阴头痛，共为臣。荆芥、防风、薄荷辛散上行，疏风止痛，清利头目，均为佐药。甘草和中调药，为使。以清茶调下，取其苦凉之性，既可上清头目，又能制约风药过于温燥与升散。诸药合用，共奏疏风止痛之功。

【应用】

（1）本方为治风邪头痛的常用方剂。以头痛、鼻塞、脉浮为辨证要点。

（2）常用于普通感冒、流行性感冒、偏头痛、血管神经性头痛、慢性鼻炎、鼻窦炎等属外感风邪者。

【现代研究】本方具有镇痛、抗炎、解热、耐缺氧、催眠等作用。

【附方】菊花茶调散（《医方集解》）用于风热上扰头目。

（**思考**：川芎茶调散中配伍茶的意义是什么？）

独活寄生汤

《备急千金要方》

【组成】独活三两（9g）　桑寄生　杜仲　牛膝　细辛　秦艽　茯苓　肉桂心　防风　川芎　人参　甘草　当归　芍药　干地黄各二两（各6g）

【功效】祛风湿，止痹痛，益肝肾，补气血。

【主治】

痹证日久，肝肾两虚，气血不足证　腰膝疼痛，肢节屈伸不利，或麻木不仁，畏寒喜温，心悸气短，舌淡苔白，脉细弱。

【方解】方中独活辛苦温燥，善祛深伏骨节及下焦之风寒湿邪；桑寄生能补肝肾，壮筋骨，祛风湿，共为君。细辛、肉桂、秦艽辛散寒湿，温经通脉；防风疏风祛湿，透邪外出，此四味共助独活祛风湿，止痹痛；杜仲、牛膝合用助桑寄生补肝肾、强筋骨，共为臣。地黄、当归、川芎、芍药补血活血；人参、茯苓益气健脾，扶正祛邪，皆为佐。甘草益气和中，亦为佐使。全方合用，使风湿得除，气血得充，肝肾得补，诸症自愈。

【应用】

（1）本方为痹证日久体虚的常用方剂，以腰膝疼痛、畏寒喜温、舌淡苔白、脉细弱为辨证要点。

（2）本方常用于慢性风湿性关节炎、慢性腰腿痛、坐骨神经痛、骨质增生症等辨证属肝肾亏损、风寒湿痹者。

（3）湿热痹证者忌用本方。

【现代研究】本方具抗炎、镇痛、抗氧化、抑制免疫、调节血管通透性等作用。

【附方】三痹汤（《妇人大全良方》）即独活寄生汤去寄生，加黄芪、续断、生姜而成，偏于补气宣痹，善治手足拘挛等证。

牵正散

《杨氏家藏方》

【组成】白附子　白僵蚕　全蝎去毒，并生用，各等份（各9g）

【功效】祛风化痰，通络止痉。

【主治】风痰阻络之口眼歪斜。

【方解】方中白附子辛温祛风、化痰止痉，尤善治头面之风，为君药。全蝎、僵蚕均能祛风止痉，其中全蝎善于通络，僵蚕并有化痰之功，共为臣药。更有热酒调服，可宣通血脉，助药势直达头面病所。诸药合用，可使风散痰消、经络通畅，则诸症可愈。

【应用】

（1）适用于风痰阻络而偏于寒性者，以猝然口眼歪斜、舌淡苔白为辨证要点。

（2）常用于面神经麻痹、三叉神经痛、偏头痛、面神经炎、眼肌麻痹、颞颌关节紊乱症等辨证属风痰阻络者。

（3）方中白附子、全蝎均为有毒之品，用量宜小。

【现代研究】本方具有抗惊厥、降低血管阻力、降压、保护脑神经细胞的作用。

二、平息内风剂

平息内风剂以平肝息风药或滋阴养血药组成方剂，适用于内风证，症见眩晕卒倒、手足蠕动等，代表方有镇肝息风汤、天麻钩藤饮。

镇肝息风汤

《医学衷中参西录》

【组成】怀牛膝一两（30g） 生赭石轧细，一两（30g） 生龙骨捣碎，五钱（15g） 生牡蛎捣碎，五钱（15g） 生龟板捣碎，五钱（15g） 生杭芍五钱（15g） 玄参五钱（15g） 天冬五钱（15g） 川楝子捣碎，二钱（6g） 生麦芽二钱（6g） 茵陈二钱（6g） 甘草一钱半（4.5g）

【功效】镇肝息风，滋阴潜阳。

【主治】

类中风 头目眩晕，目胀耳鸣，脑部热痛，心中烦热，面色如醉，或时常噫气，或肢体渐觉不利，口角渐形歪斜；甚或眩晕颠仆，昏不知人，移时始醒；或醒后不能复原，脉弦长有力。

【方解】方中怀牛膝重用以引血下行为君。赭石镇肝降逆，龙骨、牡蛎、龟板、白芍益阴潜阳，镇肝息风，共为臣药。天冬、玄参滋阴壮水；茵陈、川楝子、生麦芽顺肝木之升发而防郁滞，兼清肝热，均为佐药。甘草调和诸药，与麦芽相伍，又能和胃调中，防金石介类碍胃之弊，为使药。诸药合方，共奏镇肝息风、滋阴潜阳之效。

【应用】

（1）本方是平息内风的代表方剂，以头目眩晕、面色如醉、脉弦长有力为辨证要点。

（2）高血压病、血管性头痛、脑卒中、眩晕综合征、癫痫小发作、癔症性晕厥、神经症、经前期紧张症等属阴亏阳亢者，均可加减治之。

【现代研究】本方具有降低血压、降脂，防治动脉硬化，改善肾功能等作用。

【附方】建瓴汤（《医学衷中参西录》），功效：镇肝熄风，宁心安神。

（思考：镇肝息风汤中哪些药物具有镇肝息风的作用?）

天麻钩藤饮

《杂病证治新义》

【组成】天麻（9g） 钩藤后下（12g） 生决明先煎（18g） 栀子 黄芩（各9g） 川牛膝（12g） 杜仲 益母草 桑寄生 首乌藤 朱茯神（各9g）

【功效】平肝息风，清热活血，补益肝肾。

【主治】

肝阳偏亢，肝风上扰证　头痛、眩晕、失眠、舌红苔黄、脉弦。

【方解】天麻、钩藤为君，平肝息风，止眩晕。石决明平肝潜阳明目，牛膝引血下行，共为臣。黄芩、栀子清热泻火；益母草活血利水；杜仲、桑寄生补益肝肾；首乌藤、朱茯神宁心安神，均为佐药。全方可平肝清热，补益肝肾。

【应用】

（1）本方是治疗头晕、头痛的常用方剂，以头痛、眩晕、失眠、舌红苔黄、脉弦为辨证要点。

（2）用于高血压病、脑血栓形成、脑出血、脑梗死、面神经麻痹、更年期综合征、高脂血症、颈椎病等属肝阳偏亢、肝风上扰者。

【现代研究】本方有镇痛、镇静、催眠、抗惊厥、降压、改善血流变、改善脑缺血等作用。

其他治风剂见表10－11。

表10－11　其他治风剂

方名	组成	功效	主治	应用
大秦艽汤	秦艽、川芎、独活、当归、白芍、石膏、甘草、羌活、防风、白芷、黄芩、白术、茯苓、生地、熟地、细辛	祛风清热，养血活血	风邪初中经络证	面神经麻痹，脑缺血性中风，类风湿关节炎等
小活络丹	川乌、草乌、天南星、地龙、乳香、没药	祛风除湿，化痰通络，活血止痛	风寒湿痹证	风湿性关节炎，类风湿关节炎，坐骨神经痛，骨质增生等
玉真散	天南星、防风、白芷、天麻、羌活、白附子	祛风定搐	破伤风	破伤风，神经根型颈椎病，面神经麻痹，面神经炎等
消风散	当归、生地、防风、蝉蜕、知母、苦参、胡麻仁、荆芥、苍术、牛蒡子、石膏、甘草、木通	疏风养血，清热除湿	风疹，湿疹	荨麻疹，皮炎，皮肤瘙痒症，银屑病，扁平疣，疥疮，急性肾炎等
羚角钩藤汤	羚角片、钩藤、桑叶、滁菊花、鲜生地、生白芍、川贝母、淡竹茹、茯神、生甘草	凉肝息风，增液舒筋	肝热生风证	流行性乙型脑炎，流行性脑脊髓膜炎，病毒性脑炎，子痫，小儿脐风及高血压病
大定风珠	生白芍、阿胶、生龟板、干地黄、麻仁、五味子、生牡蛎、麦冬、炙甘草、鸡子黄、鳖甲	滋阴息风	阴虚风动证	流行性乙型脑炎后期，中风后遗症，眩晕，甲状腺功能亢进症，震颤性麻痹等

重点小结

方名	相同点	不同点
川芎茶调散	疏散外风	川芎、荆芥等以茶清调下，升散中寓有清降，具有疏风止痛而不温燥的特点。主治外感风邪头痛
牵正散		白附子配伍白僵蚕、全蝎，祛风化痰，通络止痉。主治口眼歪斜，或面肌抽动，舌淡红，苔白等症

续表

药名	相同点	不同点
天麻钩藤饮	平息内风	天麻、钩藤配伍石决明、川牛膝、杜仲、寄生、栀子、黄芩等，平肝息风，清热活血，补益肝肾。主治肝阳偏亢，肝风上扰证
镇肝息风汤		怀牛膝配伍赭石、龙骨、牡蛎、龟板、白芍等，全方重用潜镇诸药，配伍滋阴、疏肝之品，镇肝息风，滋阴潜阳，标本兼治

学习方法

对治风剂，主要掌握代表方剂的组成特点、功效、主治，熟悉治风剂的功效、主治、分类和使用注意。治风剂的学习重点在于找出不同方剂的共性和个性。

治风剂根据治法的不同，可分为疏散外风剂和平息内风剂两类。学习时要明确川芎茶调散、镇肝息风汤的分类归属，在对具体方药的组方配伍特点理解的基础上学习具体不同的功效主治。个性的学习在于对组方配伍特点的理解，组方的不同决定了方剂功效主治的不同，如川芎茶调散中川芎、荆芥等以茶清调下，升散中寓有清降，具有疏风止痛而不温燥的特点。

第十三节　开窍剂

扫码“学一学”

学习目标

掌握　安宫牛黄丸、紫雪丹、至宝丹的组成、功效、主治。
熟悉　开窍剂的定义、适用范围、分类及注意事项。
了解　苏合香丸的组成、功效、主治。

【定义】凡以芳香开窍药为主组成，具有开窍醒神作用，用于治疗窍闭神昏之证的方剂，统称开窍剂。

【分类】闭证分为热闭、寒闭，本节方剂可分为凉开剂和温开剂两类。

【注意事项】①神志昏迷首应辨别脱证、闭证，脱证当治以回阳固脱，切忌使用开窍剂。②阳明腑实证而见神昏谵语者，治宜寒下，亦不宜使用开窍剂。③开窍剂多为芳香走窜药，久服易伤元气，且有碍胎元，孕妇慎用。④本类药物多制成散剂温开水化服或鼻饲，不宜加热煎煮，以免药物有效成分挥发，影响疗效。

一、凉开剂

凉开剂是以芳香开窍药配伍苦咸、寒凉之品组成的方剂，主治热闭证，症见高热烦躁、神昏谵语，甚或痉厥等，代表方有安宫牛黄丸、紫雪丹、至宝丹。

安宫牛黄丸

《温病条辨》

【组成】牛黄　郁金　犀角（水牛角浓缩粉代）　黄连　黄芩　山栀子　朱砂　雄黄各一两

（各30g）　冰片　麝香各二钱五分（各7.5g）　珍珠五钱（15g）　金箔为衣。

【功效】清热开窍，涤痰解毒。

【主治】

邪热内陷心包证　高热烦躁，神昏谵语，口干舌燥，痰涎壅盛，舌红或绛，脉数。亦治中风昏迷，小儿惊厥，属邪热内闭者。

【方解】牛黄、犀角（水牛角）为君，两味相协使心经之热得解而成安宫之势。臣以黄连、黄芩、栀子清热泻火解毒，以助牛黄清心包之热；麝香开窍醒神，冰片、郁金辟秽开闭，三药并用，散邪外达。佐以朱砂、珍珠镇心安神，金箔为衣，重镇除烦；雄黄助牛黄以豁痰解毒。清心解毒药与芳香开窍药合用，是凉开方剂的配伍特点。

【应用】

（1）本方为清热开窍的代表方。神昏谵语属温（暑）热内陷心包或痰热闭阻者，均可应用。以神昏谵语，伴高热烦躁、舌红或绛、脉数为辨证要点。

（2）流行性乙型脑炎、流行性脑脊髓膜炎、中毒性痢疾、尿毒症、脑血管意外、肝昏迷等病属痰热内闭者皆可用之。

【现代研究】本方具有镇静、抗惊厥、降温、保护脑组织等作用。

紫雪丹

《外台秘要》

【组成】石膏　寒水石　滑石　磁石各三斤（1.5kg）　水牛角浓缩粉　羚羊角屑　沉香　青木香各五两（150g）　玄参　升麻各一斤（500g）　甘草炙，八两（240g）　丁香一两（30g）　芒硝制，十斤（5kg）　硝石精制，四升（2kg）　麝香五分（1.5g）　朱砂三两（90g）　黄金一百两（3.1kg）

【功效】清热开窍，息风止痉。

【主治】

热邪内陷心包，热盛动风证　高热烦躁，神昏谵语，痉厥，斑疹吐衄，口渴引饮，唇焦齿燥，尿赤便秘，舌红绛苔干黄，脉数有力或弦数，以及小儿热盛惊厥。

【方解】水牛角善清心热、凉血解毒，羚羊角长于凉肝息风止痉，二药合用为治热传心、肝两经之良药；麝香辛温香窜，开窍醒神，三味为君。生石膏清热泻火除烦，寒水石、滑石清热利窍，使邪热下行；玄参、升麻清热解毒，共为臣药。木香、丁香、沉香行气通窍，与麝香配伍，以增开窍醒神之功；黄金、朱砂、磁石重镇安神，芒硝、硝石使邪热从肠腑下泄，甘草为使。诸药合用，清热解毒、开窍止痉。

【应用】

（1）本方为清热开窍的代表方。以高热烦躁、神昏痉厥、舌红绛苔干黄、脉数有力为辨证要点。

（2）常用于流行性脑脊髓膜炎、乙型脑炎、重型肺炎、猩红热、化脓性感染、肝昏迷以及小儿高热惊厥、麻疹热毒炽盛出现神志昏迷等辨证属热陷心包、热极生风者。

【现代研究】本方有解热、抗惊厥、镇静等作用。

至宝丹

《太平惠民和剂局方》

【组成】水牛角浓缩粉　朱砂研飞　雄黄研飞　生玳瑁屑研　琥珀研，各一两（各30g）　麝香研　龙脑（冰片）研，各一分（各0.3g）　金箔半入药，半为衣　银箔研，各五十片　牛黄研，一分（0.3g）　安息香一两半（45g），为末，以无灰酒搅澄飞过，滤去沙土，约得净数一两，慢火熬成膏

【功效】清热开窍，化浊解毒。

【主治】

痰热内闭心包证　神昏谵语，身热烦躁，痰盛气粗，舌红苔黄垢腻，脉滑数，以及中风、中暑、小儿惊厥属于痰热内闭者。

【方解】水牛角与麝香同用，清热开窍，共为君药。龙脑与安息香芳香开窍，辟秽化浊，与麝香合用，开窍之功尤为显著；牛黄、玳瑁清热解毒，豁痰息风，为臣药，其中牛黄又能豁痰开窍，与水牛角同用，可以增强凉血解毒之效。朱砂、琥珀镇心安神，雄黄豁痰解毒，金箔、银箔重镇安神，与朱砂、琥珀同用，意在加强重镇安神之力，为佐药。诸药相伍，清热解毒，化痰开窍。

至宝丹与安宫牛黄丸、紫雪合称“三宝”：“大抵安宫牛黄丸最凉，紫雪次之，至宝又次之。”其中安宫牛黄丸长于清热解毒豁痰，紫雪丹长于息风止痉，至宝丹长于芳香开窍、化浊辟秽。

【应用】

（1）本方是治疗痰热内闭心包证的常用方剂。以神昏谵语、身热烦躁、痰盛气粗为辨证要点。

（2）流行性脑脊髓膜炎、乙型脑炎、中毒性痢疾、尿毒症、肝昏迷等病属痰热内闭心包者皆可用之。

【现代研究】本方具有抗惊厥、抗脑缺血，升高血压、抗休克等作用。

（思考：安宫牛黄丸、至宝丹和紫雪丹为何称为凉开三宝？）

二、温开剂

温开剂是以芳香开窍药配伍温里、行气之品组成的方剂，适用于寒闭证，症见猝然昏倒、牙关紧闭、神昏不语、苔白、脉迟等。代表方有苏合香丸。

苏合香丸

《太平惠民和剂局方》

【组成】苏合香　龙脑（冰片）各半两（各15g）　麝香　安息香用无灰酒一升熬膏　青木香　香附　白檀香　丁香　沉香　荜茇各一两（各30g）　熏陆香制，半两（15g）　白术　诃黎勒皮　煨朱砂各一两（各30g）　乌犀屑（水牛角浓缩粉代）一两（30g）

【功效】芳香开窍，行气温中。

【主治】

寒闭证　突然昏倒，牙关紧闭，不省人事，苔白，脉迟；心腹卒痛，甚则昏厥。亦治中风、中气及感受时行瘴疠之气，属于寒闭证者。

【方解】 方中苏合香、麝香、冰片、安息香芳香开窍为君。木香、白檀香、沉香、陆香（乳香）、丁香、香附散寒止痛，辟秽化浊为臣，佐以荜茇温中散寒，与上述十种辛香之品配合，增强散寒、止痛、开郁的作用。白术补气健脾；诃黎勒皮（诃子）收涩敛气，防辛香太过、耗散正气。水牛角粉清心解毒，朱砂重镇安神共为佐。如此组方，既可加强芳香开窍与行气止痛之效，又可防止香散耗气伤正之弊。

【应用】

（1）本方是温开剂的代表方，适用于心腹痛属于气滞寒凝的有效方剂。以突然昏倒、不省人事、牙关紧闭、苔白、脉迟为辨证要点。

（2）流行性乙型脑炎、肝昏迷、冠心病、心绞痛、心肌梗死等属于寒闭者，均可用之。

【附方】 冠心苏合丸（《中华人民共和国药典》）由本方衍化而来，对心绞痛有良好的宽胸止痛效果。

【现代研究】 本方具有抗血小板凝集、保护心肌、扩张血管、抗炎、镇痛等作用。

重点小结

方名	相同点	不同点
安宫牛黄丸	凉开剂	牛黄、水牛角、麝香配伍黄连、黄芩、山栀子等清热泻火，凉血解毒并芳香开窍，但以清热解毒为主。本方为凉开法的代表方
紫雪丹		犀角（水牛角代）、羚羊角、麝香配伍生石膏、寒水石、滑石、玄参等，诸药合用，心肝并治，于清热开窍之中兼具息风止痉之效，既开上窍，又通下窍。主治温热病，热闭心包及热盛动风证
至宝丹		牛黄、犀角（水牛角代）配伍安息香、冰片、玳瑁等，化浊开窍，清热解毒之中兼通络散淤，镇心安神。主治痰热内闭心包证
苏合香丸	温开剂	苏合香、麝香、冰片和安息香配伍木香、香附、丁香、沉香等，集诸芳香药于一方，既长于辟秽开窍，又可行气温中止痛，且防诸香辛散走窜，补敛并用

学习方法

对开窍剂，主要掌握代表方剂的组成特点、功效、主治，熟悉开窍剂的功效、主治、分类和使用注意。开窍剂的学习重点在于找出不同方剂的共性和个性。

开窍剂根据开窍的方法不同，可分为凉开剂和温开剂两大类。学习时要明确安宫牛黄丸、紫雪丹、至宝丹、苏合香丸的分类归属，在对具体方药的组方配伍特点理解的基础上学习具体不同的功效主治。个性的学习在于对组方配伍特点的理解，组方的不同决定了方剂功效主治的不同，如安宫牛黄丸中的牛黄、犀角和麝香的配伍等。

扫码"学一学"

第十四节 补益剂

学习目标

掌握 四君子汤、补中益气汤、四物汤、归脾汤、六味地黄丸、肾气丸的组成、功效、主治、应用和主要配伍意义。

熟悉 补益剂的定义、适用范围、分类及注意事项；炙甘草汤、左归丸、右归丸的组成、功效、主治。

了解 地黄饮子、八珍汤的功效、主治。

【定义】 凡以补益药为主组成，具有补养人体气、血、阴、阳等作用，用于主治各种虚证的方剂，统称为补益剂，属于"八法"中的"补法"。

虚证，是指人体气、血、阴、阳等不足而产生的病证，为先天禀赋不足，后天失调所致，如饮食失当、劳倦过度、情志不畅、房事不节、病后失调等。治疗应遵循"虚者补之"（《素问·三部九候论》）、"损者益之""劳者温之"（《素问·至真要大论》）等原则。

【分类】 补益剂根据相应虚证的类型分为补气剂、补血剂、气血双补剂、补阴剂、补阳剂、阴阳并补剂六类。

【注意事项】

（1）补血常配伍补气之品以助生化。但补气时较少配伍补血药，恐其阴柔滞气。若气血两虚，宜气血双补。

（2）阴阳互为其根，补阳者宜佐以补阴之品；补阴者亦宜佐以阳药。若阴阳两虚，宜阴阳并补。

（3）辨证论治还应结合脏腑。有直接补益法；有按五行相生理论，采用"虚则补其母"之法；还有补益先后天，即侧重补脾或补肾之法。

（4）用时应辨别虚实的真假，特别是"至虚有盛候，至实有羸状"；"虚不受补"者宜先调理脾胃；兼夹实邪者，应视主次缓急，酌情攻补。

一、补气剂

补气剂是以人参、黄芪等补气药为主组成的方剂，用于肢体倦怠乏力、少气懒言、短气声低、食少便溏，甚则脱肛、子宫脱垂等脾肺气虚证。代表方有四君子汤、补中益气汤等。

四君子汤

《太平惠民和剂局方》

【组成】 人参去芦　白术　茯苓去皮（各9g）　甘草炙（6g）

【功效】 益气健脾。

【主治】

脾胃气虚证　面色萎白，语声低微，气短乏力，食少便溏，舌淡苔白，脉虚弱。

【方解】 方中人参益气健脾为君。白术苦燥健脾为臣。茯苓甘淡，健脾渗湿为佐，白术、茯苓合用，增强健脾除湿之功。炙甘草甘温，益气和中，调和诸药为使。四药配伍，共奏益气健脾之功。

【应用】

（1）本方是补气的基本方。以面色萎白、食少体倦、四肢乏力、舌淡苔白、脉虚弱为辨证要点。

（2）慢性胃炎、胃及十二指肠球部溃疡、乙型肝炎、冠心病、妊娠胎动不安、小儿低热等辨证属脾胃气虚者皆可加减用之。

【现代研究】 本方具有促进消化、调节胃肠运动、增强免疫力、调节肠道菌群、抗衰老、抗肿瘤等作用。

【附方】 本方加味而成的方剂有异功散（《小儿药证直诀》）、六君子汤（《医学正传》）、香砂六君子汤（《古今名医方论》）、保元汤（《博爱心鉴》）等。

补中益气汤

《内外伤辨惑论》

【组成】 黄芪一钱（18g）　甘草炙，五分（9g）　人参去芦　升麻　柴胡　橘皮　当归身酒洗　白术各三分（各6g）

【功效】 补中益气，升阳举陷。

【主治】

1. **脾胃气虚证**　食欲不振，脘腹痞胀，食后尤甚，大便溏泻，神疲肢倦，舌淡，脉弱等。

2. **气虚下陷证**　头晕目眩，少气倦怠，久痢久泻，腹部有坠胀感，舌淡苔白，脉弱。

3. **气虚发热证**　发热以上午为常见，劳倦即复发或加重，伴有声低气短，倦怠乏力，饮食少味，或兼恶风自汗，舌质淡，边尖有齿痕，舌苔薄，脉大无力。

【方解】 重用黄芪，补中益气，升阳固表为君。人参、炙甘草、白术补气健脾为臣，以增强黄芪补中益气之功。当归助人参、黄芪以补气养血；橘皮理气使诸药补而不滞，共为佐药。少量升麻、柴胡升阳举陷，为佐、使药。炙甘草兼使药。全方共奏补气升提之功。

【应用】

（1）本方为补中益气的常用方剂，以体倦乏力、少气懒言、面色萎白、脉虚无力为辨证要点。

（2）常用于内脏下垂、久泻、久痢、脱肛、重症肌无力、虚性便秘、原发性低血压、子宫脱垂、胎动不安、眼睑下垂、复发性口疮等辨证属于中气不足、清阳不升者。

（3）阴虚发热及内热炽盛者忌用。

【现代研究】 本方可调节胃肠运动、增强消化液分泌、增强免疫力、抗疲劳、提高抗缺氧能力、强心、抗肿瘤等方面作用。

【附方】 举元煎（《景岳全书》）适用于血崩血脱证；升阳益胃汤（《内外伤辨惑论》）适用于清阳不升、湿郁生热证等。

二、补血剂

补血剂适用于血虚的病证，症见面色萎黄、头晕目眩、心悸怔忡、失眠健忘、月经量少、舌淡苔白、脉沉细弱等，常用补血药如熟地黄、当归等配伍活血的药物组成方剂。代表方有四物汤、归脾汤。

四物汤

《仙授理伤续断秘方》

【组成】熟地黄（12g） 当归（9g） 白芍（9g） 川芎（6g）

【功效】补血和血。

【主治】

营血虚滞证 心悸失眠，头晕目眩，面色无华，妇人月经不调、量少或经闭不行，脐腹作痛，舌淡，脉细弦或细涩。

【方解】方中熟地黄柔润滋腻，为滋阴补血之要药，用为君药。当归补血养肝，和血调经，为臣药。白芍养血柔肝，缓急止腹痛；川芎活血行气，同为佐药。四者配伍补血而不滞血，和血而不伤正。

【应用】

（1）本方是补血、调经的基本方，以头晕心悸、面色无华、舌淡、脉细为辨证要点。

（2）妇科月经不调、胎产疾病以及荨麻疹、扁平疣等慢性皮肤病、骨伤科疾病、神经性头痛等辨证属营血虚滞者均可加减用之。

（3）湿盛中满，大便溏泻者忌用；血崩气脱之证亦不宜用。

【现代研究】本方具有增强造血功能、改善血液高黏状态、增强免疫等作用。

【附方】胶艾汤（《金匮要略》）减去阿胶、艾叶、甘草而成本方。《医宗金鉴》以本方加桃仁、红花成桃红四物汤，用于血瘀所致的痛经等。

（思考：四物汤为什么用熟地黄而不选用生地黄？）

归脾汤

《济生方》

【组成】白术 当归 茯神去木 黄芪去芦 远志 龙眼肉 酸枣仁炒，去壳，各一钱（3g） 人参一钱（6g） 木香不见火，五分（1.5g） 甘草炙，三分（1g）

【功效】益气补血，健脾养心。

【主治】

1. 心脾气血两虚证 心悸怔忡，失眠多梦，头晕健忘，食欲不振，腹胀便溏，倦怠无力，面色萎黄，舌淡，脉细弱。

2. 脾不统血证 便血、紫癜，妇女崩漏或淋漓不止，舌淡，脉细弱等。

【方解】方中黄芪补脾益气，龙眼肉补脾气养心血，共为君药。人参、白术补气，与黄芪相配，加强补脾益气之功；当归滋养营血，与龙眼肉相伍增加补血养心之效，均为臣药。茯苓、酸枣仁、远志宁心安神；木香理气醒脾，与补气养血药配伍，使之补不碍胃，补而不滞，俱为佐药。炙甘草为使。姜、枣调和脾胃。合方心脾同治，气血并补，但重用补气，气旺则血自生，血足则心有所养。

【应用】

（1）本方为治疗心脾两虚的代表方，临床以心悸失眠、体倦食少、便血或崩漏、舌淡、脉细弱为辨证要点。

（2）常用于治疗神经衰弱、冠心病、胃及十二指肠溃疡出血、功能性子宫出血、血小板减少性紫癜等属心脾气血两虚及脾不统血证者。

【现代研究】本方具有增强记忆、增加红细胞数量、抗氧化、镇静催眠等作用。

三、气血双补剂

气血双补剂常用补气药和补血药共同组成方剂，适用于气血两虚证。症见面色无华、心悸怔忡、食少倦怠、气短懒言、舌淡、脉虚无力等。代表方有八珍汤等。

八珍汤

《正体类要》

【组成】人参　白术　白茯苓　川芎　当归　白芍　熟地黄　甘草炙，各一两（30g）

【功效】益气补血。

【主治】

气血两虚证　面色苍白或萎黄，头晕目眩，四肢倦怠，气短懒言，心悸怔忡，饮食减少，舌淡苔薄白，脉细弱或虚大无力。

【方解】方中人参与熟地黄相配，益气养血，共为君药。白术、茯苓健脾渗湿，助人参益气补脾；当归、白芍养血合营，助熟地黄补益阴血，均为臣药。佐以川芎活血行气，使之补而不滞。炙甘草补脾胃而和诸药而为使药。诸药合用气血双补。

【应用】

（1）本方是治疗气血两虚的常用方。以气短乏力、心悸神疲、头晕目眩、舌淡、脉细无力为辨证要点。

（2）常用于病后虚弱、贫血、迁延性肝炎、神经衰弱以及月经不调、习惯性流产、溃疡久不愈合等辨证属气血不足者。

【现代研究】本方具有抗贫血、升高血压、促血细胞再生、降低血黏度、提高免疫力等作用。

【附方】十全大补汤（《太平惠民和剂局方》）、人参养荣汤（《三因极一病证方论》）均由本方加减而来。

四、补阴剂

补阴剂常以补阴药为主配伍清热及补阳理气之品组成方剂，适用于阴虚证。症见形体消瘦、头晕耳鸣、潮热颧红、五心烦热、盗汗失眠、腰酸遗精、咳嗽咯血、口燥咽干、舌红少苔、脉细数等。代表方有六味地黄丸等。

六味地黄丸

《小儿药证直诀》

【组成】熟地黄八钱（24g）　山萸肉　干山药各四钱（各12g）　泽泻　牡丹皮　茯苓去皮，各三钱（各9g）

【功效】 滋阴补肾。

【主治】

肾阴虚证 腰膝酸软，头晕目眩，耳鸣耳聋，盗汗，遗精，消渴，骨蒸潮热，手足心热，舌燥咽痛，牙齿动摇，足跟作痛，小便淋漓，以及小儿囟门不合，舌红少苔，脉沉细数。

【方解】 本方重用熟地黄滋肾填髓，为君药。山萸肉补养肝肾；山药补益脾阴，共为臣药。君臣相配，滋养肝脾肾，称为“三补”。泽泻利湿泄浊，并防熟地黄之滋腻恋邪；牡丹皮清泻相火，并制山萸肉之温涩；茯苓淡渗脾湿，并助山药之健运，三药为“三泻”，平其偏盛治标，均为佐药。全方三补三泻，其中补药用量重于泻药，是以补为主；肝、脾、肾三阴并补，以补肾阴为主。

【应用】

（1）本方是治疗肾阴虚证的基本方。当以腰膝酸软、头晕目眩、口燥咽干、舌红少苔、脉沉细数为辨证要点。

（2）慢性肾炎、高血压病、糖尿病、肺结核、肾结核、甲状腺功能亢进症、视神经炎、白内障以及无排卵功能性子宫出血、前列腺炎等辨证以肾阴不足为主者均可加减用之。

【现代研究】 本方具有抗衰老、调节内分泌、提高心肌耐缺氧能力、调节脂质与糖代谢、保肝、抗肿瘤、增强免疫力等作用。

【附方】 知柏地黄丸（《医宗金鉴》）、杞菊地黄丸（《医级》）、都气丸（《医贯》）、麦味地黄丸（《寿世保元》）均由本方加减而成。

（**思考：** 六味地黄丸方中三补和三泻是何关系？）

左归丸

《景岳全书》

【组成】 大熟地八两（240g） 山药 炒枸杞子 山茱萸肉各四两（各120g） 川牛膝酒洗，蒸熟，四两（120g） 菟丝子 制鹿角胶敲碎，炒珠 龟板胶切碎，炒珠各四两（各120g）

【功效】 滋阴补肾，填精益髓。

【主治】

真阴不足证 头目眩晕，腰酸腿软，遗精滑泄，自汗盗汗，口燥咽干，舌红少苔，脉细。

【方解】 方中重用熟地滋肾填真阴为君。臣以血肉有情之龟板胶补阴，鹿角胶补阳，“阳中求阴”。山茱萸、山药、枸杞子、菟丝子、川牛膝益肝肾、固精气，均为佐药。诸药配伍，滋肾填髓。本方乃六味地黄丸中减去“三泻”之药，加滋阴补肾之品而成，纯补无泻，补力较峻。

【应用】

（1）本方是治疗真阴不足的常用方，以头目眩晕、腰酸腿软、舌光少苔、脉细为辨证要点。

（2）老年性慢性支气管炎、高血压病、阿尔茨海默病、慢性肾炎、腰肌劳损、不孕等辨证属于真阴亏损者，均可加减用之。

【现代研究】 本方具有调节内分泌、减轻下丘脑－垂体－肾上腺（HPA）轴功能亢进状态、提高免疫力等作用。

【附方】左归饮（《景岳全书》）滋阴补肾之力逊于左归丸。

（**思考：**六味地黄丸与左归丸均可滋补肝肾，其功效、主治的异同点是什么？）

炙甘草汤（又名复脉汤）

《伤寒论》

【组成】甘草炙，四两（12g）　桂枝三两，去皮（9g）　生姜三两，切（9g）　人参二两（6g）　阿胶二两（6g）　生地黄一斤（50g）　麦冬半升，去心（10g）　胡麻仁半升（10g）　大枣三十枚，擘（10枚）

【功效】滋阴养血，益气温阳，复脉止悸。

【主治】

1. **阴血不足，阳气虚弱证**　脉结代，心动悸，虚羸少气，舌光少苔，或质干而瘦小。

2. **虚劳肺痿**　咳嗽，涎唾多，形瘦短气，虚烦不眠，自汗盗汗，咽干口燥，大便干结，脉虚数。

【方解】方中炙甘草补气生血；生地黄滋阴补血，二药复脉之本共为君药。人参、大枣补益心脾，合炙甘草则养心复脉；阿胶、麦冬、麻仁甘润，配生地黄则滋阴养血，皆为臣药。佐以桂枝、生姜温心阳、通血脉。如此则阴血足而血脉充，阳气足而心脉通，共成阴阳气血并补之剂。

【应用】

（1）本方为治疗阴血不足而致心律失常的代表方，临证以脉结代、心动悸、虚羸少气、舌红少苔为辨证要点。

（2）功能性心律不齐、冠心病、风湿性心脏病、病毒性心肌炎、甲状腺功能亢进等有心悸气短、脉结代之症，以及慢性支气管炎、肺结核等属气阴两伤者皆可加减用之。

【现代研究】本方具有抗心律失常、改善自主神经功能、保护心肌缺血再灌注损伤等作用。

【附方】加减复脉汤（《温病条辨》）即本方加减而成，重在滋阴敛阴而复脉。

五、补阳剂

补阳剂是以补阳药为主组成的方剂。主治阳气虚弱证，症见面色苍白，形寒肢冷，腰膝酸痛，下肢软弱无力，小便不利，或小便频数，尿后余沥，少腹拘急，男子阳痿早泄，女子宫寒不孕，舌淡苔白，脉沉细，尺部尤甚等。代表方有肾气丸、右归丸等。

肾气丸

《金匮要略》

【组成】干地黄八两（240g）　山药　山茱萸各四两（各120g）　泽泻　茯苓　牡丹皮各三两（90g）　桂枝　附子各一两（各30g）

【功效】温补肾阳。

【主治】

肾阳不足证 腰痛足软，身半以下常有冷感，少腹拘急，小便不利或反多，入夜尤甚，阳痿早泄，舌淡而胖，脉虚弱，尺部沉细，以及痰饮、水肿、消渴、脚气、转胞等。

【方解】方中重用干地黄滋阴补肾生精，配山茱萸、山药补肝养脾益精；桂枝、附子，助命门以温阳化气，补阳药少而滋阴药多，取“少火生气”之意；泽泻、茯苓利水渗湿，配桂枝又温化痰饮；牡丹皮活血散瘀，此三味寓泻于补。诸药合用，助阳以化水，滋阴以生气。

【应用】

（1）本方为温补肾阳的常用方，以腰痛足软、舌淡而胖、脉虚弱而尺部沉细为辨证要点。

（2）慢性肾炎、糖尿病、醛固酮增多症、甲状腺功能低下、神经衰弱、肾上腺皮质功能减退等属肾阳不足者，皆可加减用之。

【现代研究】本方有增加性激素水平、提高肾上腺皮质功能、增强免疫等作用。

【附方】加味肾气丸（《济生方》）、十补丸（《济生方》均以本方加减而成。

右归丸

《景岳全书》

【组成】熟地黄八两（240g） 山药炒，四两（120g） 山茱萸微炒，三两（90g） 枸杞子微炒，四两（120g） 菟丝子制，四两（120g） 鹿角胶炒珠，四两（120g） 杜仲姜汁炒，四两（120g） 肉桂二两（60g） 当归三两（90g） 制附子二两（60g）

【功效】温补肾阳，益精填髓。

【主治】

肾阳不足，命门火衰证 久病气衰神疲，畏寒肢冷；或阳痿遗精；或阳衰无子；或大便不实，甚则完谷不化；或小便自遗；或腰膝酸软。舌淡苔白，脉沉而迟。

【方解】方中附子、肉桂温壮元阳，补命门之火；鹿角胶补肾温阳，益精养血，共为君药。熟地黄、山茱萸、山药、菟丝子、枸杞、杜仲、当归俱滋阴补肾，养肝调脾，填精补髓，配君药有“阴中求阳”之功。诸药合用，补肾之中兼顾养肝益脾，温阳之中参以滋阴填精。

【应用】

（1）本方为治命门火衰常用方，以神疲肢冷、畏寒肢冷、腰膝酸软、脉沉迟为辨证要点。

（2）常用于肾病综合征、骨质疏松症、精少不育、贫血等属肾阳不足者。

【现代研究】本方具有调节肾上腺皮质轴、提高骨密度、调节激素水平、抗衰老等作用。

【附方】右归饮（《景岳全书》）温肾添精之力较右归丸为逊。

六、阴阳并补剂

阴阳并补剂适用于阴阳两虚的病证。症见头晕目眩、腰膝酸软、阳痿遗精、畏寒肢冷、自汗盗汗、午后潮热等。代表方有地黄饮子等。

地黄饮子

《黄帝素问宣明论方》

【组成】 熟地黄（12g）　巴戟天去心　山茱萸　石斛　肉苁蓉浸酒，焙　附子炮　五味子　官桂　白茯苓　麦冬去心　石菖蒲　远志去心，各等份（各15g）　生姜（9g）　大枣（2枚）

【功效】 滋肾阴，补肾阳，开窍化痰。

【主治】

喑痱　舌强不能言，足废不能用，口干不欲饮，脉沉细弱。

【方解】 方中熟地黄、山茱萸滋补肾阴；肉苁蓉、巴戟天温补肾阳，为君药。配伍附子、官桂以助温养下元、引火归原；麦冬、石斛、五味子壮水济火，共为臣药。石菖蒲、远志、茯苓交通心肾、开窍化痰，为佐药。姜、枣和中调药，为佐使。合方标本兼顾，上下并治，而以治本治下为主。

【应用】

（1）本方是治肾虚喑痱的常用方，以舌喑不语、足废不用为辨证要点。

（2）高血压、脑动脉硬化、中风后遗症、脊髓炎等出现阴阳两虚者均可用之。

【现代研究】 本方具有提高认知能力、抗衰老、增强免疫力等作用。

（**思考**：*左归丸与右归丸是如何配伍达到“阳中求阴”和“阴中求阳”效果的?*）

其他补益剂见表10－12。

表10－12　其他补益剂

方名	组成	功效	主治	应用
参苓白术散	莲子、薏苡仁、砂仁、桔梗、白扁豆、白茯苓、人参、甘草、白术、山药	益气健脾，渗湿止泻	脾虚夹湿证	慢性胃肠炎，贫血，慢性支气管炎，慢性肾炎，妇女带下清稀量多等
玉屏风散	防风、黄芪、白术	益气固表	肺卫气虚证	反复发作的上呼吸道感染，肾小球肾炎，过敏性鼻炎，荨麻疹，支气管哮喘，手术后等表虚之自汗证
生脉散	人参、麦冬、五味子	益气生津，敛汗止汗	温热，暑热耗气伤阴证；久咳肺虚，气阴两伤证	冠心病，急性心肌梗死，心律不齐，肺心病，慢性支气管炎，中暑等
人参蛤蚧散	蛤蚧、人参、茯苓、知母、贝母、桑白皮、甘草、杏仁、生姜	补肺益肾，止咳定喘	肺肾气虚喘证	慢性支气管炎，支气管哮喘，支气管扩张症，肺气肿等
大补阴丸	熟地黄、龟板、黄柏、知母	滋阴降火	阴虚火旺证	肺结核，骨结核，甲状腺功能亢进症，糖尿病等
一贯煎	北沙参、麦冬、当归、生地黄、枸杞子、川楝子	滋阴疏肝	肝肾阴虚，肝气不舒证	慢性肝炎，慢性胃炎，胃及十二指肠溃疡，肋间神经痛，神经症，肺结核，糖尿病，慢性睾丸炎等
百合固金汤	百合、熟地、生地、当归、白芍、甘草、桔梗、玄参、贝母、麦冬	滋肾保肺，止咳化痰	肺肾阴亏，虚火上炎证	慢性支气管炎，支气管扩张咳血，慢性咽炎，肺结核
益胃汤	沙参、麦冬、细生地、玉竹、冰糖	养阴益胃	阳明温病，胃阴损伤证	慢性胃炎，糖尿病，小儿厌食症

重点小结

方名	相同点	不同点
四君子汤	补气	人参配伍白术、茯苓和甘草，益气健脾，主治脾胃气虚证。本方为治疗脾胃气虚证的基础方
补中益气汤		黄芪配伍人参、炙甘草、白术和陈皮等，补中益气，升阳举陷，主治脾虚气陷证和气虚发热证。本方为补气升阳、甘温除热的代表方
四物汤	补血	熟地黄配伍当归、川芎和白芍，共奏补血之功，补血而不滞血，行血而不伤血，温而不燥，滋而不腻。本方为补血调经的基础方
归脾汤		黄芪、龙眼肉配伍人参、白术、当归等，益气补血，健脾养心。本方的特点是心脾同治，重点在脾；气血并补，重在补气。为治疗思虑过度、劳伤心脾、气血两虚之良方
八珍汤	气血双补	人参、熟地黄配伍白术、茯苓、当归和白芍等，全方八药，实为四君子汤和四物汤的复方，益气补血，主治气血两虚证
六味地黄丸	补阴	熟地黄配伍山茱萸、山药、泽泻、茯苓和丹皮，肾肝脾三阴并补，并以补肾为主；三补三泻中又以补为主。本方为治疗肝肾阴虚证的基础方，主治腰膝酸软、头晕目眩、口燥咽干、舌红少苔、脉沉细数等症
肾气丸	补阳	附子、桂枝配伍山茱萸、山药、泽泻、茯苓、桂枝等，助阳以化水，滋阴以生气，使肾阳振奋，主治肾阳不足证
右归丸		附子、肉桂和鹿角胶配伍熟地黄、山茱萸、枸杞子和山药等，温补肾阳，填精益髓，以温肾阳为主而阴阳兼顾，肝脾肾并补，妙在阴中求阳，使元阳得以归原
地黄饮子	阴阳双补	熟地黄、山茱萸、肉苁蓉、巴戟天配伍附子、肉桂、石斛、麦冬等，滋肾阴，补肾阳，开窍化痰。主治下元虚衰，痰浊上泛之喑痱证

学习方法

对补益剂，主要掌握代表方剂的组成特点、功效、主治，熟悉补益剂的功效、主治、分类和使用注意。补益剂的学习重点在于找出不同方剂的共性和个性。

补益剂根据方剂性质和主治病证的不同，可分为补气剂、补血剂、气血双补剂、补阴剂、补阳剂、阴阳并补剂六大类。学习时要明确四君子汤、补中益气汤、四物汤、归脾汤、六味地黄丸、地黄饮子、肾气丸的分类归属，在对具体方药的组方配伍特点理解的基础上学习具体不同的功效主治。个性的学习在于对组方配伍特点的理解，组方的不同决定了方剂功效主治的不同，如六味地黄丸中“三补三泻”的配伍等。

扫码“学一学”

第十五节　固涩剂

学习目标

掌握　牡蛎散、四神丸的组成、功效、主治、应用和主要配伍意义。

熟悉　固涩剂的定义、适用范围、分类及注意事项；金锁固精丸的组成、功效、主治。

了解　缩泉丸、固冲汤的功效、主治。

【定义】凡以固涩药为主组成，具有收敛固涩作用，用于治疗气、血、精、津液耗散滑脱之证的方剂，统称固涩剂。根据《素问·至真要大论》"散者收之"的原则立法，属于"十剂"中的"涩可固脱"范畴。

【分类】根据耗散滑脱之证的病因和病位的不同相应分为固表止汗剂、敛肺止咳剂、涩肠固脱剂、涩精止遗剂、固崩止带剂五类。

【注意事项】

（1）运用时应适当配伍补虚药，使之标本兼顾。亡阳欲脱之大汗淋漓、小便失禁须急用大剂参、附之类回阳固脱，非单纯固涩所能治疗。

（2）外邪未去以及实邪所致的热病多汗、火扰遗泄、热痢初起、食滞泄泻、实热崩带等，均非本类方剂之所宜。

牡蛎散

《太平惠民和剂局方》

【组成】黄芪去苗土（30g） 麻黄根洗（9g） 牡蛎米泔浸，刷去土，火烧通赤（30g） 小麦（30g）

【功效】益气固表，敛阴止汗。

【主治】

汗证 常自汗出，夜卧更甚，心悸惊惕，短气烦倦，舌淡红，脉虚弱。

【方解】方中煅牡蛎益阴潜阳，固涩止汗，为君。黄芪益气实卫，固表止汗，为臣。小麦养心阴，益心气，清心除烦；麻黄根收敛止汗，俱为佐。合方使气阴得复，自汗可止。

【应用】

（1）本方适用于卫气不固的自汗、盗汗证。以汗出、心悸、短气、舌淡、脉虚弱为辨证要点。

（2）肺结核病、妇女产后体虚、自主神经功能失调等属于体虚卫外不固之多汗均可用本方治之。

【现代研究】本方具有调节自主神经功能紊乱、增强免疫力、镇静等作用。

四神丸

《内科摘要》

【组成】肉豆蔻 五味子各二两（各6g） 补骨脂四两（12g） 吴茱萸浸，二两（6g） 生姜（12g） 大枣（10枚）

【功效】温肾暖脾，固肠止泻。

【主治】

脾肾阳虚之久泻 五更泄泻，不思饮食，食不消化，或腹痛肢冷，神疲乏力，舌淡苔薄白，脉沉迟无力。

【方解】方中补骨脂补命门之火以温养脾土，为君。肉豆蔻温脾暖胃涩肠止泻，配合补骨脂则温肾暖脾、固涩止泻之功益彰，为臣。五味子收敛固涩以助止泻；吴茱萸温中散寒，共为佐。生姜、大枣为使。诸药合用，使火旺土强，泄泻可止。

【应用】

（1）本方是治疗脾肾阳虚泄泻的代表方，以五更泄泻、不思饮食、肢冷神疲、舌淡苔白、脉沉迟无力为辨证要点。

（2）慢性结肠炎、过敏性结肠炎、肠结核之久泻或五更泄泻属于脾肾虚寒者皆可加减用之。

【现代研究】本方具有调节肠道平滑肌运动、止泻、抗炎、增强免疫力的作用。

（思考：四神丸和参苓白术丸都治疗虚证泄泻，二者区别是什么？）

金锁固精丸

《医方集解》

【组成】沙苑蒺藜炒　芡实蒸　莲须各二两（各12g）　龙骨酥炙　牡蛎盐水煮一日一夜，煅粉，各一两（各6g）

【功效】补肾涩精。

【主治】

遗精　遗精滑泄，神疲乏力，腰酸耳鸣，舌淡苔白，脉细弱。

【方解】方中沙苑蒺藜甘温，补肾固精为君。芡实、莲须甘涩而平，益肾固精补脾气，共为臣药。佐以龙骨、牡蛎涩精止遗，助君药以固涩精关。合方标本兼顾，而以治标为主。

【应用】

（1）本方适用于肾虚之遗精滑泄证。以遗精滑泄、腰痛耳鸣、舌淡苔白、脉细弱为辨证要点。

（2）常用于神经衰弱、男子不育、神经症之遗精、滑泄及慢性前列腺炎、重症肌无力、女子月经、白带过多等属肾精不足，下元不固者。

【附方】水陆二仙丹（《洪氏集验方》），功效：固涩止遗。

【现代研究】本方具有调节内分泌、抗炎、止泻、降脂等作用。

缩泉丸

《魏氏家藏方》

【组成】乌药　益智仁各等份（各9g）　山药研末（9g）

【功效】温肾祛寒，缩尿止遗。

【主治】

膀胱虚寒证　小便频数，或遗尿不止，舌淡，脉沉细。

【方解】方中益智仁温补脾肾，固精缩尿，为君。乌药调气散寒，除膀胱、肾间寒气为臣。山药健脾补肾，固涩精气，为佐使。合方使下焦得温，膀胱气化复常，固摄有权，则诸症自除。

【应用】

（1）本方适用于下元虚寒之小便频数证。以尿频、遗尿、舌淡、脉沉弱为辨证要点。

（2）小儿遗尿、神经性尿频、尿崩症等辨证属于肾气不足、下元虚冷者均可加减用之。

【现代研究】本方具有提高肾上腺皮质功能，促醛固酮分泌而起到抗利尿作用。

固冲汤

《医学衷中参西录》

【组成】 白术一两，炒（30g） 生黄芪六钱（18g） 龙骨八钱，煅，捣细（24g） 牡蛎八钱，煅，捣细（24g） 萸肉八钱，去净核（24g） 生杭芍四钱（12g） 海螵蛸四钱，捣细（12g） 茜草三钱（9g） 棕边炭二钱（6g） 五倍子轧细，药汁送服五分（1.5g）

【功效】 益气健脾，固冲摄血。

【主治】

脾气虚弱，冲脉不固证 血崩或月经过多，色淡质稀，心悸气短，腰膝酸软，舌淡，脉微弱。

【方解】 方中重用白术、黄芪补气健脾以固冲摄血，为君。山茱萸、白芍补益肝肾，调补冲任，为臣。煅龙骨、煅牡蛎、棕榈炭、五倍子收敛止血，在众多固涩药中，又配海螵蛸、茜草化瘀止血，使血止而无留瘀之弊，均为佐药。合方标本兼顾，益气摄血。

【应用】

（1）本方为治气虚崩漏的常用方剂。以出血量多、色淡质稀、腰膝酸软、舌淡、脉细弱为辨证要点。

（2）常用于功能性子宫出血、产后出血过多等属于脾虚不摄、冲脉失固者。

【现代研究】 本方具有抑制子宫平滑肌、止血、镇痛、抗菌等作用。

其他固涩剂见表 10 – 13。

表 10 – 13 其他固涩剂

方名	组成	功效	主治	应用
九仙散	人参、款冬花、桑白皮、桔梗、五味子、阿胶、乌梅、贝母、罂粟壳	敛肺止咳，益气养阴	久咳肺虚证	慢性支气管炎，肺气肿，肺结核，支气管哮喘，肺源性心脏病，百日咳等
固经丸	黄柏、黄芩、椿根皮、白芍、龟板、香附	滋阴清热，固经止血	阴虚血热崩漏证	功能性子宫出血，慢性附件炎
易黄汤	山药、芡实、黄柏、车前子、白果	补脾益肾，清热祛湿	湿热带下证	宫颈炎，阴道炎等

重点小结

方名	相同点	不同点
牡蛎散	固表止汗	牡蛎配伍黄芪和麻黄，补敛并用，兼潜心阳，共奏益气固表、敛阴止汗之功。主治体虚自汗，盗汗
四神丸	涩肠固脱	补骨脂配伍肉豆蔻、五味子和吴茱萸温肾暖脾、固肠止泻。主治脾肾阳虚之肾泄证
金锁固精丸	涩精止遗	沙苑蒺藜配伍芡实、龙骨、牡蛎、莲须，既能补肾，又能固精，实为标本兼顾，而以治标为主。本方为治疗肾虚精关不固的常用方

学习方法

对固涩剂，主要掌握代表方剂的组成特点、功效、主治，熟悉固涩剂的功效、主治、分类和使用注意。固涩剂的学习重点在于找出不同方剂的共性和个性。

固涩剂根据主治病证的不同，可分为固表止汗剂、敛肺止咳剂、涩肠固脱剂、涩精止遗剂和固崩止带剂五大类。学习时要明确牡蛎散、缩泉丸、四神丸、金锁固精丸、固冲汤的分类归属，在对具体方药的组方配伍特点理解的基础上学习具体不同的功效主治。个性的学习在于对组方配伍特点的理解，组方的不同决定了方剂功效主治的不同，如牡蛎散中牡蛎和黄芪的配伍等。

第十六节 消食剂

扫码“学一学”

学习目标

掌握 保和丸、健脾丸的组成、功效、主治、应用和主要配伍意义。

熟悉 消食剂的定义、适用范围、分类及注意事项。

【定义】 凡以消食药物为主组成，具有消食健脾、除痞化积等作用，用于治疗食积证，统称为消食剂，属于“八法”中的“消法”。

【分类】 饮食内停，气机失畅，致脾胃升降功能失司，见脘腹胀满、恶食呕逆、泄泻等症。食积停滞，治宜消食化滞；食积内停，脾虚食滞，法当健脾消食，消补兼施。因此，本节方剂分为消食化滞剂与健脾消食剂两类。

【注意事项】

（1）消食剂多属渐消缓散之剂，适用于病势较缓者。积滞较重之食积证则当用泻下剂。

（2）消食剂属攻伐之品，纯虚无实者禁用。

保和丸

《丹溪心法》

【组成】 山楂六两（18g） 神曲二两（6g） 半夏 茯苓各三两（各9g） 陈皮 连翘 萝卜籽各一两（各6g）

【功效】 消食和胃。

【主治】

食积 脘腹痞满胀痛，嗳腐吞酸，恶食呕吐，或大便泄泻，舌苔厚腻，脉滑。

【方解】 方中山楂消一切饮食积滞，尤擅消肉食油腻之积为君。神曲善化酒食陈腐之积；萝卜籽长于消谷面之积，共为臣。三药同用，消各种食物积滞。佐以半夏、陈皮行气化滞，和胃止呕；茯苓健脾利湿，和中止泻；连翘清食积化热而散结。合方共奏消食和胃之功。

【应用】

（1）本方为治疗食积证的代表方，以脘腹胀满、嗳腐吞酸、苔厚腻、脉滑为辨证要点。

（2）常用于消化不良，急慢性胃炎、慢性胆囊炎、肠炎、婴幼儿消化不良、腹泻等属食积者。

【现代研究】本方具有提高消化酶活性和促进消化液（酶）分泌、止泻止呕等作用。

健脾丸

《证治准绳》

【组成】白术炒，二两半（75g）　木香另研　黄连酒炒　甘草各七钱半（各22g）　白茯苓去皮，二两（60g）　人参一两半（45g）　神曲炒　陈皮　砂仁　麦芽炒　山楂取肉　山药　肉豆蔻面裹纸包捶去油，各一两（各30g）

【功效】健脾和胃，消食止泻。

【主治】

脾虚食停证　食少难消，脘腹痞闷，大便溏薄，苔腻微黄，脉象虚弱。

【方解】方中四君子汤补气健脾，其中白术、茯苓用量偏多，意在着重补脾渗湿以止泻；山楂、神曲、麦芽消食积；山药、肉豆蔻助其健脾止泻；木香、砂仁、陈皮理气消痞；黄连燥湿厚肠。诸药相合，脾虚得补，食积得消，气机得畅，湿热得清，诸症可愈。

【应用】

（1）本方适用于脾虚食停，兼有湿热之证。以脘腹痞闷、食少难消、大便溏薄、苔腻微黄、脉象虚弱为辨证要点。

（2）慢性胃炎、慢性肠炎、肠功能紊乱、消化不良、过敏性结肠炎等属脾虚食积者均可用之。

【现代研究】本方具有抗消化性溃疡、抗菌、促消化液分泌、止泻等作用。

重点小结

方名	相同点	不同点
保和丸	消食和胃	山楂配伍神曲、莱菔子、半夏和陈皮等，不但消食和胃，还清热祛湿。本方为治疗一切食积的常用方，主治食滞胃脘证
健脾丸		白术、茯苓配伍山楂、神曲、麦芽、人参和山药等，可消食和胃、健脾止泻，消补兼施，补而不滞，消不伤正。主治脾虚食积证

学习方法

对消食剂，主要掌握代表方剂的组成特点、功效、主治，熟悉消食剂的功效、主治、分类和使用注意。消食剂的学习重点在于找出不同方剂的共性和个性。

学习时要根据方剂性质和主治病证的不同，明确保和丸和健脾丸的分类。个性的学习在于对组方配伍特点的理解，组方的不同决定了方剂功效主治的不同，如健脾丸中补气健脾药与消食行气药的配伍等。

扫码“练一练”

下篇

中医临床知识

第十一章　内科常见病证

中医内科学是用中医理论阐述内科所属病证的病因病机及其证治规律的一门临床学科。它既是一门临床学科，又是学习和研究中医其他临床学科的基础，在中医学专业中占有极其重要的地位。了解内科常见病证的基本知识及辨证论治规律具有重要的意义。

第一节　肺系病证

扫码“学一学”

学习目标

掌握　感冒、咳嗽、哮喘各病证临床常见证型的主症、治法和代表方。

熟悉　上述各病证的病名含义及临床特征、病因病机。

了解　上述各病证所对应的相关西医学疾病；常见证型代表方的药物组成。

一、感冒

感冒是外邪侵袭人体所引起的以鼻塞、流涕、喷嚏、咳嗽、头痛、恶寒、发热、全身不适为主要临床表现的常见外感疾病。感冒全年均可发病，但以冬、春季节为多，有一定的传染性。病情轻者又称“伤风”；病情重且在一段时期内引起广泛流行者，称为“时行感冒”。

西医学中上呼吸道感染、普通感冒、流行性感冒均可参考本病辨证论治。

【病因病机】感冒的病因主要是六淫、时行病毒。起居不慎、寒温失调，或过度劳累致卫表不固、腠理疏松，外邪从口鼻、皮毛乘虚侵袭人体而发病。若素体虚弱，卫表不固，也易感邪为病。“风为百病之长”，故风邪常兼夹寒、热、暑、湿等外邪，其中以寒、热二者最为常见。

肺上系咽喉，开窍于鼻，外合皮毛，故外邪侵袭人体，肺卫首当其冲。卫表不和，则恶寒发热、头痛身痛；肺失宣肃，则鼻塞流涕、咳嗽咽痛。

【辨证论治】本病邪在肺卫，故辨证属于表实证，但必须根据证情，辨别其病邪的性质，区别风寒、风热和暑湿兼夹之证。治疗应遵《素问·阴阳应象大论》“其在皮者，汗而发之”之义，采取解表达邪的原则。

1. 风寒证

主症：鼻塞声重，喷嚏，流清涕，咽痒，咳嗽，痰多色白质清稀，恶寒重，发热轻，头痛，身痛，无汗，舌苔薄白，脉浮紧。

治法：辛温解表。

方药：荆防败毒散加减（《摄生众妙方》）。组成：荆芥、防风、茯苓、独活、柴胡、前胡、川芎、枳壳、羌活、桔梗、薄荷、甘草。

2. 风热证

主症：发热，微恶风寒，或有汗出，头痛，鼻塞，流黄浊涕，口干而渴，咽喉疼痛，咳嗽，痰黄稠，舌苔薄黄，脉浮数。

治法：辛凉解表。

方药：银翘散加减（《温病条辨》）。组成：金银花、连翘、桔梗、薄荷、牛蒡子、竹叶、荆芥、豆豉、鲜芦根、甘草。

3. 暑湿证

主症：身热，微恶风，汗少，肢体酸重或疼痛，头昏重胀痛，咳嗽痰黏，鼻流浊涕，心烦，口渴，或口中黏腻，渴不多饮，胸闷，泛恶，小便短赤，舌苔薄黄而腻，脉濡数。

治法：清暑祛湿解表。

方药：新加香薷饮加减（《温病条辨》）。组成：香薷、鲜扁豆花、厚朴、金银花、连翘。

4. 气虚感冒

主症：恶寒，发热，或热势不盛，头痛，鼻塞，咳嗽痰白，倦怠乏力，气短懒言，舌淡苔白，脉浮无力。

治法：益气解表。

方药：参苏饮加减（《太平惠民和剂局方》）。组成：人参、苏叶、葛根、前胡、法半夏、茯苓、橘红、桔梗、枳壳、木香、甘草、生姜、大枣。

二、咳嗽

咳嗽是指肺失宣降、肺气上逆引起的以咳嗽、咳痰为主要临床表现的病证。分别言之，有声无痰为咳，有痰无声为嗽。然咳与嗽往往并见，所以通称为咳嗽。

西医学中的上呼吸道感染、急慢性支气管炎、支气管扩张及肺炎等均可参考本病辨证论治。

【病因病机】

1. 外感　六淫外邪，侵袭肺系。多为肺的卫外功能减退或失调，以致在天气冷热失常、气候突变等情况下，六淫外邪从口鼻而入，或从皮毛而受。常以风邪为先导，兼夹寒邪、热邪等入侵肺卫，致使肺失宣降、肺气上逆而发咳嗽。

2. 内伤　总为脏腑功能失调，内邪干肺所致。可分他脏及肺和肺脏自病两端。他脏及肺的咳嗽，可为情志刺激，肝失条达，气郁化火，气火循经上逆犯肺所致；或为饮食不当，嗜烟好酒，熏灼肺胃，过食肥厚辛辣，或脾失健运，痰浊内生，上干于肺致咳。肺脏自病者常为肺脏虚弱，阴伤气耗，肺的主气功能失常，肃降无权，致气逆作咳。

（**思考：**如何理解“五脏六腑皆令人咳，非独肺也”？）

【辨证论治】咳嗽的辨证，首当区别外感与内伤，治疗应分清邪正虚实。外感咳嗽多是新病，起病急，病程短，常伴肺卫表证，属于邪实，治以祛邪利肺。内伤咳嗽多为久病，常反复发作，病程长，可伴见其他脏腑失调症状，多属邪实正虚，治当祛邪止咳，扶正补虚，标本兼顾，分清虚实主次处理。

（一）外感咳嗽

1. 风寒袭肺

主症：咳嗽声重，咳痰稀薄色白，咽痒气急，常伴鼻塞流清涕，头痛肢体酸楚，无汗等表证，舌苔薄白，脉浮或浮紧。

治法：疏风散寒，宣肺止咳。

方药：三拗汤加减（《太平惠民和剂局方》）。组成：麻黄、杏仁、生甘草、生姜。

2. 风热犯肺

主症：咳嗽声哑，咳痰不爽，痰黏稠或稠黄，喉燥咽痛，咳时汗出，常伴鼻塞流黄涕，口渴，头痛，肢楚，身热，恶风等表证，舌苔薄黄，脉浮数或浮滑。

治法：疏风清热，宣肺止咳。

方药：桑菊饮加减（《温病条辨》）。组成：桑叶、菊花、连翘、薄荷、桔梗、杏仁、芦根、甘草。

3. 风燥伤肺

主症：干咳，连声作呛，无痰或少痰，痰黏如丝不易咳出，或痰中带血丝，咽喉痒痛，鼻燥唇干，初起或伴鼻塞，头痛，微寒，身热等表证，舌质红苔薄白或薄黄而干，脉浮数或小数。

治法：疏风清肺，润燥止咳。

方药：桑杏汤加减（《温病条辨》）。组成：桑叶、杏仁、沙参、浙贝母、豆豉、山栀子、梨皮。

（**思考**：咳嗽风热犯肺和风燥伤肺二证的区别是什么？）

（二）内伤咳嗽

1. 痰湿蕴肺

主症：咳嗽反复发作，晨起尤甚，咳声重浊，痰多，因痰而嗽，痰出咳平，痰黏腻或稠厚成块，色白或带灰色，常伴胸脘痞闷，舌苔白腻，脉濡滑。

治法：健脾燥湿，化痰止咳。

方药：二陈汤加减（《太平惠民和剂局方》）。组成：半夏、橘红、茯苓、炙甘草。

2. 痰热郁肺

主症：咳嗽气粗息促，或喉中有痰声，痰多色黄稠厚，咳之为爽，或有热腥味，或痰中带血，胸胁胀满，咳时引痛，面红，口干欲饮，或有身热，舌红苔黄腻，脉滑数。

治法：清热肃肺，化痰止咳。

方药：清金化痰汤加减（《统旨方》）。组成：黄芩、山栀子、桔梗、麦冬、桑白皮、贝母、知母、瓜蒌仁、橘红、茯苓、甘草。

3. 肝火犯肺

主症：气逆作咳，咳时面赤，口苦咽干，咳引胸胁作痛，常感痰滞咽喉，咳之难出，烦躁易怒，诸症可随情志变化而增减，舌苔薄黄少津，脉弦数。

治法：清肺平肝，降火止咳。

方药：泻白散加减（《小儿药证直诀》）。组成：桑白皮、地骨皮、生甘草、粳米。

4. 肺阴亏损

主症：干咳，咳声短促，痰少黏白，或痰中夹血，口干咽燥，或午后潮热，颧红，盗汗，五心烦热，消瘦，神疲，舌红少苔，脉细数。

治法：滋阴润肺，止咳化痰。

方药：沙参麦冬汤加减（《温病条辨》）。组成：沙参、玉竹、生甘草、冬桑叶、生扁豆、花粉、麦冬。

三、哮喘

哮喘是指邪壅肺气而致肺宣降不利或肺气出入失常，以阵发性呼吸急促、气喘痰鸣、不能平卧为主要临床表现的病证。然哮与喘同中有异，喘以呼吸急促，甚至张口抬肩为特点；哮以发作性痰鸣气喘，呼吸急迫，喉间有哮鸣音为主症。故哮以声响言，喘以气息言，哮必兼喘，然喘未必兼哮。

西医学中肺气肿、肺源性心脏病、支气管哮喘、哮喘性支气管炎等，可参考本病辨证论治。

【病因病机】

1. 外邪侵袭　重感风寒，侵袭于肺，内则阻遏肺气，外则郁闭皮毛，肺失宣降，而致哮喘；风热侵肺，肺失清肃致肺气上逆；或肺有蕴热，复为表寒所束，热不得宣泄，皆能上逆为哮喘。

2. 痰浊壅盛　恣食生冷肥甘之品，或嗜酒伤中致脾失健运，皆使痰浊日积并壅阻于肺。肺为痰壅，不得宣降清肃，以致气逆而哮喘发作。若湿痰日久化热，或肺热素盛，蒸液成痰，痰热交阻于肺，也发为哮喘。

3. 情志所伤　情志不畅，气阻胸中；或郁怒伤肝，肝气逆乘于肺，皆使胸中之气不得宣降，上逆而发哮喘。

4. 肺肾亏虚　久咳伤肺，或病久肺虚，以致肺之气阴两虚，气失所主而发哮喘；若久病由肺及肾，或劳欲伤肾，精气内虚，可致气失摄纳，气浮于上而发哮喘。

【辨证论治】

1. 风寒袭肺

主症：胸膈满闷，呼吸急促，或喉间痰鸣，咳痰稀白，或呈泡沫样，兼有恶寒头痛，或伴发热，口不渴，无汗，舌苔薄白而滑，脉浮紧。

治法：温肺散寒，降逆化痰。

方药：小青龙汤加减（《伤寒论》）。组成：麻黄、桂枝、芍药、炙甘草、干姜、细辛、半夏、五味子。

2. 风热犯肺

主症：喘促气粗，鼻翼煽动，咳嗽痰黄而黏稠，口渴喜冷饮，胸闷烦躁，汗出，甚至身热面赤，舌质红苔黄，脉浮数或滑数。

治法：宣肺泄热，化痰降逆。

方药：麻杏石甘汤加减（《伤寒论》）。组成：麻黄、杏仁、石膏、炙甘草。

3. 痰浊阻肺

主症：哮喘痰多黏腻，咳吐不爽，甚则喉中有痰鸣声，胸中满闷，甚至咳引胸痛，或兼呕恶，口淡无味，舌苔白腻，脉弦滑。

治法：燥湿化痰，降逆平喘。

方药：二陈汤合三子养亲汤加减（二陈汤《太平惠民和剂局方》、三子养亲汤《韩氏医通》）。二陈汤组成：半夏、橘红、茯苓、炙甘草；三子养亲汤组成：紫苏子、莱菔子、白芥子。

4. 气郁伤肺

主症：平素忧思气结，常因情志刺激，突然呼吸短促，咽中不适，甚则胸闷胸痛，可伴失眠、心悸等症，舌苔薄白，脉弦。

治法：解郁降气平喘。

方药：五磨饮子加减（《医方集解》）。组成：沉香、木香、槟榔、乌药、枳实。

5. 肺气阴虚

主症：气短喘促，言语无力，咳声低微，自汗畏风，或咽喉不利，口干面红，舌红苔薄或少，脉细数。

治法：益气滋阴，补肺定喘。

方药：生脉散加味（《内外伤辨惑论》）。组成：人参、麦冬、五味子。

6. 肾不纳气

主症：喘促日久，呼多吸少，气不得续，动则喘息更甚，形瘦神惫，汗出肢冷，甚则肢体浮肿，小便不利，心悸不安，舌质淡，脉沉细。

治法：补肾纳气。

方药：金匮肾气丸加减（《金匮要略》）。组成：干地黄、山药、山茱萸、泽泻、茯苓、牡丹皮、桂枝、附子。

7. 亡阳虚脱

主症：喘逆加剧，烦躁不安，肢冷汗出如珠，呼吸浅表短促，精神萎靡，神志昏愦，浮肿尿少，舌淡苔白，脉微欲绝或虚散浮大无根。

治法：回阳救逆，补肾固脱。

方药：参附汤加味（《妇人大全良方》）。组成：人参、熟附子。

（**思考：哮喘有发作期与缓解期之分，各自包含上述哪些证型？**）

重点小结

	证型	治法	代表方药
感冒	风寒证	辛温解表	荆防败毒散
	风热证	辛凉解表	银翘散
	暑湿证	清暑祛湿解表	新加香薷饮
	气虚感冒	益气解表	参苏饮

	证型	治法	代表方药
咳嗽	风寒袭肺	疏风散寒，宣肺止咳	三拗汤
	风热犯肺	疏风清热，宣肺止咳	桑菊饮
	风燥伤肺	疏风清肺，润肺止咳	桑杏汤
	痰湿蕴肺	健脾燥湿，化痰止咳	二陈汤
	痰热郁肺	清热化痰，肃肺止咳	清金化痰汤
	肝火犯肺	清肺平肝，降火止咳	泻白散
	肺阴亏耗	养阴清热，润肺止咳	沙参麦冬汤

	证型	治法	代表方药
哮喘	风寒袭肺	温肺散寒，降逆化痰	小青龙汤
	风热犯肺	宣肺泄热，化痰降逆	麻杏石甘汤
	痰湿阻肺	燥湿化痰，降逆平喘	二陈汤合三子养亲汤
	气郁伤肺	解郁降气平喘	五磨饮子
	肺气阴虚	益气滋阴，补肺定喘	生脉散
	肾不纳气	补肾纳气	金匮肾气丸
	亡阳虚脱	回阳救逆，补肾固脱	参附汤

学习方法

对肺系病证，主要掌握感冒、咳嗽、哮喘各病证临床常见证型的主症、治法和代表方；熟悉各病证的病名含义及临床特征、病因病机。

肺系疾病的学习主要结合肺的生理功能、病变特点及与其他脏腑的关系来理解相关病证。感冒的病因主要为外感六淫，辨证根据病邪的性质来区别风寒、风热和暑湿为病，治疗上以解表发汗为主，分别予以辛温、辛凉和清暑祛湿。气虚感冒者当益气解表。咳嗽的病机为邪气干肺，肺失宣降，肺气上逆，发为咳嗽。病位在肺，与肝、脾、肾等有关。咳嗽有外感和内伤之分。外感咳嗽为六淫外邪犯肺，有风寒、风热、风燥等不同，病多属实，治当祛邪利肺；内伤咳嗽为脏腑功能失调，有肝火、痰湿、痰热、肺虚等区别，多属邪实正虚，治当祛邪止咳，扶正补虚。哮喘病变主要在肺和肾，与肝、脾、心有关。病理性质有虚实之分。实证在肺，为邪气壅盛，气失宣降，根据邪气不同，予以温宣、清泄、化痰、降气；虚证主要在肾，为精气不足，肺肾出纳失常，予以补肺纳肾。喘脱危证应当扶正固脱。

第二节　心系病证

扫码“学一学”

学习目标

掌握　心悸、胸痹、不寐各病证临床常见证型的主症、治法和代表方。

熟悉　上述各病证的病名含义及临床特征、病因病机。

了解　上述各病证所对应的相关西医学疾病；常见证型代表方的药物组成。

一、心悸

心悸是指心神不安或心神失养致患者自觉心中悸动，惊惕不安，甚则不能自主的一种病证。

西医学中多种心脏疾病以心悸为主要表现者皆可参考本病辨证论治。

【病因病机】

1. 体虚劳倦 久病体虚或劳欲过度，或热病伤阴，或各种原因的出血，造成阴阳气血亏虚，以致心神失养而发为心悸。

2. 情志刺激 以忧思抑郁、惊恐为常见。忧思抑郁或郁怒伤肝使肝失疏泄，肝气郁结，郁久化火，炼液成痰，痰火扰动心神而发为心悸。平素心虚胆怯之人，骤闻巨响，目睹异物也可引发心悸。

3. 感受外邪 某些热病，邪气内传，扰乱心神；或风寒湿邪杂至，合而为痹，邪由血脉内犯于心，致使心脉痹阻，血运不畅，发为心悸。

4. 病理产物积聚 痰饮上扰心神，或水气凌心，或瘀血阻于心脉，皆可发为心悸。

【辨证论治】

1. 心虚胆怯

主症：惊则悸动不安，平素善惊易恐，多梦易醒，坐卧不宁，舌苔薄白，脉虚或小数。

治法：益气安神，镇惊定志。

方药：安神定志丸加减（《医学心悟》）。组成：茯苓、茯神、人参、远志、石菖蒲、龙齿、朱砂。

2. 心血不足

主症：心悸，面色淡白少华，爪甲唇色淡白，舌质淡白，脉细弱。

治法：益气补血，养心安神。

方药：归脾汤加减（《济生方》）。组成：白术、茯神、黄芪、龙眼肉、酸枣仁、人参、木香、甘草、当归、远志。

3. 阴虚火旺

主症：心悸，心烦少寐，头晕，耳鸣，腰酸，手足心热，舌红少苔，脉细数。

治法：滋阴清火，养心安神。

方药：天王补心丹加减（《摄生秘剖》）。组成：生地黄、人参、丹参、玄参、白茯苓、五味子、远志、桔梗、当归、天冬、麦冬、柏子仁、酸枣仁、朱砂。

4. 心阳不振

主症：心悸，胸闷气短，面色苍白，形寒肢冷，舌质淡白，脉虚弱或沉细无力。

治法：温补心阳，安神定悸。

方药：桂枝甘草龙骨牡蛎汤加减（《伤寒论》）。组成：桂枝、炙甘草、龙骨、牡蛎。

5. 水气凌心

主症：心悸，眩晕，胸脘痞满，形寒肢冷，小便短少，或下肢浮肿，舌苔白滑，脉弦滑。

治法：振奋心阳，化气行水。

方药：苓桂术甘汤加减（《金匮要略》）。组成：茯苓、桂枝、白术、甘草。

6. 心血瘀阻

主症：心悸，胸闷不适，心痛时作，或见唇甲青紫，舌质紫暗，或夹有瘀斑瘀点，脉涩或结代。

治法：理气活血，化瘀通络。

方药：桃仁红花煎加减（《素庵医案》）。组成：丹参、赤芍、桃仁、红花、香附、延胡索、青皮、当归、川芎、生地黄。

7. 痰火扰心

主症：心悸时发时止，受惊易作，胸闷烦躁，失眠多梦，口干苦，大便秘结，小便短赤，舌红苔黄腻，脉弦滑。

治法：清热化痰，宁心安神。

方药：黄连温胆汤加减（《六因条辨》）。组成：半夏、陈皮、竹茹、枳实、茯苓、炙甘草、大枣、黄连。

二、胸痹

胸痹是指胸阳阻遏，或心脉失养所致的以胸部闷痛，甚则胸痛彻背，短气，喘息不得卧为主要临床表现的一种病证。

西医学中心绞痛、心肌梗死、高血压性心脏病、心包病、心肌病、胸膜炎等具有心痛表现者均可参考本病辨证论治。

【病因病机】

1. 寒邪内侵　素体阳虚，胸阳不振，阴寒之邪乘虚内侵，寒凝气滞，痹阻心阳，心脉拘急或闭塞发为胸痹。

2. 饮食不当　过食肥甘生冷，或嗜酒成癖，以致脾胃损伤，运化不健，聚湿生痰。痰阻脉络，则气滞血瘀，胸阳失展而成胸痹。

3. 情志失调　忧思伤脾，脾虚气结，气结则津液不得输布，遂聚而为痰；郁怒伤肝，肝失疏泄，肝郁气滞，甚则气郁化火，灼津成痰。无论气滞或痰阻，均可使血行失畅，脉络不利，致气血瘀滞，或痰瘀交阻，胸阳不运，心脉痹阻，发为胸痹。

4. 年迈体衰　本病多见于中老年者。中老年者，肾气渐衰，如肾阳虚衰，则不能鼓舞五脏之阳，可致心气不足或心阳不振；肾阴亏虚，则不能滋养五脏之阴，可引起心阴内耗。心阴亏虚，心阳不振，又可使气血运行不畅。凡此可在本虚的基础上形成标实，导致气滞血瘀，使胸阳失运，心脉阻滞，发为胸痹。

以上病因、病机可以二者或三者并存，或交互为患。病情进一步发展，瘀血闭阻心脉，可心胸突然大痛而发为真心痛。

【辨证论治】

1. 心血瘀阻

主症：胸部刺痛，固定不移，入夜尤甚，时或心悸不宁，舌质紫暗，脉涩。

治法：活血化瘀，通络止痛。

方药：血府逐瘀汤加减（《医林改错》）。组成：桃仁、红花、当归、生地黄、川芎、赤芍、牛膝、桔梗、柴胡、枳壳、甘草。

2. 痰浊壅塞

主症：胸闷如窒而痛，或痛引肩背，气短喘促，肢体沉重，形体肥胖，痰多，舌苔浊腻，脉滑。

治法：通阳泄浊，豁痰开结。

方药：瓜蒌薤白半夏汤加味（《金匮要略》）。组成：瓜蒌实、薤白、半夏、白酒。

3. 阴寒凝滞

主症：胸痛彻背，感寒痛甚，胸闷气短，心悸，重则喘息，不能平卧，面色苍白，四肢厥冷，舌苔白，脉沉细。

治法：辛温通阳，开痹散寒。

方药：瓜蒌薤白白酒汤加味（《金匮要略》）。组成：瓜蒌实、薤白、白酒。

4. 阳气虚衰

主症：胸闷气短，甚则胸痛彻背，心悸，汗出，畏寒，肢冷，腰酸，乏力，面色苍白，唇甲淡白或青紫，舌淡白或紫暗，脉沉细或脉微欲绝。

治法：益气温阳，活血通络。

方药：参附汤加减（《妇人大全良方》）。组成：人参、熟附子。

5. 气阴两虚

主症：胸闷隐痛，时作时止，心悸气短，倦怠懒言，面色少华，头晕目眩，遇劳则甚，舌偏红或有齿印，脉细弱无力或结代。

治法：益气养阴，活血通络。

方药：生脉散加减（《内外伤辨惑论》）。组成：人参、麦冬、五味子。

6. 心肾阴虚

主症：胸闷且痛，心悸盗汗，心烦不寐，头晕耳鸣，腰酸膝软，舌红或有瘀斑，脉细数或细涩。

治法：滋阴益肾，养心安神。

方药：左归饮加减（《景岳全书》）。组成：熟地黄、山药、枸杞子、甘草、茯苓、山茱萸。

（**思考**：胸痹临床大致分为虚证和实证，分别包括哪些证型，是否可以并见？）

三、不寐

不寐又称失眠、不得眠、不得卧、目不瞑，是邪扰心神或心神失养，以致经常不能获得正常睡眠为特征的病证。不寐一证，既可单独出现，又可与头痛、眩晕、心悸、健忘等证同时出现。

西医学中神经症、更年期综合征、神经衰弱以及某些精神疾病等，凡以不寐为主要表现者，均可以参考本病辨证论治。

【病因病机】

1. 思虑劳倦太过，伤及心脾 心伤则阴血暗耗，神不守舍；脾伤则食少纳呆，生化之源不足，营血亏虚，不能上奉于心，以致心神不安而成不寐。

2. 阳不交阴，心肾不交 素体虚弱，或久病之人，肾阴耗伤，不能上奉于心，水不济火则心阳独亢；或五志过极，心火内炽，不能下交于肾，心肾失交，心火亢盛，热扰神明，神志不安，因而不寐。

3. 阴虚火旺，肝阳扰动 情志所伤，肝失疏泄，气郁不舒，郁而化火扰动心神；或阴虚阳亢，虚火扰动心神，皆可致心神不宁而发不寐。

4. 心虚胆怯，心神不安 心虚胆怯，决断无权，遇事易惊，心神不安，也可导致不寐。

5. 胃气不和，夜卧不安 饮食不节，损伤肠胃致宿食停滞，酿为痰热，壅遏于中，痰热上扰，胃气不和，以致不寐。

【辨证论治】

1. 肝郁化火

主症：不寐，性情急躁易怒，不思饮食，口渴喜饮，目赤口苦，小便黄赤，大便秘结，舌红苔黄，脉弦数。

治法：疏肝解郁，泻火安神。

方药：龙胆泻肝汤加减（《医方集解》）。组成：龙胆草、黄芩、栀子、泽泻、木通、当归、车前子、生地黄、柴胡、甘草。

2. 痰热内扰

主症：不寐，头重，痰多胸闷，恶食嗳气，吞酸恶心，心烦口苦，头晕目眩，舌苔黄腻，脉滑数。

治法：化痰清热，和中安神。

方药：温胆汤加减（《备急千金要方》）。组成：半夏、橘皮、甘草、枳实、竹茹、生姜。

3. 阴虚火旺

主症：不寐，五心烦热，头晕心悸，腰酸耳鸣，健忘，梦遗，口干津少，舌红少苔，脉细数。

治法：滋阴降火，养心安神。

方药：黄连阿胶汤加减（《伤寒论》）。组成：黄连、阿胶、黄芩、芍药、鸡子黄。

4. 心脾两虚

主症：多梦易醒，心悸健忘，头晕目眩，肢倦神疲，食欲不振，面色少华，舌淡苔薄，脉细弱。

治法：补血养心，益气健脾。

方药：归脾汤加减（《济生方》）。组成：白术、茯神、黄芪、龙眼肉、酸枣仁、人参、木香、甘草、当归、远志。

5. 心胆气虚

主症：不寐，多梦易惊，心悸胆怯，遇事善惊，气短倦怠，舌淡，脉弦细。

治法：益气镇惊，安神定志。

方药：安神定志丸加减（《医学心悟》）。组成：茯苓、茯神、人参、远志、石菖蒲、龙齿、朱砂。

（**思考：**根据不寐的病因病机及辨证分型，总结一下不寐主要与哪些脏腑相关？）

重点小结

	证型	治法	代表方药
心悸	心虚胆怯	益气安神，镇惊定志	安神定志丸
心悸	心血不足	益气补血，养心安神	归脾汤
心悸	阴虚火旺	滋阴清火，养心安神	天王补心丹
心悸	心阳不振	温补心阳，安神定悸	桂枝甘草龙骨牡蛎汤
心悸	水气凌心	振奋心阳，化气利水	苓桂术甘汤
心悸	心血瘀阻	理气活血，化瘀通络	桃仁红花煎
心悸	痰火扰心	清热化痰，宁心安神	黄连温胆汤

	证型	治法	代表方药
胸痹	心血瘀阻	活血化瘀，通络止痛	血府逐瘀汤
	痰浊壅阻	通阳泄浊，豁痰开结	瓜蒌薤白半夏汤
	阴寒凝滞	辛温通阳，开痹散寒	瓜蒌薤白白酒汤
	阳气虚衰	益气温阳，活血通络	参附汤
	气阴两虚	益气养阴，活血通络	生脉散
	心肾阴虚	滋阴益肾，养心安神	左归饮

	证型	治法	代表方药
不寐	肝郁化火	疏肝解郁，泻火安神	龙胆泻肝汤
	痰热内扰	化痰清热，和中安神	温胆汤
	阴虚火旺	滋阴降火，养心安神	黄连阿胶汤
	心脾两虚	补血养心，益气健脾	归脾汤
	心胆气虚	益气镇惊，安神定志	安神定志丸

学习方法

对心系病证，主要掌握心悸、胸痹、不寐各病证临床常见证型的主症、治法和代表方；熟悉各病证的病名含义及临床特征、病因病机。

心系疾病的学习主要结合心的生理功能、病变特点及与其他脏腑的关系来理解相关病证。心悸病机有虚实之分，虚为气、血、阴、阳亏损，心神失养，治疗上，补气血、调阴阳，以使气血调和，阴平阳秘，心神得养；实为气滞、血瘀、痰浊、火郁、水饮扰动心神，治疗上，行气祛瘀、清心泻火或化痰逐饮，使邪去正安，心神得宁。胸痹的病机为本虚标实，本虚为气、血、阴、阳亏虚，标实为瘀血、寒凝、痰浊、气滞交互为患。治疗应补其不足，泻其有余，一般来说，胸痹发作期以标实为主，宜用活血化瘀、辛温散寒、泄浊豁痰、宣通心阳等法；缓解期以本虚为主，宜用益气通脉、滋阴益肾、益气温阳等法。不寐病机总体为阴阳失调，阳不入阴，实证多因肝郁化火，痰热内扰，心神不安，治当清肝泻火、清化痰热，佐以宁心安神；虚证多为心脾两虚，阴虚火旺，心肾不交，心胆气虚，心神失宁所致，治当补血养心、益气健脾、益气镇惊、安神定志。

第三节　脾胃系病证

扫码“学一学”

学习目标

掌握　胃痛、腹痛、泄泻、便秘各病证临床常见证型的主症、治法和代表方。

熟悉　上述各病证的病名含义及临床特征、病因病机。

了解　上述各病证所对应的相关西医学疾病；常见证型代表方的药物组成。

一、胃痛

胃痛，又称胃脘痛，是指胃失和降或胃络失养引起的以上腹胃脘部近心窝处经常发生疼痛为主要临床表现的一种病证。

西医学中消化道疾病，如胃炎、胃及十二指肠球部溃疡、胃神经官能症以及胃下垂等引起的胃痛，均可以参考本病辨证论治。

【病因病机】

1. 寒邪客胃　寒性收引，外感寒邪，内客于胃，致使胃气不和而痛。

2. 饮食伤胃　饮食不节，饥饱失常，使胃失和降；或过食生冷、膏粱厚味及辛辣之品，食滞不化，日久化热，热壅胃腑，气机阻滞，发为胃痛。

3. 情志失调　气郁恼怒，情志不畅，使肝失疏泄，气逆犯胃，发为胃痛。

4. 脾胃虚弱　素体阳虚，或饮食劳倦损伤脾胃，致使中焦虚寒；或胃阴不足，气血不能濡养而发胃痛。

【辨证论治】

1. 寒邪客胃

主症：胃痛暴作，痛势较剧，遇寒痛甚，得热则舒或痛减，口泛清水而不渴，大便溏薄，舌苔薄白，脉沉紧。

治法：散寒止痛。

方药：良附丸加味（《良方集腋》）。组成：高良姜、香附。

2. 饮食积滞

主症：胃痛拒按，脘腹胀满，嗳腐吞酸，恶食，得食痛甚，痛甚欲吐泻，吐食或矢气后痛减，或大便不通，舌苔厚腻，脉滑或沉实。

治法：消食导滞。

方药：保和丸加减（《丹溪心法》）。组成：神曲、山楂、茯苓、半夏、陈皮、连翘、莱菔子。

3. 肝气犯胃

主症：胃脘胀闷，攻撑作痛，或脘痛连胁，嗳气频繁，每因情志不畅而痛作或痛甚，舌苔薄白，脉沉弦。

治法：疏肝理气，和胃止痛。

方药：柴胡疏肝散加减（《景岳全书》）。组成：柴胡、枳壳、芍药、甘草、香附、川芎。

4. 肝胃郁热

主症：胃脘灼痛，痛势急迫，烦躁易怒，泛酸嘈杂，口干口苦，舌红苔黄，脉弦或数。

治法：清肝泄热，和胃止痛。

方药：丹栀逍遥散加减（《内科摘要》）。组成：柴胡、当归、白芍、白术、茯苓、甘草、生姜、薄荷、丹皮、栀子。

5. 瘀血停滞

主症：胃脘疼痛，痛有定处而拒按，或痛如针刺，食后或夜间痛甚，或见呕血黑便，舌质紫暗，脉涩。

治法：行气活血，化瘀止痛。

方药：失笑散加减（《太平惠民和剂局方》）。组成：五灵脂、蒲黄。

6. 胃阴亏虚

主症：胃脘隐痛，口干咽燥，大便干结，舌红少津，或光剥无苔，脉细数。

治法：滋阴养胃。

方药：一贯煎加减（《柳州医话》）。组成：北沙参、麦冬、当归、生地黄、枸杞子、川楝子。

7. 脾胃虚寒

主症：胃脘隐痛，喜温喜按，空腹痛甚，得食痛减，泛吐清水，喜热食，纳差，神疲乏力，甚则手足不温，大便溏薄，舌淡苔白，脉沉细无力。

治法：温中健脾。

方药：附子理中汤加减（《万病回春》）。组成：附子、干姜、吴茱萸、官桂、人参、当归、陈皮、厚朴、白术、炙甘草、生姜、大枣。

二、腹痛

腹痛是指脏腑气机不利或经脉失养，引起的胃脘以下至耻骨毛际以上的部位出现以疼痛为主要临床表现的一种病证。

西医学内科中急慢性胰腺炎、胃肠痉挛、不完全性肠梗阻、结核性腹膜炎、腹型过敏性紫癜、肠激惹综合征、消化不良性腹痛、输尿管结石等，以腹痛为主要表现，并能排除外科、妇科疾病时，可以参考本病辨证论治。

【病因病机】

1. 外感时邪 寒暑湿热之邪侵入腹中，使脾胃运化功能失调，邪滞于中。气机阻滞，不通则痛。寒性收引凝滞，寒邪内阻，则经脉收引，气机阻滞，发为腹痛；寒邪不解，郁而化热，或湿热壅滞，以致传导失职，腑气不通，也可发为腹痛。

2. 饮食不节 暴饮暴食，伤及脾胃，食滞内停；或恣食肥甘厚腻辛辣之品，湿热积滞，蓄结肠胃；或误食馊腐不洁之物；或过食生冷，阻遏脾阳等，均可影响脾胃运化，使气机不畅，腑气通降不利，发为腹痛。

3. 情志失调 情志不畅，忧思抑郁，或恼怒伤肝，使肝气郁结，气郁血滞；或肝气横逆，乘犯脾胃，以致肝脾不调，肝胃不和，气机不畅，均可发为腹痛。

4. 阳气素虚 脾阳不振，健运无权；或寒湿停滞，渐致脾阳衰惫，气血不足，不能温养脏腑，遂致腹痛。

5. 脉络瘀阻 腹部手术，或跌打损伤导致气滞血瘀，脉络阻塞，发为腹痛。

腹痛的病因病机不外寒、热、虚、实四端。四者往往相互错杂，或寒热交错，或虚实夹杂；或为虚寒，或为实热。因此，必须从临床实际出发，分析其不同的发病机制，正确辨证论治。

【辨证论治】

1. 寒邪内阻

主症：腹痛急暴，得温痛减，遇寒尤甚，口淡不渴，小便清利，大便或可溏薄，舌苔白腻，脉沉紧。

治法：温中散寒。

方药：良附丸加减（《良方集腋》）。组成：高良姜、香附。

2. 湿热壅滞

主症：腹痛拒按，胸闷不舒，大便秘结或溏滞不爽，烦渴引饮，自汗，小便短赤，舌红苔黄腻，脉濡数。

治法：泄热通腑。

方药：大承气汤加减（《伤寒论》）。组成：大黄、厚朴、枳实、芒硝。

3. 中虚脏寒

主症：腹痛绵绵，时作时止，饥饿劳累后痛甚，得食或休息后痛减，喜热恶冷，痛时喜按，大便溏薄，兼有神疲，气短，怯寒等症，舌淡苔白，脉沉细。

治法：温中补虚，和里缓急。

方药：小建中汤加减（《伤寒论》）。组成：芍药、桂枝、炙甘草、生姜、大枣、饴糖。

4. 饮食积滞

主症：脘腹胀满疼痛，拒按，恶食，嗳腐吞酸，或痛而欲泻，泻后痛减，或大便秘结，舌苔厚腻，脉滑实。

治法：消食导滞。

方药：保和丸加减（《丹溪心法》）。组成：神曲、山楂、茯苓、半夏、陈皮、连翘、莱菔子。

5. 气滞血瘀

主症：以气滞为主者，见脘腹胀闷或痛，攻窜不定，痛引少腹，得嗳气或矢气则胀痛酌减，遇恼怒则加剧，脉弦，苔薄；以血瘀为主者，则痛势较剧，痛处不移，舌质青紫，脉弦或涩。

治法：理气活血。

方药：柴胡疏肝散加减（《景岳全书》）。组成：柴胡、枳壳、芍药、甘草、香附、川芎。

三、泄泻

泄泻是运化失常或关门不利引起的以排便次数增多，粪便稀薄，甚至泻出如水样为主要临床表现的一种病证。

西医学中急性肠炎、慢性肠炎、肠结核、肠激惹综合征、吸收不良综合征等均可以参考本病辨证论治。

【病因病机】

1. 感受外邪　六淫之邪，直接影响脾胃，使脾胃功能障碍，运化失常，引发泄泻。其中以寒湿暑热，尤以湿邪为病者，最为多见。

2. 饮食所伤　饮食过量，宿食内停；或过食肥甘，呆胃滞脾；或多食生冷，误食不洁之物，损伤脾胃，传导失职，升降失调，发生泄泻。

3. 情志失调　脾胃素虚，复因情志影响，忧思恼怒，精神紧张，以致肝气郁结，横逆乘脾，运化失常，而成泄泻。

4. 脾胃虚弱　长期饮食失调，劳倦内伤，久病缠绵，均可导致脾胃虚弱，不能受纳水谷和运化精微，水谷停滞，清浊不分，混杂而下，遂成泄泻。

5. 肾阳虚衰　久病之后，损伤肾阳，或年老体衰，阳气不足，脾失温煦，运化失常，而致泄泻。

脾虚湿胜是导致本证发生的重要因素。外因与湿邪关系最大，内因则与脾虚关系最为密切。肝、肾所引起的泄泻，也多在脾虚的基础上发生。

【辨证论治】

1. 寒湿泄泻

主症：泄泻清稀，甚至如水样，腹痛肠鸣，脘闷食少，或有恶寒发热，鼻塞头痛，肢体疼痛，苔薄白或白腻，脉濡缓。

治法：解表散寒，芳香化湿。

方药：藿香正气散加减（《太平惠民和剂局方》）。组成：藿香、紫苏、白芷、桔梗、白术、厚朴、半夏曲、大腹皮、茯苓、橘皮、甘草。

2. 湿热泄泻

主症：泄泻腹痛，泻下急迫，或泻而不爽，粪色黄褐而臭，肛门灼热，烦热口渴，小便短黄，舌苔黄腻，脉濡数或滑数。

治法：清热利湿。

方药：葛根芩连汤加减（《伤寒论》）。组成：葛根、黄芩、黄连、炙甘草。

3. 食滞肠胃

主症：腹痛肠鸣，泻下粪便臭如败卵，泻后痛减，伴有不消化之物，脘腹痞满，嗳腐酸臭，不思饮食，舌苔垢浊或厚腻，脉滑。

治法：消食导滞。

方药：保和丸加减（《丹溪心法》）。组成：神曲、山楂、茯苓、半夏、陈皮、连翘、莱菔子。

（思考：结合保和丸在胃痛、腹痛和泄泻中的应用，谈谈其所治疗的病证有哪些症状？）

4. 肝气乘脾

主症：平时多有胸胁胀闷，嗳气食少，每因抑郁恼怒或情绪紧张诱发腹痛泄泻，舌淡红，脉弦。

治法：抑肝扶脾。

方药：痛泻要方加减（《丹溪心法》）。组成：炒白术、炒白芍、炒陈皮、防风。

5. 脾胃虚弱

主症：大便时溏时泻，水谷不化，稍进油腻之物则大便次数增多，饮食减少，脘腹胀闷不舒，面色萎黄，肢倦乏力，舌淡苔白，脉细弱。

治法：健脾益胃。

方药：参苓白术散加减（《太平惠民和剂局方》）。组成：人参、白茯苓、白术、山药、甘草、莲子肉、薏苡仁、砂仁、桔梗、白扁豆。

6. 肾阳虚衰

主症：泄泻多在黎明之前，腹部作痛，肠鸣即泻，泻后则安，形寒肢冷，腰膝酸软，舌淡苔白，脉沉细。

治法：温肾健脾，固涩止泻。

方药：四神丸加味（《证治准绳》）。组成：肉豆蔻、补骨脂、五味子、吴茱萸。

四、便秘

便秘是指大肠传导失常引起的以排便周期延长，或周期不长，但粪质干结，排出艰难，或粪质不硬，虽有便意，但便而不畅为特征的病证。

西医学中功能性便秘、肠激惹综合征、肠炎恢复期、直肠及肛门疾病所致便秘、药物性便秘、内分泌及代谢性疾病所致的便秘以及肌力减退所致的排便困难等，可以参考本病辨证论治。

【病因病机】

1. 素体阳盛，肠胃积热　凡阳盛之体，或恣饮酒浆，或过食辛温香燥之品，以致肠胃积热；或于伤寒热病后期，余热留恋，津液耗伤，导致肠道失润，于是大便干结，难于排出。

2. 情志失和，气机郁滞　忧愁思虑过度，情志不舒，或久坐少动，每致气机郁滞，不能宣达，通降失常，传导失职，导致糟粕内停，不得下行，发为便秘。

3. 气血不足，下元亏损　劳倦饮食内伤，或病后、产后以及年老体虚之人，气血两亏。气虚则大肠传导无力，血虚则津枯不能滋润大肠，皆致便秘；甚或损及下焦精血，以致本元受亏。真阴一亏，则肠道失润而更行干槁；真阳一亏，则不能蒸化津液以温润肠道。二者均能使大便排出困难，以致秘结不通。

4. 阳虚体弱，阴寒内生　凡阳虚体弱，或年高体衰，则阴寒内生，留于肠胃，凝阴固结，致阳气不通，津液不行，故肠道艰于传送，发为便秘。

【辨证论治】

（一）实秘

1. 肠胃积热

主症：大便干结，小便短赤，面红身热，或兼有腹胀腹痛，口干口臭，舌红苔黄或黄燥，脉滑数。

治法：清热润肠。

方药：麻子仁丸加减（《伤寒论》）。组成：麻子仁、芍药、枳实、大黄、厚朴、杏仁。

2. 气机郁滞

主症：大便秘结，欲便不得，嗳气频作，胸胁痞满，甚则腹中胀痛，纳食减少，舌苔薄腻，脉弦。

治法：顺气行滞。

方药：六磨汤加减（《世医得效方》）。组成：槟榔、沉香、木香、乌药、大黄、枳壳。

（二）虚秘

1. 气虚便秘

主症：虽有便意，临厕努挣乏力，挣则汗出短气，便后疲乏，面色淡白，神疲气怯，舌淡嫩苔薄，脉虚。

治法：益气润肠。

方药：黄芪汤加减（《金匮翼》）。组成：黄芪、陈皮、火麻仁。

2. 血虚便秘

主症：大便秘结，面色无华，头晕目眩，心悸，唇舌淡，脉细涩。

治法：养血润燥。

方药：润肠丸加减（《沈氏尊生书》）。组成：当归、生地黄、火麻仁、桃仁、枳壳。

3. 阳虚便秘

主症：大便艰涩，排出困难，小便清长，面色白，四肢不温，喜热怕冷，腹中冷痛，或腰膝酸冷，舌淡苔白，脉沉迟。

治法：温阳通便。

方药：济川煎加减（《景岳全书》）。组成：当归、牛膝、肉苁蓉、泽泻、升麻、枳壳。

4. 阴虚便秘

主症：大便干结，如羊屎状，形体消瘦，头晕耳鸣，两颧红赤，心烦少寐，潮热盗汗，腰酸膝软，舌红少苔，脉细数。

治法：滋阴通便。

方药：增液承气汤加减（《温病条辨》）。组成：玄参、麦冬、生地黄、大黄、芒硝。

（**思考：**气机郁滞便秘和气虚便秘二者在理法方药上的区别是什么？）

重点小结

	证型	治法	代表方药
胃痛	寒邪客胃	散寒止痛	良附丸
	饮食积滞	消食导滞	保和丸
	肝气犯胃	疏肝理气，和胃止痛	柴胡疏肝散
	肝胃郁热	清肝泄热，和胃止痛	丹栀逍遥散
	瘀血停滞	行气活血，化瘀止痛	失笑散
	胃阴亏虚	滋阴养胃	一贯煎
	脾胃虚寒	温中健脾	附子理中丸

	证型	治法	代表方药
腹痛	寒邪内阻	温中散寒	良附丸
	湿热壅滞	泄热通腑	大承气汤
	中虚脏寒	温中补虚，和里缓急	小建中汤
	饮食积滞	消食导滞	保和丸
	气滞血瘀	理气活血	柴胡疏肝散

	证型	治法	代表方药
泄泻	寒湿泄泻	解表散寒，芳香化湿	藿香正气散
	湿热泄泻	清热利湿	葛根芩连汤
	食滞胃肠	消食导滞	保和丸
	肝气乘脾	抑肝扶脾	痛泻要方
	脾胃虚弱	健脾益胃	参苓白术散
	肾阳虚衰	温肾健脾，固涩止泻	四神丸

	证型		治法	代表方药
便秘	实秘	肠胃积热	清热润肠	麻子仁丸
		气机郁滞	顺气行滞	六磨汤
	虚秘	气虚便秘	益气润肠	黄芪汤
		血虚便秘	养血润燥	润肠丸
		阳虚便秘	温阳通便	济川煎
		阴虚便秘	滋阴通便	增液承气汤

学习方法

对脾胃系病证，主要掌握胃痛、腹痛、泄泻、便秘各病证临床常见证型的主症、治法和代表方；熟悉各病证病名含义及临床特征、病因病机。

脾胃系疾病的学习主要结合脾胃的生理功能、病变特点及与其他脏腑的关系来理解相关病证。胃痛的主要病机是胃气郁滞、失于和降。实证多为寒邪、食滞、气滞、热郁、血瘀等，治疗上分别予以散寒止痛、消食导滞、疏肝解郁、清泄肝胃、通络化瘀治法。虚证当辨虚寒和阴虚，分别予以温中健脾和滋阴养胃。腹痛以脏腑气机不利，脏腑失养，经脉气血阻滞，不通则痛为基本病机，以寒热虚实为辨证纲领。治疗上以“通”为治则，实则泻之，虚则补之，热者寒之，寒者热之，滞者通之。泄泻的病机主要是脾虚湿盛，临床辨证首先辨其虚实缓急，暴泻者多为实证，以寒湿、湿热、伤食多见，治疗应以祛邪为主；久泻者以肝气乘脾、脾胃虚弱、肾阳虚衰多见，治疗上分别予以抑肝扶脾、健脾益气和温肾固涩。便秘总的病机是大肠传导失职。主要可分虚实两类，实证有热结、气滞、寒积，治疗上予以通泻；虚证有气虚、血虚、阴虚和阳虚，治疗上应予以滋补。

第四节　肝胆系病证

扫码“学一学”

学习目标

掌握　胁痛、头痛、眩晕、中风各病证临床常见证型的主症、治法和代表方。

熟悉　上述各病证的病名含义及临床特征，病因病机。

了解　上述各病证所对应的相关西医学疾病；常见证型代表方的药物组成。

一、胁痛

胁痛是以一侧或两侧胁肋疼痛为主要临床表现的一种病证。

西医学中急性肝炎、慢性肝炎、肝硬化、肝癌、急性胆囊炎、慢性胆囊炎、胆石症、胆道蛔虫以及肋间神经痛等，以胁痛为主要表现者，可以参考本病辨证论治。

【病因病机】

1. 肝气郁结　情志抑郁，或暴怒伤肝，使肝失疏泄，气机不利，气阻络痹，发为胁痛。

2. 瘀血停着　气郁日久，瘀血停积，胁络痹阻，发为胁痛；或强力负重，胁络受伤，瘀阻于络，发为胁痛。

3. 肝胆湿热　外湿内侵，或饮食所伤，脾失健运，痰湿中阻，气郁化热，肝胆失其疏泄条达，导致胁痛。

4. 肝阴不足　久病或劳欲过度，精血亏损，肝阴不足，血虚不能养肝，使脉络失养，也能导致胁痛。

【辨证论治】

1. 肝气郁结

主症：胁痛以胀痛为主，走窜不定，疼痛每因情志变化而增减，胸闷气短，饮食减少，嗳气频作，苔薄，脉弦。

治法：疏肝理气。

方药：柴胡疏肝散加减（《景岳全书》）。组成：柴胡、枳壳、芍药、甘草、香附、川芎。

2. 瘀血阻络

主症：胁肋刺痛，痛有定处，入夜尤甚，胁肋下或见癥块，舌质紫暗，脉沉涩。

治法：祛瘀通络。

方药：旋覆花汤加减（《金匮要略》）。组成：旋覆花、葱、新绛（现代多用茜草代替）。

3. 肝胆湿热

主症：胁痛口苦，胸闷纳呆，恶心呕吐，目赤或目黄，身黄，小便黄赤，舌苔黄腻，脉滑数。

治法：清热利湿。

方药：龙胆泻肝汤加减（《医方集解》）。组成：龙胆草、黄芩、栀子、泽泻、木通、当归、车前子、生地黄、柴胡、甘草。

4. 肝阴不足

主症：胁肋隐痛，悠悠不休，遇劳加重，口干咽燥，心中烦热，头晕目眩，舌红少苔，脉细弦而数。

治法：养阴柔肝。

方药：一贯煎加减（《柳州医话》）。组成：北沙参、麦冬、当归、生地黄、枸杞子、川楝子。

（思考：胁痛的实证都有哪些证型？）

二、头痛

头痛是指邪阻清窍，脉络不通，或精血亏损，脑失所养引起的以头部疼痛为主要临床表现的一种病证。

西医学中传染性及感染性疾病、高血压、颅内疾病、神经症、偏头痛等，以头痛为主要临床表现者，均可以参考本病辨证论治。

【病因病机】

1. 外感头痛　多因起居不慎，坐卧当风，感受风、寒、湿、热等外邪，而以风邪为主。风为阳邪，易袭阳位，故自表侵袭，上犯巅顶，则清阳之气受阻，气血不畅，阻遏络道，而致头痛。风为百病之长，多兼夹时气而发病。若兼寒邪，寒凝血滞，络道被阻，而为头痛；若夹热邪，风热上犯，侵扰清窍，而为头痛；若兼湿邪，湿蒙清窍，清阳不展，而致头痛。

2. 内伤头痛　多为脏腑功能失调及气血逆乱，或病理产物痰浊、瘀血等阻于脑络，或精血亏损，脑失所养等引起，涉及肝、脾、肾三脏。因于肝者，多为情志所伤，肝郁化火，上扰清窍，或火动伤阴，耗伤肾阴，水不涵木，肝阳上亢扰及清窍所致；因于脾者，多为饮食劳倦伤脾，或病后、产后脾胃虚弱，致生血不足，或失血之后，营血亏虚，不能上荣于脑髓脉络所致；因于肾者，多为劳欲过度，肾水久损，或禀赋不足，肾精久亏，脑髓空虚所致。

【辨证论治】

1. 风寒头痛

主症：头痛时作，痛连项背，恶风畏寒，遇风尤甚，口不渴，苔薄白，脉浮或浮紧。

治法：疏风散寒。

方药：川芎茶调散加减（《太平惠民和剂局方》）。组成：薄荷、防风、细辛、羌活、白芷、甘草、川芎、荆芥。

2. 风热头痛

主症：头痛而胀，甚则头痛欲裂，发热或恶风，面红目赤，口渴欲饮，大便秘结，小便黄赤，舌红苔黄，脉浮数。

治法：疏风清热。

方药：芎芷石膏汤加减（《医宗金鉴》）。组成：川芎、白芷、石膏、菊花、藁本、羌活。

3. 风湿头痛

主症：头痛如裹，肢体困重，纳呆胸闷，大便或溏，苔白腻，脉濡。

治法：祛风胜湿。

方药：羌活胜湿汤加减（《内外伤辨惑论》）。组成：羌活、独活、藁本、防风、甘草、川芎、蔓荆子。

4. 肝阳头痛

主症：头痛而眩，或头两侧跳痛，心烦易怒，夜眠不宁，面红口苦，或兼胁痛，苔薄黄，脉弦有力。

治法：平肝潜阳。

方药：天麻钩藤饮加减（《杂病证治新义》）。组成：天麻、钩藤、石决明、川牛膝、桑寄生、杜仲、山栀子、黄芩、益母草、朱茯神、首乌藤。

5. 肾虚头痛

主症：头痛而空，腰酸膝软，眩晕耳鸣，少寐健忘，神疲乏力，遗精带下；偏肾阳虚则见畏寒肢冷，舌质淡，舌体胖，脉沉细无力；偏肾阴虚则见面色潮红，五心烦热，盗汗，舌红少苔或剥苔，脉细数无力。

治法：补肾填精。

方药：大补元煎加减（《景岳全书》）。组成：人参、山药、熟地黄、杜仲、当归、山茱萸、枸杞子、炙甘草。

6. 血虚头痛

主症：头痛而晕，心悸不宁，神疲乏力，面色无华，舌淡苔薄白，脉细弱。

治法：滋阴养血。

方药：加味四物汤加减（《医学正传》）。组成：当归、麦冬、黄柏、苍术、熟地黄、白芍、川芎、杜仲、五味子、人参、黄连、知母、牛膝。

7. 痰浊头痛

主症：头痛昏蒙，眩晕，胸脘满闷，呕恶痰涎，苔白腻，脉滑或弦滑。

治法：化痰降逆。

方药：半夏白术天麻汤加减（《医学心悟》）。组成：半夏、天麻、茯苓、陈皮、白术、甘草、生姜、大枣。

8. 瘀血头痛

主症：头痛经久不愈，痛处固定不移，痛如锥刺，或头部有外伤史，舌质紫或有瘀斑，苔薄白，脉细涩。

治法：活血化瘀。

方药：通窍活血汤加减（《医林改错》）。组成：赤芍、川芎、桃仁、红花、麝香、老葱、鲜姜、大枣、酒。

（**思考**：如何将上述八种头痛证型分别按照表里两纲和虚实两纲进行归类？）

头痛的治疗，主要根据上述辨证论治原则，除此之外，可按照头痛的部位，参照经络循行路线，适当选用不同的引经药配入原方，以提高疗效。太阳经头痛，多在头后部，下连于项，选用羌活、蔓荆子、川芎；少阳经头痛，多在头之两侧，选用柴胡、黄芩、川芎；阳明经头痛，多在前额及眉棱骨处，选用白芷、葛根、知母；厥阴经头痛，多在巅顶或连目系，选用吴茱萸、藁本。对头痛较甚或病程较久者，可加虫类搜逐之品，如全蝎、蜈蚣、土鳖虫等。

三、眩晕

眩晕是指风、火、痰、虚、瘀引起清窍失养，临床以头晕、目眩为主要表现的一种病证。

眩是眼花，晕是头晕，二者常并见，故统称为眩晕。轻者闭目即止；重者如坐车船，旋转不定，不能站立，或伴有恶心、呕吐、汗出，甚则昏倒等症状。

西医学中高血压、低血压、低血糖、贫血、梅尼埃病、脑动脉硬化、椎 - 基底动脉供血不足、神经衰弱等病，临床表现以眩晕为主要症状者，可以参考本病辨证论治。

【病因病机】

1. 肝阳上亢　素体阳盛，肝阳上亢；或长期忧郁恼怒，气郁化火，上扰清窍；或肾阴素亏，水不涵木，致肝阴不足，肝阳上亢，皆可发为眩晕。

2. 气血亏虚　久病不愈，耗伤气血；或失血之后，虚而不复；或脾胃虚弱，不能运化水谷生成气血，皆致气血两虚。气虚则清阳不展，血虚则脑失所养，均可发为眩晕。

3. 肾精不足　先天禀赋不足，肾阴亏虚，或年老肾亏，或久病伤肾，或房劳过度，均可导致肾精亏耗，不能生髓，髓海不足，上下俱虚，则发眩晕。

4. 痰湿中阻　嗜酒肥甘及饥饱劳倦，损伤脾胃，致脾胃运化失常，水谷不化精微，聚湿生痰，痰湿中阻，故清阳不升，浊阴不降，发为眩晕。

【辨证论治】

1. 肝阳上亢

主症：眩晕耳鸣，头痛且胀，每因烦劳或恼怒而头晕头痛加剧，面色潮红，急躁易怒，少寐多梦，口苦，舌红苔黄，脉弦。

治法：平肝潜阳，滋养肝肾。

方药：天麻钩藤饮加减（《杂病证治新义》）。组成：天麻、钩藤、石决明、川牛膝、桑寄生、杜仲、山栀子、黄芩、益母草、朱茯神、首乌藤。

2. 气血亏虚

主症：眩晕动则加剧，劳累即发，面色少华，唇甲淡白，发色不泽，心悸少寐，神疲懒言，饮食减少，舌质淡，脉细弱。

治法：益气补血，健运脾胃。

方药：归脾汤加减（《济生方》）。组成：白术、茯神、黄芪、龙眼肉、酸枣仁、人参、木香、甘草、当归、远志。

3. 肾精不足

主症：眩晕而见精神萎靡，少寐多梦，健忘，腰酸膝软，遗精，耳鸣；偏于阴虚者，五心烦热，舌红少苔，脉弦细数；偏于阳虚者，四肢不温，形寒怯冷，舌质淡，脉沉细无力。

治法：偏于阴虚者，治以补肾滋阴；偏于阳虚者，治以补肾助阳。

方药：①补肾滋阴宜左归丸加减（《景岳全书》）。组成：熟地黄、山茱萸、怀山药、枸杞子、菟丝子、鹿角胶、龟板胶、川牛膝。②补肾助阳宜右归丸加减（《景岳全书》）。组成：熟地黄、山药、山茱萸、枸杞子、鹿角胶、菟丝子、杜仲、当归、肉桂、制附子。

4. 痰浊中阻

主症：眩晕而见头重如蒙，胸闷恶心，食少多寐，苔白腻，脉濡滑。

治法：燥湿祛痰，健脾和胃。

方药：半夏白术天麻汤加减（《医学心悟》）。组成：半夏、天麻、茯苓、陈皮、白术、甘草、生姜、大枣。

（**思考：**结合眩晕的主要证型分类谈一下眩晕的主要病理因素是什么？）

四、中风

中风又名卒中，是气血逆乱导致脑脉痹阻或血溢脑脉之外，临床以突然昏仆，半身不遂，口眼歪斜，言语不利，或不经昏仆而仅以歪僻不遂为主要表现的一种病证。

西医学中出血性及缺血性脑血管病均可以参考本病辨证论治。

【病因病机】

1. 积损正衰　年老体弱，或久病气血亏损，元气耗伤，脑脉失养。气虚则运血无力，血流不畅，而致脑脉瘀滞不通；阴血亏虚则阴不制阳，内风动越，携痰浊，瘀血上扰清窍，突发本病。

2. 劳倦内伤　烦劳过度，易使阳气升张，引动风阳，内风旋动，则气火俱浮，或兼夹痰浊，瘀血上壅清窍脉络。因肝阳暴张，血气上涌骤然而中风者，病情多重。

3. 脾失健运，痰浊内生　嗜酒肥甘，饥饱失宜，致使脾胃受伤，脾失运化，痰浊内生，郁久化热，痰热互结，壅滞脉络，蒙蔽清窍；或肝阳素旺，横逆犯脾，脾运失司，内生痰浊；或肝郁日久化火，炼液成痰，以致肝风夹杂痰火，横窜经络，蒙蔽清窍，发为本病。

4. **情志所伤**　七情失调，肝失条达，气机郁滞，血行不畅，瘀结脑脉；暴怒伤肝，则肝阳暴涨，或心火暴盛，风火相煽，血随气逆，上冲犯脑。凡此种种，均易引起气血逆乱，上扰清窍而发为中风。

本病病位在脑，与心、肾、肝、脾密切相关。其病机概而论之有虚（阴虚、气虚）、火（肝火、心火）、风（肝风、外风）、痰（风痰、湿痰）、气（气逆）、血（血瘀）六端，并在一定条件下相互影响、相互作用。病性多为本虚标实，上盛下虚。本为肝肾阴虚，气血衰少；标为风火相煽，痰湿壅盛，瘀血阻滞，气血逆乱。其基本病机为气血逆乱，上犯于脑。

【辨证论治】

1. 肝阳暴亢，风火上扰

主症：半身不遂，偏身麻木，舌强语謇或不语，或口舌㖞斜，眩晕头痛，面红目赤，口苦咽干，心烦易怒，尿赤便干，或神识恍惚，舌质红或红绛，舌苔薄黄，脉弦有力。

治法：平肝泻火通络。

方药：天麻钩藤饮加减（《杂病证治新义》）。组成：天麻、钩藤、石决明、川牛膝、桑寄生、杜仲、山栀子、黄芩、益母草、朱茯神、首乌藤。

2. 痰热腑实，风痰上扰

主症：半身不遂，偏身麻木，舌强语謇或不语，口舌斜，腹胀便干，头晕目眩，咳痰或痰多，舌质暗红或暗淡，舌苔黄或黄腻，脉弦滑。

治法：化痰通腑。

方药：大承气汤加减（《伤寒论》）。组成：大黄、厚朴、枳实、芒硝。

3. 气虚血瘀

主症：半身不遂，偏身麻木，舌强语謇或不语，口舌㖞斜，面色㿠白，气短乏力，口角流涎，自汗，心悸，便溏，手足肿胀，舌质暗淡，舌苔薄白或白腻，脉沉细或细弦。

治法：益气活血，扶正祛邪。

方药：补阳还五汤加减（《医林改错》）。组成：生黄芪、当归尾、赤芍、地龙、川芎、红花、桃仁。

4. 阴虚风动

主症：半身不遂，偏身麻木，舌强语謇或不语，口舌㖞斜，烦躁失眠，眩晕耳鸣，手足心热，舌质红绛或暗红，苔少或无苔，脉细弦或细弦数。

治法：滋养肝肾，潜阳息风。

方药：镇肝息风汤加减（《医学衷中参西录》）。组成：怀牛膝、龙骨、生白芍、天冬、麦芽、赭石、牡蛎、玄参、川楝子、茵陈蒿、甘草、龟板。

5. 痰热内闭清窍

主症：起病急骤，神昏或昏愦，半身不遂，鼻鼾痰鸣，肢体强痉拘急，项背身热，躁扰不宁，甚则手足厥冷，频繁抽搐，偶见呕血，舌质红绛，舌苔黄腻或干腻，脉弦滑数。

治法：清热化痰，醒神开窍。

方药：羚羊角汤加减（《医醇剩义》）。组成：羚羊角、龟板、生地黄、牡丹皮、白芍、柴胡、薄荷、蝉蜕、菊花、夏枯草、石决明。

6. 痰湿蒙蔽心神

主症：素体阳虚，湿痰内蕴，发病神昏，半身不遂，肢体松懈，瘫软不温，甚则四肢逆冷，面白唇暗，痰涎壅盛，舌质暗淡，舌苔白腻，脉沉滑或沉缓。

治法：温阳化痰，醒神开窍。

方药：涤痰汤加减（《奇效良方》）。组成：制半夏、制南星、陈皮、枳壳、茯苓、人参、石菖蒲、竹茹、甘草、生姜。

7. 元气败脱，神明散乱

主症：突然神昏或昏愦，肢体瘫软，手撒肢冷汗多，重则周身湿冷，二便失禁，舌痿，舌质紫暗，舌苔白腻，脉沉缓或沉微。

治法：益气回阳固脱。

方药：参附汤加味（《妇人大全良方》）。组成：人参、熟附子。

（思考：上述中风证型如何划分中经络与中脏腑？）

重点小结

	证型	治法	代表方药
	肝气郁结	疏肝理气	柴胡疏肝散
胁痛	瘀血阻络	祛瘀通络	旋覆花汤
	肝经湿热	清热利湿	龙胆泻肝汤
	肝阴不足	养阴柔肝	一贯煎

	证型	治法	代表方药
	风寒头痛	疏风散寒	川芎茶调散
	风热头痛	疏风清热	芎芷石膏汤
	风湿头痛	祛风胜湿	羌活胜湿汤
头痛	肝阳头痛	平肝潜阳	天麻钩藤饮
	肾虚头痛	补肾填精	大补元煎
	血虚头痛	滋阴养血	加味四物汤
	痰浊头痛	化痰降逆	半夏白术天麻汤
	瘀血头痛	活血化瘀	通窍活血汤

	证型	治法	代表方药
	肝肾阴虚	滋补肝肾，养阴填精	左归丸
	肝阳上亢	平肝潜阳，滋养肝肾	天麻钩藤饮
眩晕	气血亏虚	补养气血，健运脾胃	归脾汤
	痰浊中阻	燥湿祛痰，健脾和胃	半夏白术天麻汤
	瘀血阻窍	祛瘀生新，通窍活络	通窍活血汤

	证型	治法	代表方药
中风	肝阳暴亢，风火上扰	平肝泻火通络	天麻钩藤饮
	痰热腑实，风痰上扰	化痰通腑	大承气汤
	气虚血瘀	益气活血，扶正祛邪	补阳还五汤
	阴虚风动	滋养肝肾，潜阳息风	镇肝息风汤
	痰热内闭清窍	清热化痰，醒神开窍	羚羊角汤
	痰湿蒙蔽心神	温阳化痰，醒神开窍	涤痰汤
	元气败脱，神明散乱	益气回阳固脱	参附汤

学习方法

对肝胆系病证，主要掌握胁痛、头痛、眩晕、中风各病证临床常见证型的主症、治法和代表方；熟悉各病证的病名含义及临床特征、病因病机。

肝胆系疾病的学习主要结合肝胆的生理功能、病变特点及与其他脏腑的关系来理解相关病证。胁痛的病机属肝络失和，实证为肝气郁结，瘀血停滞，肝胆湿热，邪阻肝络，不通则痛；虚证为肝阴不足，肝脉失养，不荣则痛。治疗上以疏肝和络止痛为基本治则，实证采用疏肝理气，活血通络，清利湿热之法；虚证则以滋阴养血柔肝为治。头痛根据病因不同可以分为外感头痛和内伤头痛两大类。外感头痛多因风、寒、湿、热等邪气，循经上扰，壅滞头窍，多伴有表证，病性属实，治疗以祛风散邪为法；内伤头痛多为肝阳偏亢，痰浊中阻，瘀血阻窍，气血亏虚，肾精不足，以致头窍失养，或清窍被扰，多伴有肝、脾、肾诸脏功能失调证候，病性复杂，有虚有实，治疗上多采取补虚泻实，标本兼顾的治则。眩晕病位主要在清窍，病变脏腑与肝、脾、肾三脏有关。主要包括肝肾阴虚、肝阳上亢、气血亏虚、痰浊中阻、瘀血阻窍五种证型，治疗上根据标本缓急分别采取平肝、息风、潜阳、清火、化痰等法以治其标，补益气血、滋补肝肾等法以治其本。中风的病位在脑，涉及心。病理基础为肝肾阴虚，病理因素为肝风、痰火和血瘀。病机主要为阴阳失调，气血逆乱，上冲于脑。轻者中经络，重者中脏、中腑。中脏又有闭证和脱证之分。治疗上主要是平肝息风，化痰通络。中腑宜通腑泄热，中脏之闭证应豁痰开窍，脱证宜益气回阳固脱。

第五节　肾系病证

扫码“学一学”

学习目标

掌握　水肿、淋证各病证临床常见证型的主症、治法和代表方。

熟悉　上述各病证的病名含义及临床特征、病因病机。

了解　上述各病证所对应的相关西医学疾病；常见证型代表方的药物组成。

一、水肿

水肿是指水液代谢障碍导致体内水液潴留，泛溢肌肤，临床表现以头面、眼睑、四肢、腹背，甚至全身浮肿为特征的一种病证。

西医学中急性或慢性肾炎、肾病综合征、内分泌失调、充血性心力衰竭，以及营养障碍等疾病所出现的水肿，可参考本病辨证论治。

【病因病机】

1. 风邪外袭，肺失通调　风邪外袭，内舍于肺，肺失宣降，水道不通，以致风遏水阻，风水相搏，流溢肌肤，发为水肿。

2. 湿毒浸淫，内归脾肺　肌肤痈疡疮毒未能清解消透，疮毒内归肺脾，导致水液代谢受阻，溢于肌肤，而成水肿。

3. 水湿浸渍，脾气受困　久居湿地，或冒雨涉水，水湿之气内侵，或平素饮食不节，过食生冷，均可使脾为湿困，失其健运之职，致水湿停聚不行，泛于肌肤，而成水肿。

4. 湿热内盛，三焦壅滞　湿热久羁，或湿郁化热，中焦脾胃失其升清降浊之能，三焦为之壅滞，水道不通，而成水肿。

5. 饮食劳倦，伤及脾胃　饮食不节，或劳倦过甚，脾气受损，运化失司，水湿停聚不行，泛溢肌肤，而成水肿。

6. 房劳过度，内伤肾元　生育不节，房劳过度，肾精亏耗，肾气内伐，不能化气行水，遂使膀胱气化失常，开阖不利，水液内停，形成水肿。

【辨证论治】

（一）阳水

1. 风水泛滥

主症：眼睑浮肿，继则四肢及全身皆肿，来势迅猛，多有恶寒、发热、肢节酸楚、小便不利等症。偏于风热者，伴咽喉红肿疼痛，舌质红，脉浮滑数。偏于风寒者，兼恶寒，咳喘，舌苔薄白，脉浮滑或浮紧，如水肿较甚，也可见沉脉。

治法：疏风清热，宣肺行水。

方药：越婢加术汤加减（《金匮要略》）。组成：麻黄、石膏、甘草、大枣、生姜、白术。

2. 湿毒浸淫

主症：眼睑浮肿，延及全身，小便不利，身发疮痍，甚者溃烂，恶风发热，舌质红，苔薄黄，脉浮数或滑数。

治法：宣肺解毒，利湿消肿。

方药：麻黄连翘赤小豆汤加减（《伤寒论》）。组成：麻黄、连翘、杏仁、赤小豆、大枣、生梓白皮、生姜、甘草。

3. 水湿浸渍

主症：全身水肿，按之没指，小便短少，身体困重，胸闷，纳呆，泛恶，苔白腻，脉沉缓，起病缓慢，病程较长。

治法：健脾化湿，通阳利水。

方药：五皮饮加减（《三因极一病证方论》）。组成：大腹皮、桑白皮、茯苓皮、生姜皮、陈皮。

4. 湿热壅盛

主症：遍体浮肿，皮肤绷紧光亮，胸脘痞闷，烦热口渴，小便短赤，或大便干结，苔黄腻，脉沉数或濡数。

治法：分利湿热。

方药：疏凿饮子加减（《济生方》）。组成：泽泻、赤小豆、商陆、羌活、大腹皮、椒目、木通、秦艽、槟榔、茯苓皮。

（二）阴水

1. 脾阳虚衰

主症：身肿，腰以下为甚，按之凹陷不易恢复，脘腹胀满，纳减便溏，面色萎黄，神倦肢冷，小便短少，舌质淡，苔白腻或白滑，脉沉缓或沉滑。

治法：温运脾阳，以利水湿。

方药：实脾饮加减（《济生方》）。组成：附子、干姜、白术、甘草、厚朴、木香、草果、槟榔、木瓜、茯苓、生姜、大枣。

2. 肾阳衰微

主症：面浮身肿，腰以下尤甚，按之凹陷不起，心悸，气促，腰部冷痛酸重，尿量减少或增多，四肢厥冷，怯寒神疲，面色灰滞或白，舌质淡胖，苔白，脉沉细或沉迟无力。

治法：温肾助阳，化气行水。

方药：济生肾气丸加减（《济生方》）。组成：熟地黄、山药、山茱萸、牡丹皮、茯苓、泽泻、附子、桂枝、牛膝、车前子。

（**思考**：水肿划分阳水和阴水的依据是什么？各自常见证型有哪些？）

二、淋证

淋证是气化失司，水道不利引起的以小便频急、淋沥不尽、尿道涩痛、小腹拘急、痛引腰腹为主要临床表现的一种病证。

西医学中泌尿系感染、泌尿系结石、泌尿系肿瘤以及乳糜尿等，临床表现为淋证者，可以参考本病辨证论治。

【病因病机】

1. 膀胱湿热 多食辛热肥甘之品，或嗜酒太过，酿成湿热，下注膀胱；或下阴不洁，秽浊之邪侵入膀胱，酿成湿热，发而为淋。小便灼热刺痛者为热淋；湿热蕴积，尿液受其煎熬，日积月累，尿中杂质结为砂石，则为石淋；湿热蕴积于下，以致气化不利，无以分清别浊，脂液随小便而去，小便如脂如膏，则为膏淋；热盛伤络，迫血妄行，小便涩痛有血，则为血淋。

2. 脾肾亏虚 久淋不愈、湿热耗伤正气，或年老、久病体弱以及劳累过度、房事不节，均可导致脾肾亏虚。脾虚则中气下陷，肾虚则下元不固，因而小便淋沥不已。遇劳即发者，则为劳淋；中气不足，气虚下陷者，则为气淋；肾气亏虚，下元不固，不能制约脂液，脂液下泄，尿液浑浊，则为膏淋；肾阴亏虚，虚火扰络，尿中夹血，则为血淋。

3. 肝郁气滞 恼怒伤肝，气滞不宣，气郁化火，或气火郁于下焦，影响膀胱气化，则少腹作胀，小便艰涩而痛，余沥不尽，发为气淋，此属气淋之实证；中气下陷所致气淋，是气淋的虚证。

淋证病在膀胱和肾，与肝、脾有关。其病机主要是湿热蕴结下焦，膀胱气化不利。若病延日久，热郁伤阴，湿遏阳气，或阴伤及气，可导致脾肾两虚，膀胱气化无权，则病证从实转虚，可见虚实夹杂。

【辨证论治】

1. 热淋

主症：小便短数，灼热刺痛，溺涩黄赤，少腹拘急胀痛，或恶寒发热，口苦，呕恶，或腰痛拒按，或大便秘结，苔黄腻，脉滑数。

治法：清热利湿通淋。

方药：八正散加减（《太平惠民和剂局方》）。组成：车前子、瞿麦、萹蓄、滑石、山栀子、炙甘草、木通、大黄。

2. 石淋

主症：尿中时夹砂石，小便艰涩，或排尿时突然中断，尿道窘迫疼痛，少腹拘急，或腰腹绞痛难忍，尿中带血，舌红苔薄黄，脉弦或弦数。若痛久砂石不去，可伴见面色少华，精神萎顿，少气乏力，舌淡边有齿印，脉细而弱；或腰腹隐痛，手足心热，舌红少苔，脉细数。

治法：清热利湿，通淋排石。

方药：石韦散加减（《证治汇补》）。组成：石韦、冬葵子、瞿麦、滑石、车前子。

3. 气淋

主症：实证表现为小便涩滞，淋沥不宣，少腹满痛，苔薄白，脉多沉弦。虚证表现为少腹坠胀，尿有余沥，面色白，舌质淡，脉虚弱无力。

治法：实证宜利气疏导；虚证宜补中益气。

方药：①实证用沉香散加减（《医宗必读》）。组成：沉香、石韦、滑石、当归、王不留行、瞿麦、冬葵子、赤芍、白术、炙甘草。②虚证用补中益气汤加减（《脾胃论》）。组成：黄芪、甘草、人参、当归、橘皮、升麻、柴胡、白术。

4. 血淋

主症：实证表现为小便热涩刺痛，尿色深红；或夹有血块，疼痛满急加剧；或见心烦，苔黄，脉滑数。虚证表现为尿色淡红，尿痛涩滞不显著，腰酸膝软，神疲乏力，舌淡红，脉细数。

治法：实证宜清热通淋，凉血止血；虚证宜滋阴清热，补虚止血。

方药：①实证用小蓟饮子加减（《济生方》）。组成：小蓟、蒲黄、藕节、生地黄、木通、滑石、淡竹叶、当归、山栀子、炙甘草）。②虚证用知柏地黄丸加减（《医宗金鉴》）。组成：熟地黄、山茱萸、山药、泽泻、茯苓、牡丹皮、知母、黄柏。

5. 膏淋

主症：实证表现为小便浑浊如米泔，置之沉淀如絮，上有浮油如脂，或夹有凝块，或混有血液，尿道热涩疼痛，舌红苔黄腻，脉虚数。虚证表现为病久不已，反复发作，淋出如脂，涩痛反见减轻，但形体日渐消瘦，头昏无力，腰酸膝软，舌淡苔腻，脉细弱无力。

治法：实证宜清热利湿，分清泄浊；虚证宜补虚固涩。

方药：①实证用萆薢分清饮加减（《丹溪心法》）。组成：萆薢、石菖蒲、乌药、益智仁。②虚证用六味地黄丸加减（《小儿药证直诀》）。组成：熟地黄、山药、山茱萸、茯苓、泽泻、牡丹皮。

6. 劳淋

主症：小便不甚赤涩，但淋沥不已，时作时止，遇劳即发，腰酸膝软，神疲乏力，舌质淡，脉虚弱。

治法：健脾益肾。

方药：无比山药丸加减（《太平惠民和剂局方》）。组成：山药、炒杜仲、菟丝子、五味子、肉苁蓉、茯神、巴戟天、牛膝、山茱萸、干地黄、泽泻、赤石脂。

（思考：淋证的主要表现是什么？常见证型有哪些？）

重点小结

	证型		治法	代表方药
水肿	阳水	风水泛滥	疏风清热，宣肺行水	越婢加术汤
		湿毒浸淫	宣肺解毒，利湿消肿	麻黄连翘赤小豆汤
		水湿浸渍	健脾化湿，通阳利水	五皮饮
		湿热壅盛	分利湿热	疏凿饮子
	阴水	脾阳虚衰	温运脾阳，以利水湿	实脾饮
		肾阳衰微	温肾助阳，化气行水	济生肾气丸

	证型	治法	代表方药
淋证	热淋	清热利湿通淋	八正散
	石淋	清热利湿，通淋排石	石韦散
	气淋	实证：利气疏导	沉香散
		虚证：补中益气	补中益气汤
	血淋	实证：清热通淋，凉血止血	小蓟饮子
		虚证：滋阴清热，补虚止血	知柏地黄丸
	膏淋	实证：清热利湿，分清泄浊	程氏萆解分清饮
		虚证：补虚固涩	六味地黄丸
	劳淋	健脾益肾	无比山药丸

学习方法

对肾系病证，主要掌握水肿、淋证临床常见证型的主症、治法和代表方。熟悉水肿、淋证的病名含义及临床特征、病因病机。

肾系疾病的学习主要结合肾的生理功能、病变特点及与其他脏腑的关系来理解相关病证。水肿依据致病因素、体质差异及病理性质，分为阴水和阳水两端。阳水属实，多为外感、疮毒、水湿所致，病位在肺、脾，主要包括风水泛滥、湿毒浸淫、水湿浸渍、湿热壅盛四种证型；阴水多为禀赋不足、饮食劳倦、久病体虚所致，病位在脾、肾，主要包括脾阳虚衰和肾阳衰微两种证型。治疗上，阳水以祛邪为主，阴水以扶正为主。淋证的学习要明确除了小便频急、淋沥不尽、尿道涩痛、小腹拘急、痛引腰腹等基本共有症状外，热淋、石淋、气淋、血淋、膏淋、劳淋各淋证的特有症状及理法方药。

扫码“学一学”

第六节　气血津液病证

学习目标

掌握　郁证、虚劳、内伤发热、汗证、消渴各病证临床常见证型的主症、治法和代表方。

熟悉　上述各病证的病名含义及临床特征、病因病机。

了解　上述各病证所对应的相关西医学疾病；常见证型代表方的药物组成。

一、郁证

郁证是情志不舒，气机郁滞引起的临床以心情抑郁，情绪不宁，胸部满闷，胁肋胀痛，或易怒易哭，或咽中如有异物梗塞等为主要表现的一种病证。

西医学中神经衰弱、癔症、焦虑症、更年期综合征及反应性精神病，出现郁证临床表现时，可以参考本病辨证论治。

【病因病机】

1. 愤懑郁怒，肝气郁结　厌恶憎恨、愤懑恼怒等情志所伤，使肝失疏泄，肝气郁结而成气郁。气郁日久，不能行血，使血行不畅而成血郁；气郁日久，不能行津，使津行不畅，凝聚成痰，则成痰郁；若气郁日久化火，使肝火上炎，则成火郁。

2. 忧愁思虑，脾失健运　忧愁思虑，精神紧张，或思虑不解，使脾气郁结，或肝郁及脾，均可导致脾失健运，食积不消，则形成食郁；水湿内停，则形成湿郁；水湿内聚，凝为痰浊，则成痰郁。

3. 情志过极，损伤心神　所愿不遂、家庭不睦、遭遇不幸、忧愁悲哀等耗伤心气营血，使心失所养、神失所藏。心神失守，以致精神惑乱，则悲伤哭泣，哭笑无常。

情志内伤是郁证发病的主要原因。其病机主要为肝失疏泄，脾失健运，心失所养及脏腑阴阳气血失调。

【辨证论治】

1. 肝气郁结

主症：精神抑郁，情绪不宁，善太息，胸胁胀痛，痛无定处，脘闷嗳气，腹胀纳呆，或呕吐，大便不调，女子月事不行，舌苔薄腻，脉弦。

治法：疏肝理气解郁。

方药：柴胡疏肝散加减（《景岳全书》）。组成：柴胡、枳壳、芍药、甘草、香附、川芎。

2. 气郁化火

主症：性情急躁易怒，胸闷胁胀，嘈杂吞酸，口干而苦，大便秘结，或头痛，目赤，耳鸣，舌质红，舌苔黄，脉弦数。

治法：疏肝解郁，清肝泻火。

方药：丹栀逍遥散加减（《内科摘要》）。组成：柴胡、当归、白芍、白术、茯苓、甘草、生姜、薄荷、牡丹皮、栀子。

3. 气滞痰郁

主症：咽中不适，如有物梗阻，咯之不出，咽之不下，胸中窒闷，或兼胁痛，舌苔白，脉弦滑。

治法：行气开郁，化痰散结。

方药：半夏厚朴汤加减（《金匮要略》）。组成：半夏、厚朴、茯苓、生姜、苏叶。

4. 气滞血瘀

主症：精神抑郁，性情急躁，头痛，失眠，健忘，或胸胁疼痛，舌质紫暗，或有瘀点瘀斑，脉弦或涩。

治法：活血化瘀，理气解郁。

方药：血府逐瘀汤加减（《医林改错》）。组成：桃仁、红花、当归、生地黄、川芎、赤芍、牛膝、桔梗、柴胡、枳壳、甘草。

5. 心神惑乱

主症：精神恍惚，心神不宁，多疑易惊，悲忧善哭，喜怒无常，或时时欠伸，或手舞足蹈，舌质淡，苔薄白，脉弦细。

治法：甘润缓急，养心安神。

方药：甘麦大枣汤加味（《金匮要略》）。组成：甘草、小麦、大枣。

6. 心阴亏虚

主症：情绪不宁，心悸，健忘，失眠，多梦，五心烦热，盗汗，口咽干燥，舌红少津，脉细数。

治法：滋阴养血，补心安神。

方药：天王补心丹加减（《摄生秘剖》）。组成：生地黄、人参、丹参、玄参、白茯苓、五味子、远志、桔梗、当归、天冬、麦冬、柏子仁、酸枣仁。

7. 心脾两虚

主症：多思善疑，头晕神疲，心悸胆怯，失眠，健忘，纳差，面色不华，舌质淡，苔薄白，脉细。

治法：健脾养心，益气补血。

方药：归脾汤加减（《济生方》）。组成：白术、茯神、黄芪、龙眼肉、酸枣仁、人参、木香、甘草、当归、远志。

8. 肝阴亏虚

主症：情绪不宁，急躁易怒，眩晕，耳鸣，目干畏光，视物不明，或头痛且胀，面红目赤，舌干红，脉弦细或数。

治法：滋阴养肝。

方药：滋水清肝饮加减（《医宗己任编》）。组成：熟地黄、山茱萸、茯苓、当归、山药、牡丹皮、泽泻、白芍、柴胡、山栀子、酸枣仁。

（**思考**：结合郁证的主要证型谈谈郁证主要责之于哪几脏？）

二、虚劳

虚劳又称虚损，是以脏腑功能衰退、气血阴阳不足为主要病机的多种慢性虚弱证候的总称。

西医学中多系统慢性、消耗性疾病，出现类似虚劳的临床表现时，可以参考本病辨证论治。

【病因病机】

1. 禀赋薄弱，失于调养　父母体弱多病，年老体衰，或胎中失养，孕育不足，使禀赋薄弱；或生后喂养不当，水谷精气不充，失于调养；或先天不足，禀赋薄弱之体，易于罹患疾病，且病后不易康复，日久使脏腑、气血、阴阳亏虚更甚，形成虚劳。

2. 烦劳过度，损伤五脏　烦劳过度，因劳致虚，久则成虚劳。忧愁思虑，所欲不遂，积思不解等劳神过度，使心神失养，脾失健运，心脾俱损，气血亏虚，久则成虚劳；或早婚多育，房事不节，频繁流产等，易使肾精亏虚，肾气不足，久则成虚劳。

3. 饮食不节，损伤脾胃　暴饮暴食，饥饱不调，嗜食偏食，营养不良，饮酒过度等，导致脾胃损伤，不能化生水谷精微，气血来源不充，脏腑、经络失于濡养，日久形成虚劳。

4. 大病久病，失于调理　大病邪气过盛，脏气损伤，正气久虚不复，日久形成虚劳。久病而成虚劳者，随疾病性质不同，损耗人体阴阳、气血各有侧重。热病日久，耗血伤阴；或寒病日久，伤气损阳；或瘀血内结，新血不生等，久之皆致虚劳。

5. 失治误治，损耗正气　辨证有误，或用药不当，以致精气损伤。病后久拖不治，或多次失误，延误疾病治疗，使阴精或阳气受损难复，从而导致虚劳。

【辨证论治】

（一）气虚

1. 肺气虚

主症：短气自汗，声音低怯，时寒时热，体虚易感，面白，舌质淡，脉弱。

治法：补益肺气。

方药：补肺汤加减（《永类钤方》）。组成：人参、黄芪、熟地黄、五味子、紫菀、桑白皮。

2. 心气虚

主症：心悸，气短，劳则尤甚，自汗，神疲体倦，舌质淡，脉弱。

治法：补益心气。

方药：六君子汤加减（《太平惠民和剂局方》）。组成：党参、白术、茯苓、甘草、陈皮、半夏。

3. 脾气虚

主症：饮食减少，食后胃脘不舒，倦怠乏力，大便溏薄，面色萎黄，舌淡苔薄，脉弱。

治法：健脾益气。

方药：四君子汤加减（《太平惠民和剂局方》）。组成：人参、白术、茯苓、甘草。

4. 肾气虚

主症：神疲乏力，腰酸膝软，小便频数而清，女子白带清稀，舌质淡，脉弱。

治法：益气补肾。

方药：大补元煎加减（《景岳全书》）。组成：人参、山药、熟地黄、杜仲、当归、山茱萸、枸杞子、炙甘草。

（二）血虚

1. 心血虚

主症：心悸怔忡，健忘，失眠，多梦，面色不华，舌质淡，脉细或结代。

治法：养血宁心。

方药：养心汤加减（《证治准绳》）。组成：黄芪、茯苓、茯神、当归、川芎、炙甘草、半夏曲、柏子仁、酸枣仁、远志、五味子、人参、肉桂。

2. 肝血虚

主症：头晕，目眩，胁痛，肢体麻木，筋脉拘急，或惊惕肉瞤，妇女月经不调，甚或闭经，面色不华，舌质淡，脉弦细或细涩。

治法：补血养肝。

方药：四物汤加味（《太平惠民和剂局方》）。组成：当归、川芎、白芍、熟地黄。

（三）阴虚

1. 肺阴虚

主症：干咳，咽燥，甚或失音，咯血，潮热，盗汗，面色潮红，舌红少津，脉细数。

治法：养阴润肺。

方药：沙参麦冬汤加减（《温病条辨》）。组成：沙参、玉竹、生甘草、冬桑叶、生扁豆、花粉、麦冬。

2. 心阴虚

主症：心悸，失眠，烦躁，潮热，盗汗，或口舌生疮，面色潮红，舌红少津，脉细数。

治法：滋阴养心。

方药：天王补心丹加减（《摄生秘剖》）。组成：生地黄、人参、丹参、玄参、白茯苓、五味子、远志、桔梗、当归、天冬、麦冬、柏子仁、酸枣仁。

3. 脾胃阴虚

主症：口唇干燥，不思饮食，大便干结，甚则干呕，呃逆，面色潮红，舌干苔少或无苔，脉细数。

治法：养阴和胃。

方药：益胃汤加减（《温病条辨》）。组成：沙参、麦冬、生地黄、玉竹、冰糖。

4. 肝阴虚

主症：头痛，眩晕，耳鸣，目干畏光，视物不明，急躁易怒，或肢体麻木，筋惕肉瞤，面色潮红，舌干红，脉弦细数。

治法：滋养肝阴。

方药：补肝汤加减（《医宗金鉴》）。组成：当归、川芎、白芍、熟地黄、酸枣仁、木瓜、甘草。

5. 肾阴虚

主症：腰酸，遗精，两足痿弱，眩晕，耳鸣，甚则耳聋，口干，咽痛，颧红，舌红少津，脉沉细。

治法：滋补肾阴。

方药：左归丸加减（《景岳全书》）。组成：熟地黄、山茱萸、怀山药、枸杞子、菟丝子、鹿角胶、龟板胶、川牛膝。

（四）阳虚

1. 心阳虚

主症：心悸，自汗，神倦嗜卧，心胸憋闷疼痛，形寒肢冷，面色苍白，舌淡或紫暗，脉细弱或沉迟。

治法：益气温阳。

方药：炙甘草汤加减（《伤寒论》）。组成：炙甘草、大枣、阿胶、生姜、人参、生地黄、桂枝、麦冬、麻仁。

2. 脾阳虚

主症：面色萎黄，食少，形寒，神倦乏力，少气懒言，大便溏泄，肠鸣腹痛，每因受寒或饮食不慎而加剧，舌质淡，苔白，脉弱。

治法：温中健脾。

方药：附子理中汤加减（《万病回春》）。组成：附子、干姜、吴茱萸、官桂、人参、当归、陈皮、厚朴、白术、炙甘草、生姜、大枣。

3. 肾阳虚

主症：腰背酸痛，遗精阳痿，多尿或不禁，面色苍白，畏寒肢冷，下利清谷，或五更泄泻，舌质淡胖有齿痕，脉沉迟。

治法：温补肾阳。

方药：右归丸加减（《景岳全书》）。组成：熟地、山药、山茱萸、枸杞子、鹿角胶、菟丝子、杜仲、当归、肉桂、制附子。

（**思考：**气虚、血虚、阳虚、阴虚各自多见于哪些脏腑？）

三、内伤发热

内伤发热是指脏腑功能失调，气血、阴阳亏虚引起的以发热为主要临床表现的一种病证。

西医学中慢性感染性疾病和原因不明的发热均可参考本病证辨证论治。

【病因病机】

1. 肝经郁热　情志抑郁，肝气不能条达，气郁化火而发热，或恼怒过度，肝火内盛，以致发热。

2. 瘀血阻滞　情志、劳倦、外伤、出血等原因导致瘀血产生，瘀血阻滞经络，气血运行不畅，壅遏不通，引起发热。

3. 中气不足　过度劳累，饮食失调，或久病失于调理，以致脾胃气虚，中气不足，阴火内生而引起发热。

4. 血虚失养　久病心肝血虚，或脾虚不能生血，或出血、产后或手术后失血过多，以致血虚失于濡养，阴血不足无以敛阳而引起发热。

5. 阴精亏虚　素体阴虚，或热病日久，耗伤阴液，或误用、过用温燥药物等，导致阴精亏虚，阴衰则阳盛，水不制火，阳气偏盛而引起发热。

【辨证论治】

1. 肝郁发热

主症：时觉身热心烦，热势常随情绪波动而起伏，精神抑郁或烦躁易怒，胸胁胀闷，喜叹息，口苦而干，苔黄，脉弦数。妇女常兼月经不调，经来腹痛，或乳房发胀。

治法：疏肝解郁，清肝泻热。

方药：丹栀逍遥散加减（《内科摘要》）。组成：柴胡、当归、白芍、白术、茯苓、甘草、生姜、薄荷、牡丹皮、栀子。

2. 瘀血发热

主症：午后或夜晚发热，或自觉身体某些局部发热，口干咽燥而不欲饮，躯干或四肢有固定痛处或肿块，甚或肌肤甲错，面色萎黄或暗黑，舌质紫暗或有瘀斑、瘀点，脉涩。

治法：活血化瘀。

方药：血府逐瘀汤加减（《医林改错》）。组成：桃仁、红花、当归、生地黄、川芎、赤芍、牛膝、桔梗、柴胡、枳壳、甘草。

3. 气虚发热

主症：发热常在劳累后发生或加剧，热势或高或低，头晕乏力，气短懒言，自汗，易于感冒，食少便溏，舌质淡，苔薄白，脉细弱。

治法：益气健脾，甘温除热。

方药：补中益气汤加减（《脾胃论》）。组成：黄芪、甘草、人参、当归、橘皮、升麻、柴胡、白术。

4. 血虚发热

主症：发热多为低热，头晕目眩，身倦乏力，心悸不宁，面白少华，唇甲色淡，舌质淡，脉细弱。

治法：益气养血。

方药：归脾汤加减（《济生方》）。组成：白术、茯神、黄芪、龙眼肉、酸枣仁、人参、木香、甘草、当归、远志。

5. 阴虚发热

主症：午后或夜间发热，手足心发热，或骨蒸潮热，心烦，少寐，多梦，颧红，盗汗，口干咽燥，大便干结，尿少色黄，舌质干红或有裂纹，无苔或少苔，脉细数。

治法：滋阴清热。

方药：清骨散加减（《证治准绳》）。组成：银柴胡、胡黄连、秦艽、鳖甲、地骨皮、青蒿、知母、甘草。

6. 阳虚发热

主症：发热而欲近衣，形寒怯冷，四肢不温，少气懒言，头晕嗜卧，腰膝酸软，纳少便溏，面色㿠白，舌质淡胖，或有齿痕，苔白润，脉沉细无力。

治法：温补阳气，引火归原。

方药：金匮肾气丸加减（《金匮要略》）。组成：干地黄、山药、山茱萸、泽泻、茯苓、牡丹皮、桂枝、附子。

（思考：内伤发热常见证型有哪些？哪些证型的治法属于“甘温除热”法？）

四、汗证

汗证是指人体阴阳失调，腠理不固而引起津液外泄的一种病证。根据汗出的表现，一般可分为自汗、盗汗、脱汗、战汗、黄汗等，其中临床最为常见的是自汗与盗汗。时时汗出，动则益甚者为自汗；睡中汗出，醒来即止者为盗汗。现将最常见的自汗、盗汗论述如下。

西医学中甲状腺功能亢进、自主神经功能紊乱、结核病、低血糖、虚脱、休克、某些传染病以及结缔组织病等，以自汗、盗汗为主要表现者，均可以参考本病辨证论治。

【病因病机】

1. 肺气不足　素体薄弱，病后体虚，或久患咳喘，耗伤肺气使卫气不固，腠理开泄，而致汗出。

2. 营卫不和 体内阴阳偏盛偏衰，或表虚之人微受风邪，以致营卫不和，卫外失司，而致汗出。

3. 阴虚火旺 烦劳过度，亡血失精，或邪热耗阴，以致阴精亏虚，虚火内生，阴津被扰，不能自藏而外泄作汗。

4. 邪热郁蒸 情志不舒，肝气郁结，肝火偏旺，或嗜食辛辣厚味，或素体湿热偏盛等，以致肝火或湿热内盛，邪热郁蒸，津液外泄而致汗出增多。

【辨证论治】

1. 肺卫不固

主症：汗出恶风，稍劳尤甚，易于感冒，体倦乏力，面色少华，脉细弱。

治法：益气固表。

方药：玉屏风散加味（《丹溪心法》）。组成：防风、黄芪、白术。

2. 营卫不和

主症：汗出恶风，周身酸楚，时寒时热，或半身或局部汗出，苔薄白，脉缓。

治法：调和营卫。

方药：桂枝汤加味（《伤寒论》）。组成：桂枝、芍药、生姜、炙甘草、大枣。

3. 阴虚火旺

主症：夜寐盗汗，或有自汗，五心烦热，或兼午后潮热，两颧潮红，口渴，舌红少苔，脉细数。

治法：滋阴降火。

方药：当归六黄汤加减（《兰室秘藏》）。组成：当归、生地黄、熟地黄、黄芩、黄柏、黄连、黄芪。

4. 邪热郁蒸

主症：蒸蒸汗出，汗液易黏或衣服黄染，面赤烘热，烦躁，口苦，小便色黄，舌苔薄黄，脉弦数。

治法：清肝泄热，化湿和营。

方药：龙胆泻肝汤加减（《医方集解》）。组成：龙胆草、黄芩、栀子、泽泻、木通、当归、车前子、生地黄、柴胡、甘草。

（**思考：**汗证常见证型有哪些？每种证型的汗出特点是什么？）

五、消渴

消渴是阴津亏虚或津液不布引起的以多尿、多饮、多食、形体消瘦，或尿浊、尿有甜味为主要临床表现的一种病证。

消渴与西医学中糖尿病基本一致；尿崩症因具有多尿、烦渴的临床特点，与消渴有某些相似之处，可以参考本病辨证论治。

【病因病机】

1. 饮食不节 长期过食肥甘，醇酒厚味，致脾胃运化失职，积热内蕴，化燥伤津，发为消渴。

2. 情志失调 长期情志刺激，导致气机郁结，进而化火，消灼肺胃阴津发为消渴。

3. 劳欲过度 素体阴虚，复因房事不节，劳欲过度，损耗阴精，导致阴虚火旺，上蒸肺胃，发为消渴。

【辨证论治】

1. 肺热津伤

主症：烦渴多饮，口干舌燥，尿频量多，舌边尖红，苔薄黄，脉洪数。

治法：清热润肺，生津止渴。

方药：消渴方加味（《丹溪心法》）。组成：花粉末、黄连末、生地汁、藕汁、人乳汁、姜汁、蜂蜜。

2. 胃热炽盛

主症：多食易饥，口渴，尿多，形体消瘦，大便干结，苔黄，脉滑实有力。

治法：清胃泻火，养阴增液。

方药：玉女煎加味（《景岳全书》）。组成：石膏、熟地黄、麦冬、知母、牛膝。

3. 肾阴亏虚

主症：尿频尿多，浑浊如脂膏，或尿甜，腰酸膝软，乏力，头晕耳鸣，口干唇燥，皮肤干燥，痛痒，舌红苔少，脉细数。

治法：滋阴补肾，润燥止渴。

方药：六味地黄丸加减（《小儿药证直诀》）。组成：熟地黄、山药、山茱萸、茯苓、泽泻、牡丹皮。

4. 阴阳两虚

主症：小便频数，浑浊如膏，甚至饮一溲一，面容憔悴，耳轮干枯，腰酸膝软，四肢不温，畏寒怕冷，阳痿或月经不调，舌淡苔白而干，脉沉细无力。

治法：温阳滋阴，补肾固摄。

方药：金匮肾气丸加减（《金匮要略》）。组成：干地黄、山药、山茱萸、泽泻、茯苓、牡丹皮、桂枝、附子。

重点小结

	证型	治法	代表方药
郁证	肝气郁结	疏肝理气解郁	柴胡疏肝散
	气郁化火	疏肝解郁，清肝泻火	丹栀逍遥散
	气滞痰郁	行气开郁，化痰散结	半夏厚朴汤
	气滞血瘀	活血化瘀，理气解郁	血府逐瘀汤
	心神惑乱	甘润缓急，养心安神	甘麦大枣汤
	心阴亏虚	滋阴养血，补心安神	天王补心丹
	心脾两虚	健脾养心，益气补血	归脾汤
	肝阴亏虚	滋阴养肝	滋水清肝饮

	证型		治法	代表方药
虚劳	气虚	肺气虚	补益肺气	补肺汤
		心气虚	补益心气	六君子汤
		脾气虚	健脾益气	四君子汤
		肾气虚	益气补肾	大补元煎
	血虚	心血虚	养血宁心	养心汤
		肝血虚	补血养肝	四物汤
	阴虚	肺阴虚	养阴润肺	沙参麦冬汤
		心阴虚	滋阴养心	天王补心丹
		脾胃阴虚	养阴和胃	益胃汤
		肝阴虚	滋养肝阴	补肝汤
		肾阴虚	滋补肾阴	左归丸
	阳虚	心阳虚	益气温阳	炙甘草汤
		脾阳虚	温中健脾	附子理中丸
		肾阳虚	温补肾阳	右归丸

	证型	治法	代表方药
内伤发热	肝郁发热	疏肝解郁，清肝泻热	丹栀逍遥散
	瘀血发热	活血化瘀	血府逐瘀汤
	气虚发热	益气健脾，甘温除热	补中益气汤
	血虚发热	益气养血	归脾汤
	阴虚发热	滋阴清热	清骨散
	阳虚发热	温补阳气，引火归原	金匮肾气丸

	证型	治法	代表方药
汗证	肺卫不固	益气固表	玉屏风散
	营卫不和	调和营卫	桂枝汤
	阴虚火旺	滋阴降火	当归六黄汤
	邪热郁蒸	清肝泄热，化湿和营	龙胆泻肝汤

	证型	治法	代表方药
消渴	肺热津伤	清热润肺，生津止渴	消渴方
	胃热炽盛	清胃泻火，养阴增液	玉女煎
	肾阴亏虚	滋阴补肾，润燥止渴	六味地黄丸
	阴阳两虚	温阳滋阴，补肾固摄	金匮肾气丸

学习方法

对气血津液病证，主要掌握郁证、虚劳、内伤发热、汗证、消渴五种病证常见证型的主症、治法和代表方；熟悉各病证的病名含义及临床特征、病因病机。

郁证的病因是情志内伤，其病理变化与心、肝、脾有密切关系。初病多实，以气郁为病变基础，主要包括肝气郁结、气郁化火、气滞痰郁、气滞血瘀、心神惑乱五个证型；病久则由实转虚，主要包括心阴亏虚、心脾两虚、肝阴亏虚三种证型。虚劳的学习主要从气虚、血虚、阳虚、阴虚四个方面归纳出各自多见于哪些脏腑，从而总结出常见证型，还应从脏腑角度思考，各个脏腑可发生气、血、阴、阳何种虚损，以加强对虚劳的理解。汗证主要掌握自汗和盗汗的定义，自汗多为气虚不固，营卫不和所致；盗汗多为阴虚内热所致。邪热郁证所致者，则属实证。内伤发热主要是脏腑功能失调，阴阳失衡所引起，主要是虚、实两类病机，其中肝郁发热、瘀血发热属实，气虚发热、血虚发热、阴虚发热和阳虚发热属虚。实热宜泻，虚热宜补，分别采用解郁泻热、活血化瘀、甘温除热、益气养血、滋阴清热和引火归原等治法。消渴病位主要在肺、胃和肾，与肾关系最为密切，根据病机、病理因素及主症可分为肺热津伤、胃热炽盛、肾阴亏虚和阴阳两虚四证，其总的治则是清热润燥、养阴生津。

扫码“学一学”

第七节　肢体经络病证

学习目标

掌握　腰痛、痹证各病证临床常见证型的主症、治法和代表方。

熟悉　上述各病证的病名含义及临床特征、病因病机。

了解　上述各病证所对应的相关西医学疾病；常见证型代表方的药物组成。

一、腰痛

腰痛是指腰部气血运行失调，脉络拘急，腰府失养引起的以腰部一侧或两侧疼痛为主要临床表现的一种病证。

西医学中腰肌劳损引发的腰痛可以参考本病辨证论治。

【病因病机】

1. 感受寒湿　久居冷湿之地，或涉水冒雨，劳汗当风，衣着湿冷，都可感受寒湿之邪。寒邪凝滞收引，湿邪黏聚不化，致腰腿经脉受阻，气血运行不畅，发为腰痛。

2. 感受湿热　岁气湿热行令，或长夏之际，湿热交蒸，或寒湿蕴积日久，郁而化热，转为湿热，阻遏腰腿经脉，发为腰痛。

3. 气滞血瘀　跌仆外伤，损伤经脉气血，或久病气血运行不畅，或体位不正，腰部用力不当而致闪挫，导致经络、气血阻滞不通，使瘀血流着腰脉，发为腰痛。

4. 肾亏体虚　先天禀赋不足，加之劳累太过，或久病体虚，或年老体衰，或房事不节，以致肾精亏损，无以濡养筋脉而发为腰痛。

【辨证论治】

1. 寒湿腰痛

主症：腰部冷痛重着，转侧不利，逐渐加重，静卧痛不减，遇阴雨天加重，舌苔白腻，脉沉而迟缓。

治法：散寒行湿，温经通络。

方药：甘姜苓术汤加味（《金匮要略》）。组成：干姜、甘草、茯苓、白术。

2. 湿热腰痛

主症：腰部疼痛，痛处伴有热感，热天或雨天疼痛加重，活动后或可减轻，小便短赤，舌苔黄腻，脉濡数或弦数。

治法：清热利湿，舒筋止痛。

方药：三妙散加减（《丹溪心法》）。组成：苍术、黄柏、牛膝。

3. 瘀血腰痛

主症：腰痛如刺，痛有定处，日轻夜重。症轻者，俯仰不便；重者不能转侧，痛处拒按。舌质紫暗，或有瘀斑，脉涩。部分患者有外伤史。

治法：活血化瘀，理气止痛。

方药：身痛逐瘀汤加减（《医林改错》）。组成：秦艽、川芎、桃仁、红花、甘草、羌活、没药、当归、五灵脂、香附、牛膝、地龙。

4. 肾虚腰痛

主症：腰痛以酸软为主，喜按喜揉，腿膝无力，遇劳更甚，卧则减轻，常反复发作。偏阳虚者，则少腹拘急，面色白，手足不温，少气乏力，舌淡，脉沉细。偏于阴虚者，则心烦失眠，口燥咽干，面色潮红，手足心热，舌红少苔，脉弦细数。

治法：偏阳虚者，宜温补肾阳；偏阴虚者，宜滋补肾阴。

方药：①偏阳虚者，用右归丸加减（《景岳全书》）。组成：熟地黄、山药、山茱萸、枸杞子、鹿角胶、菟丝子、杜仲、当归、肉桂、制附子。②偏阴虚者，用左归丸加减（《景岳全书》）。组成：熟地黄、山茱萸、怀山药、枸杞子、菟丝子、鹿角胶、龟板胶、川牛膝。

二、痹证

痹证是风、寒、湿、热等外邪侵袭人体，闭阻经络，气血运行不畅引起的以肌肉、筋骨、关节酸痛、麻木、重着、屈伸不利，甚或关节肿大灼热等为主要临床表现的一种病证。

西医学中类风湿关节炎、强直性脊柱炎、骨性关节炎及风湿类疾病以肢节痹证为主要临床表现者，可以参考本病辨证论治。

【病因病机】

1. 风寒湿邪，侵袭人体　居处潮湿，涉水冒雨，气候剧变，冷热交错等原因，以致风寒湿邪乘虚侵袭人体，注于经络，留于关节，使气血痹阻而为痹证。

2. 感受热邪，或郁久化热　感受风热之邪，与湿相并，导致风湿热合邪为患。素体阳盛或阴虚有热，感受外邪之后易从热化，或风寒湿痹日久不愈，邪留经络关节，郁而化热，以致出现关节红肿疼痛、发热等症，形成热痹。

【辨证论治】

1. 行痹

主症：肢体关节酸痛，游走不定，关节屈伸不利，或见恶风发热，苔薄白，脉浮。

治法：祛风通络，散寒除湿。

方药：防风汤加减（《宣明论方》）。组成：防风、当归、赤茯苓、杏仁、黄芩、秦艽、甘草、葛根、麻黄、肉桂、生姜、大枣。

2. 痛痹

主症：肢体关节疼痛较剧，痛有定处，得热痛减，遇寒痛增，关节不可屈伸，局部皮色不红，触之不热，苔薄白，脉弦紧。

治法：温经散寒，祛风除湿。

方药：乌头汤加减（《金匮要略》）。组成：川乌、麻黄、芍药、黄芪、甘草。

3. 着痹

主症：肢体关节重着，酸痛，或肿胀，痛有定处，手足沉重，活动不便，肌肤麻木不仁，舌苔白腻，脉濡缓。

治法：除湿通络，祛风散寒。

方药：薏苡仁汤加减（《类证治裁》）。组成：薏苡仁、川芎、当归、麻黄、桂枝、羌活、独活、防风、川乌、苍术、甘草、生姜。

4. 热痹

主症：肢体关节疼痛，痛处色红灼热，肿胀疼痛剧烈，得冷稍舒，伴有发热，口渴，心烦，喜冷恶热，烦闷不安，舌质红，苔黄燥，脉滑数。

治法：清热通络，祛风除湿。

方药：白虎加桂枝汤加减（《伤寒论》）。组成：石膏、知母、甘草、桂枝、粳米。

5. 尪痹

主症：肢体关节疼痛、肿大、僵硬、变形、屈伸不利，甚则肌肉萎缩，筋脉拘急，肘膝不得伸，或尻以代踵、脊以代头而成废人，舌质暗红，脉细涩。

治法：补肾祛寒，活血通络。

方药：独活寄生汤加减（《备急千金要方》）。组成：独活、桑寄生、秦艽、防风、细辛、当归、芍药、川芎、干地黄、杜仲、牛膝、人参、茯苓、甘草、桂心。

（思考：痹证的分型有哪些？各种证型关节疼痛的特点是什么？）

重点小结

	证型	治法	代表方药
腰痛	寒湿腰痛	散寒除湿，温经通络	甘姜苓术汤
	湿热腰痛	清热利湿，舒筋活络	三妙散
	瘀血腰痛	活血化瘀，理气止痛	身痛逐瘀汤
	肾虚腰痛	偏阳虚者，温补肾阳	右归丸
		偏阴虚者，滋补肾阴	左归丸

	证型	治法	代表方药
痹证	行痹	祛风通络，散寒除湿	防风汤
	痛痹	温经散寒，祛风除湿	乌头汤
	着痹	除湿通络，祛风散寒	薏苡仁汤
	热痹	清热通络，祛风除湿	白虎加桂枝汤
	尪痹	补肾祛寒，活血通络	独活寄生汤

学习方法

对肢体经络病证，主要掌握腰痛、痹证临床常见证型的主症、治法和代表方；熟悉腰痛、痹证的病名含义及临床特征、病因病机。

腰痛在临床主要从寒、热、瘀、虚四个方面分类，抓住不同证型腰痛的疼痛特点、诱发或加重因素及伴见的全身症状，重点学习寒湿腰痛、湿热腰痛、瘀血腰痛和肾虚腰痛四种临床证型的理法方药。痹证主要掌握行痹、痛痹、着痹、热痹和尪痹的主要症状，如各自关节疼痛的特点、加重或缓解的因素、伴见的全身症状、各自的治则治法及代表方。

扫码“练一练”

中药索引

二　画

三　画

四　画

五　画

六　画

七　画

八　画

九　画

十　画

十一画

十二画

十三画

十四画

十五画及以上

方剂索引

一　画

二　画

三　画

四　画

五　画

六 画

七 画

八 画

九 画

十 画

十一画

十二画

十三画

十四画及以上

关键名词术语中英对照

二　画

十二经脉	Twelve channels
十二经别	Branches of twelve regular channels
十五别络	Fifteen main collaterals
十二经筋	Muscles along the twelve regular channels
十二皮部	Twelve skin areas
七情	Seven emotions
八纲	The eight principal syndromes serving as guidelines in diagnosis

三　画

子病及母	Disorders of child organ affecting mother organ
小肠	Small intestine
小肠实热证	The syndrome of excessive heat in small intestine
大肠	Large intestine
大肠实热证	The syndrome of excessive heat in large intestine
大肠液亏证	The syndrome of fluid deficiency in large intestine
三焦	Triple burner
三部九候	Three regions and nine locations for pulse-feeling
上焦如雾	Upper burner resembling a sprayer
下焦如渎	Lower burner resembling a sluice
下法	Purgative method
女子胞	Uterus
卫气	Wei-qi
亡阳	Yang collapse
亡阴	Yin collapse

四　画

气	Qi
气化	Functional activity of Qi
气机	Functional activities of Qi
气为血之帅	Qi as commander of blood
气能生血	Qi promoting formation of blood
气能行血	Promoting the flow of blood by Qi

气能摄血	Qi keeping blood flowing within vessels
气能生津	Qi promoting formation of body fluid
气能行津	Controlling body fluid by Qi
气能摄津	Qi as mechanism of guiding body fluid
气滞血瘀	Blood stasis due to Qi stagnancy
气虚血瘀	Qi-deficiency causing blood stasis
气不摄血	Failure of Qi to keep blood flowing within vessels
气随血脱	Qi exhaustion resulting from hemorrhage
气随液脱	Qi exhaustion resulting from body-fluid lost
气血两虚	Qi and blood deficiency
气虚	Qi deficiency
气机失调	Qi disorder
气滞	Qi stagnation
气逆	Reversed flow of Qi
气陷	Qi collapse
气闭	Qi closed
气脱	The escape of Qi
气虚证	The syndrome of Qi deficiency
气陷证	The syndrome of Qi collapse
气不固证	The syndrome of Qi unconsolidation
气脱证	The syndrome of Qi escape
气滞证	The syndrome of Qi stagnation
气血双补剂	Recipes for Qi and blood tonics
水液潴留	Retention of the fluid
水停证	The syndrome of fluid retention
水肿	Edema
元气	Primary qi
五行	Five elements
五行相生	Generation between the five elements
五行相克	Restraining between the five elements
五行制化	Inhibition and generation in the five elements
五行相乘	Overwhelming between the five elements
五行相侮	rebellion between the five elements
五脏	Five zang-organs
五味	Five flavors
方剂	Prescription
六腑	Six fu-organs
六气	Six qi
六淫	Six environmental excesses
六经辨证	Six channels pattern identification

心	Heart
心主血脉	Heart being in charge of blood circulation
心主神志	Heart taking charge of mental activities
心与小肠相表里	Heart and small intestine existing relationship of exterior and interior
心肾相交	Coordination between heart and kidney
心肾不交	Incoordination between heart and kidney
心气虚证	The syndrome of heart-qi deficiency
心阳虚证	The syndrome of heart-yang deficiency
心血虚证	The syndrome of heart-blood deficiency
心阴虚证	The syndrome of heart-yin deficiency
心火亢盛证	The syndrome of exuberant heart fire
心血瘀阻证	The syndrome of stagnation of the heart blood
心脾两虚证	The syndrome of qi and blood deficiency in heart and spleen
心肾不交证	The syndrome of Incoordination between heart and kidney
心悸	Palpitation
开窍药	Drugs for inducing resuscitation
开窍剂	Recipes for inducing resuscitation
天癸	Tian Gui
不寐	Insomnia
中焦如沤	Middle burner is like a fermentation tun
手太阴肺经	The lung channel of hand-TaiYin
手阳明大肠经	The large intestine channel of hand-YangMing
手少阴心经	The heart channel of hand-ShaoYin
手太阳小肠经	The small intestine channel of hand-TaiYang
手厥阴心包经	The pericardium channel of hand- JueYin
手少阳三焦经	The triple-warmer channel of hand-ShaoYang
火易生风动血	Fire tending to promote the production of the liver wind and accelerate the circulation
风性善行数变	Pathogenic wind being apt to migrate and change
风性主动	Domination of pathogenic wind leading to mobility
风寒束肺证	The syndrome of wind-cold pathogen tightening the lung
风热犯肺证	The syndrome of wind-heat invading lung
中风	Wind stroke
升降相因	Coexisting between lifting and lowering
升降浮沉	Upbearing and downbearing, floating and sinking
少神	Lack of vitality
反治	Treating a disease contrary to the routine
反关脉	Ectopic radial pulse
无形之痰	Invisible phlegm
切诊	Palpation

止血药	Hemostatics
止咳平喘药	Drugs for relieving cough and asthma
止汗药	Drugs for stopping sweating
止血剂	Recipes for stopping bleeding
化瘀止血药	Drugs for stasis-resolving hemostatic
化痰药	Drugs for resolving phlegm
化湿和胃剂	Recipes for removing dampness to restore normal function of the stomach
化痰息风	Resolving phlegm and extinguishing wind
内伤发热	Heat due to internal impairment

五　画

头痛	Headache
母病及子	Disorder of mother organ affecting child organ
正气	Vital-qi
正胜邪退	Vital-qi prevailing over pathogenic factors
正虚邪恋	Body resistance weakened while pathogenic factor prevailing
正治	Routine treatment
平脉	Normal pulse
平肝息风药	Drugs for calming the liver to stop the wind
平肝抑阳药	Drugs for liver-pacifying and yang-suppressing
平息内风剂	Recipes for calming internal wind
未病先防	Prevention before disease
半表半里证	The syndrome of half exterior and half interior
失神	Loss of vitality
四诊	Four diagnositic methods
四气	Four properties
主色	The main complexion
由阳转阴	Yang transforming into yin
由阴转阳	Yin transforming into yang
归经	Channel entry
发病	Onset
发散风寒药	Drugs for eliminating wind-cold
发散风热药	Drugs for eliminating wind-heat
外用药	Drugs for external application

六　画

安神药	Drugs for tranquilizing mind
安神剂	Recipes for tranquilizing mind
汗法	Diaphoresis
汗证	Sweating syndrome

吐法	Ejection method
阴阳	Yin and Yang
阴阳交感	Intercourse of Yin and Yang
阴阳对立	Opposition of Yin and Yang
阴阳互根	Interdependence between Yin and Yang
阴阳消长	Waning and waxing of Yin and Yang
阴阳转化	Transformation between Yin and Yang
阴平阳秘	Yin and Yang in equilibrium
阴阳失调	Imbalance of Yin and Yang
阴阳偏胜	Relative excessiveness of Yin and Yang
阴阳偏衰	Relative deficiency of Yin and Yang
阴阳互损	Yin and Yang mutual impairment
阴损及阳	Yin impairment involving Yang
阴阳格拒	Repellence between Yin and Yang
阴阳亡失	Exhaustion of Yin and Yang
阴盛格阳	Yin exuberance repelling Yang
阴跷脉	The yin-qiao channel
阴维脉	The yin-wei channel
阴偏胜	Yin excess
阴偏衰	Yin deficiency
阴证	Yin syndrome
阴虚风动证	The syndrome of convulsion due to deficiency of yin
阴阳俱补剂	Recipes for simultaneous yin-yang tonifying
阳损及阴	Detriment to yang reaching yin
阳盛格阴	Yin kept externally by yang excess in the interior
阳偏胜	Yang excess
阳偏衰	Yang deficiency
阳跷脉	The yang-qiao channel
阳维脉	The yang-wei channel
同病异治	Treating the same disease with different methods
异病同治	Treating different disease with the same therapeutic principle
论治	Undertaking the treatment
血	Blood
血虚	Deficiency of blood
血瘀	Blood-stasis
血热	Blood-heat
血瘀证	The syndrome of blood stasis
血热证	The syndrome of blood heat
血寒证	The syndrome of blood cold
血为气之母	Blood is the mother of qi

血虚生风证	The syndrome of pathogenic wind due to blood deficiency
舌诊	Inspection of tongue
舌质	Tongue proper
舌苔	Tongue coating
舌形	Shape of tongue
舌色	Tongue colour
舌态	State of tongue
孙络	The minute collateral
因时制宜	Treatment in seasonal conditions
因地制宜	Treatment in local conditions
因人制宜	Treatment in accordance with physique of individual
有形之痰	Concrete retention of phlegm
有胃	Existing stomach-qi
有神	Existing spirit
有根	Existing source
先天之精	Congenital essence
后天之本	Acquired constitution
后天之精	Acquired essence
任脉	The ren channel
冲脉	The chong channel
邪气	Pathogenic qi
邪去正虚	Pathogen disappeared and vital-qi deficiency
邪盛正虚	Domination of pathogen over vital-qi
邪正相持	Conflict between pathogen and vital-qi
壮热	Vigorous fever
防御作用	Protecting action
问诊	Inquiry
自汗	Spontaneous perspiration
收敛止血药	Drugs for astringing to stop bleeding
收涩药	Drugs for astringing
臣药	Ministerial drug
回阳救逆剂	Recipes for recuperating the depleted yang and rescuing the patient from collapse
行气剂	Recipes for activating qi

七　画

辛温解表	Relieving exterior syndrome with drugs pungent in flavor and warm in property
辛凉解表证	Relieving exterior syndrome with drugs pungent in flavor and cold in property syndrome
补虚药	Drugs for restoring deficiency syndrome

补气药	Drugs for replenishing qi
补血药	Drugs for enriching the blood
补阴药	Drugs for nourishing yin
补阳药	Drugs for nourishing yang
补法	Reinforcing method
补益剂	Recipes for restoring deficiency syndrome
补气剂	Recipes for benefiting the vital energy
补血剂	Recipes for enriching the blood
补阴剂	Recipes for nourishing yin
补阳剂	Recipes for tonifying yang
君药	Monarch drugs in a prescription
佐金平木	Calm the wood by clearing the metal
佐药	Adjuvant drugs
抑木扶土	Restrict wood to support earth
肝	Liver
肝主疏泄	Liverfunction of smoothing and regulating flow of qi and blood
肝藏血	Liver storing and regulating blood
肝与胆相表里	Liver and gallbladder forming their exterior and interior relationship
肝气郁结证	The syndrome of liver-qi stagnation
肝火上炎证	The syndrome of liver fire
肝阳上亢证	The syndrome of liver-yang hyperactivity
肝风内动证	The syndrome of liver up-stirring
肝阳化风证	The syndrome of wind caused by liver-yang hyperactivity
肝脾不调证	The syndrome of incoordination between liver and spleen
肝肾阴虚证	The syndrome of deficiency in liver-yin and kidney-yin
肝胃不和证	The syndrome of liver-stomach disharmony
肝血（阴）虚证	The syndrome of liver-blood or liver-yin deficiency
肝胆湿热证	The syndrome of dampness and heat in liver and gallbladder
足阳明胃经	The stomach channel of foot-YangMing
足太阴脾经	The spleen channel of foot-TaiYin
足太阳膀胱经	The urinary bladder channel of foot-TaiYang
足少阴肾经	The kidney channel of foot-ShaoYin
足少阳胆经	The gall bladder channel of foot-ShaoYang
足厥阴肝经	The liver channel of foot JueYin
里证	Interior syndrome
体质	Body proper
但寒不热	Chills without fever
但热不寒	Fever without chills
纳运相协	Balance between stomach receiving and spleen transporting
劳逸失度	Maladjustment of work and rest

饮食失宜	Improper diet
饮证	Retained fluid the syndrome
扶正	Strengthening body resistance
扶证解表	Supporting body resistance and relieving the exterior
攻下药	Drugs for catharsis
攻补兼施剂	Recipes for reinforcement and elimination of pathogenic factors in combination
芳香化湿药	Drugs for dampness-dissolving aromatics
利水渗湿药	Drugs for removing dampness and promoting urine
利水渗湿剂	Recipes for removing dampness and promote urine
驱虫药	Drugs for expelling worms

八　画

泻南补北	Purging heart fire to nourish renal wate
剂型	Preparation method
金水相生	Mutual promotion between lung and kidney
和法	Mediation method
和解剂	Recipes for regulating the functional relation of internal organs
和解表里剂	Recipes for harmonizing the exterior and interior
使药	Guiding drugs
肺	Lung
肺主气	Lung taking charge of qi
肺主呼吸之气	Lung takes charge of the qi of respiration
肺主一身之气	Lung controls qi of the whole body
肺主宣发肃降	Lung activates flow of qi, essence and body fluid and clears the inspired air for keeping it flow downward
肺朝百脉	All the blood vessels meeting in lung
肺主治节	Regulatory functions of lung
肺与大肠相表里	Lung and large intestine existing exterior and interior relationship
肺气虚证	The syndrome of lung-qi deficiency
肺阴虚证	The syndrome of lung-yin deficiency
肺脾气虚证	The syndrome of lung and spleen qi deficiency
肺肾阴虚证	The syndrome of lung and kidney yin deficiency
肾	Kidney
肾阴	Kidney yin
肾阳	Kidney yang
肾藏精	Kidney storing the essence
肾主水液	Kidney controlling water metabolism
肾主纳气	Kidney controlling and promoting inspiration
肾与膀胱相表里	Kidney and bladder existing interior and exterior relationship

肾精亏虚证	The syndrome of kidney essence insufficiency
肾气不固证	The syndrome of unconsolidation in kidney-qi
肾不纳气证	The syndrome of kidney failure in receiving qi
肾阳虚证	The syndrome of kidney-yang deficiency
肾阴虚证	The syndrome of kidney-yin deficiency
泌别清浊	Separating purity from turbidity
受盛化物	Receiving digesting and transforming water and food
受纳腐熟	Receiving food and digestion
奇恒之腑	Extraordinary fu-organs
奇经八脉	Eight extra channels
实	Excess
实证	Excess syndrome
实则泻之	Purging the excess
宗气	Initial-energy
固摄作用	Consolidating and governing action
固精缩尿止带药	Drugs for arresting seminal emission, reducing urination and suppressing leukorrhagia
经络	Channels and collaterals
经脉	Channels
疠气	Epidemic pathogenic factors
治则	Therapeutic principles
治法	Therapeutic methods
治病求本	Searching for primary cause of disease in treatment
治燥剂	Recipes for treating dryness
治风剂	Recipes for claming wind
单行	Using a single drug
表证	Exterior syndrome
表里双解剂	Recipes of expelling pathogenic factors from both interior and exterior of body
泻下药	Purgative drugs
泻下剂	Purgative recipes
泄泻	Diarrhea
胁痛	Hypochondriac pain
郁证	Melancholia
降气剂	Recipes for qi-descending

九　画

养心安神药	Drugs for tranquilizing the mind by nourishing the heart
胆	Gall bladder
胆主决断	Gall bladder controlling the power of decision

胆郁痰扰证	The syndrome of phlegm disturbance due to stagnation of gallbladder
胃	Stomach
胃主通降	Stomach in charge of descending and transporting defecation
胃火炽盛证	The syndrome of stomach fire excess
胃阴虚证	The syndrome of stomach-yin deficiency
胃痛	Stomachache
津液	Body fluid
津血同源	Body fluid and blood from the same source
津能载气	Fluid can transport qi
津液不足	Fluid insufficiency
津枯血燥	Depletion of body fluid causing lack of blood
津亏血瘀	Fluid insufficiency with blood stasis
津液亏虚证	The syndrome of fluid deficiency
活血化瘀药	Drugs for promoting circulation and removing blood stasis
活血止痛药	Drugs for promoting blood circulation and relieving pain
活血调经药	Drugs for promoting blood flow to regulate menstruation
活血疗伤药	Drugs for blood-activating and trauma-curing
活血化瘀剂	Recipes for promoting blood circulation and resolving blood stasis
客色	Varied normal color
闻诊	Auscultation and olfaction
相须	Mutual reinforcement
相使	Mutual assistanc
相畏	Mutual restraint
相杀	Mutual detoxication
相恶	Mutual inhibition
相反	Mutual counteraction
相兼脉	combined pulse
神	Spirit
神乱	Mental disturbance
络脉	Collateral
带脉	The belt channel
怒则气上	Abnormal rising of qi due to anger
思则气结	Over-thinking leading to depression of qi
标本	Superficiality and origin
食滞胃脘证	The syndrome of food retention in stomach
绝汗	Exhausted sweat
脉诊	Pulse taking
既病防变	Taking precaution against the progression of disease
祛邪	Elimination of pathogenic factors
祛湿药	Drugs for expelling dampness

祛风湿药	Drugs for expelling wind and dampness
祛湿剂	Recipes for expelling dampness
祛湿化浊剂	Recipes for damp-dispelling and turbid urine
祛痰剂	Recipes for expelling phlegm
炮制	Drug processing
毒性	Toxin
咳嗽	Cough
便秘	Constipation
轻宣外燥剂	Recipes for slightly facilitating the flow of lung-qi and moistening dryness

十　画

病	Disease
病机	Pathogenesis
病色	Sick complexion
症	Symptom
恶寒发热	Aversion to cold and fever
益火补土	Enhancing fire to tonify earth
脏腑	Zang-fu organs
脑	Brain
脑为元神之府	Brain being the source of basic spirit
脑为髓海	Brain being sea of the marrow
浮络	The Superficial collaterals
凉血止血药	Drugs of removing heat from the blood to stop bleeding
凉开剂	Recipes for waking up the patient from unconsciousness by clearing away heat
润下药	Emollient drugs for causing laxation
润下剂	Emollient recipes for causing laxation
润燥化痰剂	Recipes for moistening dryness and resolving phlegm
消食药	Drugs for improving appetite and digestion
消法	Dispelling therapy
消渴	Diabetes
热证	Heat syndrome
热极生风证	The syndrome for occurrence of wind due to extreme heat
热者寒之	Heat syndrome treated with drugs of cold or cool nature
热因热用	Use medicine of hot nature to treat pseudo-heat
恐则气下	Fear causing descent of qi
通因通用	Treat diarrhea with purgatives
预防	Prevention
真脏脉	Critical pulse condition
配伍	Compatibility of medicines

峻下药	Drugs for Drastic purgative
敛肺涩肠药	Drugs for astringing lung and bowel
破血消癥药	Drugs for removing blood stasis and lumping
哮喘	Croup and asthma
胸痹	Stagnation of qi in chest
息风止痉药	Drugs for calming the endoplasmic wind and relieving convulsion
眩晕	Vertigo
逐水剂	Recipes for eliminating the retention of fluid with powerful purgatives
调和肝脾剂	Recipes for harmonizing the liver and spleen
调和寒热剂	Recipes for regulating the cold and heat

十一画

培土生金	Reinforce earth to generate metal
培土制水	Tonify earth to restrict water
理气药	Drugs for regulating qi
理气剂	Recipes for regulating qi
理血剂	Recipes for regulating blood
虚	Deficiency
虚证	Deficiency syndrome
虚实错杂	The coexistence of the deficiency syndrome and the excess syndrome
虚实转化	Transformation between deficiency and excess
虚实真假	Deficiency, excess, truth and false
虚则补之	Deficiency syndromes treated by reinforcing method
虚劳	Consumptive disease
望诊	Inspection
望神	Inspecting spirit
望色	Inspection of skin colour
推动作用	Promoting action
营气	The constructive energy
斜飞脉	Entopic radial pulse
惊则气乱	Fright causes disturbances of qi
得神	Strong vitality
假神	False manifestation of vitality
常色	Normal colour
盗汗	Night sweat
清热药	Drugs for clearing heat
清热泻火药	Drugs for heat-clearing and fire-purging
清热燥湿药	Drugs for clearing away heat and drying dampness
清热解毒药	Drugs for clearing away heat and detoxication
清热凉血药	Drugs for clearing away heat and cooling blood

清法	Heat-clearing method
清热剂	Recipes for clearing away heat
清气分热剂	Recipes for clearing away heat from qi system
清营血热剂	Recipes for removing heat from the ying and blood systems
清热解毒剂	Recipes for clearing away heat and toxicant
清暑热剂	Recipes for relieving summer-heat
清脏腑热剂	Recipes for removing heat from the viscera
清虚热剂	Recipes for clearing away heat of deficiency
清热祛湿剂	Recipes for clearing away heat and eliminating dampness
清热化痰剂	Recipes for removing heat-phlegm
淋证	Stranguria

十二画

脾	Spleen
脾主运化	Spleen is responsible for transport and conversion
脾主升清	Spleen exerts an effect on transporting essential substances ascendingly
脾统血	Spleen governing blood
脾与胃相表里	Spleen and stomach existing relationship of interior and exterior
脾气虚证	The syndrome of spleen-energy deficiency
脾气下陷证	The syndrome of spleen-qi collapse
脾不统血证	The syndrome of spleen failing to keep blood flow within the vessels
脾阳虚证	The syndrome of spleen-yang deficiency
脾胃湿热证	The syndrome of damp-heat in spleen and stomach
脾肾阳虚证	The syndrome of yang deficiency in spleen and kidney
寒性凝滞	Pathogenic cold is coagulative and obstructive in nature
寒性收引	Cold causes constriction
寒湿困脾证	The syndrome of cold and dampness retention in spleen
寒热往来	Alternate attacking of chills and fever
寒证	Cold symptom
寒者热之	Cold syndrome treated with drugs of warm prescription
寒热错杂证	The syndrome of simultaneous occurrence of cold and heat
寒凝肝脉证	The syndrome of cold dwells in the liver channel
寒因寒用	Treat the pseudo-cold disease with drugs of cold nature
寒下剂	Purgative recipes for cold nature
湿性重浊	Dampness being heavy and turbid in nature
湿性黏滞	Dampness being viscous and lingering in nature
湿性趋下	Dampness tends to go downward
湿浊内困	Dampness turgidity obstructing the interior
暑性升散	Summer-heat tends to rise and disperse
暑多夹湿	Summer-heat with pathogenic dampness

滋水涵木	Nourish kidney essence to benefit liver
滋阴润燥剂	Recipes for replenishing yin essence and moisturize the viscera
温煦作用	Warming action
温里药	Drugs for warming interior
温经止血药	Drugs for warming the channels and stopping bleed
温法	Warming method
温下剂	Purgative recipes for warm nature
温化水湿剂	Recipes for warming and resolving dampness
温里剂	Recipes for warming the interior
温中祛寒剂	Recipes for warming the middle to dispel cold
温经散寒剂	Recipes for expelling cold by warming the meridian
温化寒痰剂	Recipes for warming and resolving cold phlegm
温开剂	Recipes for waking up the patient from unconsciousness by expelling cold
喜则气缓	Excess joy may lead to the sluggishness of vital energy
悲则气消	Excessive sorrow leads to consumption of qi
疏散外风剂	Recipes for dispelling exterior wind

十三画

痰饮	Retention of phlegm and fluid
痰证	Phlegm syndrome
痰迷心窍证	The syndrome of mental confusing due to phlegm
痰火扰心证	The syndrome of mental disturbance due to phlegm-fire
痰浊阻肺证	The syndrome of phlegm obstruction lung due to phlegm turbid
瘀血	Stasis blood
痹证	Arthralgia syndrome
督脉	Du channel
塞因塞用	Treat the pseudo-obstructive disease with tonic
微热	Mild fever
解表药	Drugs for relieving exterior syndrome
解表剂	Recipes for relieving exterior syndrome
感冒	Cough
腹痛	Abdominal pain
腰痛	Lumbago

十四画

膀胱	Urinary bladder
膀胱湿热证	The syndrome of dampness and heat in urinary bladder
精	Essence of life
精血同源	Essence and blood derived from the same source

十五画

潮热	Tidal fever

十六画

整体观念	Holism concept
辨证论治	Selection of treatment based on the syndromes differentiation
辨证	Differentiation syndrome

十七画

燥湿相济	Dryness and dampness mutual supporting
燥性干涩	Pathogenic dryness being dry
燥湿化痰剂	Recipes for eliminating dampness and sputum

参考文献

[1] 谢竹藩. 新编英汉中医药分类词典 [M]. 北京：外文出版社，1998.
[2] 张恩勤. 中医基础理论 [M]. 上海：上海中医学院出版社，1990.
[3] 张恩勤. 中药学 [M]. 上海：上海中医学院出版社，1990.
[4] 张恩勤. 方剂学 [M]. 上海：上海中医学院出版社，1990.
[5] 欧明. 汉英中医词典 [M]. 广州：广东科技出版社，1986.
[6] 张奇文. 实用汉英中医词典 [M]. 济南：山东科学技术出版社，2001.